全国卫生专业技术资格考试辅导用书

上册

康复医学与治疗技术
康考金手册

主　编　吕振存　王婷婷
副主编　郭　辉　李冻冻

科学技术文献出版社
SCIENTIFIC AND TECHNICAL DOCUMENTATION PRESS
·北京·

图书在版编目（CIP）数据

康复医学与治疗技术康考金手册：上下册 / 吕振存，王婷婷主编. -- 北京：科学技术文献出版社，2025.8.
ISBN 978-7-5235-2682-8

Ⅰ. R49

中国国家版本馆CIP数据核字第20256YS209号

康复医学与治疗技术康考金手册　上册

| 策划编辑：何惠子　付秋玲 | 责任编辑：郭　蓉　何惠子 | 责任校对：张永霞 | 责任出版：张志平 |

出　版　者	科学技术文献出版社
地　　　址	北京市复兴路15号　邮编 100038
编　务　部	（010）58882938，58882087（传真）
发　行　部	（010）58882868，58882870（传真）
邮　购　部	（010）58882873
官　方　网　址	www.stdp.com.cn
发　行　者	科学技术文献出版社发行　全国各地新华书店经销
印　刷　者	北京地大彩色印刷有限公司
版　　　次	2025年8月第1版　2025年8月第1次印刷
开　　　本	889×1194　1/16
字　　　数	987千
印　　　张	39.25
书　　　号	ISBN 978-7-5235-2682-8
定　　　价	298.00元（上下册）

版权所有　违法必究

购买本社图书，凡字迹不清、缺页、倒页、脱页者，本社发行部负责调换

前言

翻开这本书，我们就相识了。

日月不肯迟，四时相催迫。多年来，我在康复教育网和人民卫生出版社讲授康复医学与治疗技术资格考试（以下简称"康复资格考试"）课程，深受学员们欢迎。应广大学员要求，本书在我所讲课程的基础上，结合我多年来对康复资格考试的研究心得编著而成。

对基础较薄弱的考生来说，"考试难，难于上青天。"而康复资格考试考点繁多，枯燥而乏味，在复习过程中，考生难免不知所措，把握不住重点，浪费了大量的复习时间却得不到应有的备考效果。传统的参考书往往以整版的文字机械地描述知识点，缺乏指导性和针对性，导致考生看不进、记不住，最后成为催眠书。所以"看不进，记不住，脑子不好用"并不是考生的错。

考试必须讲究方法，工欲善其事，必先利其器，正确的选择比盲目努力更重要。我们在做的事情：去除一切冗余资料，只用一本书就把核心考点、优质考题以简明扼要的方式进行归纳总结，节省时间精力，帮助考生高效通过康复资格考试。通过这本"康考金手册"，养成良好的学习习惯：每天翻几页，轻松应对考试，成为一个有证的康复治疗师！

本书严格按最新大纲和最新考情编写，利用大量图表对历年考试核心考点、核心考题进行归纳总结，让复杂的问题条理化、简明化，使抽象的内容直观化、形象化，把零碎的知识系统化、逻辑化，从而做到重点突出、脉络分明、容易理解、便于记忆。本书采用彩色印刷，彩色文字为历年考试的高频出题考点和知识框架强调的重点，醒目的彩色文字，帮助读者更有效地掌握核心考点。

本书将考点和考题相结合，以考题为镜，映射命题规律。为了帮助考生摒弃"题海战术"，在有限的备考时间里选择精练的优质习题，做到有的放矢，我们将本书分成上下册，上册为核心考点，下册为必做考题。通过考点与考题的对应，将大纲的考点在哪里、重点是什么、考什么、如何考直观地展现在读者面前。受篇幅限制，本书不能对精编的考题给出详尽解析。绝大部分考题在我所讲的课程里都有"全解析"，即每道考题都配有详细讲解，部分考题对有干扰价值的选项逐一剖析，以达到"举一反三"的目的。

纵观近年康复资格考试，有10%左右的考题属于送分题，我们没必要练习；还有

10%左右的考题属于难题，需要耗费大量的时间和精力，且难度较高，不易得分，这些题我们要战略性放弃；剩下的80%左右为基础题，是我们最应该掌握的。本书就是在删减了大量送分考点和失分难点的基础上编写而成的，建议大家通读本书，不要再自行删减。

近年来，不同考试级别（士、师、中级）考试难度系数整体变大，而各级别之间的考试难度差异却逐年减小，且所考查的核心考点相似，区别在于考查的深度不同，提问的角度不同。针对上述考情，本书在系统分析了不同考试级别的考试大纲及核心考点后，由编者综合打磨而成，故适合康复资格考试所有级别（士、师、中级）的考生。

本书注重理论与实践结合，为助读者理解运用，整理了康复教育线上题库、阶段辅导直播、互动群组及专业答疑等辅助资源，亦有配套重点难点讲解视频，读者可按需咨询获取。

学习辅助资源问题，可联系微信：kangfuedu 或 kangfukaoshi

图书相关问题，可联系微信：kangfuzhicheng

咨询电话：010-52895955

本书由康复教育网的老师们认真编辑，反复校对。由于编写和出版的时间紧、任务重，百密难免一疏，书中仍有不足之处，恳请广大读者批评指正，以便于我们在改版过程中不断进步。最后祝各位考生考试顺利！

吕振存

2025年8月

北京

目 录

第一门 基础知识

第一章 康复医学概述 ... 003
    第一节 学科内涵和特征 ... 003
    第二节 残疾分类和预防 ... 005
    第三节 服务对象与内容 ... 006
    第四节 教育和资质认证 ... 007

第二章 解剖学 ... 008
    第一节 体表标志与五官 ... 008
    第二节 运动系统 ... 012
    第三节 神经系统 ... 018

第三章 运动学 ... 024
    第一节 运动生物力学 ... 024
    第二节 制动对机体的影响 ... 027
    第三节 运动生化 ... 029
    第四节 肌肉运动的神经控制 ... 032

第四章 生理学 ... 033
    第一节 细胞生理 ... 033
    第二节 循环生理 ... 039
    第三节 呼吸生理 ... 044
    第四节 内分泌生理 ... 048
    第五节 泌尿生殖生理 ... 053
    第六节 消化生理 ... 056
    第七节 慢性疼痛生理 ... 056

第五章 物理学基础 ... 058
    第一节 电疗法 ... 058
    第二节 光疗法 ... 060
    第三节 超声波疗法 ... 061
    第四节 冲击波疗法 ... 062

		第五节	磁场疗法	063
		第六节	温热疗法	063
		第七节	水疗法	064

第六章　人体发育学 065
　　第一节　正常发育 065
　　第二节　异常发育 067

第七章　微生物和免疫基础 069
　　第一节　微生物 069
　　第二节　免疫基础 070

第八章　心理学基础 071
　　第一节　心理学概论 071
　　第二节　心理健康与心理卫生 073
　　第三节　医患关系和医患沟通 073
　　第四节　残疾人的心理及残疾适应 074

第二门　相关专业知识

第一章　影像学 077
　　第一节　X线基础 077
　　第二节　CT基础 079
　　第三节　磁共振基础 080
　　第四节　核医学基础 081
　　第五节　超声基础 082

第二章　临床检验 084
　　第一节　血液检查 084
　　第二节　尿液检查 086
　　第三节　粪便检查 089
　　第四节　脑脊液检查 090
　　第五节　临床生化检查 090
　　第六节　临床免疫学检查 093

第三章　药理基础 094
　　第一节　概述 094
　　第二节　抗高血压药 094

第三节　中枢神经用药 096
　　第四节　降肌张力药 097
　　第五节　镇痛药 097
　　第六节　胰岛素及口服降血糖药 099
　　第七节　抗菌药物 099
　　第八节　抗凝血药 101

第四章　内科疾病 102
　　第一节　高血压 102
　　第二节　冠状动脉粥样硬化性心脏病 104
　　第三节　慢性充血性心力衰竭 106
　　第四节　慢性支气管炎 108
　　第五节　慢性阻塞性肺疾病 109
　　第六节　哮喘 111
　　第七节　糖尿病 112
　　第八节　消化系统疾病 113
　　第九节　泌尿系统疾病 115

第五章　外科疾病 116
　　第一节　外科急性感染 116
　　第二节　周围血管和淋巴血管疾病 121
　　第三节　泌尿系统感染 122
　　第四节　烧伤 123

第六章　神经疾病 125
　　第一节　脑卒中 125
　　第二节　脑外伤 128
　　第三节　癫痫 129
　　第四节　帕金森病 131
　　第五节　阿尔茨海默病 132
　　第六节　脊髓损伤 132
　　第七节　急性脊髓炎 133
　　第八节　视神经性脊髓炎 133
　　第九节　运动神经元病 133
　　第十节　周围神经损伤 134
　　第十一节　吉兰-巴雷综合征 135
　　第十二节　多发性硬化 135

第七章　骨科疾病 137
　　第一节　骨折 137

  第二节 骨质疏松症 138
  第三节 关节脱位 140
  第四节 关节病变和损伤 141
  第五节 骨关节炎 144
  第六节 类风湿关节炎 145
  第七节 颈椎病 147
  第八节 腰椎间盘突出症 148
  第九节 腰椎小关节病 149
  第十节 强直性脊柱炎 150
  第十一节 特发性脊柱侧凸 151
  第十二节 腰椎峡部裂和脊柱滑脱 151
  第十三节 软组织损伤 152
  第十四节 腱鞘及滑膜疾病 155
  第十五节 手外伤 156

第八章 儿科疾病 158
  第一节 儿童发育、精神与行为障碍 158
  第二节 儿童运动功能障碍 158
  第三节 其他儿科疾病 159

第九章 其他疾病 161
  第一节 皮肤科疾病 161
  第二节 耳鼻喉科疾病 162
  第三节 眼科疾病 164
  第四节 口腔科疾病 165
  第五节 妇产科疾病 165
  第六节 肿瘤科疾病 166

第三门 专业知识

第一章 运动疗法评定 171
  第一节 康复评定概述 171
  第二节 肌力评定 172
  第三节 肌张力评定 173
  第四节 关节活动度评定 175
  第五节 感觉评定 175
  第六节 平衡协调评定 175
  第七节 步态分析 177
  第八节 心肺评定 177

第二章　运动疗法治疗 ... 181
- 第一节　牵引技术 ... 181
- 第二节　牵张训练 ... 181
- 第三节　关节活动度训练 ... 182
- 第四节　关节松动术 ... 183
- 第五节　肌力与肌耐力训练 ... 184
- 第六节　有氧训练 ... 185
- 第七节　呼吸训练 ... 185
- 第八节　平衡与协调训练 ... 186
- 第九节　放松训练 ... 186
- 第十节　转移训练与轮椅训练 ... 186
- 第十一节　站立与步行训练 ... 187
- 第十二节　神经-肌肉促进技术及新技术 ... 188
- 第十三节　康复工程 ... 192

第三章　作业疗法 ... 194
- 第一节　作业疗法概述 ... 194
- 第二节　日常生活活动能力 ... 194

第四章　言语吞咽 ... 197
- 第一节　言语障碍 ... 197
- 第二节　吞咽障碍 ... 199

第五章　物理因子治疗 ... 202
- 第一节　电疗法 ... 202
- 第二节　电诊断 ... 210
- 第三节　光疗法 ... 210
- 第四节　超声波疗法 ... 213
- 第五节　体外冲击波疗法 ... 214
- 第六节　磁疗法 ... 214
- 第七节　温热疗法 ... 215
- 第八节　冷疗法、水疗法 ... 215
- 第九节　生物反馈疗法 ... 216
- 第十节　压力治疗 ... 217

第六章　神经疾病康复 ... 218
- 第一节　脑卒中 ... 218
- 第二节　脑外伤 ... 220
- 第三节　帕金森病 ... 221
- 第四节　多发性硬化 ... 222

	第五节	阿尔茨海默病	222
	第六节	脊髓损伤	223
	第七节	运动神经元病	227
	第八节	周围神经损伤	227

第七章　骨科疾病康复 228
- 第一节　骨折 228
- 第二节　骨质疏松症 228
- 第三节　关节脱位 230
- 第四节　关节病变和损伤 230
- 第五节　骨关节炎 231
- 第六节　类风湿关节炎 232
- 第七节　人工关节置换术后康复 233
- 第八节　截肢术后康复 233
- 第九节　颈椎病 234
- 第十节　腰椎间盘突出症 235
- 第十一节　腰椎小关节病 235
- 第十二节　强直性脊柱炎 235
- 第十三节　特发性脊柱侧凸 236
- 第十四节　椎弓峡部崩裂和脊柱滑脱 236
- 第十五节　软组织损伤 237
- 第十六节　腱鞘及滑膜疾病 238
- 第十七节　腕管综合征、尺神经肘管综合征 238
- 第十八节　手外伤后 239

第八章　其他疾病康复 240
- 第一节　内科疾病康复 240
- 第二节　外科疾病康复 241
- 第三节　其他科疾病康复 244
- 第四节　儿科疾病康复 245
- 第五节　肿瘤科疾病康复 245

第九章　其他 247
- 第一节　感知认知 247
- 第二节　心理 249
- 第三节　中国传统治疗 250
- 第四节　功能障碍康复 250

第四门 专业实践能力

- **第一章 体格检查** ... 255
  - 第一节 心肺检查 ... 255
  - 第二节 神经反射 ... 255
  - 第三节 特殊检查 ... 256

- **第二章 运动疗法评定** ... 259
  - 第一节 肌力评定 ... 259
  - 第二节 肌张力评定 ... 261
  - 第三节 关节活动度评定 ... 263
  - 第四节 平衡协调评定 ... 265
  - 第五节 步态分析 ... 267
  - 第六节 中枢性瘫痪评定 ... 268
  - 第七节 肢体功能评定 ... 269
  - 第八节 脊柱功能评定 ... 270
  - 第九节 脑瘫评定 ... 270
  - 第十节 心肺评定 ... 270

- **第三章 运动疗法治疗** ... 273
  - 第一节 牵引技术 ... 273
  - 第二节 牵张训练 ... 274
  - 第三节 关节活动度训练 ... 274
  - 第四节 关节松动术 ... 275
  - 第五节 肌力与肌耐力训练 ... 276
  - 第六节 有氧训练 ... 278
  - 第七节 呼吸训练 ... 278
  - 第八节 平衡与协调训练 ... 279
  - 第九节 转移训练与轮椅训练 ... 280
  - 第十节 站立与步行训练 ... 281
  - 第十一节 神经-肌肉促进技术及新技术 ... 282
  - 第十二节 康复工程 ... 285

- **第四章 作业疗法** ... 288
  - 第一节 作业疗法概述 ... 288
  - 第二节 日常生活活动能力 ... 288

- **第五章 言语吞咽** ... 291
  - 第一节 言语障碍 ... 291
  - 第二节 吞咽障碍 ... 294

第六章 物理因子治疗 ... 297

- 第一节 电疗法 ... 297
- 第二节 电诊断 ... 302
- 第三节 光疗法 ... 303
- 第四节 超声波治疗法 ... 306
- 第五节 体外冲击波疗法 ... 307
- 第六节 磁疗法 ... 308
- 第七节 温热疗法 ... 309
- 第八节 冷疗法、水疗法 ... 310
- 第九节 生物反馈疗法 ... 311
- 第十节 压力治疗 ... 312

第七章 其他 ... 313

- 第一节 感知认知 ... 313
- 第二节 康复心理治疗 ... 315
- 第三节 中国传统治疗 ... 317
- 第四节 膀胱直肠训练 ... 318

第一门 基础知识

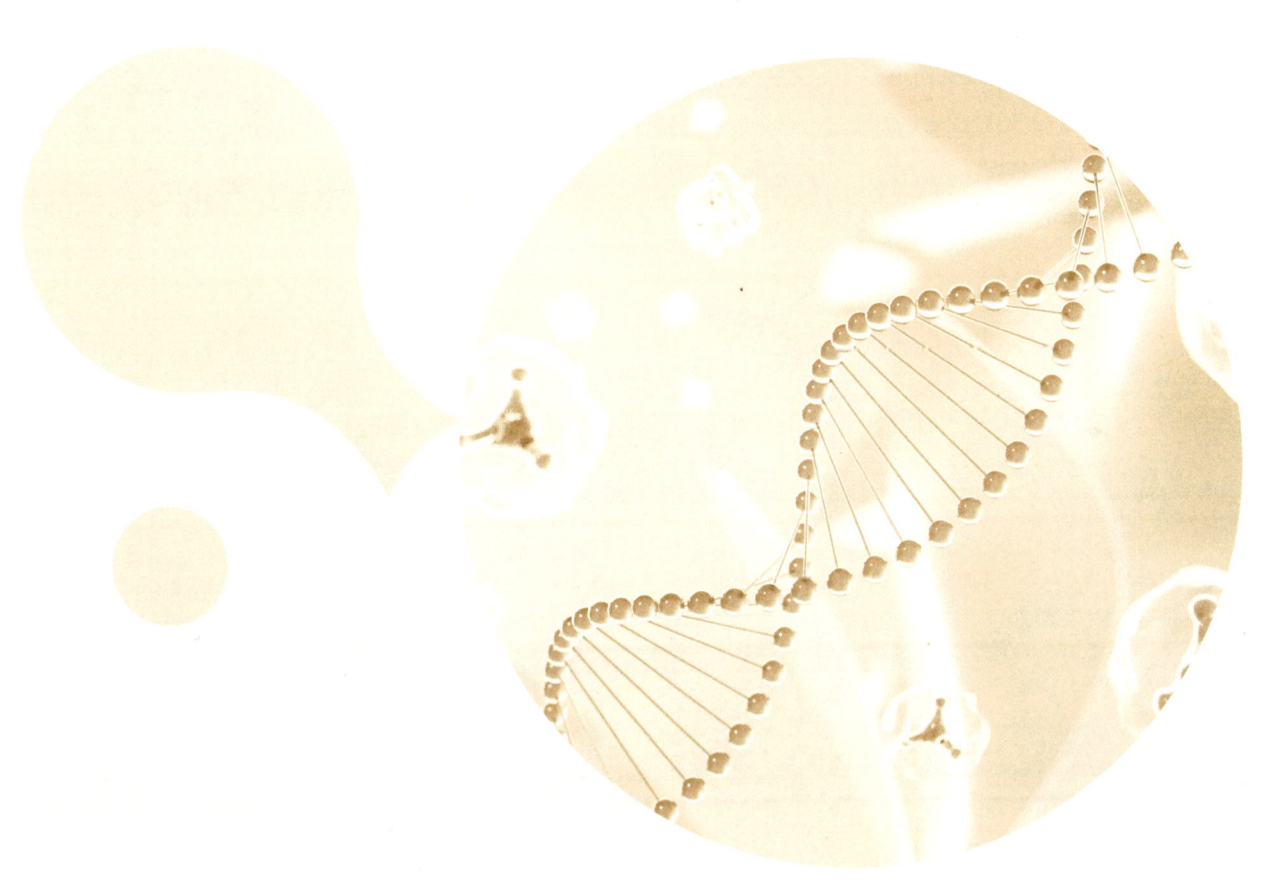

第一章 康复医学概述

第一节 学科内涵和特征

一、康复

1.定义

年份	定义
（1969，WHO）	综合和协同地将医学、社会、教育和职业措施应用于残疾者，对他们进行训练和再训练，以恢复功能至最高可能的水平
（1981，WHO）	康复是应用所有措施，旨在减轻残疾和残障状况，并使他们有可能不受歧视地成为社会的整体

2.基本内涵

基本内涵	释义
综合措施	医疗、社会、教育、职业、工程等方面措施
核心	残疾者和患者的功能障碍
强调	功能训练、再训练
最终目标	提高生活质量、回归社会

二、康复医学

1.康复医学

康复医学	释义
定义	具有独立的理论基础、功能评定方法、治疗技能和规范的医学应用学科，旨在加速人体伤病后的恢复进程，预防和（或）减轻其后遗功能障碍程度
手段	采取综合措施
目标	患者或残疾者的功能障碍
途径	改善、代偿、替代

2. 物理医学（国际上）

物理医学	释义
治疗主体	运动和理疗
目标	各种临床疾病，达到消炎止痛、改善躯体功能
学科命名	为突出本学科在物理治疗及功能康复的特征，美国采取"物理医学与康复"作为学科命名

3. 医疗康复

医疗康复	释义
定义	属于临床医学的工作内容，是应用临床医学的方法为康复服务的技术手段，旨在改善功能，或为其后的功能康复创造条件
举例	白内障患者在眼科进行晶状体手术摘除
	应用 CPM 机训练骨关节的活动度

4. 四大医学之间的关系

（1）康复医学与预防医学

预防分类	概念	总结
一级预防	积极措施，如健身锻炼和合理的生活习惯，防止疾病发生	防病
二级预防	疾病已发生，积极康复以预防继发性功能障碍或残疾发生	防残障
三级预防	已发生障碍，通过积极康复，防止功能障碍的加重或恶化	防加重恶化

（2）康复医学与临床医学

分类	临床医学	康复医学
核心理念	以人体疾病为中心	以人体运动障碍为核心
医学模式	强调生物学模式	强调生物、心理、社会模式
工作对象	各类患者	各类功能障碍者和残疾者
临床评估	疾病诊断和系统功能	躯体、心理、生活/社会独立功能
治疗目的	以疾病为核心，强调去除病因、挽救生命，逆转病理和病理生理过程	以功能障碍为核心，强调改善、代偿、替代的途径来提高功能、生活质量，回归社会
治疗手段	以药物和手术为主	以非药物治疗为主，强调患者主动参与和合理训练、专业化分工模式、团队模式

三、康复医疗的共性原则

因人而异、循序渐进、主动参与、全面锻炼、持之以恒。

1次足够强的运动训练效应维持 2~3 日，效应明确显现需要 2 周。

四、基本政策和法规

知识点	具体内容
1981 年	"国际残疾人年"
2001 年 5 月	世界卫生组织修订通过"国际功能、残疾、健康分类（ICF）"
中国	《残疾人保障法》1990、《残疾人教育法》、无障碍设计规范
残疾人节日	中国助残日——每年 5 月第 3 个星期日
	国际残疾人日——每年 12 月 3 日

第二节 残疾分类和预防

一、残疾

概念	释义
残疾	由于各种躯体、身心、精神疾病或损伤以及先天性异常所致的人体解剖结构、生理功能的异常和（或）丧失，造成机体长期、持续或永久性的功能障碍状态，并不同程度地影响身体活动、日常生活、工作、学习和社会交往活动能力。这些功能障碍通常不能通过单纯的临床治疗而痊愈
原发性残疾	由于各类疾病、损伤、先天性异常等直接引起的功能障碍，常见原因有疾病、外伤、营养不良、先天性发育缺陷和老年病等
继发性残疾	原发性残疾后的并发症所导致的功能障碍，即各种原发性残疾后，由于躯体活动受限，肌肉、骨骼、心肺功能等出现失用或失用性改变导致器官和系统功能进一步减退，甚至丧失
残疾人	指具有不同程度躯体、身心、精神疾病和损伤或先天性异常的人群的总称
残疾学	是以残疾人及残疾状态为主要研究对象，专门研究残疾的病因、流行规律、表现特点、发展规律、结局以及评定、康复与预防的学科

二、残疾分类

分类分级		具体内容
残疾分类	5 类	视力残疾、听力语言残疾、智力残疾、肢体残疾、精神残疾
	6 类	视力残疾、听力残疾、言语残疾、智力残疾、肢体残疾、精神残疾
残疾分级（4 级）		1 级为极重度；2 级为重度；3 级为中度；4 级为轻度
国际功能、残疾和健康分类（ICF）——残损、活动受限、参与受限		

三、残疾的预防

预防分类		释义	总结
一级预防	定义	预防可能导致残疾的各种损伤或疾病，避免原发性残疾的过程	防病
二级预防	定义	疾病或损伤发生之后，采取积极主动的措施防止发生并发症及功能障碍或继发性残疾的过程	防残障
	举例	早期进行肢体被动活动预防关节挛缩	
		采取合适的体位避免痉挛畸形	
		定时翻身避免压疮	
三级预防	定义	残疾已经发生，采取各种积极的措施防止残疾恶化的过程	防恶化
	举例	积极功能训练，改善或提高患者躯体和心理功能	
		适应、代偿、替代的途径，提高患者生活自理和自立能力，恢复或增强娱乐、工作和学习能力	
		通过职业咨询和训练，促使残疾者重返家庭和社会	

第三节　服务对象与内容

一、服务对象

5类：残疾者、老年人、慢性病患者、疾病或损伤（急性期及恢复早期）者、亚健康人群。

二、工作内容

工作内容	具体内容
康复基础学	运动学、神经生理学、环境改造学
康复功能评定	躯体功能、电生理学、心肺功能、有氧运动能力、平衡和协调能力等
康复治疗学	主要支柱是物理治疗（运动疗法和理疗）、作业治疗、言语/吞咽治疗、心理治疗、康复工程、中国传统康复、康复护理
康复临床学	略
社区康复	略

三、工作方式
1. 团队组成

团队组成	具体内容
学科内团队（康复内部）	物理治疗师、作业治疗师、言语治疗师、假肢/矫形技师、康复护士、康复医师、运动医学医师、康复心理医师等
学科间团队（康复相关）	神经内科和神经外科、骨科、风湿科、心血管内科和心血管外科、内分泌科、老年医学科等

2. 团队会议
略。

第四节　教育和资质认证

一、康复教育

职业	教育
康复医师	国际上大学本科毕业后
	经过 4～6 年临床培训，通过严格的考试获得
康复治疗师	我国教育部于 2001 年批准在高等医学院校设立康复医学和康复治疗专业，培养具有本科学历的康复治疗师
	首都医科大学 2002 年招生；南京医科大学 2001 年招生

二、康复专业人员资质认证

考试	具体内容
资格考试	2002 年开始举行每年一次的康复治疗技术专业初、中级资格考试
	卫健委（原卫生部）、人社部（原人事部）共同印发专业资格合格证书，作为职称晋升的重要依据
考试科目	基础知识、相关专业知识、专业知识、专业实践能力

第二章 解剖学

第一节 体表标志与五官

一、体表标志

（一）解剖学方位术语

1. 人体标准解剖学姿势

身体直立，两眼平视前方；上肢下垂于躯干两侧，**手掌向前（拇指在外侧），下肢并拢，足尖向前。**

2. 方位、轴、面

术语		释义
方位	上下	靠近头部为上，靠近足底为下
	前后	靠近腹面者为前（腹）侧，靠近背面者为后（背）侧
	内外	靠近正中线为内，远离正中线为外
	浅深	近皮肤者为浅，反之为深
轴	矢状轴（前后轴）	前后平伸并与地平面平行的轴
	额状轴（冠状轴、纵轴）	左右平伸并与地平面平行的轴
	垂直轴（纵轴）	与身体长轴平行，并与地平面垂直的轴
面	横断面（水平面）	与身体或肢体长轴相垂直、与地面平行的切面
	矢状面	与横断面相垂直，沿前后方向将人体分为左右两半的纵切面；如果该切面恰通过人体的正中线，则称正中矢状面
	额状面（冠状面）	与横断面相垂直，沿左右方向将人体分为前后两部分的切面

（二）体表标志线

体表标志线		释义
胸部标志线	前正中线	又称胸骨中线，自胸骨柄上缘中点向下至剑突做垂线；可延伸至腹部
	锁骨中线	自锁骨中点做垂线（分左右两线）
	腋前线、中线、后线	自腋窝前皱襞（前）、腋窝中点（中）、腋窝后皱襞（后）向下做垂直线

续表

体表标志线		释义
背部标志线	后正中线	沿身体后面正中的垂直线，一般通过各脊柱棘突
	肩胛线	自两肩胛下角向下做垂直线
腹部标志线	肋骨线	通过两侧第10肋最低点的横线，又称为上横线
	髂前上棘间线	两侧髂前上棘之间所作的横线，又称为下横线
	左、右纵线	由两侧腹股沟中点向上所作的纵线

（三）常用的人体体表标志

1. 头面部

头面部	标志
鼻窦	额窦位于两眉之间；筛窦位于两内眦之间 蝶窦位于两下眼眶与外耳道连线的后1/3处；上颌窦位于两眼眶下1.5 cm
三叉神经	三叉神经半月节，出口居眉弓外缘至外耳道连线后1/3处；分上、中、下3支，分别走向眼、鼻、颌部
面神经	面神经干自外耳道经乳突向前至耳垂前方；分上、中、下3支，分别走向额、上颌及颏部

2. 颈部标志

颈部淋巴结（6种）：颏下淋巴结、颌下淋巴结、耳前淋巴结、耳后淋巴结、颈浅淋巴结、锁骨上淋巴结。

3. 胸部标志

胸部		标志
肋软骨		胸骨角旁为第2肋软骨
气管及支气管		前自喉结以下至第3肋间分左、右支；后自第4、第5颈椎至第5胸椎
食管	上界	环状软骨
	下界	剑突

4. 腹部标志

腹部		标志
十二指肠球部		中心点在两肋弓最下缘连线中点右侧约3 cm处
阑尾	McBurney点	脐与右髂前上棘连线中外1/3点
	Lanz点	两髂前上棘连线中右1/3点

5. 背部标志（上界——第 7 颈椎，两肩胛上缘；下界——第 12 胸椎）

棘突	水平
第 2 颈椎棘突	乳突尖水平
第 4、第 5 颈椎棘突	喉结水平
第 6 颈椎棘突	环状软骨水平
第 7 颈椎棘突	低头时项部最隆起之棘突
第 3 胸椎棘突	两肩胛冈内线水平
第 7 胸椎棘突	肩胛下角水平
第 8 胸椎棘突	胸骨体与剑突结合水平
第 2、第 3 腰椎棘突	肋弓两侧最下缘连线水平
第 4 腰椎棘突	两髂嵴最高处连线水平

6. 胸腹、腰部神经及反射区标志

膨大	位置
颈膨大	最宽处多在第 4～5 颈椎椎间盘
腰膨大	最宽处多在第 11～12 胸椎椎间盘至腰 1 椎体下 1/3

二、五官

（一）眼

眼	解剖
眼附属器	眼睑、结膜、泪器、眼外肌和眼眶
眼球	由眼球壁和眼内容物组成
视路	从视网膜到大脑枕叶视中枢的视觉通路

（二）耳

耳	解剖
耳郭	由弹性纤维软骨及外覆的皮肤构成
外耳道	外 1/3 为软骨部，内 2/3 为骨部
中耳	鼓室（中耳腔）、耳咽管（咽鼓管）、乳突 3 部分
	耳咽管——为鼓室与鼻咽部连通的管道，小儿咽鼓管较成年人平、宽、短，"咽端"开口低，故鼻咽部感染易通过耳咽管波及鼓室

（三）鼻部

鼻部		解剖
外鼻		鼻尖和鼻翼处容易发生疖肿，可引起较剧烈疼痛
鼻腔		鼻腔由鼻中隔分为左右两腔，前方经鼻孔通外界，后方经鼻后孔通咽腔；每侧鼻腔可分为鼻前庭和固有鼻腔两个部分
		鼻中隔前下部的黏膜内有丰富的血管吻合丛，约90%的鼻出血（鼻衄）发生于此，临床上称易出血区；上鼻甲的后上方的凹窝称蝶筛隐窝
固有鼻腔黏膜		分为嗅部和呼吸部
鼻窦	上颌窦	最大，开口位置较高，上颌窦发炎化脓时引流不畅，易造成窦内积脓
	额窦	开口于半月裂孔前端
	筛窦	开口于中鼻道和上鼻道
	蝶窦	开口于蝶筛隐窝

（四）咽喉

1. 咽

咽		解剖
咽的位置		咽为一垂直的肌性管道，上起颅底，下至第6颈椎水平及环状软骨下缘处，与食管相连，成年人全长12～14 cm；分为鼻咽、口咽、喉咽三部分
喉咽	梨状窝	此窝前壁黏膜下有喉上神经内支经此入喉
	会厌谷	常为异物存留的部位
生理功能		当吞咽的食团接触舌根及咽峡黏膜时即引起吞咽反射，咽肌运动对机体起着重要的保护作用，发音时，其中软腭尤为重要
淋巴组织		通常所称的扁桃体是腭扁桃体，是咽淋巴环中最大的淋巴组织

2. 喉

喉			解剖
喉的位置			相当于第4～6颈椎的高度
喉结			第4、第5颈椎水平
喉腔			成年人上界——第3、第4颈椎椎体体间、舌骨水平
			成年人下界——环状软骨下缘相当于第6颈椎水平
	上部		最宽大为喉前庭
	中部		体积最小为喉中间腔
			室襞，又称假声带
			声襞，即声带
			左右声带之间的缝隙为声门——相当于第5颈椎水平
			声门裂是喉腔最狭窄的部分，声门裂附近黏膜下组织疏松，发炎时可引起黏膜水肿，导致声音嘶哑、呼吸困难，幼儿严重时可致喉阻塞
	下部		为喉下腔，为声门裂以下的喉腔部分，又称声门下腔

（五）口腔

口腔	解剖
菌状乳头	有味蕾，司味觉
智齿	第3磨牙
最大涎腺	腮腺——导管开口于对着上颌第2磨牙的颊黏膜处

第二节　运动系统

一、概述

1. 组成
运动系统由骨、骨连结和骨骼肌三部分组成。

2. 功能
运动、支撑、保护。

二、骨

1. 概述
成年人全身的骨共 **206块**，按部位可分为颅骨、躯干骨、四肢骨3部分。

2. 骨的分类

分5类	外形
长骨	主要分布在四肢，如肱骨
短骨	主要分布于承受压力而运动较轻微的部位，如手腕、足的后半部、脊柱等
扁骨	呈板状，如颅的顶骨、胸骨、肋骨等
不规则骨	形态不规则，如椎骨
混合骨	如骨盆

3. 骨的构造
骨由骨质、骨膜和骨髓构成，并有丰富的血管和神经。

构造		解剖
骨质	骨密质	致密而坚硬，分布在骨的表层
	骨松质	呈海绵状，分布在骨的内部
骨膜		由致密结缔组织构成，被覆于除关节面以外的骨质表面
		骨膜的内层和骨内膜有分化为成骨细胞和破骨细胞的能力，对骨的发生、生长、修复等具有重要意义
骨髓		是柔软的、富于血管的造血组织；分为红骨髓和黄骨髓

4. 骨的 X 线影像

部位	X 线影像
骨质	骨干中间低密度的腔隙即骨髓腔。骨表层骨密质表现均匀致密，其内面的骨松质呈密度较低的网状影像
骨骺	骨骺部骨松质呈密度较低的网状影像；在少年中，骨干与骺之间的骺软骨显示为带状透亮区；成年后，骨骺与干骺结合处常留一条密度高的线状影像，称骺线

三、关节

1. 直接连结和间接连结

连接方式		解剖
直接连结	纤维连结	骨与骨借致密结缔组织、软骨或骨组织紧密地连结起来，两骨之间没有关节腔；这种关节基本不活动或活动甚微
	软骨结合	
	骨结合	
间接连结		又称滑膜关节或关节，关节的基本结构——关节面、关节囊、关节腔
	关节面	构成关节两骨的相对面，由一层关节软骨覆盖
		关节软骨表面光滑，具有弹性，可减少摩擦和缓冲震荡
	关节囊	外层为纤维层，厚而坚韧，主要起连接作用
		内层为滑膜层，薄而柔软，分泌滑液，以减轻关节的摩擦并营养关节软骨
	关节腔	为关节囊的滑膜层与关节软骨共同围成的潜在性腔隙
		腔内为负压，含少量滑液
	辅助结构	关节的支持韧带、关节盘、关节唇、滑液囊及滑液鞘

2. 关节分类

分类	释义
单轴关节	只有1个运动轴，关节仅能围绕此轴做与之垂直的运动
	又分为屈戌关节、车轴关节
双轴关节	有2个互为垂直的运动轴；能做相互垂直的2个平面的运动
	如椭圆关节、鞍状关节
多轴关节	具有3个相互垂直的运动轴，允许各方位的运动，如球窝关节、平面关节
其他分类	单关节、复关节、联合关节等

3. 关节的运动

滑动运动、角度运动、旋转运动、环转运动。

四、骨骼肌

1. 基本概念

运动系统的肌肉属于横纹肌，又名骨骼肌。在躯体神经支配下收缩或舒张，进行随意运动，又称随意肌。

2. 构造和形态

构造形态		解剖
基本结构	肌腹	呈红色，位于肌的中央，由肌纤维构成，可以收缩
	肌腱	呈银白色，位于肌腹两端，较坚韧，由腱组织构成，起固定作用，无收缩能力
形态	长肌	呈梭形，大多分布于四肢
	短肌	短小，位于躯干的深部
	阔肌	扁薄，主要分布在胸、腹壁
	轮匝肌	呈环形，见于孔裂周围

3. 肌配布规律

任何一个动作都是由一组肌群共同完成的，分为原动肌、拮抗肌、固定肌、协同肌。

4. 肌的辅助装置

筋膜（浅筋膜、深筋膜，又称固有筋膜）、腱鞘、滑液囊。

五、上肢骨、骨连结及运动肌肉

1. 上肢带

上肢带		解剖
上肢带骨	锁骨	内端为胸骨端，外端为肩峰端
	肩胛骨	为三角形的扁骨，介于第 2 至第 7 肋骨之间
上肢带骨连结	胸锁关节	上肢与躯干连结的唯一关节
	肩锁关节	略
	喙肩韧带	防止肱骨头向内上方脱位
上肢带运动肌肉		包括锁骨和肩胛骨共同运动，往往用肩胛骨的运动作代表

2. 自由上肢骨

自由上肢骨		解剖
肱骨	上端	为肱骨头，头的下方稍细，称解剖颈，上端与体交界处稍细，称外科颈
	肱骨体	后面中部有一自内上斜向外下的浅沟，称桡神经沟
	下端	内上髁后方有一浅沟，称尺神经沟
桡骨（外）		上端、体、下端

续表

自由上肢骨	解剖	
尺骨（内）	上端、体、下端	
腕骨	由桡侧向尺侧	近侧列依次为——舟骨、月骨、三角骨和豌豆骨 远侧列依次为——大多角骨、小多角骨、头状骨和钩状骨
		记忆方法：舟月三角豆，大小头状沟
掌骨	共5块，每块掌骨分底、体、头三部分	
指骨	共14块，拇指2节，其余3节	

3. 自由上肢骨连结

肩关节、肘关节、桡尺连结、手关节。

肩和肘	解剖	
肩关节	称盂肱关节，是典型的多轴球窝关节	
	运动幅度大，但稳固性差	
	关节囊薄而松弛，下壁最为薄弱，肩关节脱位常从下方脱出	
肘关节	伸直时	肱骨内、外上髁与尺骨鹰嘴尖恰位于一条直线上
	屈肘时	形成以鹰嘴尖为顶角的等腰三角形，称肘后三角

4. 自由上肢的肌肉

上肢肌肉		解剖
肩关节	屈	喙肱肌、三角肌前部纤维、胸大肌锁骨部、肱二头肌短头
	伸	背阔肌、三角肌后部纤维、肱三头肌长头
	内收	胸大肌、背阔肌、肩胛下肌
	外展	三角肌（中部纤维）、冈上肌
	旋内	背阔肌、胸大肌、肩胛下肌、三角肌前部纤维
	旋外	冈下肌、小圆肌
肘关节	屈	肱肌、肱二头肌（最强）、肱桡肌
	伸	肱三头肌
前臂	旋前	旋前圆肌、旋前方肌
	旋后	旋后肌、肱二头肌、肱桡肌
手肌	屈	指浅/深屈肌、掌长肌、桡侧腕屈肌、尺侧腕屈肌
	伸	指伸肌、桡侧腕长/短伸肌、尺侧腕伸肌
	内收	尺侧腕屈肌、尺侧腕伸肌
	外展	桡侧腕长/短伸肌、桡侧腕屈肌

六、下肢骨、骨连结及运动肌肉

1. 下肢带骨
即髋骨，为不规则骨，由髂骨、坐骨、耻骨组成。

2. 下肢带骨连结

下肢带骨连结	解剖
骶髂关节	由骶骨与髂骨的耳状面构成。关节结构稳固，活动性极小
韧带连结	髂腰韧带、骶结节韧带、骶棘韧带
耻骨联合	由两侧耻骨联合面借纤维软骨连结而成
髋骨的固有韧带	闭孔膜
骨盆	由左、右髋骨、骶骨和尾骨及其间的骨连结构成

3. 下肢带肌肉
骨盆前倾、骨盆后倾、骨盆侧倾、骨盆旋转的肌肉。

4. 自由下肢骨
①股骨，人体最大的长管状骨；②髌骨，是人体最大的籽骨，三角形；③胫骨；④腓骨；⑤跗骨：共7块，属短骨。

5. 自由下肢骨连结
(1) 髋关节：由髋臼与股骨头构成，属多轴的球窝关节（旧称杵臼关节）。

(2) 膝关节：由股骨下端、胫骨上端和髌骨构成，是人体最大、最复杂的关节，也是损伤机会较多的关节。

膝关节	解剖
支持韧带	髌韧带、腓侧副韧带、胫侧副韧带、腘斜韧带、膝交叉韧带
	前交叉韧带在伸膝时最紧张——防止胫骨前移
	后交叉韧带在屈膝时最紧张——防止胫骨后移
滑膜	膝关节囊的滑膜层是全身关节中最宽阔最复杂的，覆盖关节内除关节软骨和半月板以外的所有结构；滑膜在髌骨上缘的上方形成髌上囊
半月板	半月形纤维软骨板分别称内、外侧半月板，半月板使关节面更为相适，也能缓冲压力，吸收震荡，起弹性垫的作用

6. 自由下肢肌肉

下肢		解剖功能
髋关节	屈	髂腰肌、股直肌、缝匠肌、耻骨肌、阔筋膜张肌
	伸	臀大肌、半膜肌、半腱肌、股二头肌长头；髂骨韧带是限制过度后伸的强韧结构
	内收	耻骨肌、长收肌、短收肌、大收肌、臀大肌下部
	外展	臀中肌、臀小肌、梨状肌
	旋内	发育过程中处于内旋位，所以没有专门的旋内肌肉
	旋外	臀大肌、臀中肌、臀小肌后部纤维、梨状肌、闭孔内肌、闭孔外肌、股方肌、缝匠肌
膝关节	屈	主要屈肌有半腱肌、半膜肌、股二头肌，腓肠肌、腘肌、跖肌起协助作用；髌韧带和后交叉韧带是强有力的限制结构
	伸	主要伸肌为股四头肌；限制伸的结构是胫侧和腓侧副韧带及前交叉韧带
	旋内	半腱肌、半膜肌、缝匠肌、股薄肌、腘肌
	旋外	股二头肌
足关节	背屈	胫骨前肌、长伸肌、趾长伸肌、第三腓骨肌
	跖屈	腓肠肌、比目鱼肌、胫骨后肌、长屈肌，趾长屈肌和腓骨长短肌协助
	内翻	主要胫骨前、后肌，还有长屈、伸肌，趾长屈肌协助
	外翻	主要腓骨长、短肌，还有第三腓骨肌和趾长伸肌协助

七、脊柱区解剖

1. 组成

椎骨之间借椎间盘、韧带和滑膜关节相连。

人群	解剖
幼年	32或33块椎骨——颈椎7块、胸椎12块、腰椎5块、骶椎5块和尾椎3～4块
成年人	26块椎骨——5块骶椎长合成骶骨，3～4块尾椎长合成尾骨

2. 脊椎

脊椎	解剖	
组成	椎骨由椎体和椎弓构成	
椎弓突起	每个椎弓上有7个突起——4个关节突、2个横突、1个棘突	
颈椎	寰枢椎	上颈椎
	第3～7颈椎	下颈椎

3. 椎间盘

椎间盘	解剖
组成	髓核（椎间盘中心的稍后方）、纤维环、软骨终板
特点	除第1、第2颈椎之间外，其他椎体之间均有椎间盘，共23个

4. 关节突关节
又称椎间关节或小关节，属滑膜关节，允许两椎骨之间做一定范围的活动。

5. 韧带
重要的韧带有前纵韧带、后纵韧带、黄韧带、棘间韧带、髂腰韧带等。

6. 椎管及其内容物
（1）椎管腔的形态：在横断面上，各段椎管腔的形态和大小不完全相同。
（2）椎间孔：神经根、动脉、静脉等通过。
（3）脊神经根：硬膜外段较短，在椎间孔处最易受压。
（4）脊髓血管：动脉、静脉。
（5）脊髓被膜和脊膜腔。

脊髓及被膜		解剖
脊髓		上端平枕骨大孔连于脑
		下端终于第1腰椎下缘（小儿平第3腰椎），向下以终丝附于尾骨背面
脊髓被膜（由外向内）	硬膜外隙	位于椎管骨膜与硬脊膜之间的窄隙
	硬膜下隙	位于硬脊膜与脊髓蛛网膜之间的潜在腔隙
	蛛网膜下隙	位于脊髓蛛网膜与软脊膜之间，充满脑脊液

7. 筋膜和肌肉
浅筋膜、深筋膜、肌层。

8. 神经支配
（1）皮神经：均来自脊神经后支。
（2）脊柱区神经：主要来自31对脊神经后支、副神经、胸背神经和肩胛背神经。

第三节 神经系统

分类	释义
中枢神经系统	脑和脊髓
周围神经系统	脑神经、脊神经、自主神经

一、中枢神经系统

1. 脑的概述

(1) 脑干：中脑、脑桥、延髓。

(2) 小脑。

小脑	解剖		
位置内部结构	小脑位于颅后窝，以3对小脑脚与脑干相连		
	小脑中线为蚓部，两边各有小脑半球		
功能	原始小脑	记忆方法：平衡中枢——袁隆平	
	旧小脑（小脑前叶和后叶的蚓锥、蚓垂）	记忆方法：调节肌张力并维持身体姿势——旧账	
	新小脑（后叶的大部分）	记忆方法：协调随意运动——心意	

(3) 间脑

间脑	解剖
组成	背侧丘脑、后丘脑、上丘脑、底丘脑和下丘脑
下丘脑	下丘脑位于背侧丘脑的下方，是自主神经活动高级中枢，也是神经内分泌中心

(4) 大脑半球

大脑半球	解剖		
外形	分左、右大脑半球，连接两半球宽厚的纤维束板，即胼胝体。半球内有3条沟，即外侧沟、中央沟和顶枕沟，它们将半球分为额叶、枕叶、顶叶、颞叶和岛叶		
内部结构	大脑表层为大脑皮质，由神经元胞体高度集中的灰质层组成		
	皮质下为白质，主要由上、下行传导纤维和联络皮质的联合纤维构成，其中内囊是上下行纤维最集中的区域		
	白质的深部，有一组集中的灰质核团，称为基底核		
皮质功能定位	躯体运动区	位于中央前回和中央旁小叶前部（4区、6区）	记忆方法：前面运动，后面赶
	躯体感觉区	位于中央后回和旁中央小叶后部（3区、1区、2区）	
	语言中枢	运动性语言中枢（44区、45区）——额下回的后部Broca区	
		听觉性语言中枢（22区）——颞上回后部	
		书写中枢（8区）——额中回后部	
		视觉性语言中枢——顶下小叶的角回	
	其他功能分区	视觉区、听觉区、平衡觉区、嗅觉区、味觉区、内脏运动中枢	

(5) 脑的被膜与血管

知识点		具体内容
被膜		硬脑膜、脑蛛网膜、软脑膜
血管	颈内动脉	供应——大脑半球的前 2/3 和部分间脑
	椎动脉	供应——大脑半球的后 1/3 和部分间脑、脑干和小脑

(6) 神经系统的传导通路

传导通路		解剖
感觉传导通路		本体感觉——位置觉、运动觉、震动觉
运动传导通路	锥体系	支配躯干和四肢的骨骼肌
	锥体外系	调节肌张力、协调肌肉运动、维持体态姿势和习惯等

2. 脊髓

(1) 概述

概述	解剖
位置	位于椎管内，上端在枕骨大孔水平与延髓相连，下端形成脊髓圆锥并以终丝止于第一尾骨膜
脊髓圆锥	末端位于第 1 腰椎下缘，其发出 31 对脊神经，并形成颈膨大和腰膨大
马尾	腰、骶、尾部的脊神经根从相应椎间孔出椎管，在椎管内几乎垂直下行，围绕终丝形成马尾
血管	源于椎动脉（脊髓前、后动脉）和阶段动脉（肋间后动脉和腰动脉）

(2) 神经节段与椎骨位置

神经节段	椎骨位置
上颈髓（第 1~4 颈椎）	与同序数椎骨对应
下颈髓（第 5~8 颈椎）和上胸髓（第 1~4 胸椎）	较同序数椎骨高 1 节
中胸髓（第 5~8 胸椎）	较同序椎骨高 2 节
下胸髓（第 9~12 胸椎）	较同序椎骨高 3 节
腰髓	相当于第 10~12 胸椎水平
骶髓和尾髓	相当于第 1 腰椎

(3) 椎骨与脊神经比较

椎骨与脊神经比较	
成年人椎骨	脊神经
颈椎 7 块	颈神经 8 对
胸椎 12 块	胸神经 12 对
腰椎 5 块	腰神经 5 对
骶骨 1 块	骶神经 5 对
尾骨 1 块	尾神经 1 对
共 26 块	共 31 对

(4) 脊髓的内部结构

脊髓内部结构	解剖
前角	含运动神经细胞，属下运动神经元
后角	有传递痛温觉和部分触觉的第二级感觉神经细胞
第 8 颈椎～第 2 腰椎侧角	交感神经细胞
第 2～4 骶椎侧角	脊髓副交感中枢

二、周围神经系统

1. 神经终末装置

神经终末装置		解剖
神经元 （神经细胞）	结构	神经系统的基本结构，由胞体、树突和轴突 3 个细胞区组成
	神经元信息传递	一个神经元的轴突与另一个神经元的细胞体或轴突借突触发生功能上的联系，冲动即由一个神经元通过突触传递到另一个神经元
反射弧		神经系统的一切活动都是以反射方式出现
		包括 5 部分——感受器、传入神经元、中间神经元、传出神经元和效应器
神经胶质细胞		支持、营养、保护神经元的作用

2. 神经组成

神经组成	解剖
包括	神经节、神经干、神经丛
位置	位于中枢部的这种细胞体集团称细胞核
	位于周围部的细胞体核团称神经节
形态和功能	脑神经节、脊神经节、自主神经节

3. 脑神经

脑神经	解剖	
组成	12对——1嗅2视3动眼4滑5叉6外展7面8位9舌咽,迷副舌下12全	
分类	感觉神经	嗅神经、视神经、位听神经（前庭蜗神经）
	运动神经	动眼神经、滑车神经、展神经、副神经、舌下神经
	混合神经	三叉神经、面神经、舌咽神经、迷走神经
成分	脑神经含有7种神经纤维成分	

4. 脊神经

脊神经	解剖
组成	31对——颈8对、胸12对、腰5对、骶5对、尾1对
	第8颈椎～第3腰椎含有交感纤维，第2～4骶椎含有副交感纤维
	臂丛（第5颈椎～第1胸椎）

5. 自主神经

（1）组成和中枢

组成和中枢		解剖
组成		交感神经和副交感神经
自主神经中枢	高级中枢	位于大脑皮质，大脑半球的边缘脑是内脏活动调节中枢
	较高级中枢	位于丘脑下部，前区——副交感，后外区——交感
	低级中枢	位于脑干和脊髓

（2）功能比较

器官的功能	交感神经	副交感神经
心脏	心率增加、心排血量增加	心率减慢、心排血量减少
虹膜	瞳孔散大	瞳孔缩小
支气管	扩张	缩小
胃肠分泌	抑制	兴奋
胃肠蠕动	抑制	兴奋
胃肠括约肌	收缩	松弛
膀胱排尿	抑制	兴奋

续表

器官的功能	交感神经	副交感神经
唾液分泌	使之黏稠	使之稀淡
肾上腺分泌	兴奋	抑制
心冠状动脉	扩张	影响较小
汗腺	兴奋	不支配
立毛肌和阴囊肉膜	兴奋	不支配
对比要点	应急反应、耗能、迎战或逃跑——打仗	储能、促生长、修整生命所必需——休息

6. 肌肉的神经支配（不须记忆，做题强化）

第三章 运动学

第一节 运动生物力学

一、生物力学的基本概念

1. 内力和外力

内力和外力	内力	外力
定义	指人体内部各组织器官间相互作用的力	指外界环境作用于人体的力
分类	肌肉收缩力	重力
	组织器官间的被动阻力	支撑反作用力
	内脏器官的摩擦力	流体作用力
	内脏器官和固定装置间的阻力	摩擦力
	体液在管道内流动时产生的流体阻力	机械阻力

2. 其他概念

其他概念		释义
矢量和力		力是矢量的一种,存在大小与方向
力矩(M)	定义	是力使物体绕着转动轴或支点产生转动作用的物理量
	公式	M=作用力×距离,单位为牛×米,也称为扭力
力偶矩	定义	是大小相等、方向相反,但作用线不在同一直线上的一对力所产生的力矩,其能使物体产生纯转动效应
	举例	双手旋转方向盘、用示指和拇指旋开瓶盖
应力和应变	应力	单位面积上的作用力,适宜的应力对骨折愈合有益
	变形	物体受外力的作用而发生的形状和大小的改变
	应变	物体在内部应力作用下发生的形变和大小的相对变化
弹性模量		应力/应变=弹性模量,是描述物质弹性的一个物理量
刚体		指在外力作用下,物体的形状和大小均不发生改变的物体,如椎体

二、骨骼生物力学

骨骼		生物力学
骨骼生物力学	组成	骨组织（骨原细胞、成骨细胞、骨细胞和破骨细胞）和骨膜
		密质骨——机械和保护；松质骨——代谢
	力学性能	骨板——是形成密质骨的基本单元；骨小梁——形成松质骨的基本单元
	骨的变形	最为常见的是弯曲和扭转
应力对骨生长的作用	再生和修复	最适宜的应力范围，应力过高或过低都会加速其吸收
		举例：长期缺乏应力刺激——骨的吸收加快，产生骨质疏松
		长期失重——骨钙丢失，产生骨质疏松
		反复高应力——骨膜下骨质增生
	骨折愈合	骨痂需要应力的作用，骨折后适当的应力刺激可加速骨折愈合

三、软骨的生物力学（软骨内无血管、淋巴管和神经）

软骨	生物力学
分类	透明软骨、弹性软骨、纤维软骨
生物力学特性	关节软骨具有液压渗透性、黏弹性、剪切特性、拉伸特性
负荷的作用	软骨细胞对于压力-形变非常敏感

四、关节生物力学

椎间盘	生物力学
组成	纤维环、髓核、透明软骨终板
功能	保持脊柱的高度
	联结椎间盘的上下椎体，并使椎体有一定的活动度，使椎体表面承受相同的压力
	对纵向负荷起缓冲作用
	维持后方关节突间一定的距离和高度，保持椎间孔的大小
	维持脊柱的生理曲度——颈椎凸向前、胸椎凸向后、腰椎凸向前、尾椎凸向后

五、骨骼肌的生物力学

1. 肌肉的类型

肌肉	生物力学	
分化分类	骨骼肌、心肌、平滑肌	
运动作用分类	原动肌、拮抗肌、固定肌、协同肌	
纤维类型	Ⅰ型或慢氧化型纤维	又称红肌，收缩和舒张时间长，抗疲劳——耐力
	Ⅱ型	又称白肌，分为ⅡA和ⅡB——爆发力

2. 肌肉收缩形式

收缩形式	生物力学
等长收缩	长度不变，张力增加——维持位置和姿势
等张收缩	张力不变，长度变化——关节的运动
混合式收缩	人体骨骼肌的收缩大多是混合式收缩

3. 骨骼肌收缩与负荷的关系

负荷与收缩	生物力学
前负荷	肌肉收缩前存在的负荷，与初长度有关（最适初长度）
后负荷	肌肉开始收缩时承受的负荷
肌肉收缩力	肌肉的生理横断面、肌肉的初长度、运动单位募集、肌纤维走向与肌腱长轴的关系和骨关节的杠杆效率等

六、人体力学杠杆

力学杠杆	生物力学		
特点	省力、获得速度、防止损伤——人体多为1类和3类		
分类	第1类——平衡杠杆	定义	支点位于力点与阻力之间
		举例	颈部肌肉作用于寰枕关节使头后仰、伸肘
	第2类——省力杠杆	定义	阻力点位于力点和支点之间
		举例	踮脚
	第3类——速度杠杆（费力）	定义	力点位于阻力点和支点之间
		举例	屈肘

第二节 制动对机体的影响

一、制动类型
卧床休息、局部固定、神经麻痹或瘫痪（制动或废用综合征）

二、肌肉系统

肌肉	影响
代谢	肌肉对胰岛素的敏感性降低，葡萄糖进入肌细胞更加困难
	肌肉固定后，皮质类固醇升高，降低了肌肉中蛋白质的合成
力学特性	肌肉的各种变化与固定时肌肉的长度有关
	肌肉是在被拉长的情况下固定，萎缩和肌肉收缩力的下降要轻一些
肌肉形态	萎缩，肌肉重量下降，下降是非线性的，早期下降最快，呈指数下降趋势
收缩力	活动受限或收缩力丧失

三、骨关节系统

骨关节	影响
骨骼	骨质疏松（骨密度下降40%时常规X线摄片才有阳性所见，骨扫描较敏感）
关节	僵直、滑膜粘连、纤维连接组织增生，关节挛缩（新生胶原纤维形成纤维内粘连）
韧带	刚性↓、强度↓、能量吸收↓、弹性模量↓，变脆易断裂
关节软骨	蜕变、萎缩

四、心血管系统

心血管		影响
基础心率		严格卧床者，基础心率加快，从事轻微体力活动可能导致心动过速
血流和血容量		利尿素增加→尿量增加→血浆容积减少
		血容量减少，血液中有形成分不变→血细胞比容增高→血液黏滞度增加
		肌肉泵作用降低→静脉血管容量增加→血流速度减慢→形成静脉血栓（肺栓塞）
直立性低血压	原因	重力作用和交感肾上腺系统不能维持正常血压
	表现	面色苍白、出汗、头晕，收缩压下降，心率加快，脉压下降，重者产生晕厥

五、呼吸系统

呼吸	影响
肺通气	呼吸肌肌力下降、胸廓外部阻力加大、弹性阻力增加、肺的顺应性变小、肺活量明显下降。卧位时膈肌的运动部分受阻，使呼吸运动减小
肺换气	侧卧位时下侧肺通气不良而血流灌注过度，造成动静脉短路，导致通气血流比例失调，影响气体交换
气管	呼吸道感染、坠积性肺炎

六、中枢神经系统

感觉异常、痛阈下降、焦虑、认知学习能力下降。

七、消化系统

减少胃液分泌、低蛋白血症、便秘。

八、泌尿系统

排尿频率增加、高钙血症、高钙尿症、结石、尿路感染。

九、皮肤系统

萎缩和压疮。

十、代谢与内分泌

知识点	具体内容
负氮平衡	氮排出增加开始于制动后 4～5 天，2 周达高峰；卧床 3 周造成的负氮平衡，可 1 周恢复；卧床 7 周造成的负氮平衡，可 7 周恢复
内分泌	抗利尿激素于卧床 2～3 天分泌下降
水电解质	高钙血症——制动后常见又容易忽视的水电解质异常，卧床休息 4 周左右发生
	早期症状包括食欲减退、腹痛、便秘、恶心和呕吐，进行性神经体征为无力、低张力、情绪不稳、反应迟钝，最后发生昏迷

第三节 运动生化

一、代谢

1. 概述

概述	释义
定义	生物体内所发生的用于维持生命的一系列有序的化学反应的总称,需要酶的催化
分类	分解代谢和合成代谢
调控	限速酶的活性　细胞内水平——代谢底物、产物 整体水平——神经内分泌

2. 运动的能量代谢

能量代谢	释义
2 种代谢过程	有氧运动和无氧运动
3 种供能系统	磷酸原系统、糖酵解系统、有氧氧化系统

二、糖代谢

1. 主要功能

功能	释义
糖	基本结构式是 CH_2O,也称碳水化合物,是人体能量的主要来源
参与构成	糖蛋白、糖脂、血浆蛋白、抗体、某些酶及激素

2. 分解代谢

分解代谢		生化过程
糖酵解		无氧条件下,葡萄糖生成丙酮酸的过程——糖酵解过度,产生过多乳酸,可致酸中毒
有氧氧化 (主要方式)	氧化阶段	CH_2O——丙酮酸
		乙酰辅酶 A(CoA)
	三羧酸循环	有氧氧化始于乙酰辅酶 A;乙酰辅酶 A 是糖氧化分解产物,也可来自甘油、脂肪酸和氨基酸代谢
		又称柠檬酸循环,是糖、脂肪和蛋白质 3 种物质在体内彻底氧化的共同代谢途径
		人体内 2/3 的有机物是通过三羧酸循环而被分解
		是体内 3 种主要有机物互变的联结机构
磷酸戊糖途径		6-磷酸葡萄糖——NADPH 和 5-磷酸核糖
糖醛酸代谢		肝脏和红细胞中进行

3. 糖原

多个葡萄糖组成的带分支的大分子多糖，**是体内糖的储存形式**，合成需要消耗 ATP，**主要存在于肌肉和肝脏中**。

4. 糖异生

糖异生	释义
定义	**非糖物质转变为葡萄糖或糖原**的过程，是维持机体代谢的重要途径
意义	维持运动中血糖的稳定
	有利于**乳酸**利用
	促进脂肪的氧化分解和氨基酸代谢

5. 血糖的意义

血糖意义	释义
中枢神经	主要功能物质，**脑组织**对血糖极为敏感
红细胞	**唯一能量来源**——成熟的红细胞无线粒体，不能进行有氧氧化
肌外燃料	运动中骨骼肌不断地吸收和利用血糖，以减少肌糖原的消耗，防止肌肉疲劳过早发生

6. 运动与糖

运动与糖		释义
运动与肌糖原		糖原是运动中的主要能源，运动强度越大，肌糖原利用越多；运动前肌糖原的贮量对血糖吸收影响较大，高肌糖原贮备可以使运动肌摄取和利用血糖量减少，有利于维持运动中正常血糖水平，延缓运动性疲劳的发生；外源性葡萄糖并不能替代肌糖原；50%VO_2max 强度时，摄入的葡萄糖才能取代肌糖原为活动肌肉利用
运动对血糖的影响	短时间极量运动初始阶段	肌细胞不吸收血糖，糖酵解供能为主，因此短**时间大强度运动时血糖变化不大**
	运动中	交感神经兴奋，升血糖类激素分泌增多，胰岛素分泌减少，血糖明显上升
		注意：升高血糖的激素多，但**降低血糖的激素只有胰岛素**
	长时间运动	有氧氧化供能为主，血糖下降

7. 运动的乳酸代谢

肌肉收缩时可产生乳酸，乳酸的清除率随着乳酸浓度的升高而加快，运动可以加速乳酸清除。

三、运动对脂代谢的影响

脂代谢	释义	
血脂	甘油三酯、磷脂、胆固醇和非酯化脂肪（游离脂肪酸）	
甘油三酯	人体内**最多**的脂类	
脂肪酸	**肝和肌肉**是脂肪酸最活跃的组织	
脂肪酸	**大于 30 分钟**的运动，以**脂肪供能**为主；**小于 30 分钟**的运动，以**糖供能**为主	
胆固醇	最丰富的固醇类化合物，生物膜、维生素 D 的前体物质	
脂蛋白	含胆固醇（TC）最高	低密度脂蛋白（LDL）
脂蛋白	含甘油三酯（TG）最高	乳糜微粒（CM）
运动与脂代谢	脂肪酸氧化、酮体、糖异生	

四、蛋白代谢

氨基酸的主要功能是合成蛋白质。

五、激素

激素		释义
定义		是内分泌细胞分泌的经体液传递信息的生物活性物质，是控制人体物质代谢和生理功能的重要因子
作用方式	远距分泌	大多数激素借助血液的运输到远距离的靶细胞发挥作用
作用方式	旁分泌	通过细胞间液弥散到邻近的细胞发挥作用
作用方式	自分泌	通过局部弥散又返回作用于该内分泌细胞，发挥反馈作用
作用方式	神经分泌	神经细胞分泌的神经激素通过轴浆运输到末梢释放，再经血液的运输作用于靶细胞
激素分类	含氮激素	包括蛋白质激素（如胰岛素、甲状旁腺激素等）、肽类（如神经垂体激素、降钙素、胰高血糖素等）、胺类（如肾上腺素、去甲肾上腺素、甲状腺素）
激素分类	类固醇激素	肾上腺皮质激素与性激素
激素调节		激素以相对恒定的速度（如甲状腺素）或一定节律（如皮质醇、性激素）释放。生理或病理因素可影响激素的基础性分泌，反馈调节系统是内分泌系统中的重要自我调节机制
激素与受体		激素需与特异的受体结合以启动其生理活性，激素与受体的结合为特异性的，并且是可逆性的，符合质量与作用定律

六、水与电解质

知识点		具体内容
体液成分（水与电解质）	细胞内液	男性约占体重 40%，女性约占体重 35%
体液成分（水与电解质）	细胞外液	约占体重 20%（血浆 5%+ 组织液 15%）
血液 pH 值		7.35～7.45

第四节 肌肉运动的神经控制

一、反射

反射	释义
保护反射	肢体受到伤害刺激时，受刺激的肢体出现屈曲反应，关节的屈曲收缩，伸肌松弛，也称屈肌反射
牵张反射	有神经支配的骨骼肌，受到外力的牵拉使其伸长时，产生反射反应使受牵拉的肌肉收缩，即牵张反射；对维持骨骼肌的张力，维持直立姿势非常重要；临床上刺激肌腱、骨膜、肌肉引起的种种反射均属于牵张反射；其反射弧都比较简单，但它们受高级中枢的控制，失去高级中枢的控制时，可以亢进，如果脊髓反射弧中断时，可以消失
反射的异常	反射的消失或减弱：反射弧的任何部位遭破坏
	反射增强（亢进）：最常见锥体束病变
	病理反射：神经系统发生器质性病变时出现的异常反射

二、随意运动

皮质的随意运动冲动经中央前回皮质细胞（上运动神经元）发出纤维经皮质脊髓束传导到脊髓前角细胞，然后脊髓前角运动细胞（下运动神经元），经脊髓前根和周围神经到达肌肉来支配肌肉的运动。

三、不随意运动

主要是锥体外系和小脑系统对横纹肌的不随意收缩进行调节。可维持肌张力，管理骨骼肌的协调运动，保持正常的体态姿势，促使伴随运动的顺利进行。

四、运动控制

运动	知识点
反射性运动	形式固定、反应迅速不受意识控制——脊髓水平
模式化运动	有固定的运动形式、节奏和连续性，受意识控制，主观意识主要控制运动的开始与结束，运动由中枢模式调控器调控，目前认为脊髓有步行模式发生器
意向性运动	整个运动过程均受主观意识控制，是有目的的运动，需要通过运动学习来掌握，随着不断进行运动而趋于灵活，并获得一定的技巧；运动学习过程有认知相、联合相、自动相

第四章 生理学

第一节 细胞生理

第一板块 细胞膜

一、细胞膜的基本结构和功能

知识点	具体内容
化学组成	脂质、蛋白质、糖类
细胞膜的功能	屏障作用、**跨膜物质转运**、跨膜信息传递、能量转换

二、细胞膜的跨膜物质转运功能

1. 单纯扩散

单纯扩散	释义
概念	脂溶性小分子物质由膜的**高浓度**区一侧向膜的**低浓度**区一侧**顺浓度**差跨膜的转运过程
转运物质	O_2、CO_2、乙醇、类固醇类激素、尿素等
特点	顺浓度差，不耗能
	无须膜蛋白帮助
	最终使转运物质在膜两侧的浓度差消失

2. 易化扩散

易化扩散	释义
概念	某些非脂溶性或脂溶性较小的物质，在**特殊蛋白的"协助"**下，由膜的**高浓度**一侧向**低浓度**一侧扩散的过程
载体转运	以**载体**蛋白为中介的易化扩散 【举例】血液中的葡萄糖和氨基酸进入到组织细胞
通道转运	以**通道**蛋白为中介的易化扩散 【举例】Na^+通道阻断剂——河豚毒素

3. 主动转运

主动转运	释义
概念	细胞通过本身的**耗能**过程，在细胞膜上特殊蛋白质（泵）的协助下，将某些物质分子或离子经细胞膜**逆**浓度梯度或电位梯度转运的过程
原发性主动转运	钠泵、钙泵、H^+-K^+ 泵
继发性主动转运	肠道和肾小管上皮细胞吸收葡萄糖、氨基酸
	神经递质的再摄取、甲状腺细胞聚碘作用

4. 出胞和入胞

出胞和入胞	释义
概念	大分子物质或物质团块进出细胞的过程
出胞	递质的释放、激素的分泌
入胞	吞噬作用（病毒、细菌、异物等）

▲ 小结

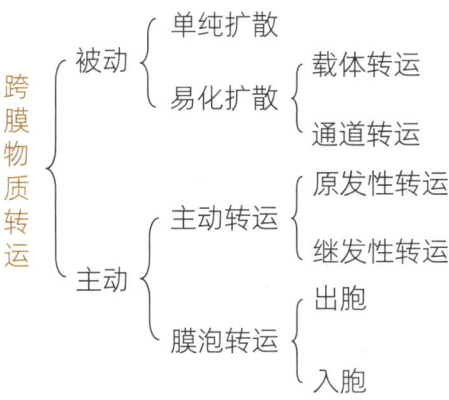

第二板块　细胞的生物电

生物电现象：神经在受到刺激时，在受刺激的部位产生了一个可传导的电变化，并且以一定的速度传向肌肉。

1. 生物电是在哪里产生的？——在细胞膜两侧！
2. 生物电是怎么产生的？——带电离子的流动！
3. 带电离子为什么可以在细胞膜两侧流来流去？
（1）细胞膜内外离子分布不均匀——胞外高 Na^+、胞内高 K^+。
（2）细胞膜在不同的情况下对不同的离子有不同的通透性。
那么，生物电长成什么样子呢？见下图。

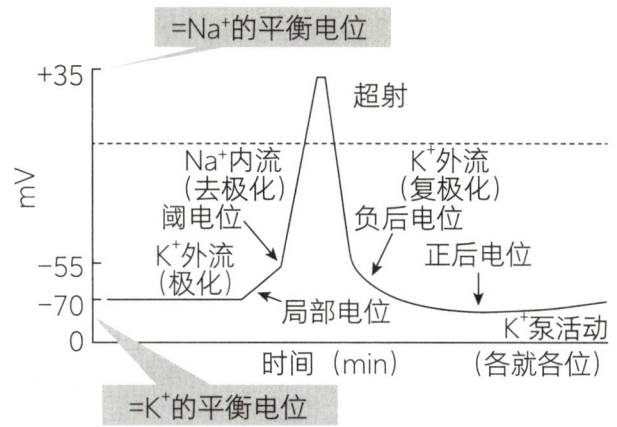

一、静息电位

静息电位	释义
定义	是指细胞处于静息状态时，细胞膜两侧存在的电位差
意义	是动作电位产生的基础
产生机制	细胞内外各种离子的浓度分布不均，即存在浓度差
	在不同状态下，细胞膜对各种离子的通透性不同
本质	静息电位和 K^+ 平衡电位

二、膜电位的几种状态

膜电位	释义
极化	安静时存在于膜两侧的稳定的内负、外正的状态 问：为什么是内 − 外 + 呢？ 答：Na 泵的作用，$3Na^+$ 出、$2K^+$ 入！ 【对应离子】静息电位和 K^+ 平衡电位
去极化	膜内电位向负值减少的方向变化，称膜的去极化或除极化 【对应离子】Na^+ 内流
复极化	细胞先发生去极化，然后再向正常安静时膜内所处的负值恢复，则称作复极化 【对应离子】K^+ 外流
超极化	当静息时膜内外电位差的数值向膜内负值加大的方向变化时，称膜的超极化 【对应离子】Cl^- 内流

三、动作电位（局部电流）

动作电位	释义
定义	细胞膜受刺激后在原有的静息电位基础上发生的一次膜两侧电位的快速倒转和复原，即先出现膜的快速去极化而后又出现复极化
意义	是细胞兴奋的标志
产生条件	刺激强度达到阈值时才能产生

续表

动作电位	释义
特点	只要刺激达到足够的强度，再增加刺激强度并不能使动作电位的幅度有所增大，始终保持某种固有的大小和波形
	双向传递、速度快、相对不疲劳性、安全性、不衰减、生理完整性、绝缘性
	"全或无"现象：在同一细胞上动作电位大小不随刺激强度和传导距离而改变的现象
传导特征	双向性、不衰减性、绝缘性、相对不疲劳性、生理完整性
锋电位	一次短促而尖锐的脉冲样变化，把这种构成动作电位主要部分的脉冲样变化，称锋电位【对应离子】Na^+的平衡电位

四、兴奋

兴奋		释义
兴奋性		是指细胞在受刺激时产生动作电位的能力
引起兴奋的条件		3个临界值——①刺激强度；②刺激持续时间；③刺激强度对于时间的变化率
阈刺激（阈强度）		产生动作电位所需的最小刺激强度
不应期	绝对不应期	可兴奋组织在接受前一刺激而兴奋后的极短时间内，无论再受到多么强大的刺激，都不能产生兴奋
	相对不应期	在绝对不应期之后，第二个刺激有可能引起新的兴奋，但使用的刺激强度必需大于该组织正常的阈强度，这个时期称相对不应期

五、局部兴奋（局部电位）

局部兴奋	释义
定义	阈下刺激引起该段膜中所含Na^+通道的少量开放，少量内流的Na^+和电刺激造成去极化叠加，在受刺激的膜局部出现一个较小的膜的去极化反应，称为局部反应或局部兴奋
基本特性	不是"全或无"，而是随着阈下刺激的增大而增大
	不能在膜上远距离的传播
	局部兴奋互相叠加：空间性总和＋时间性总和

▲记忆小结

(1) 静息电位＝极化＝K^+外流。

(2) 可兴奋细胞——肌细胞、神经细胞、腺细胞。

(3) 兴奋性的指标——阈强度（阈值）。

(4) 动作电位的产生——阈电位。

(5) 动作电位＝兴奋＝去极化＝Na^+内流。

(6) 动作电位的传导机制——局部电流。

(7) Cl^-内流＝超极化＝抑制。

第三板块　神经细胞与突触

一、神经细胞

神经细胞		释义
神经元	定义	神经细胞，是神经系统的功能单位
	构成	胞体和突起（轴突和树突）
	功能	接受刺激、产生兴奋、传导兴奋
神经胶质细胞		神经组织的间质细胞是神经胶质细胞，其数量是神经数量的10～50倍；神经胶质细胞与细胞间液共同构成神经元生存的微环境
神经元亚细胞结构	胞体	由细胞膜、细胞核、核周质组成，核周质是维持和指导整个神经元代谢和功能活动的中心
	树突	较短，负责接受刺激，并把刺激传向胞体
	轴突	较长，每个神经元只有一个轴突，作用是传导刺激到它联系的各种细胞

二、突触

突触		释义
定义		突触是实现神经元与神经元之间或神经元与效应器之间信息传递的功能性接触部位，这类信息传递需要动作电位来传导
分类		化学性突触——哺乳动物几乎所有的突触均为化学性突触
		电突触（缝隙连接）——主要见于鱼类与两栖类
		混合型突触
化学性突触和电突触区别	化学性	递质释放、受体结合、单向传递、有突触延搁、易受影响
	电突触	无递质、无受体、多为双向传递、无突触延搁、不易影响
突触构成	突触前成分	突触小泡（神经递质——神经细胞间神经信息传递所中介的化学物质）、突触前膜
	突触间隙	
	突触后成分	临近神经元的树突末梢或胞体内的一定部位，后膜含有分子受体

三、兴奋的突触传递

化学性突触的传递	知识点
传递特征	单向传递原则、突触延搁、突触传递的易疲劳性、空间和时间的总和、对内环境变化的敏感性、对某些药物的敏感性
突触后电位	兴奋性递质——Na^+内流——去极化——（兴奋性突触后电位EPSP） 抑制性递质——Cl^-内流——超极化——（抑制性突触后电位IPSP）

突触传递的可塑性	知识点	
定义	化学性突触传递的一个显著特点是易受环境因素的影响，尤其是传递能力可受其已进行的传递活动的影响，称突触可塑性	
表现	突触易化	当突触前末梢接受一短串刺激时，虽然每次刺激都引发递质释放产生突触后电位，但后来的刺激引发的突触后电位要比前面的刺激引发的为大，引发的递质释放量也多，此效应消失得很快，这种现象称为突触易化
	突触强化	当突触前末梢接受连续强直刺激后，突触后电位可延续数秒或更长时间，在此期间来到的突触前末梢的刺激将引起较大突触后反应，称突触强化
	长时程强化	由于突触连续活动而产生的可以延续数小时乃至数月的该突触活动增强，称为长时程强化

非突触信息传递：无特定的突触形态基础，当神经元接收到某种适当刺激时，可通过神经末梢上的曲张体将所含的神经活性物质释放到周围的细胞外液，再以扩散的方式到达邻近或远隔部位的靶细胞，与靶细胞特异性膜受体或胞质受体相结合，对靶细胞的功能活动实现特异调节，由于这种化学传递不是通过经典的突触进行的。因此，称为非突触信息传递；神经信息传递的非突触方式是与突触传递方式相并行的另一种神经调节方式，为正常神经系统调节功能所必需。

【举例理解】骨骼肌的收缩原理

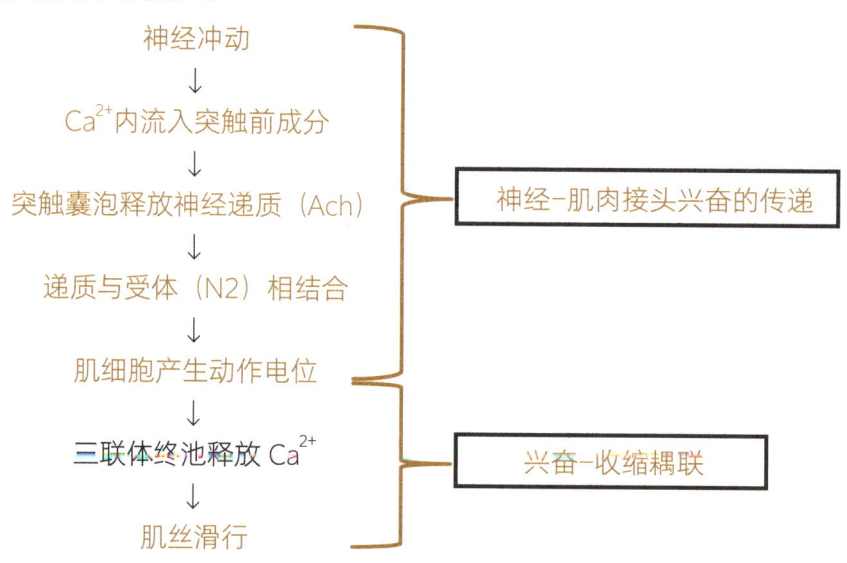

比较记忆，要点总结	
神经冲动传导的特点（动作电位）	神经细胞间兴奋传递的特点（突触传递）
局部电流	电－化学－电的过程
双向传递	单向传递
速度快	突触延搁
相对不疲劳性	易疲劳性

续表

比较记忆，要点总结	
神经冲动传导的特点（动作电位）	神经细胞间兴奋传递的特点（突触传递）
"全或无"现象	空间和时间的总和
安全性	对内环境变化的敏感性
不衰减、生理完整性、绝缘性	对某些药物的敏感性

第二节 循环生理

第一板块 循环系统解剖

一、心脏

1. 心脏的位置和外形

知识点	具体内容
位置	心脏位于胸腔纵隔内，膈肌中心腱的上方，夹在两侧胸膜囊之间；其位置相当于第2～6肋软骨或第5～8胸椎之间，整个心脏2/3偏在身体正中线的左侧
外形	一底——心底
	一尖——心尖
	二面——胸肋面、膈面
	三缘——下缘、右缘、左缘
	四沟——冠状沟（呈环形）、前室间沟、后室间沟、房间沟

2. 彻底认识心脏

认识心脏	解剖		
心脏内部结构	两室两厅	左心房、左心室（体循环——长途运输功能）	
		右心房、右心室（肺循环——短途运输功能）	
	两面墙	房间隔，室间隔	
	四道门	二尖瓣、主动脉瓣（左）	记忆方法：左2主，右3肺
		三尖瓣、肺动脉瓣（右）	
心脏外部连接的管道	泵出	左——主动脉	
		右——肺动脉	
	回流	左——肺静脉	
		右——腔静脉	
心脏血液的流动	左心室→主动脉→右心房→右心室→肺动脉→左心房		

3. 心脏构造

构造		解剖
心壁	心内膜	覆盖在心腔的表面，与血管内膜相连
	心肌	心房肌薄弱，心室肌较肥厚，其中左心室肌最发达
	心外膜	覆盖在心脏表面（心包脏层）
心脏传导系统		窦房结——心脏的起搏点

4. 主动脉及其重要分支

	主动脉及其重要分支	
主动脉	升主动脉	起自左心室，在起始部发出左、右冠状动脉营养心脏壁
	主动脉弓	主动脉弓，是升主动脉的直接延续，在右侧第2胸肋关节后方，呈弓形向左后方弯曲，到第4胸椎椎体的左侧移行为胸主动脉
		主动脉弓的凸侧：自右向左发出头臂干、左侧颈总动脉、左侧锁骨下动脉（头臂干的分支——右颈总动脉、右锁骨下动脉）
	降主动脉	分为胸主动脉和腹主动脉

二、淋巴

淋巴		解剖
淋巴系统	淋巴管道	内流动的无色透明液体，称淋巴
	淋巴器官	淋巴结、脾、胸腺、腭扁桃体、舌扁桃体、咽扁桃体
	淋巴组织	广泛分布于消化道和呼吸道等器官的黏膜内
淋巴管		毛细淋巴管、淋巴管、淋巴干（9条）
		淋巴导管——胸导管的起始膨大叫乳糜池，位于第11胸椎～第2腰椎之间
淋巴结		产生淋巴细胞和浆细胞，参与免疫反应
脾		最大的淋巴器官，位于左季肋部第9～11肋之间

三、组织液

组织液	释义
生成	血液通过毛细血管时，血液中的部分液体和一些物质，透过毛细血管壁进入组织间隙，成为组织液，也可以认为组织液是血浆滤过毛细血管壁而形成的
回流	细胞自组织液中直接吸收所需要的物质，同时又将代谢产物排入组织液内，组织液内这些物质的大部分又不断透过毛细血管壁，再渗回血液
影响因素	毛细血管压、组织液静水压、血浆胶体渗透压、组织液胶体渗透压

四、淋巴液

小部分组织液进入毛细淋巴管，称为淋巴液。淋巴经淋巴管、淋巴结向心流动，最后通过左右淋巴导管注入静脉角而归入血液，返回心脏。淋巴系统可以看作是静脉系的辅助部分。

第二板块　循环系统生理

一、心脏的泵血功能

1. 心动周期——什么节拍？

心动周期	知识点
定义	心脏一次收缩和舒张活动的时间称心动周期
计算	正常心率：60～100次/分，按平均心率为75次/分计算——60/75=0.8秒
特点	心房和心室机械活动周期的时间相等
	舒张期＞收缩期
	心房和心室同时处于舒张状态，称为全心舒张期
	心室血液的充盈主要依靠全心舒张期心室舒张的抽吸作用（70%），而不是心房的收缩（30%）

2. 心脏泵血过程中的要点

要点	具体内容
泵血的原动力	心室肌的收缩和舒张
泵血的直接动力	心房-心室、心室-动脉之间的压力
单向流动的前提	心脏瓣膜的完整

3. 心泵功能的评价——功率多大？性能怎样？

知识点		具体内容
每搏输出量	定义	一次心跳一侧心室射出的血液量 ≈70 mL
每分输出量（心输出量）	定义	每搏输出量×心率 ≈5 L/min——评价心功能最基本的指标
	举例	心力衰竭早期→每搏出量↓、心率↑→心输出量不变
		心力衰竭后期→心输出量↓
	不足	没有考虑个体差异，不能在个体之间比较心功能

续表

知识点	具体内容
每搏输出量的调节	(1) 前负荷——血量——心房血液充盈心室，牵张心肌形成心室的前负荷 问：前负荷对搏出量有何影响？ 答：前负荷越大——搏出量越大！（回来的多射的多） 为什么？前负荷↑→心肌初长度↑→收缩力↑→每搏输出量↑ (2) 后负荷——阻力 左心后负荷？——主动脉压（体循环血压） 右心后负荷？——肺动脉压 问：血压增高，每搏出输出量？血压减低，每搏出输出量？ 答：心脏有代偿功能，血压在一定范围内变化时——搏出量不变！ 为什么？什么变？心肌的收缩力改变！
心率的影响	一定范围内——心率增加，心输出量增加 超过一定范围（>170~180次/分或<40次/分）——心输出量下降 心率受体温影响——体温每升高1℃，心率增加12~18次

知识点		具体内容
射血分数	定义	每搏输出量/心室舒张末期容积=50%~75% 比每搏输出量能更敏感的反映心功能
	举例	高血压患者代偿期
心指数	定义	心输出量/体表面积（m^2）——可用于比较不同身材个体的心功能
心脏泵功能储备 （心力储备）	定义	心输出量随机体代谢需要而增加的能力
	特点	静息状态时——5 L/分 剧烈运动时——25~30 L/分　　运动为静息时的5~6倍
	指标	最大输出量，即一侧心室每分钟射出的最大血量，反映心力储备能力

二、血管的功能分类

功能分类	释义
弹性贮器血管	主动脉、肺动脉主干及其发出的最大的分支
分配血管	从弹性储器血管以后到分支为小动脉前的动脉管道，其功能是将血液输送至各器官组织
毛细血管	前阻力血管、后阻力血管、毛细血管前括约肌、交换血管（真毛细血管）
容量血管	安静状态下，循环血量的60%~70%容纳在静脉中，静脉称容量血管

三、血压

1. 概念

血压		释义	
定义		血液对单位面积血管壁的侧压力	
单位		kPa/mmHg；1 mmHg = 0.133 kPa	
动脉血压	收缩压	心室收缩中期，动脉压升到的**最高值**	注：此处为**心室**的收缩和舒张
	舒张压	心室舒张末期，动脉压降到的**最低值**	
	脉压	收缩压和舒张压的差值	
静脉血压	中心静脉压	右心房和胸腔内大静脉的血压	反映心血管功能的指标
	外周静脉压	各器官静脉的血压	
	影响因素——心脏射血能力和静脉回心血量之间的相互关系		

2. 影响血压的因素

影响因素	结果
每搏输出量	主要影响收缩压
心率	主要影响舒张压
外周阻力	主要影响舒张压
主动脉和大动脉的弹性贮器作用	老年人的动脉管壁硬化，大动脉弹性贮器作用减弱，脉压↑
循环血量与血管系统容量的比例	收缩压和舒张压

四、微循环

微动脉与微静脉之间的血液循环称微循环。

五、心血管失健和健化

任何减少运动以及卧床休息超过 2～4 周，均出现心血管系统的失健现象，表现为**安静心率增快，每搏量减少**，心肌收缩做功效率降低，从而使亚极量运动不以增高每搏量而是以增快心率来保证运动中足够的心输出量。这些失健现象是可逆的，只要坚持进行合适的运动锻炼，不仅可产生外周性效应（约占 85%），还可产生相应的中心性效应（约占 15%），即可直接提高心功能。

第三节 呼吸生理

第一板块 呼吸系统解剖

一、呼吸道

分类	解剖	
上呼吸道	鼻腔、咽、喉	
下呼吸道	气管	上端平第6颈椎体，下缘与喉相连，向下至胸骨角平面分为左、右支气管为止；全长10～13 cm，含15～20个软骨环
	支气管	右支气管短粗陡直，异物易落入
	气管和支气管解剖细节： ▲气管和支气管均以软骨、肌肉、结缔组织和黏膜构成 ▲软骨为C字形的软骨环，缺口向后 ▲管腔衬以黏膜，黏膜分泌的黏液可黏附吸入空气中的灰尘颗粒 ▲表面覆盖纤毛上皮，纤毛不断向咽部摆动可将黏液与灰尘排出，以净化吸入的气体	

二、肺和胸膜

1. 肺

肺	解剖	
位置形态	肺位于胸腔内，纵隔的两侧左肺被斜裂分为上、下2叶，右肺被斜裂和水平裂分为上、中、下3叶	记忆方法： 左二右三
肺门	内侧面中央的支气管、血管、淋巴管和神经出入处	

2. 气管、支气管

左、右主支气管（第1级）在肺门→第2级支气管→第3级支气管。

肺叶	肺段	肺泡
第2级支气管及其分支	第3级支气管及其分支	支气管在肺内反复分支23～25级

3.肺泡表面活性物质

知识点	具体内容
组成	脂蛋白混合物，肺泡Ⅱ型细胞合成并释放
作用	肺泡表面活性物质降低表面张力，减弱表面张力对肺毛细血管中液体的吸引作用，防止液体渗入肺泡，使肺泡保持相对干燥
	小肺泡表面活性物质的密度大，降低表面张力的作用强，使小肺泡内压力不致过高，防止小肺泡的塌陷
	大肺泡表面活性物质分子的稀疏，表面张力不致明显下降，维持了肺内压力与小肺泡相等，不致过度膨胀
注意：这些活性物质保持了大小肺泡的稳定性，有利于吸入气在肺内得到较为均匀的分布	

4.胸膜和胸膜腔

知识点		具体内容
胸膜	脏胸膜	贴在肺表面
	壁胸膜	贴在胸廓内表面、膈上面和纵隔外侧面
胸膜腔		为脏胸膜与壁胸膜在肺根处互相延续围成的潜在性密闭的腔隙
		胸膜腔左右各一，互不相通，呈负压状态
		腔内含有少量的浆液，起润滑作用

第二板块 呼吸系统生理

一、呼吸运动的原理

气体进出肺是由大气压和肺内压（肺泡内的压力）的压力差驱动的。自然呼吸的压力差（大气压与肺内压）产生于肺的张缩所引起的肺容积变化。但是，肺本身不具有主动张缩的能力，它的张缩是由横膈的升降和胸廓的张缩引起的。

呼吸运动	生理
吸气运动	平静呼吸时，吸气是主动过程，主要吸气肌是膈肌，其次是肋间外肌
呼气运动	平静呼吸时，呼气是被动过程，呼气运动是肺依靠本身的回缩力量而回位，并牵引胸廓缩小，产生呼气（用力呼吸时，呼气肌参与收缩，呼气也有了主动的成分；主要用力呼气肌是腹肌，其次是肋间内肌）

二、正常呼吸动力学

吸气初	呼气初
膈肌收缩 ↓ 胸廓增大 ↓ 支气管、肺泡受到牵伸而扩张（肺内压＜大气压） ↓ 气体流入肺内	肺回缩力 ↓ 胸廓缩小 ↓ 肺泡受压而缩小（肺内压＞大气压） ↓ 气体从肺泡顺利呼出
吸气末，肺内压＝大气压	呼气末，肺内压＝大气压 因正常支气管壁具有一定的抗压能力而不被压瘪

三、呼吸过程

1. 外呼吸

通过气道和肺完成气体机械性摄入/释放，与外界空气进行交换，以及在肺泡/肺血管进行气体交换的过程。

外呼吸		释义	
肺通气	定义	肺泡和气道内的气体与外界空气进行交换	
	通气阻力	弹性阻力（70%）	肺和胸廓的弹性阻力，是平静呼吸时主要阻力
		非弹性阻力（30%）	气道阻力（为主）、惯性阻力和组织的黏滞阻力
			【思考】为什么哮喘、慢性阻塞性肺疾病（COPD）患者是呼气性呼吸困难？
肺换气	定义	通过肺泡壁，毛细血管内的二氧化碳的弥散进入肺泡并随呼气排出，同时将吸入肺泡内的氧气输入毛细血管与血红蛋白结合，并运输到组织进行代谢	
	影响因素	呼吸膜的厚度	
		呼吸膜的面积	
		通气血流比例的影响：通气血流比例是指每分肺通气量（VA）和每分肺血流量（Q）之间的比值（VA/Q），正常成年人安静时约为0.84	

2. 气体运输

靠心血管系统完成，主要功能是产生循环系统内的血液驱动力，即心脏射血能力。

气体运输	
O_2 的运输	物理溶解——1.5% 化学结合——98.5%
O_2 的结合形式	氧合血红蛋白（HbO_2）
氧离曲线	PO_2 与血红蛋白氧结合量或血红蛋白氧饱和度关系的曲线——温度升高，曲线右移，促使 O_2 释放
呼吸商	二氧化碳排出量与氧摄取量的比值

3. 内呼吸

体内细胞的气体交换过程，即氧气进入细胞，参加有氧代谢，产生能量、二氧化碳和水，同时又将二氧化碳排出细胞释放到血液中的过程。

四、呼吸中枢

呼吸中枢	知识点
脑桥和延髓	呼吸节律产生于下位脑干，呼吸运动的变化因脑干横断的平面而异
脊髓	脊髓中支配呼吸肌的运动神经元位于第3～5颈段（支配膈肌）和胸段（支配肋间肌和腹肌等）前角，脊髓是联系上（高）位脑和呼吸肌的中继站和整合某些呼吸反射的初级中枢

五、肺容量

1. 基本肺容积

基本肺容积是指相互不重叠、全部相加后等于肺总量的指标。

基本肺容积	知识点
潮气量	每次呼吸时吸入或呼出的气量为潮气量（VT）
	平静呼吸时，潮气量为400～600 mL，一般以500 mL计算
补吸气量	平静吸气末，再尽力吸气所能吸入的气量
补呼气量	平静呼气末，再尽力呼气所能呼出的气量
残气量	最大呼气末尚存留于肺中不能再呼出的气量为残气量

2. 其他指标

其他指标	知识点
深吸气量	从平静呼气末做最大吸气时所能吸入的气量为深吸气量，是潮气量和补吸气量之和，是衡量最大通气储备的重要指标
功能残气量	平静呼气末尚存留于肺内的气量为功能残气量，是残气量和补呼气量之和
肺活量	最大吸气后呼出的最大气量，是潮气量、补吸气量和补呼气量之和
	正常值——男3.5 L，女2.5 L
时间肺活量	即用力呼气量，是单位时间呼出的气量占肺活量的百分比
	不仅反映肺活量容量，而且反映了呼吸道阻力变化，所以是评定肺通气功能的较好指标
	阻塞性肺疾病患者往往需要5～6秒或更长的时间才能呼出全部肺活量

六、肺通气量

肺通气量		知识点
每分通气量	定义	每分钟进或出肺的气体总量，等于呼吸频率乘潮气量
	计算	呼吸频率（12～18 次）×500 mL=6～9 L
生理无效腔	解剖无效腔	每次吸入的气体，一部分将留在从上呼吸道至呼吸性细支气管以前的呼吸道内，这部分气体不参与肺泡与血液之间的气体交换，为解剖无效腔，其容积约 150 mL
	肺泡无效腔	进入肺泡内的气体因血流在肺内分布不均而未能与血液进行气体交换，未能发生气体交换的这一部分肺泡容量称为肺泡无效腔
肺泡通气量		每分钟真正吸入肺泡能进行气体交换的气量=（潮气量－解剖无效腔气量）×呼吸频率

第四节 内分泌生理

第一板块 内分泌系统解剖

一、系统组成

系统组成	解剖
内分泌腺	以独立的器官形态存在于体内，如甲状腺、甲状旁腺、肾上腺、垂体、松果体、胸腺等
内分泌组织	以细胞团块形式分散存在于其他器官内，如胰腺内的胰岛、睾丸内的间质细胞、卵巢内的卵泡和黄体等

二、系统特点

内分泌腺和内分泌组织都没有排泄管，分泌的物质称激素，直接透入血液和淋巴液，随血液循环送到全身，作用于特定的器官或细胞（靶器官或靶细胞），影响其活动。内分泌腺的功能亢进或低下，都将影响机体的正常功能，甚至导致疾病。

三、位置和形态

内分泌系统	位置和形态
垂体	垂体呈椭圆形，位于颅中窝、蝶骨体上面的垂体窝内，其又分为腺垂体和神经垂体两大部分

续表

内分泌系统	位置和形态
甲状腺	甲状腺位于颈前区，呈"H"形，分为左、右2个侧叶和中间的峡部
	甲状腺峡部多位于第2～4气管软骨环的前面
	两侧叶贴附在喉和气管上部的侧面，上达甲状软骨中部，下抵第6气管软骨环
	甲状腺有两层被膜：纤维膜即腺的外膜，伸入腺实质内，将腺体分隔成若干小叶；外层是来自颈深筋膜的气管前筋膜，称甲状腺鞘，即假被膜
甲状旁腺	甲状旁腺为上下两对扁椭圆形的小体，形状大小略似绿豆；活体上呈棕黄色或淡红色，表面有光泽
肾上腺	左肾上腺略呈半月形，右肾上腺呈三角形；肾上腺实质由皮质和髓质两部分构成，皮质在外，呈浅黄色，髓质在内，呈棕色
胰岛	胰岛是胰腺内散在分布、大小不等和形状不定的细胞团，为胰腺的内分泌部分

第二板块　内分泌系统生理

一、垂体

部位	分泌激素	功能
垂体前叶	分泌生长激素、促甲状腺激素、促肾上腺皮质激素，促性腺激素（尿促卵泡素和黄体生成素）、催乳激素等	生长激素能促进肌肉、骨骼和内脏的生长，参与机体多种代谢过程。未成年时，生长激素分泌不足可致垂体性侏儒症，分泌过多则引起巨人症；成年时，生长激素分泌过多会引起肢端肥大症
垂体后叶	贮存和释放抗利尿激素（加压素）和催产素	抗利尿激素分泌不足可引起尿崩症

二、甲状腺

1. 甲状腺功能的调节
主要受下丘脑与垂体的调节。下丘脑、垂体和甲状腺三个水平紧密联系，组成下丘脑-垂体-甲状腺轴。另外，甲状腺还可进行一定程度的自身调节。

2. 甲状腺激素
主要有三碘甲状腺原氨酸（T_3）、四碘甲状腺原氨酸（T_4，又称甲状腺素）。

3. 甲状腺激素的生理作用

知识点	具体内容	
促两大代谢	**能量代谢**——影响最显著	
	物质代谢——蛋白质、脂肪和糖	
促进生长和发育	促进神经系统的发育分化和骨骼的生长	
	缺乏	**婴幼儿**——呆小症
		成年人——黏液性水肿
促兴奋	记忆方法：像吃了**枪药**	

三、甲状旁腺

知识点	具体内容	
生理作用	分泌甲状旁腺激素和甲状腺C细胞分泌的降钙素，以及1，25-二羟维生素 D_3 共同调节钙、磷代谢，控制血浆中**钙和磷**的水平	
分泌	**不足**——导致手足搐搦症	**主要受血浆钙浓度变化的调节**
	亢进——引起骨质过度吸收，容易发生骨折	

四、肾上腺

1. 肾上腺皮质

由外向内为球状带、束状带和网状带。

细胞	合成与分泌的激素	代表物
球状带	**盐皮质激素**	醛固酮
束状带	**糖皮质激素**	皮质醇
网状带	**性激素**	脱氢雄酮和雌二醇

（1）盐皮质激素

知识点	具体内容	
代表物	主要为**醛固酮**，对水盐代谢的作用最强，其次为脱氧皮质醇	
生理作用	调节机体水盐代谢的重要激素，促进肾远曲小管及集合管重吸收钠、水和排出钾	记忆方法：**保钠、排钾、保水——升高血压**
分泌过多	使钠和水潴留，可引起高血钠、高血压和血钾降低	

(2) 糖皮质激素

参与功能	知识点	
物质代谢	①糖代谢：促进糖异生→血糖↑（严重糖尿病→不能用激素）	
	②蛋白质代谢：促进肝外组织特别是肌肉组织蛋白质分解，加速氨基酸转移至肝生成肝糖原（大量用激素→影响生长发育、创伤不易愈合）	
	③脂肪代谢：糖皮质激素促进脂肪分解，肾上腺皮质功能亢进时，四肢脂肪组织分解增强，而腹、面、肩及背部脂肪合成有所增加，以致呈现面圆、背厚、躯干部发胖而四肢消瘦的特殊体形（向心性肥胖→满月脸、水牛背）	
水盐代谢	较弱的贮钠排钾作用	
	肾小球滤过率↑→有利于水的排出	
	肾上腺皮质功能不足患者，排水能力明显降低，严重时可出现"水中毒"，如补充适量的糖皮质激素即可得到缓解，而补充盐皮质激素则无效	
血液系统	红细胞、中性粒细胞、血小板↑	记忆方法：血液3多淋酸少（红中白板多）
	淋巴细胞、嗜酸性粒细胞↓	
循环系统	增强血管平滑肌对儿茶酚胺的敏感性	
	抑制具有血管舒张作用的前列腺素的合成	
	降低毛细血管的通透性，有利于维持血容量	
应激反应	当机体受到各种有害刺激，如缺氧、创伤、手术、饥饿、疼痛、寒冷，以及精神紧张和焦虑不安时，血中促肾上腺皮质激素（ACTH）浓度立即增加，糖皮质激素也相应增多；能引起ACTH与糖皮质激素分泌增加的刺激称为应激刺激，而产生的反应称为应激；通过应激反应，可增强机体对有害刺激的抵抗力，大剂量糖皮质激素具有抗炎、抗毒、抗过敏、抗休克等药理作用	

2. 肾上腺髓质激素（应急反应）

嗜铬细胞分泌肾上腺素和去甲肾上腺素，二者都是儿茶酚胺激素。能使心跳加快、心脏收缩力加强、小动脉收缩，以维持血压和调节内脏平滑肌活动。髓质与交感神经系统组成交感-肾上腺髓质系统或称交感-肾上腺系统，髓质激素的作用与交感神经紧密联系，难以分开。

五、胰腺

1. 胰岛细胞

胰岛细胞	释义
α细胞	约占胰岛细胞的20%，分泌胰高血糖素
β细胞	占胰岛细胞的60%～70%，分泌胰岛素（唯一的降糖激素）

2. 胰岛素的作用

血糖浓度是调节胰岛素分泌的最重要因素。

（1）糖代谢

知识点	具体内容
生理作用	促进组织、细胞对葡萄糖的摄取和利用
	加速葡萄糖合成为糖原，贮存于肝和肌肉中
	抑制糖异生，促进葡萄糖转变为脂肪酸，贮存于脂肪组织，导致血糖水平下降
记忆方法：【胰岛素缺乏】血糖浓度↑→超过肾糖阈→尿中将出现糖→引起糖尿病	

（2）脂肪代谢

知识点	具体内容
生理作用	促进肝合成脂肪酸，然后转运到脂肪细胞贮存。在胰岛素的作用下，脂肪细胞也能合成少量的脂肪酸
	促进葡萄糖进入脂肪细胞，除了用于合成脂肪酸，还可转化为α-磷酸甘油，脂肪酸与α-磷酸甘油形成甘油三酯，贮存于脂肪细胞中。抑制脂肪酶的活性，减少脂肪的分解
记忆方法：【胰岛素缺乏】脂肪分解增强→血脂↑→生成大量酮体→酮血症与酸中毒	

（3）蛋白质代谢

知识点	具体内容
生理作用	促进氨基酸通过膜的转运进入细胞
	可使细胞核的复制和转录过程加快，增加DNA和RNA的生成
	作用于核糖体，加速翻译过程，促进蛋白质合成；另外，胰岛素还可抑制蛋白质分解和肝糖异生。由于胰岛素能增强蛋白质的合成过程，所以对机体的生长也有促进作用，但胰岛素单独作用对生长的促进作用并不很强，只有与生长素共同作用时，才能发挥明显的效应
记忆方法：【胰岛素缺乏】蛋白质分解→消瘦；小儿——影响生长发育；成年人——创伤不易愈合	

3. 胰岛素受体

几乎体内所有细胞的膜上都有胰岛素受体。胰岛素受体本身具有酪氨酸蛋白激酶活性，胰岛素与受体结合可激活该酶，使受体内的酪氨酸残基发生磷酸化，这对跨膜信息传递、调节细胞的功能起着十分重要的作用。

4. 胰高血糖素

知识点	具体内容	
生理作用	促进糖原分解和糖异生作用，使血糖明显升高。糖异生增强是因为激素加速氨基酸进入肝细胞，并激活糖异生过程有关的酶系	代谢效应的靶器官是肝
	可激活脂肪酶，促进脂肪分解，同时又能加强脂肪酸氧化，使酮体生成增多	
	促进胰岛素和胰岛生长抑素的分泌	
	药理剂量的胰高血糖素可使心肌细胞内 cAMP 含量增加，心肌收缩增强	

第五节　泌尿生殖生理

第一板块　泌尿生殖系统解剖

一、泌尿系统

1. 肾

肾	解剖	
形态	肾呈蚕豆形，左、右各一，呈红褐色，每个肾重 120～150 g	
	内侧缘的中央部凹陷为肾门，是肾血管、肾盂、淋巴管和神经出入之处；它们被结缔组织包裹称肾蒂，内有肾静脉、肾动脉和肾盂通过	
	肾门伸入肾实质的空隙称**肾窦**，**窦内有肾盂、肾大盏和肾小盏、肾血管的分支及神经、淋巴管和脂肪组织**	
结构	肾皮质（表层）	由肾小体组成，是肾的泌尿部。皮质深入髓质的部分称肾柱
	肾髓质（深层）	由 15～20 个圆锥形的肾锥体构成，是肾的排泄部
位置	肾位于脊椎两侧，紧贴腹后壁，**左肾高**	
	左肾上端平第 11 胸椎，下端平第 2 腰椎 **右肾上端平第 12 胸椎，下端平第 3 腰椎**	记忆方法：**左肾 112，右肾 123**
	肾门的体表投影点位于竖脊肌外侧缘和第 12 肋的夹角处，称**肾区**；肾炎和肾盂肾炎时，肾区可有**叩击痛**	

2. 输尿管

输尿管为一对细长的肌性管道，左右各一，上接肾盂，下通膀胱。成年人输尿管长 20～30 cm，管径 4～7 mm。输尿管可分为腹段、盆段和壁内段 3 段。

3. 膀胱

膀胱	解剖
容量	成年人容量 350～500 mL，女性膀胱容量较男性的略小
形态	空虚时呈锥体形，分尖、体、底和颈 4 部
	膀胱三角（左右输尿管末端和膀胱出口间）
结构	膀胱壁自外向内，由外膜、肌层、黏膜下层、黏膜层组成
	肌层为平滑肌，统称为逼尿肌。分为外纵、中环和内纵三层
	在尿道内口周围环形肌增厚形成膀胱括约肌
位置	成年人膀胱位于小骨盆内，耻骨联合的后面
	膀胱底上部与直肠之间隔以直肠陷凹
	男性膀胱颈下方为前列腺

4. 尿道

尿道	解剖
女性尿道	起于膀胱的尿道内口，穿过尿生殖膈，止于阴道前庭的尿道外口，长约 4 cm，管径 6 mm
	由于女性尿道短而直，距阴道和肛门较近，故尿路逆行感染，女性多见
男性尿道	起于膀胱的尿道内口，止于尿道外口，成年人长 16～22 cm，管径平均 5～7 mm
	男性尿道可分 3 部——前列腺部、膜部、海绵体部
	男性尿道特点： （1）3 个狭窄——尿道内口、尿道膜部和尿道外口（外口最窄，尿道结石易嵌顿） （2）3 个膨大——前列腺部、球部和舟状窝 （3）2 个弯曲——耻骨下弯、耻骨前弯

二、生殖系统

生殖系统	解剖
男性内生殖器	睾丸、输送管道、附属腺
女性内生殖系统	卵巢（女性生殖腺）、输卵管、子宫、阴道
固定子宫的韧带	子宫阔韧带（限制子宫向两侧移动）、子宫圆韧带（维持子宫前倾） 子宫主韧带、子宫骶韧带

第二板块　泌尿生殖生理

一、肾脏功能

1. 排出体外的大部分代谢终产物，以及进入体内的异物。
2. 调节细胞外液量和渗透压。
3. 保留重要电解质，如钠、钾、碳酸氢盐及氯离子等，排出氢离子，维持酸碱平衡。

二、尿的生成与调节

知识点	具体内容
肾内自身调节	略
神经和体液调节	入球小动脉和出球小动脉收缩，而前者血管收缩比后者更明显，因此，肾小球毛细血管的血浆流量↓和肾小球毛细血管的血压↓→肾小球的有效滤过压↓→肾小球滤过率↓
	刺激近球小体中的颗粒细胞释放肾素，导致循环中的血管紧张素Ⅱ和醛固酮含量增加，增加肾小管对NaCl和水的重吸收
	增加近球小管和髓袢皮质细胞重吸收Na^+、Cl^-和水
抗利尿激素	又称血管升压素，主要是提高远曲小管和集合管上皮细胞对水的通透性，从而增加水的重吸收，使尿液浓缩，尿量减少（抗利尿）
	抗利尿激素能增加髓袢升支粗段对NaCl的主动重吸收和内髓部集合管对尿素的通透性，从而增加髓质组织间液的溶质浓度，提高髓质组织间液的渗透浓度，有利于尿浓缩
	调节抗利尿激素的主要因素是血浆晶体渗透压和循环血量、动脉血压
肾素	血管紧张素醛固酮系统肾素主要是由近球小体中的颗粒细胞分泌的一种蛋白水解酶，能催化血浆中的血管紧张素原使之生成血管紧张素Ⅰ（十肽）；血液和组织，特别是肺组织中有血管紧张素转换酶，转换酶可使血管紧张素Ⅰ降解，生成血管紧张素Ⅱ（八肽）；血管紧张素Ⅱ可刺激肾上腺皮质球状带合成和分泌醛固酮
心房利尿钠肽	是心房肌合成的激素，有明显的促进NaCl和水排出的作用

三、膀胱功能

知识点	具体内容
膀胱控制的相关因素	中枢神经支配、自主神经支配、膀胱功能、肾脏功能、膀胱收缩和舒张能力
副交感神经	第2～4骶椎节段
交感神经的作用	第11胸椎～第1或第2腰椎节段
躯体神经的作用	第2～4骶神经组成阴部神经，支配尿道外括约肌，使其收缩并维持其紧张性
中枢性排尿反射	使膀胱完全排空

四、运动对肾脏的影响

运动时，体内水分因蒸发和水分子跨膜运动的综合影响而丢失，尤其是剧烈运动开始时，水分从血液中分布至活动肌细胞中，导致肌组织的高渗性。以后，再从细胞间隙或肌细胞内丧失水分。**剧烈运动后尿 Na^+ 排出量减少，汗中 Na^+ 浓度可达 50 mmol/L**（安静时为 20 mmol/L），但在活动时**肌细胞中 Na^+ 浓度不变，血浆中 Na^+ 浓度可增高至 600 mmol/L**。

第六节 消化生理

消化生理		知识点
消化方式	机械消化	通过消化道肌肉的收缩活动，将食物磨碎，和消化液充分混合，将食物不断地向消化道远端推送
	化学性消化	消化液中的消化酶，分解糖类、脂肪、蛋白质，使其称为小分子的过程
消化液		稀释食物、改变消化腔内的 pH 值、水解复杂的食物、保护消化道黏膜
吸收		食物经过消化后，透过消化道的黏膜进入血液和淋巴循环的过程；不能被消化和吸收的食物残渣，以粪便的形式排出体外

第七节 慢性疼痛生理

一、伤害性感受器致痛物质的激活

知识点	具体内容
直接溢出	K^+、H^+、组胺、5-羟色胺（5-HT）、ACh、ATP
局部合成	缓激肽（BK）、前列腺素、白三烯
自身释放	P 物质

二、疼痛的中枢

（1）痛觉的**初级中枢**——**脊髓背角**。

（2）疼痛的**高级中枢**——**大脑皮质**。

（3）**最重要的痛觉整合中枢**——**丘脑**。

三、神经生理学

知识点	具体内容	
痛觉的发生（电活动）	【举例】以皮肤感觉为例，刺激触发的顺序如下 第一阶段（Aδ 纤维兴奋）——触觉→压觉→震动觉→灼烧觉→锐痛 第二阶段（C 纤维兴奋）——锐痛→钝痛	
疼痛的分类	表层疼痛	皮肤躯干黏膜→Aδ 纤维→定位准确、分辨清晰→快痛或锐痛
	深层疼痛	关节肌肉→C 纤维→弥散、分辨较差→钝痛为主
	内脏疼痛	C 纤维→定位不准确、较为弥散→牵拉、缺血、炎症等刺激可加重疼痛
	中枢疼痛	致痛源在中枢神经系统，是严重的顽固性疼痛
	神经病理性疼痛	周围和（或）中枢神经系统、原发和（或）继发性损害、功能障碍或短暂性紊乱

第五章　物理学基础

第一节　电疗法

一、电学基础知识

基础知识	具体内容		
电与电荷	电荷存在和电荷变化的现象称为电；有电性的物体称为带电体或荷电体，即电荷		
电场	电荷电力所作用周围的空间称为电场		
电流	方向由正到负		
磁场	磁体的磁力所能作用到的周围空间		
电磁场	任何电场的变化都会使其周围产生磁场		
电磁波	定义	电磁场在空间以波的形式迅速传播扩大称为电磁波	
	波长	从一个**波峰**到下一个**波峰**的长度为波长（λ）	
	速度	传播速度 300 000 000 m/s	
	换算公式	1 GHz=1000 MHz；1 MHz=1000 kHz；1 kHz=1000 Hz	
常见单位	电压——伏特（V、mV）	电流——安培（A、mA）	电阻——欧姆（Ω）
	频率——赫兹（Hz、kHz）	波长——米（m、cm、mm、nm）	电功率——瓦（W、kW）
导体和绝缘体	优导体	血清、血浆、血液、淋巴液、脑脊液、胆汁、胃液（**液体**）	
	良导体	神经、肌肉、脑、肝、肾	
	不良导体	干皮肤、骨、脂肪、结缔组织	
	绝缘体	干头发、指甲、牙齿	

二、电疗法安全知识

1. 安全电压和电流

类型	安全电压	安全电流
直流电	干燥——不超 65 V	50 mA 以下
	潮湿——不超 40 V	
	绝对安全——24 V	
交流电	不超 36 V	10 mA 以下
	绝对安全 12 V	

2. 安全操作要求
（1）使用仪器前应检查仪器及其各部件是否完整无损，能否正常工作。
（2）操作者手足、皮肤和衣服保持干燥。
（3）治疗部位有金属物品或体内有金属异物、治疗部位潮湿（汗水、尿液）或有湿敷料时采用高频电时应谨慎。
（4）患者接受治疗时必须保持安静，不得看书、看报或入睡，不得任意挪动体位，也不得自行调节治疗仪。
（5）植入心脏起搏器者不得进行高频电疗，也不得接近高频电。
（6）手表、助听器、移动电话均应远离高频电。

3. 电烧伤的原因与处理
（1）原因：设备不合格、使用者缺乏电学知识、意外事故。
（2）现场急救措施：迅速切断电源、就地进行人工呼吸、体外心脏按压。

三、电疗法基础知识

1. 直流电疗法

知识点	具体内容	
直流电	电荷流动方向不随时间改变的电流	
电解质	在水溶液中或熔融状态下能形成离子，因而能导电的化合物	
电解	阳极产 HCl 和 O_2；阴极产 NaOH 和 H_2	
电介质	又称绝缘体，在一般情况下不能导电的物质	
胶体	分散质和分散剂＝溶质和溶剂≈蛋白质和水	
电泳和电渗	是直流电通过胶体时同时出现的两种现象	电泳——分散质的移动 电渗——分散剂的移动
偶极子	定义	电介质中有正负电荷，正负电荷抵消，因此电介质不带电，称为无极分子；但在电场中电介质内正负电荷不重合，分子一端程正电性，一端程负电性，为有级分子，或偶极子
	分类	弹性偶极子——偶极子离开电场，正负电荷取向现象立即消失
		刚性偶极子——偶极子离开电场，正负电荷取向现象不能复原
离子水化	电解质溶液中的离子四周为水偶极子包围，即离子水化；包绕离子的水分子层称为水化膜	

2. 低频电疗法（1 Hz～1 kHz）

知识点	具体内容
交流电	向与强度随时间作周期性变化的电流
脉冲电流	电流或电压按一定规律反复地由某一电位水平上瞬间出现，然后又瞬间消失的电流
通断比	脉冲电流持续时间与脉冲间歇时间的比值

3. 中频电疗法（1 kHz～100 kHz）

知识点	具体内容
电容	两个互相靠近的导体被电介质隔开，构成电容，电容可以储存电荷
容抗	交流电通过电容时的阻力；容抗的大小与电流的频率和电容成反比

4. 高频电疗法（>100 kHz）

知识点	具体内容
等幅振荡电流	振荡电流在传播过程中由于能量得到不断的补充，各质点振荡的能量保持不变，振荡的幅度不变
减幅振荡电流	振荡电流在传播过程中由于能量不断消耗而致耗尽，各质点振荡的能量也逐渐减少，振荡的幅度逐渐变小以致消失
脉冲等幅振荡电流	呈现有规律的脉冲波组的等幅振荡电流
脉冲减幅振荡电流	呈现有规律的脉冲波组的减幅振荡电流
传导电流	电荷在导体中流动传导所产生的电流
位移电流	偶极子内束缚电荷位置移动所产生的电流
介电常数	表示某介质加入电场后对电场特性影响的程度

第二节　光疗法

一、光学知识

知识点	具体内容		
光的本质	波粒二象性（电磁波和粒子流）		
光谱根据	波长分类	红外线（最长）	长波红外线、短波红外线
		可见光	红、橙、黄、绿、青、蓝、紫
		紫外线（最短）	长波紫外线、中波紫外线、短波紫外线

续表

知识点	具体内容		
光的发生	红外线、可见光、紫外线属于自发辐射		
光照度定律	因素	物体单位面积上所接受光的能量与投射的距离和角度有关	
	定律	照度平方反比定律	点光源垂直照射时，物体表面接收的照度与光源强度成正比，与光源的距离平方成反比
		照度余弦定律	平行光照射到物体表面的照度与光线入射角的余弦成正比，透射光入射角越大，被照射面的照度越小
激光能量（E）	激光功率和辐照时间的乘积；即 E=P×t，单位为焦耳（J）		
光辐射功率（P）	单位时间内辐射物体表面单位面积上（激光器）输出的能量（E），即 P=E/t，单位为瓦特（W）		
功率密度（PS）	即辐照度，是在某一指定表面上单位面积上所接受的光辐射能量，单位为瓦特/平方米（W/m^2）		
能量密度	是垂直照射到受照处单位面积上的功率和照射时间的乘积，即 D=E/S，单位为 J/cm^2		

二、激光

1. 产生
受激辐射光放大而产生的光。

2. 特点
亮度高、方向性好、单色性好、相干性好。

第三节 超声波疗法

一、概述

知识点	具体内容
声波	声源的机械振动可引起周围弹性介质的振动，该振动在介质内由近及远地传播所形成的机械波
超声波	是一种机械振动波，超出人耳听觉界限；人耳能听到的声音频率 16 Hz～20 kHz，高于 20 kHz 的声波为超声波
常用频率	800～3000 kHz

二、超声波的物理特性

知识点	具体内容	
传播方式	超声波的传播必需依赖介质，**超声波不能在真空中传播**	
	超声波在介质中主要以**纵波**形式传播，波的传播方向与介质质点的振动方向**平行**	
传播方向	普通声波频率低，球面传播	
	超声波发散角很小，近乎直线传播；超声波的频率越高，波长越短，发散角越小	
声速	**超声波的传播速度与频率无关**，与介质的弹性、密度、温度、压力等因素有关	
	固体＞液体＞气体，介质温度升高，传播速度加快	
声阻	介质的**密度**与**声速**的乘积为声阻抗或声阻，**声阻是反应声波传播的重要参数**	
穿透	穿透是指超声波在介质中的**传递**	
吸收	是指超声波能量的**衰减**	
	吸收能量越多，穿透能力越差，穿透距离越小	
	吸收能量越少，穿透能力越强，穿透距离越大	
	频率越高，吸收越多，穿透越浅	
	同一频率的超声波的吸收——固体＜液体＜气体	
半价层	指超声波能量衰减至原来的一半时，超声波在介质中穿行的**距离**	
驻波	**在一条直线上传播，振幅相同、方向相反的叠加**	
声压	定义	介质质点在波动时往复偏离平衡位置而产生的正负压力
	规律	**声压与频率和振幅成正比，与声阻成反比**
声强	定义	单位时间内通过单位面积的声能，**是治疗的剂量单位**，单位为 W/cm^2，通常在 $3\ W/cm^2$ 以下
	规律	**声强与频率的平方、振幅的平方、声压的平方、介质密度成正比，与声阻成反比**

第四节 冲击波疗法

知识点	具体内容	
体外冲击波	定义	是一种压力瞬间急剧变化的高能量**机械波**
	特性	**声学特性、光学特性、力学特性**
脉冲声波的**特性**	**峰值压力高**（500 bar 或 0～100 MPa）	
	周期短（10 ms）	
	压力上升时间短（＜10 ns）	
	频谱范围广（16 Hz～20 MHz）	
产生方式	聚焦式冲击波——液电式、电磁式、压电式	
	发散式冲击波——**气压弹道式**	

第五节　磁场疗法

一、磁感应强度

垂直通过单位面积的磁通量，单位为特斯拉（T）。

二、磁性

分类	磁导率	举例
铁磁性物质	远大于1	铁、镍、钴
顺磁性物质	略大于1	铝、镁、稀土金属、空气
抗磁性物质	小于1	铜、铋、硼、锑、水银、玻璃、水

第六节　温热疗法

知识点	具体内容	
热容量	物体每升高1℃所吸收的热量，单位为焦/开（J/K）	
热传递方式	传导	通过接触
	辐射	直接空间发散热量
	对流	本身流动，如液体、气体
石蜡的理化性质	石蜡是高分子的碳氢化合物，是石油的蒸馏产物，白色或黄色半透明固体，无色无味，不溶于水，微溶于酒精，易溶于乙醚、汽油、三氯甲烷等有机溶剂	
	医用石蜡的熔点为50～60℃，精炼石蜡的熔点为52～54℃，沸点110～120℃	
	石蜡的热容量大，导热性差，其中无水分和其他液体，气体不能通过，几乎无对流现象，因而有很好的储热性能；加热时吸收大量热能，冷却时热量释放缓慢，保温时间长，是一种很好的热源物质	
	石蜡有很好的可塑性、黏滞性和延展性，随着热能的释放，石蜡逐渐变硬，其体积可缩小10%～20%	
	石蜡与皮肤之间的温度差可使其迅速形成蜡膜，阻止热的快速传导，使热缓慢地向体表较深组织传递	

第七节 水疗法

一、水的基本概念和特性

知识点		具体内容
基本概念	密度	4℃时密度最大
	比重	比重为1
特性	比热和热容量	大
	导热性	很强

二、水温分类

分类	温度	作用
冷水浴	26℃以下	提高神经系统兴奋性
凉水浴	26～33℃	
不感温水浴	34～36℃	镇静
温水浴	37～38℃	
热水浴	39℃以上	发汗

三、水压分类

水压	数值
低压淋浴	水压在1个大气压力以下
中压淋浴	水压为1～2个大气压力
高压淋浴	水压为2～4个大气压力

四、静水压力

静水压力可影响肺扩张，因此胸部对静水压力的变化最敏感。

第六章 人体发育学

第一节 正常发育

一、生长发育的一般规律

一般规律	发育特点
不平衡性	身高和体格明显增大的两个高峰期——婴儿期和青春期
渐进性	从头到尾、从近到远、由粗到细、由动到静、由低级到高级、由简单到复杂
个体性	遗传因素、环境因素等

二、中枢神经系统的发育

中枢神经		发育特点
脑发育	最早	中枢神经系统的发育领先于其他各系统，尤其脑的发育最为迅速
	重量	5岁接近成年人，出生后脑重量的增加主要由于神经细胞体的增大和树突的增多、加长，以及神经髓鞘的形成和发育
	外观和结构	沟回浅、皮质薄、细胞分化差、脑干和脊髓发育较好（保证生命中枢功能）
	神经细胞分化	大脑皮质于胎儿期5个月开始增殖分化，出生时数目和成年人相同，树突和轴突少而短；3岁时神经细胞基本完成分化完成，8岁时接近成年人
	神经髓鞘	4岁完成，故婴儿期神经冲动传导慢、泛化、不易形成局部兴奋灶，因此小儿注意力不集中、易疲劳
	皮质和皮质下中枢	出生时的活动主要由皮质下系统调节，故3~4个月前的婴儿肌张力较高，克尼格征可为阳性，2岁以下儿童巴宾斯基征阳性亦可为生理现象
	生理生化特点	脑组织耗氧大，占总耗氧的50%，营养缺乏导致脑的生长发育
脊髓的发育	胎儿期	脊髓下端第2腰椎下缘
	四岁时	上移至第1腰椎，穿刺时应注意

三、发育反射和肌张力发育

反射和张力		释义
反射发育	原始反射	婴儿所特有的一过性反射，又称新生儿反射，反射中枢位于脊髓、延髓和脑桥，是胎儿得以娩出的动力，是婴儿初期各种生命现象的基础，也是后来分节运动和随意运动的基础，一般2～6个月消失
		常见有拥抱反射、吸吮反射、觅食反射、手持握反射、足持握反射、阳性支持反射、侧弯反射、紧张性颈反射、紧张性迷路反射
	立直反射（调正反射）	身体的位置在空间发生变化时，颈部和躯干主动恢复正常姿势的反射；中枢位于中脑和间脑；6个月婴儿出现降落伞反射
	平衡反射	略
肌张力发育		分类——静止性张力、姿势性张力、运动性张力

四、视感知发育

时间节点	能力
1个月	可凝视光源，开始有头眼协调，头可随物体水平移动90°
3～4个月	喜看自己的手，头眼协调较好，可随物体水平转动180°
6～7个月	目光可随上下移动的物体垂直方向转动
8～9个月	开始出现视深度感觉，能看到小物体
18个月	已能区分各种形状
2岁时	可区别垂直线与横线
4岁	能临摹几何图形
5岁	可区别各种颜色
6岁	视深度已充分发育
10岁	能正确判断距离与速度，能接住从远处掷来的球

五、运动发育

运动发育	发育特点	
发育规律	从头到尾、从近到远、由粗大到精细、由动到静、由低级到高级、由简单到复杂、从泛化到集中	
发育顺序	粗大运动	记忆方法： 2抬3翻6会坐 7滚8爬周会走 1，2，3，走，跳，跑 2抬4才稳，3翻7才有意识，6坐8才稳 7～9扶站，8～9爬，11能独站，15独自走稳，24双足跳，30单足跳
	精细运动	3～4个月：持握反射消失
		6～7个月：换手、捏、敲等探索性动作
		9～10个月：拇指、示指拾物，喜撕纸
		12～15个月：会用钥匙，乱涂画
		18个月：堆2、3块方积木
		2岁：堆6、7块方积木，并会翻书

六、语言发育

记忆方法：

新生儿咿呀叫，二月微微笑；

三到四月笑出声，十月能把爸爸妈妈叫；

一岁说再见，三岁唱歌谣。

第二节 异常发育

一、肌张力异常表现

异常	表现
肌张力低下	蛙位姿势、"W"字形姿势、折刀状姿势、倒"U"字形姿势、翼状肩姿势、躯干上凸姿势、头后垂姿势
肌张力增高	头背屈、角弓反张、下肢交叉、尖足、特殊坐位姿势、非对称性姿势、上肢硬性伸展、手握拳、下肢内收内旋

二、运动功能障碍分类

障碍分类		具体内容
先天性	定义	指在分娩结束前所造成的运动功能障碍,包括遗传性或分娩期所造成的伤害
	举例	脑性瘫痪、肢体缺如、脊柱裂、髋关节脱位、肌营养不良和遗传性髓性肌萎缩症
后天性	定义	由于外伤、感染或其他原因在儿童期造成的运动功能障碍
	举例	臂丛神经损伤、多发性周围性神经炎、急性脊髓灰质炎、颅脑损伤、脑炎及脑膜炎后遗症、脊髓损伤、骨关节损伤和少年类风湿关节炎

三、运动功能障碍的进程

进程	具体内容
暂时性	臂丛神经损伤、格林巴利综合征、小儿暂时性运动发育落后
稳定性	脑瘫、脊柱裂、肢体残缺、脊髓损伤、脑外伤、外伤后截肢、脊髓灰质炎
进展性	肌营养不良、遗传性脊髓性肌萎缩、少年性类风湿关节炎和胶原血管病

四、行为问题

行为问题	表现
生物功能行为问题	遗尿、遗便、多梦、睡眠不安、夜惊、食欲缺乏、过分挑剔饮食等
运动行为问题	儿童擦腿综合征、咬指甲、磨牙、吸吮手指、咬或吸衣物、挖鼻孔、啼或吸唇、注意多动障碍、抽动症等
社会行为问题	如破坏、偷窃、说谎、攻击等
性格行为问题	惊恐、害羞、忧郁、社交退缩、交往不良、违拗、易激动、烦闹、胆怯、过分依赖、要求注意、过分敏感、嫉妒、发脾气等
语言问题	如口吃等
注意:男孩的行为问题多于女孩,多表现运动与社会行为问题;女孩多表现性格行为问题;多数儿童的行为问题可在发育过程中自行消失	

第七章　微生物和免疫基础

第一节　微生物

一、定义和分类

微生物	释义
定义	微生物是广泛存在于自然界中的一群肉眼看不到的，必须借助光学显微镜或电子显微镜放大数百倍、数千倍甚至数万倍才能观察到的微小生物的总称；它们具有形态微小、结构简单、繁殖迅速、容易变异及环境适应力强等特点
分类	**真核细胞型微生物**　**真菌**、原虫
	原核细胞型微生物　**细菌（侵袭力和毒素）**、螺旋体、支原体、衣原体、放线菌
	非细胞型微生物　**病毒**、亚病毒、朊粒

二、感染的发生、发展和结局

病原菌在一定条件下侵入机体，与机体相互作用，并产生病理生理过程称为感染或传染，传染过程的发展与结局，取决于病原菌的**毒力、数量、机体的免疫状态，以及环境因素**的影响。

三、球菌（革兰染色阳性）

球菌	知识点
葡萄球菌	最常见的化脓性球菌，是**医院交叉感染**的重要来源
链球菌	化脓性球菌的另一类常见细菌，广泛存在于自然界和人及动物粪便和健康人鼻咽部，引起各种化脓性炎症、猩红热、丹毒、新生儿败血症、脑膜炎、产褥热及链球菌变态反应性疾病等

四、肠道杆菌（革兰染色阴性、无芽孢杆菌）

肠道杆菌	知识点
大肠埃希菌（大肠杆菌）	一般不致病，为人和动物肠道中的常居菌，在一定条件下可引起肠道外感染。某些血清型菌株的致病性强，引起腹泻，统称致病大肠埃希菌
沙门杆菌	**急性肠炎（食物中毒）最常见的沙门杆菌感染**

第二节 免疫基础

一、定义

免疫是指机体免疫系统识别自身与异己物质,并通过免疫应答排除抗原性异物,以维持机体生理平衡的功能。这种反应一般对机体是有利的,但在某些条件下也是有害的。

二、分类

分类	特点
非特异性免疫	先天具有、无特异性、无记忆性、作用快而弱
特异性免疫	后天获得、有特异性、有记忆性、作用慢而强
	B细胞——体液免疫,T细胞——细胞免疫

第八章　心理学基础

第一节　心理学概论

一、心理过程
1. 认知过程

认知过程		概述
感觉	定义	人脑对直接作用于感官的客观事物的个别属性的反映
	分类	**内部感觉**——运动觉、平衡觉、机体觉
		外部感觉——视觉、听觉、嗅觉、味觉、触觉
知觉	定义	人脑对直接作用于感觉器官的客观事物的各种属性的整体反映
	特点	具有**整体性、恒常性、选择性、理解性和适应性**
		知觉的一种特殊形态称**错觉**
记忆	定义	记忆是人脑对过去经验的反映
	分类	按内容分类——形象记忆、运动记忆、情绪记忆、逻辑记忆 按记忆保持时间长短分类——感觉记忆、短时记忆、长时记忆
思维	定义	是借助语言、表象或动作实现的对客观事物的概括和间接的认识，是认识的高级形式
	分类	动作思维、形象思维、抽象思维
想象	分类	根据有无目的性和计划性——随意想象、不随意想象 根据想象时创造性的成分——再造想象、创造想象
注意	特点	**指向性、集中性**
	分类	不随意注意、随意注意、随意后注意

2. 情绪和情感过程

情绪和情感		释义
情绪	定义	人对客观事物是否符合自身需要而产生的态度体验
	分类	**快乐、愤怒、悲哀、恐惧**
情感	定义	是同人的社会性需要相联系的态度体验
	分类	**道德感、理智感、美感**

3.意志过程

意志	释义
定义	自觉的确定目的，根据目的支配、调节自己的行动，克服各种困难，从而实现目的的心理活动
过程	确定目的→拟定计划和步骤→付诸行动
特点	意志行为是人类特有的

二、个性心理

1.个性心理倾向

心理倾向	释义
动机	是由一种目标或对象所引导、激发和维持的个体活动的内在心理过程或内部动力
需要	有机体内部的一种不平衡；它表现在有机体对内部环境或外部生活条件的一种稳定的要求，并成为有机体活动的源泉
需要	在需要得满足后，这种不平衡状态暂时得到消除；当出现新的不平衡时，新的需要又会产生
需要	马斯洛认为，人的需要从低到高分为生理的需要、安全需要、归属和爱的需要、尊重的需要、自我实现的需要

2.个性心理特征

心理特征	释义
气质	是人格结构中最基本的成分；希波克拉底提出气质分为胆汁质、多血质、黏液质、抑郁质
性格	是指个体对客观现实一种稳定的态度及与之相应的习惯性行为方式
能力	成功地完成某项活动所需的心理特征，是人格特征的综合表现

三、心理发展和心理实质

心理发展和心理实质	
心理发展	3个阶段——感觉阶段、知觉阶段、思维的萌芽阶段
心理实质	心理是脑的功能，是客观现实的反映
心理实质	脑是心理的器官
心理实质	心理是客观现实主观的能动的反映
心理实质	大脑的视觉中枢——枕叶
心理实质	感觉和运动——顶叶

第二节　心理健康与心理卫生

一、心理健康的标准
智力正常、情绪稳定与愉快、良好的人际关系、良好的适应能力。

二、不同阶段的心理卫生特点

阶段	心理卫生特点
儿童期	正常心理开始成长和发育阶段
青少年期	心理活动是活跃而波动的阶段，是心理卫生保健最关键时刻
中年期	心理活动和生理发育是稳定的阶段
更年期	由于机体生理功能，特别是内分泌系统功能变动，心理活动不稳定、情绪易脆弱、易伤感、易于敏感、激动等
老年期	躯体的生理衰老、内分泌系统功能衰退，随之心理活动也逐步减弱或改变，如遇某些生活事件时，如家庭成员分居、经济困难、配偶疾病或死亡和子女诸问题等，常感**孤独、寂寞、悲观、失望、消极**或表现为**沉默、少动、怪僻、空想**等

第三节　医患关系和医患沟通

一、医患关系模式

医患关系模式	
主动-被动模式	麻醉、手术和急诊
指导-合作模式	医生是主角，患者是配角，医疗实践中的医患关系大多属于此模式
共同参与模式	医生和患者都是积极主动的参与者

二、医患沟通的原则和技巧
以人为本、诚实守信、平等尊重、主动沟通、整体全面、严格保密、同情和理解、共同参与（互动）。

第四节 残疾人的心理及残疾适应

残疾人心理变化过程（6期）	
无知期	认为病情不重，可以痊愈
震惊期	听到或意识到病情严重，大脑一片空白
否认期	坚信自己能好，否认病情严重
抑郁期	完全意识到病情严重及可能的后果
反对独立期	不积极、行为倒退、依赖他人
适应期	愿意参与家庭和社会活动，积极

第二门
相关专业知识

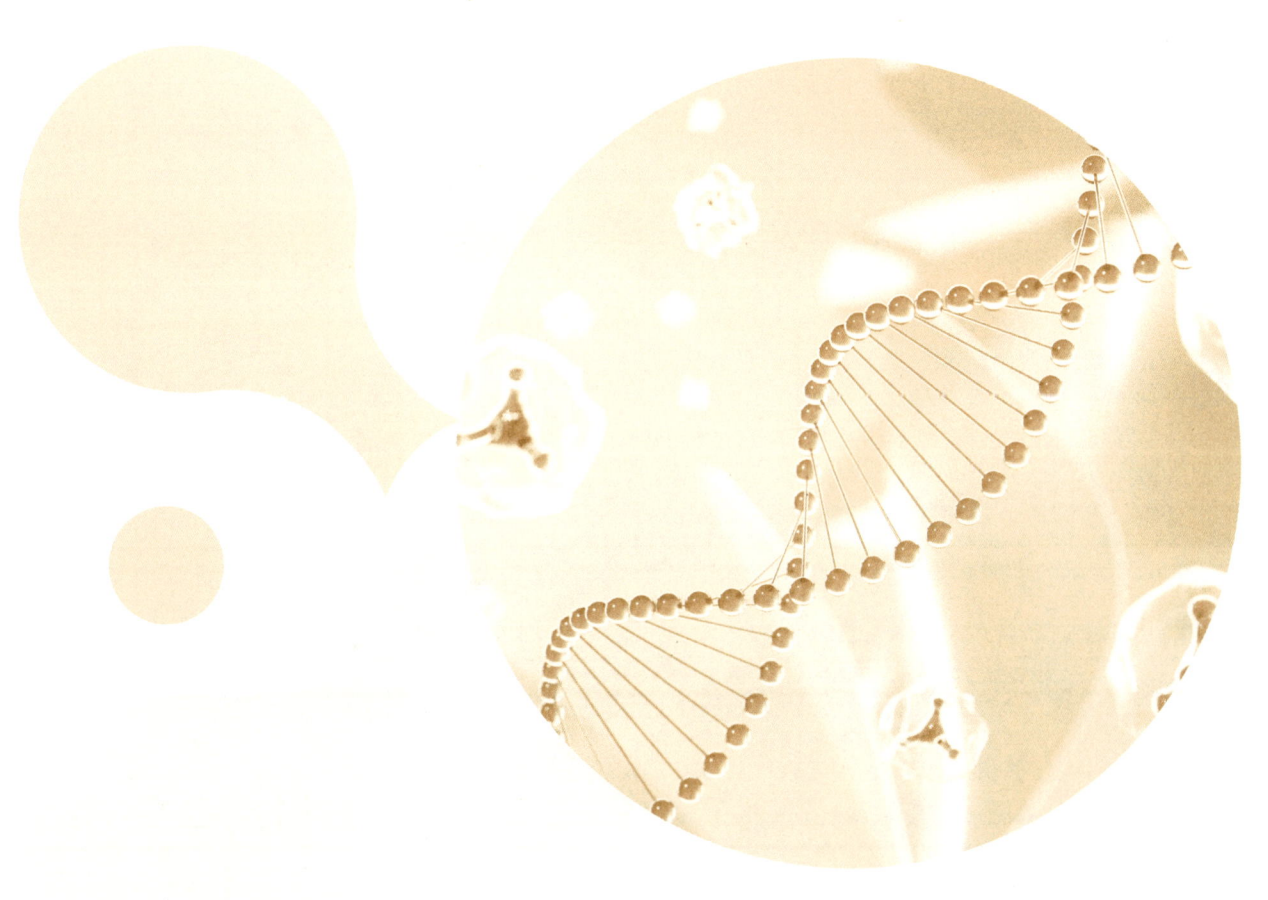

第一章 影像学

第一节 X线基础

一、概念

X线是高速运行的电子流撞击物质突然受阻时产生的一种电磁波,用于X线成像的波长为 0.008~0.31 nm。

二、相关特性

特性	具体	应用
穿透性	X线有很强的穿透性,能穿透可见光不能穿透的物体,在穿透过程中有一定程度的吸收即衰减	成像的基础
荧光效应	X线能激发荧光物质,并转换成肉眼可见的荧光	透视检查的基础
感光效应	涂有溴化银的胶片经X线照射后,感光产生潜影,经显影、定影处理后形成灰阶不同的X线照片	摄影的基础
电离效应	X线通过任何物质被吸收时都可产生电离作用,电离程度与X线量成正比	放射剂量学和数字化探测器成像的基础
生物效应	X线通过生物体,可使机体与细胞机构发生生理和生物学改变,其损害程度与X线的剂量成正比	放射治疗学的基础,也是X线检查注意防护的原因

三、X线成像的基本原理

知识点	具体内容
成像原理	基于X线穿透性、荧光效应和感光效应
	基于人体组织之间有密度和厚度的差异,这种差异在X线穿透人提示被吸收的程度不同,从而在荧光屏、胶片或数字探测器上形成不同的强度影像

四、天然对比成像(不同人体组织对X线吸收)

密度	组织	在X线片上显示
高密度	骨骼和钙化	白色
中等密度	肌肉、内脏、结缔组织、软骨和液体等	灰白色
低密度	脂肪和气体	灰黑色和深黑色

五、人工对比成像（造影检查）

对于缺乏自然对比的结构和器官，可以导入密度高于或低于该结构或器官的物质，人为地使之产生**密度差别**而形成影像，这就是人工对比成像的原理，此法又称**造影检查**，导入的物质称为**对比剂**。

六、普通检查和特殊检查

1. 普通检查

普通检查	释义
透视	常用的检查方法，最适于人体天然对比好的部位
	优点：简便易行，可同时检查器官的形态变化和动态活动，并可多方位观察
	缺点：影响的对比度和清晰度欠佳，不利于防护和不能留下永久记录
普通X线摄影	临床上常用的检查方法
	优点：分辨率相对较高，可观察微小病变和有客观记录，便于会诊和复查对照
	缺点：检查范围受胶片大小所限制，且不能评估动态运动功能

2. 特殊检查

体层摄影、高千伏摄影、软X线摄影、放大摄影。

3. 造影检查

造影检查明显扩大了X线检查的范围，应用广泛。

方式	释义
直接引入	口服法（钡餐检查）、灌注法（钡灌肠法）、穿刺注入或导管法（心血管造影、经皮肝穿刺胆道造影等）
间接引入	对比剂引入体内，经吸收或聚集，使脏器显影，如静脉肾盂造影、排泄性胆道造影等

4. 计算机X线成像（CR）和数字X线成像（DR）

对比要点	计算机X线成像（CR）	数字X线成像（DR）
成像原理	X线间接转换，用影像板替代胶片，形成数字化平片影像	X线直接转换，直接创建有数字格式的图像
工作效率	操作复杂，工作效率低	工作效率高
优点	数字化存储、再现及传输	同CR，分辨率更高，细节更清楚
缺点	时间和空间分辨率不足，不能满足动态器官和结构的显示	需高分辨率电视摄像头或探测器的专用X线机
X线剂量	低	更低

七、X 线临床诊断

知识点	X 线临床诊断
呼吸系统疾病	肺炎、肺结核、气胸
循环系统疾病	高血压心脏病、风湿性心脏病、急性肺水肿
运动系统疾病	四肢骨折、三柱理论与脊柱骨折分型、关节结核、异位骨化、颈椎术后咽后壁脓肿、髋关节脱位及半脱位
消化系统	消化道穿孔、消化道梗阻、消化道功能
泌尿生殖系统	尿路结石、神经源性膀胱

第二节 CT 基础

一、CT 成像原理

CT 全称为 X 线计算机体层扫描（computertomography），是用 X 线束对人体某部一定厚度的层面进行扫描，由探测器接收通过该层面衰减后的 X 线，经模/数转换输入计算机进行处理，得到扫描层面组织衰减系数的数字矩阵，然后将矩阵内的数值通过数/模转换，以黑白不同的灰度等级在荧光屏上显示出来，即构成 CT 图像。

二、CT 基本概念

基本概念	释义
体素	CT 图像把选定层厚的断面分成按矩阵排列的若干个体积相同的长方体，称为体素，体素的高度即为层厚
像素	通过计算得到每个体素 X 线衰减值（CT 值），再经数模转换器把数字矩阵中的每个数字转为多个黑白不等灰度的小方块，即像素
	像素的大小由矩阵的大小决定，矩阵越大，像素越小
空间分辨率	在保证一定的密度差前提下，显示组织几何形态的能力
	CT 图像的空间分辨率不如 X 线图像高
密度分辨率	分辨两种组织之间最小密度差异的能力
	CT 的密度分辨率比普通 X 线高 10～20 倍
CT 值	CT 图像测量中用于表示组织密度的统一计量单位；CT 值的标度单位为 Hu，规定水的 CT 值为 0 Hu，其中骨皮质 CT 值为 +1000 Hu，空气 CT 值为 -1000 Hu；其他各种组织居于 2000 个分度之间

续表

基本概念	释义
窗宽	指图像上 16 个灰阶所包括的 CT 值范围，在此 CT 值范围内的组织均以不同的模拟灰度显示，CT 值高于此范围的组织均显示为白色，而 CT 值低于此范围的组织均显示为黑色
窗位	又称窗中心，为窗的中心位置，一般应选择欲观察组织的 CT 值为中心
伪影	指在被扫描物体中并不存在而扫描后确显示出来的各种不同类型的影像；一类与患者活动、不合作有关，另一类是 CT 机 X 线不能穿透组织形成的伪影；伪影影响图像质量和诊断，在诊断时应予以注意
部分容积效应	在同一体素内通常含有两种以上不同密度的物质，其所测的 CT 值是它们的平均值，因而不能如实反映体素内任何一种物质的 CT 值，这种现象称为部分容积效应

三、检查技术

CT 平扫、CT 增强扫描、CT 造影扫描、CT 特殊扫描（薄层扫描、重叠扫描、靶扫描、高分辨率 CT 扫描）、CT 计算机重建扫描（螺旋 CT）。

四、CT 临床诊断

知识点	CT 临床诊断
脑部疾病	脑出血、脑梗死、脑外伤、脑脓肿、脑先天发育畸形
脊柱病变	脊柱外伤（单纯压缩性骨折、爆裂骨折、坐带骨折、骨折脱位和复杂骨折等）、腰椎间盘病变、腰椎结核、脊柱退行性病变
其他疾病	肺栓塞、异位骨化早期、股骨头无菌性坏死、髌骨软化、冠状动脉狭窄

第三节 磁共振基础

一、磁共振现象

具有单数电子的原子核（质子）形成一个小磁场，当人体被置放在一个强大的静磁场内，人体内原来杂乱无章排列的质子排列整齐形成一个磁矩，当外加一个频率与质子振动频率相同的射频场时，磁矩发生与主磁场方向和强度的变化，射频场停止后，磁矩又回到原来主磁场的方向和强度，这种现象就是磁共振（MR）。目前用于磁共振成像（MRI）的只有 1H，1H 在人体内含量最高，且只有一个质子。

二、弛豫与弛豫时间

1. 纵向弛豫时间

纵向磁化由 0 恢复到原来数值的 63% 时所需时间，简称 T1。

2. 横向弛豫时间

横向磁化由最大值衰减到原来值的 37% 时所需的时间，简称 T2。

三、主要设备

知识点	设备
主要设备	主磁体、梯度线圈、各种发射射频和接收信号的线圈及计算机系统等
主磁体结构	永久磁体、常导磁体和超导磁体共 3 种
主磁体强度	低场<0.5 T、中场为 0.5～1.5 T、高场>1.5 T

四、T1 与 T2 加权成像扫描

加权类型	组织			
	脂肪	脑	脑脊液	皮质骨、流空血管、空气
T1 图像特征	白色	灰白色	黑色	黑色
T2 图像特征	灰白色	灰黑色	白色	黑色

五、MRI 图像特点

多参数成像、多方位成像、流动效应、质子弛豫增强与对比增强。

六、MRI 临床诊断

脑血管疾病、脑外伤性疾病、脑感染性病变、脑部变性性疾病及先天发育畸形、脊髓脊柱疾病、关节疾病、血管性疾病、其他相关疾病。

第四节 核医学基础

一、基本原理

1. 概念

概念	释义
核医学	用放射性核素诊断、治疗疾病和进行医学研究的医学学科，分为实验核医学与临床核医学
核医学影像	核医学影像是显示器官及病变组织的解剖结构、代谢、功能相结合的显像
	临床上主要有单光子发射断层显像术（SPECT）和正电子发射断层显像术（PET）

2. 基本显像原理

（1）核医学显像属于放射性核素示踪方法的范畴，是利用放射性核素或其标记化合物作为示踪剂，引入人体后，以特异性或非特异性方式浓聚于特定的正常脏器组织或病变组织。

（2）放射性核素显像可显示人体某一系统、脏器和组织的**形态、功能和代谢**的变化，达到**定位、定性、定量**诊断的目的。

3. 特点

特点	具体内容
基本特点	核医学影像将器官及病变组织的**解剖结构、代谢、功能**有机的结合
SPECT 特点	SPECT 现象是**反映放射性核素在体内的分布图**，因此 **SPECT 既反映解剖结构又反映器官的生理和功能**
PET 特点	**正电子同位素**标记的化合物的检测技术，是**最新发展**；PET 的主要优势在于能够在体外**无创地"看到"**体内的生理和病理的生化过程
PETCT 特点	显示人体的生理和病理的生化过程同时，还可显示人体的解剖结构；特别适用于在**没有形态学改变之前，早期诊断疾病**；主要应用于**肿瘤诊断**、心肌梗死、神经系统疾病诊断、受体功能成像及脑功能定位等方面

二、影像显像类型

类型	释义
静态显像	引入机体的显像剂在所达到的脏器或组织内处于平衡时进行的显像，所获得的影像清晰，有利于对病变进行定位、定性和定量分析
动态显像	显像剂引入人体后以一定速度连续或间断地多幅成像，用以显示显像剂随血液流经或灌注脏器，或被器官不断摄取与排泄，或在器官内反复充盈和射出等过程所造成的脏器内放射性在数量或位置上随时间而发生的变化，称为动态显像
局部显像	显像仅局限于身体的某一部位或某一脏器的显像
全身显像	一次成像完成采集、显示全身各部位的放射性分布，形成一帧完整的影像。常用于全身骨骼显像、全身骨髓显像、肿瘤病灶全身转移显像等
其他显像	包括平面显像和断层显像、早期显像和延迟显像、阳性显像和阴性显像以及静息显像和负荷显像，以及 CT 断层显像

第五节　超声基础

一、概述

利用超声波的物理特性和人体器官组织声学特性相互作用产生的信号，将其**接收、放大和信息处理后形成图形、曲线或其他数据**，以此进行诊断的方法称为超声诊断或者超声成像。

二、成像原理

知识点	具体内容
成像的基础	不同正常组织间、正常组织与病理组织间、不同病理组织间存在**声阻抗的差别和衰减的差别**，超声波入射后会产生**反射和衰减**的差别
超声成像	发射超声，超声在穿透人体时产生不同强度的反射和衰减，从而产生不同的回声；**接收回声**，并按照顺序用灰阶和（或）频谱等方式表现出来
衰减	超声通过人体组织产生的衰减主要为**大分子（蛋白质，尤其是胶原蛋白）**引起；**水的衰减最小，骨骼和气体衰减最大**；后方回声反映了衰减的程度，后方回声强度越大，说明衰减程度越小

三、特点

类型		特点
脉冲回声式B超	强回声组织	**骨骼、钙化组织、结石、含气肺等，伴后方声影**；**血管壁、脏器包膜、瓣膜、肌腱、组织纤维化等，不伴后方声影**
	中等回声组织	**包括肝、脾、胰实质等**
	典型低回声组织	**脂肪组织**
	真正的无回声组织	**有尿液、胆汁、囊肿液、胸腹腔漏出液等**
频谱多普勒	脉冲多普勒	主要用于了解局部血流方向、相对血液流速、异常血流定位、心输出量测定等
	连续多普勒	具有连续波发射和接受功能，测量血流速度时不受深度的限制，也无折返显像，能准确测量高速度血流
彩色多普勒血流显像		能以不同的颜色表示血流方向，如红色表示血流朝向探头，蓝色表示血流背离探头
		能显示各部位的平均（或相对）血流速度的快慢，即色调越明亮，速度越快，暗淡者速度也慢
		能根据血液动态特点分辨动脉或静脉
		受超声入射角影响，即声束与血流平行时可获得最佳彩色血流显示

第二章 临床检验

第一节 血液检查

一、血红蛋白（Hb）

知识点	具体内容
参考区间	成年男性 120~160 g/L，成年女性 110~150 g/L，新生儿 170~200 g/L
临床意义	血红蛋白增减大致与红细胞增减意义相似，但血红蛋白更能反映贫血的程度
	血红蛋白的增减和红细胞的增减度不一定成正比

二、红细胞计数（RBC）

知识点	具体内容
参考区间	成年男性 $(4.0\sim5.5)\times10^{12}$/L，成年女性 $(3.5\sim5.0)\times10^{12}$/L，新生儿 $(6.0\sim7.0)\times10^{12}$/L
生理变化	新生儿高，出生后2周后下降
	男性6~7岁最低，逐渐上升，25~30岁达高峰，30岁以后逐年下降；女性13~15岁达高峰
	体力劳动或运动量较大者，气候寒冷及高原居民红细胞多
	妊娠期相对减少，称生理性贫血
病理性增多	真性红细胞增多症
	机体长期缺氧，继发性红细胞增多，常继发于慢性肺源性心脏病、发绀性先天性心脏病
	一时性增多（严重烧伤、严重脱水），血液浓缩，造成红细胞相对增多，称假性红细胞增多症
病理性减少	见于各种贫血，贫血分为红细胞生成减少、红细胞丢失过多、红细胞破坏过多

三、白细胞计数（WBC）

知识点	具体内容	
参考区间	成年人 $(4\sim10)\times10^9/L$，儿童 $(5\sim12)\times10^9/L$，新生儿 $(15\sim20)\times10^9/L$	
临床意义	生理性增加	初生儿、妊娠末期、分娩期、经期、饭后、剧烈运动、冷水浴后、极度恐惧与疼痛
	病理性增加	化脓性细菌（球菌多见）、中毒、急性出血、急性溶血、手术后、粒细胞性白血病等
	病理性减少	总数低于 $4\times10^9/L$ 时，即白细胞减少；见于病毒感染、血液病、化学药品及放射损害、脾功能亢进

四、白细胞分类计数

1. 五种白细胞正常百分数和绝对值

细胞类型	百分数（%）	绝对值（$\times10^9/L$）
中性粒细胞（N）	40～75	1.8～6.3
嗜酸性粒细胞（E）	0.4～8.0	0.02～0.52
嗜碱性粒细胞（B）	0～1	0～0.06
淋巴细胞（L）	20～50	1.1～3.2
单核细胞（M）	3～10	0.1～0.6

注意：白细胞总数的增多或减少主要受中性粒细胞数量的影响；此外，嗜酸性粒细胞、淋巴细胞等数量上的改变也会引起白细胞总数的变化

2. 临床意义

白细胞		临床意义	
中性粒细胞	增多	化脓性细菌所致的急性感染	
	减少	革兰阴性杆菌感染，射线等	
	▲粒细胞缺乏——绝对值低于 $0.5\times10^9/L$ ▲粒细胞减少——绝对值低于 $1.5\times10^9/L$		
淋巴细胞	增多	病毒感染性疾病、杆菌感染、淋巴细胞恶性疾病、自身免疫性疾病和营养不良	
	减少	接触放射线、应用肾上腺皮质激素、烷化剂等	
嗜酸性粒细胞	增多	常见于某些寄生虫疾病（可达10%或更多）、变态反应性疾病、某些皮肤病（如湿疹、剥脱性皮炎、银屑病等）和恶性肿瘤	
单核细胞	增多	感染性疾病	细菌性心内膜炎、伤寒、结核等
		原虫性疾病	疟疾、黑热病等
		血液疾病	单核细胞白血病、多发性骨髓瘤、恶性组织细胞病、淋巴瘤、骨髓增生异常综合征等

五、血小板计数（PLT）

正常值：$(100 \sim 300) \times 10^9/L$。

数值对比记忆			
血红蛋白（Hb）	红细胞计数（RBC）	白细胞计数（WBC）	血小板计数（PLT）
男性 120～160 g/L	男性 $(4.0 \sim 5.5) \times 10^{12}/L$	$(4 \sim 10) \times 10^9/L$	$(100 \sim 300) \times 10^9/L$
女性 110～150 g/L	女性 $(3.5 \sim 5.0) \times 10^{12}/L$		

六、红细胞沉降率（血沉，ESR）

知识点	具体内容	
参考区间	魏氏法——男性 0～15 mm/h，女性 0～20 mm/h 潘氏法——男性 0～10 mm/h，女性 0～12 mm/h	
临床意义	红细胞沉降率测定不是特异性试验，不能单独诊断疾病，需结合临床协助诊断	
生理性增快	见于12岁以下儿童、60岁以上高龄者、月经期、妊娠3个月以上	
病理性增快	炎症性疾病	如急性细菌性感染、风湿性疾病、结核病等；疾病活动期红细胞沉降率加快；病变渐趋于静止，红细胞沉降率也逐渐正常
	组织损伤及坏死	较大的组织损伤或手术创伤，或脏器梗死后造成的组织坏死
	恶性肿瘤	增长迅速的恶性肿瘤红细胞沉降率增快，良性肿瘤红细胞沉降率多正常
	血浆球蛋白	各种原因导致血浆球蛋白相对或绝对增高时，红细胞沉降率可加快
	其他	部分贫血患者、动脉粥样硬化、糖尿病、肾病综合征、黏液水肿等患者及血胆固醇高者
病理性减慢	真性或相对性红细胞增多症、弥散性血管内凝血（DIC）消耗性低凝期、继发性纤溶期等	

第二节 尿液检查

一、一般检查

1. 24小时尿量

知识点	具体内容
概念	完整连续收集24小时尿以测定其容积，称24小时尿量；尿量反映肾小球过滤、肾小管重吸收和尿路通畅与否的综合情况；任何导致肾小球过滤、肾小管重吸收和尿路通畅的因素均可影响尿量改变
参考区间	成年人——1000～2000 mL/24 h 儿童——按儿童每千克体重计排尿量，为成年人的3～4倍

续表

知识点	具体内容
生理性增多	超过 2500 mL 者为多尿，可因饮水过多、静脉输入盐水、葡萄糖、使用利尿剂等
病理性增多	多见于糖尿病、尿崩症、慢性肾炎、急性肾衰竭的多尿期、黏液性水肿、原发性甲状腺功能亢进、慢性肾盂肾炎、高血压性肾病、肾小管中毒等
生理性减少	如饮水少或者出汗多等情况
病理性减少	常见于休克、脱水、严重烧伤、急慢性肾炎、心力衰竭、肝硬化腹水、急性发热性疾病、尿毒症、急慢性肾衰竭、毒性药物致肾小管坏死

2. 尿液外观

知识点	具体内容
参考区间	清澈、淡黄
血尿	当尿沉渣用显微镜观察 10 个高倍视野（HP）、平均红细胞数＞3 个/HP 称为血尿，仅靠显微镜检查出的血尿称镜下血尿
	若出血量达到或超过 1 mL/L，肉眼所见尿液呈淡红色或红色浑浊尿称肉眼血尿。常见于肾小球肾炎、肾结核、肾脏或尿道结石、肾肿瘤等严重的出血性疾病
尿液酸碱度	弱酸性
尿液比重	1.015～1.025

二、尿化学检查

1. 尿蛋白

每日尿中仅有 30～130 mg 微量蛋白排出。

知识点		具体内容
参考区间		0～150 mg/24 h
临床意义		尿蛋白定性试验阳性或尿蛋白定量＞150 mg/24 h 时，称蛋白尿
类型	生理性蛋白尿	无泌尿系统器质性病变，因剧烈运动、发热、紧张等应激状态所致的一过性蛋白尿。多见于青少年，尿蛋白定性试验多不超过（+），定量检查多为轻度
	病理性蛋白尿	因各种肾脏及肾外疾病所致的蛋白尿，包括肾小球性蛋白尿、肾小管性蛋白尿、混合性蛋白尿、组织性蛋白尿、溢出性蛋白尿
	体位性蛋白尿	指出现直立尤其脊柱前突体位，而卧位消失的轻、中度蛋白尿。多见于瘦高体型的青少年，可能与直立时肾移位及前突的脊柱压迫肾静脉致肾淤血和淋巴回流受阻有关

2. 尿糖

尿糖	
概念	原尿中的葡萄糖超出肾小管重吸收阈值（8.88 mmol/L）或肾小管重吸收葡萄糖阈值下降时，较多葡萄糖从尿中排出
参考区间	尿糖定性试验——阴性；定量——0.56～5.0 mmol/24 h 尿
临床意义	**血糖过高性糖尿**：血糖超出肾糖阈值为主要原因
	血糖正常性糖尿：血糖正常，由于肾小管病变导致葡萄糖重吸收能力下降所致，也称肾性糖尿；见于慢性肾小球肾炎、肾病综合征等
	暂时性糖尿：一过性糖尿；如食入过多糖类、精神激动、妊娠后期、哺乳期等

3. 尿酮体

尿酮体	
原因	**糖分解不足→脂肪、蛋白质分解→产生酮体→酮尿**
参考区间	定性试验阴性
临床意义	糖尿病性酮尿：常伴有酸中毒，酮尿是糖尿病性昏迷的前期指标
	非糖尿病性酮尿：中毒性休克、急性胃肠炎伴有脱水、有机物中毒、严重呕吐、分娩后、严重高热、严重饥饿、营养不良、剧烈运动。高脂、高蛋白饮食也偶见酮体

三、尿沉渣检查

1. 细胞

（1）红细胞——血尿。

（2）白细胞——泌尿系统化脓性炎症。

2. 结晶体

尿液中出现的结晶多来自食物或盐类代谢结果，一般无临床意义。有临床意义的结晶多见于磺胺类药物结晶。

3. 管型

肾小管和集合管腔形成的圆管状体。

管型	表现
透明管型	健康人剧烈运动后及高热、心力衰竭患者可少量增加。大量透明管型特别是复合性透明管型，见于肾小球肾炎、肾病综合征、肾盂肾炎、恶性高血压、药物中毒导致的肾实质性病变。复合性透明红细胞管型、透明白细胞管型分别是肾出血和肾炎症的标志；**复合性透明脂肪管型是肾病综合征的重要标志物**
颗粒管型	少量细颗粒管型可见于无肾脏疾病者尿中，特别是在运动后、发热或脱水时；大量出现见于肾小球肾炎等肾病变。大量粗颗粒管型出现提示慢性肾小球肾炎、肾病综合征及药物毒性所致的肾小管损害

续表

管型	表现
细胞管型	上皮细胞管型出现于各种原因所致肾小管损伤时。红细胞管型出现表明肾单位出血，常与肾小球性出血同时存在，有重要的临床意义；白细胞管型多见于肾盂肾炎、间质性肾炎等肾实质感染性疾病，并可作为上尿路感染标志物；混合管型常在肾小球肾炎、狼疮性肾炎、肾梗死、肾缺血性病变及肾病综合征等时出现
蜡样管型	多提示有**严重的肾小管变性坏死**，预后不良，如肾小球肾炎晚期、**肾衰竭**、肾淀粉样变性
其他管型	脂肪管型少见，可出现于肾病综合征、慢性肾小球肾炎急性发作及其他肾小管损伤疾病；宽管型（肾功能不全管型）可见于血型不合输血、挤压伤、大面积烧伤所致急性肾衰竭；细菌管型见于感染性肾疾病。结晶管型临床意义同相应的尿结晶体

第三节　粪便检查

一、一般检查

1. 颜色和形状

正常参考区间正常成年人的粪便因**粪胆素**而呈棕**黄色**，成形，质软，婴儿粪便可呈黄色或金黄色。

2. 临床意义

颜色性状	临床意义	
稀汁样便	感染或非感染性腹泻、急性肠炎	
黏液脓血便	细菌性痢疾	黏液脓血便，以脓为主
	阿米巴痢疾	暗红色果酱样，以血为主
	溃疡性结肠炎、克罗恩（Crohn）病	黏液脓血便
柏油样便	上消化道出血 50～70 mL 可出现柏油样便	
鲜血便	下消化道出血（肠道下出血），如直肠、结肠息肉和肿瘤，肛裂及痔疮等	
米泔样便	霍乱、副霍乱	
白陶土样便	胆管阻塞	

二、化学检查

化学检查		具体内容
隐血试验	参考区间	阴性
	临床意义	急性、慢性消化道出血均可见不同程度的阳性反应；对诊断和鉴别诊断有一定意义
		可作为消化道**恶性肿瘤**筛选的一个指标
粪胆色素测定	参考区间	粪胆红素阴性，粪胆素阳性
	临床意义	正常粪便中无粪胆红素而有粪胆原及粪胆素；胆道梗阻时，粪胆素减少或消失，不全梗阻时呈弱阳性，完全梗阻时呈阴性

第四节 脑脊液检查

一般性状检查		具体内容	
颜色	正常	脑脊液为无色透明液体	
	红色	常因出血引起，穿刺损伤、蛛网膜下腔出血	
	黄色	蛛网膜下腔出血、胆红素增高、椎管阻塞（蛋白增加→变黄）	
	乳白色	白细胞增多——化脓性脑膜炎	
	微绿色	铜绿假单胞、肺炎链球菌、甲型链球菌引起的脑膜炎	
	褐色或黑色	见于脑膜黑色素瘤	
透明度	结核性脑膜炎	毛玻璃样浑浊	
	化脓性脑膜炎	乳白色浑浊	
凝固物		当有炎症渗出时，因纤维蛋白原及细胞数增加，可形成薄膜及凝块	
压力	压力	$80\sim180\ mmH_2O$	
	压力↑	炎症性病变	化脓性脑膜炎、结核性脑膜炎等
		颅内非炎症性病变	脑肿瘤、脑出血、脑积水等
		颅外因素	高血压、动脉硬化等
	压力↓	脑脊液循环受阻、流失过多、分泌减少	

第五节 临床生化检查

一、肝功能检查

肝功能检查		具体内容
酶学检查	谷丙转氨酶（ALT）谷草转氨酶（AST）	参考区间 0～40 U/L
		ALT 升高幅度高于 AST——急性肝炎、病毒性肝炎、中毒性肝炎等肝病时
		AST 升高幅度高于 ALT——慢性肝炎尤其是肝硬化时
	γ-谷氨酰基转移酶（GGT）	可作为判断肝病活动性的指标之一
	血清碱性磷酸酶（ALP）	肝胆疾病时，其总活力可升高
		在骨骼疾病患者中，由于成骨细胞增殖而使血清 ALP 升高，其中畸形性骨炎（Paget 病）患者明显升高
		恶性肿瘤、妊娠期间、尿毒症、肠梗阻时，ALP 也可增加
		血清 ALP 活力降低可见于克汀病、维生素 C 缺乏症和磷酸酶过少症等
蛋白质测定		体内许多蛋白由肝脏合成，如白蛋白、血浆纤维蛋白原等。此外，慢性肝脏疾病（自身免疫性慢性肝病、慢性活动性肝炎、肝硬化、慢性酒精性肝病等）时，球蛋白也可增高

二、肾功能检查

检查项目	知识点
肌酐（Cr）	肌酐作为清除率检查内生性物质较理想
	参考区间——88.4～176.8 μmol/L
	血清肌酐浓度升高见于肾小球滤过率下降的疾病，如急性肾小球肾炎、慢性肾小球肾炎（失代偿期）、急性或慢性肾功能不全
	血清肌酐来自肌肉组织，其浓度与肌肉量成比例
	用于慢性肾功能不全的分期
	透析治疗前后，血清肌酐测定可用于选择透析指标，判断透析治疗效果
尿酸（UA）	参考区间：男性 150～416 μmol/L；女性 89～357 μmol/L
	临床意义：诊断嘌呤代谢紊乱所致痛风的最佳生化指标

三、心肌功能检查

检查项目	知识点
酶	肌酸激酶（CK）：诊断急性心肌梗死较好的血清酶
	肌酸激酶同工酶（CK-MB）：急性心肌梗死的主要诊断指标
	乳酸脱氢酶（LDH）：心肌的少量损伤就会引起血清 LDH 活性的显著增高
心肌蛋白	常用指标为肌钙蛋白 T，是心肌梗死诊断特异的、高灵敏的标志物
	一般在症状出现 3～4 小时开始升高，持续时间达 14 天

四、胰腺功能检查

检查项目	知识点
脂肪酶	急性胰腺炎：发作后 4～8 小时开始升高，24 小时达高峰，持续时间 10～15 天；发病后 24 小时内检测对急性胰腺炎诊断的灵敏度最高；与淀粉酶联合测定可使灵敏度高达 95%
淀粉酶（AMS）	急性胰腺炎：一般发病 6～12 小时开始升高，12～72 小时达高峰，持续 3～5 天恢复正常；尿液淀粉酶于发病 12～24 小时开始增高，持续 3～10 天恢复正常

五、无机离子检查

无机离子	正常值
钾（K^+）	3.5～5.5 mmol/L
钠（Na^+）	135～145 mmol/L
氯（Cl^-）	95～105 mmol/L
钙（Ca^{2+}）	总钙 2.25～2.58 mmol/L；离子钙 1.0～1.34 mmol/L
镁（Mg^{2+}）	0.74～1.0 mmol/L
磷（P）	0.97～1.61 mmol/L

六、血清蛋白质及代谢测定

血清蛋白质测定	临床意义
总蛋白（TP）	减少——营养不良和消耗增加等
白蛋白（ALB）	与肝脏病变的严重程度平行
白蛋白／球蛋白（A/G）	比值 1.5/1～2.5/1，降低或倒转，常见于严重的肝功能损害和 M 蛋白血症

七、血糖及其代谢产物测定

测定项目		知识点
血液葡萄糖	参考区间	葡萄糖氧化酶法 3.9～6.1 mmol/L
葡萄糖耐量试验	定义	口服或注射一定量葡萄糖后，间隔一定时间测定血糖水平，称为糖耐量试验，是检测人体葡萄糖代谢功能的试验
	应用	主要用于诊断症状不明显或血糖升高不明显的可疑糖尿病
	口服葡萄糖耐量试验（OGTT）	空腹＜6.1 mmol/L
		服糖后 0.5～1 小时，血糖达高峰，一般在 7.8～9.0 mmol/L，应＜11.1 mmol/L
		服糖后 2 小时，血糖≤7.8 mmol/L
		服糖后 3 小时，血糖恢复至空腹水平
糖化血红蛋白测定		糖化血红蛋白反应速度主要取决于血糖浓度及血糖与血红蛋白的接触时间。其糖化反应过程缓慢且相对不可逆，不受短时间内血糖水平波动的影响。因此，在高血糖及血糖、尿糖水平波动较大时更有诊断意义。参考值 4%～6%（HPLC 法）

八、血脂和脂蛋白测定

测定项目	知识点
血脂	血清总胆固醇、游离胆固醇、胆固醇脂、甘油三酯、血清磷脂
脂蛋白	高密度脂蛋白（HDL）——抗动脉粥样硬化的脂蛋白，冠心病的保护因子
	低密度脂蛋白胆固醇（LDL-C）——心、脑血管动脉硬化的危险因子

九、血气分析

测定项目		知识点
血液 pH 值	参考区间	动脉血 pH 值 7.35～7.45；静脉血 pH 值 7.31～7.42
	临床意义	pH 值＞7.45 为碱血症，pH 值＜7.35 为酸血症
离子间隙（AG）		血清中所测的阳离子总数与阴离子总数之差

第六节 临床免疫学检查

一、常用抗原抗体凝集反应

指标		知识点
类风湿因子（RF）	定义	一种抗人和动物 IgG 分子 Fc 片段抗原决定簇的抗体，以变性 IgG 为靶抗原的自身抗体，无种属特异性；可与人或动物的变性 IgG 结合，而不与正常 Ig G 发生凝集，最多见于类风湿关节炎患者
	参考区间	正常人为阴性反应
	临床意义	类风湿关节炎患者的阳性率约 85%
C 反应蛋白（CRP）		是一种能与肺炎链球菌 C 多糖发生的急性时相反应蛋白，具有激活补体、促进吞噬和免疫调理作用，主要由肝脏产生，其含量变化对炎症、组织损伤、恶性肿瘤等疾病的诊断及疗效观察有重要意义

二、乙型肝炎病毒（HBV）感染的检验

检查项目（两对半）	临床意义	大三阳（135）	小三阳（145）
表面抗原（HBsAg）	表明体内有病毒存在，不具有传染性	+	+
表面抗体（抗-HBs）	为一种保护性抗体，表明人体具有一定的免疫力		
e 抗原（HBeAg）	反映有 HBV 复制，为传染性标志物	+	
e 抗体（抗-Hbe）	HBV 部分被清除或抑制，复制减少，传染性降低		+
核心抗体（抗-HBc）	IgM 型阳性——复制活跃，有强传染性	+	+
	IgG 型阳性——有 HBV，正在感染		

三、肿瘤标志物检查

检查项目		知识点
甲胎蛋白（AFP）	参考区间	血清＜25 μg/L
	临床意义	原发性肝细胞癌患者血清 AFP 明显升高，一般 AFP ＞300 μg/L
癌胚抗原（CEA）		广谱肿瘤标志物
前列腺特异抗原（PSA）		前列腺癌
CA19-9		胰腺癌及某些消化系统肿瘤
CA125		女性生殖系统（卵巢等）
CA15-3		乳腺

第三章 药理基础

第一节 概述

一、药物在体内的过程

过程	知识点	
吸收和体内分布	吸收	药物经用药部位进入血液循环的过程为吸收
	分布	药物吸收后从血液循环到达机体各个部位和组织的过程
体内代谢	主要在肝脏	
排泄	主要在肾脏	

二、药物在体内的吸收速度

不同给药途径药物的吸收速度不同，一般规律：静脉注射＞吸入＞肌内注射＞皮下注射＞口服＞直肠＞贴皮。

第二节 抗高血压药

一、5类常用一线降压药

1. 血管紧张素转化酶抑制药（ACEI）——卡托普利、依那普利

知识点	内容
临床应用	适用于各型高血压，对伴有心力衰竭或糖尿病、肾病的高血压为首选药
	治疗充血性心力衰竭与心肌梗死
	治疗糖尿病性肾病和其他肾病，但对肾动脉阻塞或肾动脉硬化造成的双侧肾血管病，ACE抑制药能加重肾功能损伤
不良反应	①首剂低血压；②咳嗽；③高血钾；④低血糖；⑤肾功能损伤；⑥妊娠禁忌用药；⑦血管神经性水肿；⑧低血锌及由此引起的皮疹、味觉和嗅觉缺损，偶见白细胞缺乏症

2. 血管紧张素Ⅱ受体（AT1）拮抗药——氯沙坦、缬沙坦

（1）临床应用：各型高血压。

(2) 不良反应：少。

3. β受体阻滞剂——美托洛尔、阿替洛尔、普萘洛尔、卡维地洛

药物	知识点
普萘洛尔	首选药；单独使用
阿替洛尔	降压作用时间较长
卡维地洛	舒张血管，不影响血脂代谢；治疗轻、中度高血压或伴肾功能不全、糖尿病的高血压患者

4. 钙拮抗药——××地平

知识点		内容
药理作用		通过阻滞钙通道，减少细胞内钙离子含量，松弛小动脉平滑肌降低血压，还可逆转高血压所致的左心室肥厚
代表药物	硝苯地平	主要用于轻中重度高血压，亦适用于合并伴有心绞痛或肾脏疾病、糖尿病、哮喘及恶性高血压患者
		扩张冠状动脉和外周小动脉作用强，抑制血管痉挛效果明显，对变异型心绞痛最有效，对伴高血压心绞痛患者适用，与β-受体阻断药合用
	氨氯地平	作用平缓、持续时间长。高血压、各型心绞痛、慢性心功能不全
	尼莫地平	轻、中度原发性高血压合并脑血管病优选 【记忆口诀：你别摸我的头】

5. 利尿药

类型	效能	代表药物
噻嗪类利尿药	中效利尿药	氢氯噻嗪（口服降压药），可治疗尿崩症
袢利尿药	高效利尿药	呋塞米（速尿）
保钾利尿药	低效利尿药	螺内酯、氨苯蝶啶
渗透性利尿药	脱水药	20%甘露醇（降颅压）；50%高渗葡萄糖（脑水肿和急性肺水肿）

二、非一线降压药

类型	代表药物	知识点
α1受体阻断药	哌唑嗪	主要降低动脉血管阻力，不良反应为首剂现象（低血压）
	特拉唑嗪	
扩张血管药	肼屈嗪	选择性扩张小动脉
	硝普钠	强、快、短效的扩动静脉，临床主要用于静脉滴注抢救高血压急症、手术麻醉性控制低血压，高血压合并心力衰竭

第三节 中枢神经用药

一、抗癫痫药

常用药物	知识点
苯妥英钠	大发作和局限性发作首选，小发作无效，抗心律失常
苯巴比妥	大发作和癫痫持续状态
卡马西平	广谱抗癫痫药，单纯性局限性发作和大发作首选，抗复合性局限性发作和小发作，癫痫并发的精神症状亦有效。神经痛优选、治疗尿崩症
乙琥胺	小发作首选
苯二氮䓬类	地西泮——持续状态首选 硝西泮——小发作、婴儿 氯硝西泮——广谱、婴儿
丙戊酸钠	各类癫痫都有一定疗效

▲记忆口诀：大苯小乙，丙戊全能；三精制药，卡马西平

二、抗抑郁症药

类型	代表药物
三环类抗抑郁药	丙米嗪——抑郁症，遗尿症，焦虑和恐惧症
5-HT再摄取抑制药	氟西汀
其他常用抗抑郁药	米氮平

三、镇静催眠药

（1）苯二氮䓬类——××西泮。

（2）巴比妥类。

四、抗帕金森病药

（1）左旋多巴：考查重点为不良反应。具体内容：①胃肠道反应——厌食、恶心、呕吐、腹泻；②心血管反应——直立性低血压、心律失常；③运动过多症；④精神症状；⑤症状波动；⑥白细胞减少、血小板减少。

（2）金刚烷胺。

（3）溴隐亭。

（4）苯海索。

第四节 降肌张力药

常用药物	知识点
地西泮（安定）	用于脊髓损伤、脑瘫等痉挛状态治疗；因其有明显的镇静、嗜睡和影响认知功能以及长期应用产生耐药等不良反应，已很少作为抗痉挛的一线或二线药
巴氯芬	对**脊髓损伤**后肢体痉挛的效果优于脑损伤痉挛
盐酸替扎尼定	为**中枢性**骨骼肌松弛剂
盐酸乙哌立松	为**中枢性**骨骼肌松弛剂
左旋多巴	主要用于锥体外系受累所致的肢体和躯干**僵直性肌张力增高**，改善运动的灵活性
丹曲林	多用于以骨骼肌痉挛为主要特点的**脊髓损伤、多发性硬化、脑性瘫痪及脑卒中**的治疗
加巴喷丁	为**抗癫痫药**，改善**多发性硬化**患者的痉挛状态效果较好
A型肉毒素	对于**肌肉严重或长期持续痉挛**导致肌肉挛缩，注射肉毒毒素能取得较好的效果

第五节 镇痛药

一、麻醉性镇痛药（阿片类）

激动中枢神经系统特定部位的阿片受体——镇痛。

（1）吗啡。

吗啡		知识点
药理作用	中枢神经系统	**镇痛、镇静、镇咳、抑制呼吸、催吐、缩瞳、致欣快**
	平滑肌兴奋作用	减慢胃肠蠕动——便秘
		胆道平滑肌痉挛性收缩
		支气管平滑肌收缩
		膀胱括约肌张力增加——尿潴留
		降低子宫张力、收缩频率和收缩幅度，延长产妇分娩时程
	心血管	扩张血管，使血压下降
	免疫系统	对细胞性免疫和人类免疫缺陷病毒蛋白诱导的免疫反应有抑制作用
临床应用		镇痛、**缓解心源性哮喘**、止泻
不良反应		眩晕、恶心、呕吐、便秘、耐受性和依赖性、急性中毒（导致**呼吸抑制**）

(2) 哌替啶（度冷丁）——人工合成。

(3) 可待因。

(4) 芬太尼。

(5) 曲马多。

(6) 布桂嗪。

二、解热镇痛抗炎药

1. 概念

知识点	内容
定义	是一类化学结构不同，但都可抑制体内前列腺素（PG）合成，具有解热镇痛和消炎抗风湿作用的药物
	因其化学结构与糖皮质激素的甾体结构不同，抗炎作用特点也不同，因此，称为非甾体抗炎药（NSAIDs）
机制	抑制体内环氧化酶（COX）活性而减少局部组织前列腺素的生物合成
	根据其对COX作用的选择性可分为非选择性COX抑制药和选择性的COX-2抑制药

2. 常用药物

常用药物	知识点	
阿司匹林 （乙酰水杨酸）	非选择性COX抑制药	
	药理作用	解热、镇痛、抗风湿、低浓度（抗凝）、高浓度（促进血栓形成）
	不良反应	胃肠道反应、加重出血倾向、过敏反应、水杨酸反应、瑞氏综合征、对肾脏的影响
对乙酰氨基酚 （扑热息痛）	非选择性COX抑制剂	
	解热镇痛作用与阿司匹林相当，抗炎抗风湿作用极弱，无明显胃肠刺激作用	
吡罗昔康、 美洛昔康	二者均为选择性COX-2抑制剂	
	吡罗昔康：对风湿性、类风湿关节炎疗效与阿司匹林、吲哚美辛、萘普生相似而不良反应较少，患者易耐受	
	美洛昔康：抗炎作用强而不良反应小，适应证与吡罗昔康相同	

第六节 胰岛素及口服降血糖药

一、胰岛素

临床应用如下：

(1) 1型糖尿病。

(2) 2型糖尿病经饮食控制或用口服降血糖药未能控制者。

(3) 酮症酸中毒及非酮症高血糖高渗性昏迷（要建立和维持电解质的平衡）。

(4) 合并重度感染、消耗性疾病、高热、妊娠、创伤及手术的各型糖尿病。

(5) 细胞内缺钾者，胰岛素与葡萄糖同用可促进钾内流。

二、口服降血糖药

药物	知识点
胰岛素增敏剂	罗格列酮、吡格列酮
	对2型糖尿病及其心血管并发症均有明显疗效
磺酰脲类	格列本脲、格列齐特、格列吡嗪、格列美脲
双胍类	二甲双胍（乳酸性酸血症、酮血症等严重不良反应）——肥胖者最适用
α-葡萄糖苷酶抑制剂与餐时血糖调节剂	阿卡波糖（胃肠道不良反应）、瑞格列奈（促进胰岛素生理性分泌曲线的恢复）
其他新型降糖药	以胰高血糖素样肽-1（GLP-1）为作用靶点的药物
	胰淀粉样多肽类似物

第七节 抗菌药物

一、概述

知识点	内容
抑菌药	定义：仅有抑制细菌生长繁殖而无杀灭作用的药物
	代表：四环素、红霉素类、磺胺类
杀菌药	定义：能够杀灭细菌作用的抗菌药
	代表：青霉素类、氨基糖苷类
最低抑菌浓度（MIC）	体外培养细菌18～24个小时后能抑制培养基内病原菌生长的最低药物浓度

续表

知识点	内容
最低杀菌浓度（MBC）	能够杀灭培养基内细菌或使细菌数减少 99.9% 的最低药物浓度
抗菌药物的**作用机制**	**抑制细胞壁的合成：青霉素类、头孢菌素类、磷霉素、环丝氨酸、万古霉素、杆菌肽**，其共同作用机制——抑制细胞壁**肽聚糖（黏肽）**合成
	改变胞浆膜的通透性
	抑制蛋白质合成
	影响核酸和核酸代谢

二、β-内酰胺类抗生素

（1）青霉素类。

（2）头孢菌素类。

（3）其他 β-内酰胺类。

其他 β-内酰胺类	代表药物
青霉烯类	亚胺培南/西司他丁
头孢霉素类	头孢西丁、头孢米诺
氧头孢类	拉氧头孢
单环 β-内酰胺类	氨曲南

三、大环内酯类、林可霉素类及多肽类抗生素

（1）**大环内酯类——红霉素、阿奇霉素、罗红霉素、克拉霉素**。

（2）林可霉素及克林霉素。

（3）**多肽类抗生素——万古霉素、去甲万古霉素、替考拉宁**。

四、人工合成抗菌药

（1）**喹诺酮类——诺氟沙星、环丙沙星（对铜绿假单胞菌有效）、左氧氟沙星**。

（2）磺胺类——磺胺嘧啶、磺胺甲噁唑。

五、抗真菌药

（1）抗生素类——灰黄霉素、两性霉素 B。

（2）唑类——克霉唑、咪康唑、酮康唑、氟康唑。

（3）丙烯胺类——特比萘芬。

（4）嘧啶类——氟胞嘧啶。

第八节 抗凝血药

类型	知识点	
抗凝血酶药	肝素	肝素在**体内**、**体外**均有强大抗凝作用
	低分子量肝素	选择性**抗凝血因子Ⅹa**活性
	香豆素类	口服抗凝药，**维生素K拮抗剂**
		主要药物——双香豆素、**华法林**、醋硝香豆素
抗血小板药	阿司匹林	
	噻氯匹定	
	双嘧达莫——对血小板聚集有抑制作用，在体内体外均有抗血栓作用	
纤维蛋白溶解药	**链激酶（SK）、尿激酶**	

第四章 内科疾病

第一节 高血压

一、概述

知识点	内容	
定义	高血压是以**体循环动脉压**增高为主要表现的临床综合征	
分类	原发性高血压	95%的高血压原因不明
	继发性高血压	不足5%的血压升高是某些疾病的一种临床表现
病因	原发性高血压的病因不明，与遗传、年龄、行为、饮食等多种因素有关	
病理生理	高血压早期可无病理改变；长期高血压促进动脉粥样硬化的形成、导致体循环动脉血管硬化、心肌肥厚、脑功能减退、肾脏功能减退、视神经盘水肿和视网膜病变等	

二、临床表现

1. 症状

知识点	内容
特点	起病缓慢，早期常无症状，仅在体检时发现血压升高
表现	偶有头痛、眩晕、气急、疲劳、心慌、耳鸣等症状
听诊	体检时**主动脉区**可听到**第二心音亢进、收缩期杂音**；伴有**左心室肥厚时心尖**可听到**第四心音**

2. 诊断标准

（1）我国统一标准——收缩压≥140 mmHg 和（或）舒张压≥90 mmHg。
（2）在非药物状态下2次或2次以上非同日多次重复血压测定所得的平均值为依据（两非一多）。

类别	收缩压（mmHg）	关系	舒张压（mmHg）
正常血压	<120	和	<80
正常高值	120～139	和（或）	80～89
高血压1级（轻度）	140～159	和（或）	90～99
高血压2级（中度）	160～179	和（或）	100～109
高血压3级（重度）	≥180	和（或）	≥110
单纯收缩期高血压	≥140	和	<90

3. 心血管危险度分层

分层	释义	治疗
低危	高血压1级，不伴有心血管疾病危险因素	改善生活方式为主，如6个月无效，给予药物治疗
中危	高血压2级	除改善生活方式外，给药治疗
中危	高血压1级，伴有1～2种危险因素	除改善生活方式外，给药治疗
高危	高血压3级	必须药物治疗
高危	高血压1～2级，至少伴有3种危险因素或患糖尿病或靶器官损伤	必须药物治疗
极高危	高血压3级，伴有1种以上危险因素或伴有靶器官损害或糖尿病	尽快给予强化治疗
极高危	高血压1～3级伴有相关疾病	尽快给予强化治疗

三、临床处理原则

1. 治疗目标

（1）主张血压控制目标值至少＜140/90 mmHg。

（2）伴有糖尿病或慢性肾脏病的患者血压降至＜130/80 mmHg。

（3）脑卒中及老年收缩期性高血压，收缩压140～150 mmHg；舒张压＜90 mmHg（但≥65 mmHg）。

2. 治疗手段

药物治疗、适当运动、危险因素控制、行为治疗。

3. 常用降压药物

见本门第三章"药理基础"。

4. 降压药物使用原则

（1）主张个体化原则，上述几类药物均可作为一线首选药物。

（2）轻、中度高血压患者用药宜从小剂量开始，2～3周后血压控制不满意可增加剂量或换药，必要时选用2种或2种以上的药物。

（3）为防止靶器官损害，同时达到24小时稳定降压，宜选用长效制剂，每天1次，药物作用达到降压的谷峰比值50%以上。

5. 降压药物的合理配伍

利尿剂、β受体拮抗剂、钙通道阻滞剂、血管紧张素转换酶抑制剂、血管紧张素受体拮抗剂等均可作为一线降压药物。上述降压药物可以单独或联合使用，治疗一般先从小剂量开始，并逐步加量。

序号	降压药物的合理配伍
1	（1）血压≥140/90 mmHg，经过改善生活方式6个月仍无效者，可选择一种降压药物 （2）主要根据患者心血管危险因素状况、靶器官损害、并发症、合并症、降压疗效、不良反应，以及家庭经济情况等选择药物

续表

序号	降压药物的合理配伍
2	(1) 对血压≥160/100 mmHg 者,一般在开始时即可采用两种药物联合治疗 (2) 合理的两两联合治疗方案包括:利尿剂+β受体拮抗剂、利尿剂+二氢吡啶类钙通道阻滞剂、利尿剂+血管紧张素转换酶抑制剂或血管紧张素受体拮抗剂、二氢吡啶类钙通道阻滞剂+β受体拮抗剂、二氢吡啶类钙通道阻滞剂+血管紧张素转换酶抑制剂或血管紧张素受体拮抗剂 (3) 血管紧张素转换酶抑制剂与血管紧张素受体拮抗剂一般不联合使用
3	对口服两种药物联合治疗仍不能将血压控制在 140/90 mmHg 以下,或顽固性高血压患者,应考虑给予3种及以上种类降压药物治疗,并且其中至少包括一种利尿剂

第二节 冠状动脉粥样硬化性心脏病

一、概述

知识点	内容
定义	冠状动脉粥样硬化性心脏病(冠心病)是多种原因综合参与发病,导致冠状动脉**管腔狭窄甚至闭塞**,和/或因**冠状动脉功能性改变(痉挛)**导致心肌缺血缺氧或坏死而引起的心脏病,表现为**心肌供血相对不足(心绞痛)**或**绝对不足(心肌梗死)**的疾病
病因	多因素的,遗传、饮食、行为等都参与了冠状动脉粥样硬化形成的过程
病理生理	血脂增高和血管壁损伤致使冠状动脉壁脂质沉积形成粥样硬化斑块
	在斑块破裂的基础上可以形成血栓,而导致血管狭窄乃至闭塞
	粥样斑块脱落和血栓形成都可以造成血管闭塞和心肌梗死
	病理生理的核心是心肌耗氧和供氧失平衡

二、临床表现

1. 心绞痛

知识点	内容
定义	以发生于胸痛、颌部、肩部、背部或手臂的不适感为特征的临床综合征
其他	心绞痛常发生于冠状动脉狭窄的患者
	也可发生于瓣膜性心脏病、肥厚型心肌病、控制不良的高血压患者
	冠状动脉结构正常但由冠脉痉挛或血管内皮功能失调而导致心肌缺血的患者也可出现心绞痛
	心绞痛还可是食管、胸壁或肺部等非心脏性疾病的临床症状

2. 心绞痛分级法（加拿大心血管学会，CCS）

分级	内容
Ⅰ 级	一般体力活动（散步、登楼）**不受限**；仅在强、快或持续用力时发作
Ⅱ 级	一般体力活动**轻度受限**。快步、登梯、爬坡、餐后、寒冷或刮风中、情绪激动或醒后数小时内发作，平地步行＞200 m，或登楼＞1 层
Ⅲ 级	一般体力活动**明显受限**；平地 200 m 登楼 1 层
Ⅳ 级	轻微活动或**休息时可发作**

▲记忆方法——Ⅰ 无 Ⅱ 轻 Ⅲ 明显，Ⅳ 级休息也发作。

3. 辅助检查

检查项目	知识点
心电图	确定心肌缺血、梗死、心律失常等
动态血压和动态心电图	确定血压和心电图的动态变化
心电运动试验	确定运动诱发的心肌缺血、心律失常
超声心动图	确定心功能
放射性核素扫描	确定缺血和心功能
PET	确定心肌代谢状态
冠状动脉造影	**诊断和治疗——"金标准"**
冠状动脉内超声显像	显示冠状动脉内的结构及斑块情况
电子束或多层螺旋 X 线计算机断层显像	可粗略显示左、右冠状动脉及其分支的结构
气体代谢测定	确定气体交换和运输功能

4. 实验室检查

(1) 血脂：总胆固醇↑，低密度脂蛋白↑，甘油三酯↑，高密度脂蛋白↓。

(2) 心肌酶谱：乳酸脱氢酶↑，磷酸肌酸激酶同工酶↑，肌钙蛋白 I 和肌钙蛋白 T↑。

5. 诊断要点

类型	诊断要点
稳定型心绞痛	发作诱因明确，通常因劳力或情绪激动而加重，休息或服用硝酸甘油可迅速缓解
不稳定型心绞痛	胸痛的部位、性质与稳定型心绞痛相似，但具有以下特点之一： (1) 原为稳定型心绞痛，在 1 个月内疼痛发作的频率、程度均加甚，持续时间延长，硝酸甘油缓解作用减弱 (2) 1 个月内新发生的心绞痛，并因较轻的负荷所诱发 (3) 休息时或轻微活动即发作的心绞痛，或发作时表现 ST 段抬高（既往称"变异性心绞痛"）；另外，由于贫血、感染、甲状腺功能亢进（甲亢）和心律失常等原因诱发的心绞痛称为继发性不稳定型心绞痛
急性心肌梗死（AMI）	诊断必须具备下列 3 条中的 2 条： (1) 缺血性胸痛的临床病史 (2) 心电图动态演变 (3) 心肌坏死的血清心肌标志物浓度的动态改变
陈旧性心肌梗死	急性心肌梗死 **3 个月后**，且病情稳定

三、临床处理

1. 心绞痛

处理措施	内容
抗心绞痛药物	主要为血管扩张剂、钙通道阻滞剂、β受体拮抗剂等,通过降低心肌收缩力、减慢心率和降低外周血管阻力的方式,降低心肌耗氧量
休息	发作时立即停止体力活动和任何引起情绪激动的行为
吸氧	有助于缓解症状
溶栓治疗	严重发作者可以考虑溶栓治疗;溶栓治疗可以用于严重不稳定型心绞痛或者急性冠脉综合征,但是治疗必须早期进行
经皮冠状动脉介入治疗(PCI)	略
外科手术治疗	主动脉-冠状动脉旁路移植术(CABG)
运动训练疗法	略

2. 心肌梗死

(1) 药物处理原则与心绞痛相似。
(2) 再灌注心肌治疗:急性期立即行 PCI、溶栓治疗或 CABG。
(3) 在不增加心脏负荷的前提下,逐步开始肢体和呼吸运动锻炼。

第三节 慢性充血性心力衰竭

一、概述

知识点	内容
定义	指心血管疾病发展至一定的严重程度,心肌收缩力和舒张功能障碍,心排血量减少,不能满足机体组织细胞代谢需要,同时静脉血回流受阻,静脉系统淤血,从而出现一系列症状和体征
分类	发展过程——急性衰竭和慢性衰竭
	部位——左心衰竭、右心衰竭和全心衰竭
	心脏收缩或舒张功能障碍的性质——收缩性心力衰竭和舒张性心力衰竭
特点	**左心衰竭最常见**,次则全心衰竭,单纯右心衰竭较少

二、临床表现

心力衰竭		临床表现
左心衰竭（肺循环淤血）	症状	一般症状——劳力性呼吸困难或喘息→夜间阵发性呼吸困难
		急性发作——端坐呼吸、咯粉红色泡沫样痰
		心脏病的表现——疲劳、心悸、呼吸急促
	体征	发绀、心脏病体征、奔马律、两肺底湿啰音、哮鸣音
右心衰竭（体循环静脉淤血）	症状	表现——恶心、呕吐、腹胀、上腹胀痛
	体征	颈静脉怒张、肝脏肿大、肝颈静脉回流征阳性、水肿（下肢、全身、胸水、腹水）、紫绀

三、辅助检查

1. 胸部 X 线片
可以观察心胸比例和肺淤血情况。

2. 超声心动图
心脏的收缩和室壁情况。

四、功能评定

1. NYHA 心功能临床分级

分级	表现	活动时代谢当量水平
Ⅰ级	日常不受限，一般活动不引起	≥7 MET
Ⅱ级	轻度受限，一般活动引起	5～7 MET
Ⅲ级	严重受限，小于一般活动	2～5 MET
Ⅳ级	不能活动，静息下发生	<2 MET

▲记忆方法——Ⅰ无Ⅱ轻Ⅲ严重，Ⅳ级静息也发作。

2. 6 分钟步行试验

距离	米数	心功能
步行距离	<150 m	重度心功能不全
步行距离	150～425 m	中度心功能不全
步行距离	426～550 m	轻度心功能不全

五、临床处理原则

临床处理原则	内容
休息	根据病情适当安排患者的作息
减少钠盐的摄入	可减少体内水潴留，减轻心脏的前负荷，是治疗心力衰竭的重要措施
强心	洋地黄类——地高辛、毛花苷C和毒毛花苷K等
	肾上腺素能受体激动剂——多巴胺、多巴酚丁胺
	磷酸二酯酶抑制剂——氨力农、米力农
利尿剂	噻嗪类、袢利尿剂、保钾利尿剂、碳酸酐酶抑制剂
血管扩张剂	静脉滴注硝普钠或酚妥拉明以降低肺循环压力，注意勿引起低血压
	可舌下含化硝酸甘油或二硝酸异山梨醇降低肺循环静脉压
肾素血管紧张素醛固酮系统抑制剂	血管紧张素转换酶抑制剂——卡托普利、依那普利、贝那普利等
	血管紧张素受体阻滞剂——氯沙坦、缬沙坦、替米沙坦
	醛固酮受体拮抗剂——螺内酯
β-受体阻滞剂	美托洛尔、比索洛尔、卡维地洛等
其他处理	吸氧、减少静脉回流、激素类药物

第四节 慢性支气管炎

一、概述

知识点		内容	
定义		气管、支气管黏膜及其周围组织的慢性非特异性炎症	▲记忆方法——烽火连3月，家书抵万金
		临床上以**咳嗽、咳痰**为主要症状	
		每年发病持续**3个月**以上，连续**2年**或2年以上	
		排除咳嗽、咳痰、喘息症状的其他疾病	
病因	感染	病毒、支原体、细菌等感染是慢性支气管炎发生发展的重要原因之一	
	有害气体和有害颗粒	冷空气、粉尘、刺激性气体或烟雾、香烟等损伤气道上皮细胞使纤毛运动减退，巨噬细胞吞噬能力降低，导致气道净化功能下降	
	其他因素	免疫、年龄和气候等因素均与慢性支气管炎有关	

二、临床表现

知识点		内容
症状	咳嗽	一般以晨间咳嗽为主，睡眠时有阵咳或排痰
	咳痰	一般为白色黏液和浆液泡沫性，偶可带血，清晨排痰较多，起床后或体位变动时可刺激排痰
	喘息或气急	喘息明显者常称为喘息性支气管炎。若伴肺气肿时可表现为劳动或活动后气急
体征		早期多无异常体征；急性发作期可在背部或双肺底听到干、湿啰音，咳嗽后减少或消失

三、辅助检查

（1）胸部X线片——早期可无异大多正常反复发作可表现为或有肺纹理增粗。

（2）呼吸功能检查——早期无异常。

四、实验室检查

（1）细菌感染时，白细胞总数及中性分叶核细胞数正常或稍高。

（2）病毒感染时，白细胞总数减少，淋巴细胞可增多。

五、临床处理原则

原则	内容
控制感染	喹诺酮类、大环内酯类、β-内酰胺类或磺胺类口服，病情严重时静脉给药
镇咳祛痰	复方甘草合剂或复方氯化铵合剂，加用祛痰药盐酸氨溴索；干咳用右美沙芬
平喘	有气喘者可加用解痉平喘药（如氨茶碱、茶碱控释片），或长效 β_2 激动剂加糖皮质激素吸入

第五节　慢性阻塞性肺疾病

一、概述

知识点	内容
定义	慢性阻塞性肺疾病（COPD）是指一组气流受限为特征的肺部疾病，**气流受限不完全可逆**、呈进行性发展，它是可以预防和治疗的疾病
	COPD主要累及肺部，但也可以引起肺外各器官的损害
病因和危险因素	吸烟、职业粉尘和化学物质、空气污染
	感染——肺炎链球菌和流感嗜血杆菌可为**急性发作**的主要病原菌
	蛋白酶-抗蛋白酶的失衡、氧化反应、炎症反应等

续表

知识点		内容
病理改变	气道	炎性细胞浸润气管、支气管及细支气管（内径＞2～4 mm）的表层上皮，**黏液分泌腺增大和杯状细胞增多使黏液分泌增加**
	肺实质	主要的病理表现为阻塞性肺气肿，其中以**小叶中央型为多见**
	肺血管	以血管壁增厚为特征，疾病早期便可出现

二、临床表现

知识点	内容
症状	主要为慢性**咳嗽**（随病程发展可终身不愈）、**咳痰、气短或呼吸困难**（早期在劳力时出现，随病程进展而加重）、喘息和胸闷，晚期患者有体重减轻和食欲下降等
体征	**桶状胸，双侧语颤减弱，肺部叩诊呈过清音**，心浊音界缩小，肺下界和肝浊音界下降，两肺呼吸音减弱，呼气延长，部分患者可闻及干、湿啰音

三、辅助检查

胸部 X 线片早期无变化，以后可见肺纹理增多、紊乱、肺野扩大、透亮度增加、肋膈角变浅、横膈运动减弱；合并肺心病时出现水滴样心脏影。

四、实验室检查

合并感染时可出现白细胞增高，中性粒细胞增多。血气检查对确定发生低氧血症、高碳酸血症、酸碱平衡失调及判断呼吸衰竭的类型有重要意义。

五、肺功能检查

(1) 第一秒用力呼气容积占用力肺活量的百分比（FEV1/FVC）：是评价气流受限的一项敏感指标。

(2) 第一秒用力呼气容积占预计值的百分比（FEV1% 预计值）：是评估 COPD 严重程度的良好指标。

(3) 吸入支气管舒张药后，FEV1/FVC＜70% 及 FEV1＜80% 预计值，可确定为不完全可逆的气流受限。

(4) 患者肺功能 FEV1/FVC＜70%，FEV1＞80%，在除外其他疾病后亦可诊断为 COPD。

六、诊断要点

(1) 慢性支气管炎、肺气肿患者肺功能检查出现气流受限、并且不能完全可逆时，则能诊断 COPD。如患者只有"慢性支气管炎"和/或"肺气肿"，而无气流受限，则不能诊断为 COPD，可将有咳嗽、咳痰症状的慢性支气管炎视为 COPD 的高危期。

(2) 肺气肿是指肺部终末细支气管远端气腔出现异常持久的扩张，并伴有肺泡壁和细支气管的破坏而无明显的肺纤维化。X 线片示胸廓扩张，肋间隙增宽，肋骨平行，两肺野透亮度增加，膈降低且变平，肺血管纹理内带增粗紊乱，外带纤细、稀疏、变直。FEV1/FVC＜70%，最大通气量＜80% 预计值,残气量>40%肺总量,即可确诊阻塞性肺气肿。

七、临床处理原则

（1）**舒张支气管药物如氨茶碱、$β_2$受体激动剂或肾上腺皮质激素。**
（2）抗生素根据病原菌或经验应用有效抗生素。
（3）避免诱发因素。
（4）增强体质。

第六节 哮喘

一、概述

知识点	内容
定义	**由多种细胞（肥大细胞、嗜酸粒细胞、T 淋巴细胞）**和**细胞组分参与的慢性气道炎症**性疾病，多种刺激均可诱发支气管痉挛，表现为**发作性呼吸困难**
病因	哮喘的病因还不十分清楚，患者个体过敏体质及外界环境的影响是发病的危险因素
病理	早期因病理的可逆性，肉眼观解剖学上很少器质性改变

二、临床表现

知识点	内容
症状	发作性伴有**哮鸣音**的**呼气性呼吸困难**或发作性咳嗽、胸闷等
	长期发作可以导致肺气肿和桶状胸
	夜间和清晨发作较多
	发作后呼吸困难**可自行或经过支气管扩张剂治疗后缓解**
体征	发作时胸部呈过度充气状态，有**广泛的哮鸣音**，呼气音延长
	轻度哮喘或非常严重的哮喘哮鸣音可不出现
	严重的哮喘患者出现**心率增快、奇脉、胸腹反常运动、发绀**

三、辅助检查

胸部 X 线片显示两肺透亮度增加，呈过度充气状态，在缓解期多无明显异常。

四、实验室检查

发作时可有血液嗜酸性粒细胞增高，如并发感染可有白细胞总数增高及分类中性粒细胞比例增高。

五、诊断要点

根据有反复发作的哮喘史，发作时有带**哮鸣音**的呼气性呼吸困难，可自行缓解或支气管解痉剂得以缓解等特征以及典型的急性发作症状和体征，除外可造成气喘或呼吸困难的其他疾病，一般诊断并不困难，但变应原常不明确。

六、哮喘病情严重程度分级

严重程度	肺功能
轻度	FEV1≥80% 预计值，PEF 变异率 20%～30%，用支气管舒张剂后上述指标恢复正常
中度	FEV160%～80% 预计值，PEF 变异率>30%，治疗后 FEV1 和 PEF 恢复正常
重度	FEV1≤60% 预计值，PEF 变异率>30%，经积极治疗 FEV1 或 PEF 仍然低于正常

七、处理原则

	处理原则
消除病因	略
控制急性发作	(1) 拟肾上腺素药物 (2) 茶碱（黄嘌呤）类药物 (3) 抗胆碱能类药物 (4) 钙通道拮抗剂 (5) 肾上腺糖皮质激素（简称"激素"） (6) 理疗
促进排痰	祛痰剂、气雾吸入、机械性排痰、积极控制感染
增强体质	略
脱敏治疗	略

第七节　糖尿病

一、概述

知识点		内容
定义		以高血糖为特征的代谢性疾病；由于胰岛素分泌和（或）作用缺陷所引起的碳水化合物、蛋白质、脂肪代谢紊乱，可造成多系统损害
病因	1 型糖尿病	遗传、病毒感染、化学毒性物质和饮食因素、自身免疫
	2 型糖尿病	遗传、人口老龄化、现代生活方式、营养过剩、体力活动不足、子宫内环境以及应激、化学毒物等

二、临床表现

知识点		内容
代谢紊乱综合征		"三多一少"——多尿、多饮、多食、体重减轻
	1 型糖尿病	常有明显症状
	2 型糖尿病	多因疲乏无力、视物模糊、皮肤瘙痒及慢性并发症而就诊发现,也可在体检或因其他疾病就诊化验时发现
并发症和伴发疾病	急性并发症	指糖尿病酮症酸中毒和高血糖高渗状态
	慢性并发症	大血管病变、微血管病变(糖尿病肾病和视网膜病变)、神经病变、糖尿病足、感染性并发症

三、实验室检查

血糖测定、口服葡萄糖耐量试验(OGTT)、糖化血红蛋白测定、胰岛 β 细胞的功能检查。

四、诊断标准

项目	诊断标准
空腹血糖(FPG)	≥7.0 mmol/L(126 mg/dL)
OGTT 试验 2 小时血糖(2 hPG)	≥11.1 mmol/L(200 mg/dL)
症状 + 随机血糖	≥11.1 mmol/L(200 mg/dL)

五、治疗

糖尿病治疗的 5 个要点:医学营养治疗、运动疗法、血糖监测、药物治疗和糖尿病教育。

第八节 消化系统疾病

一、慢性胃炎

知识点		内容
病因		原因和发病机制不明,可能与急性胃炎的遗患、刺激性食物和药物、十二指肠液的反流、自身免疫因素有关
病理分类	非萎缩性胃炎	病变限于胃小凹和黏膜固有层的表层;主要见于胃窦,也可见于胃体
	萎缩性胃炎	病变深入黏膜固有膜时影响胃腺体,使之萎缩

知识点		内容
临床表现		进展缓慢，反复发作，中年以上好发病
	浅表性胃炎	有慢性不规则的上腹隐痛、腹胀、嗳气等，尤以饮食不当时明显，部分患者有反酸、上消化道出血
	胃体胃炎	消化道症状较少
	胃窦胃炎	有胆汁反流时，常表现为持续性上、中腹部疼痛，进食后即吐，呕吐物含胆汁，伴胸骨后疼痛及烧灼感
诊断		胃镜检查及胃黏膜活组织检查
治疗要点		病因治疗、药物治疗、物理治疗、手术治疗

二、消化性溃疡

知识点		内容
病因和病理		发生于胃和十二指肠的慢性溃疡；发病机制为胃、十二指肠局部黏膜损害（致溃疡）因素和黏膜保护（黏膜屏障）因素之间失去平衡，局部黏膜损害因素增强和（或）保护因素削弱都可引起溃疡
		胃溃疡多位于**胃小弯侧及幽门前区**，有时也可发生在**小弯上端或贲门**，偶见于大弯
		十二指肠溃疡多位于**球部**，前壁较后壁常见，偶位球部以下十二指肠乳头以上，称球后溃疡
临床表现	一般表现	**慢性、周期性、节律性上腹痛**
	胃溃疡	疼痛多在**餐后30分钟**出现，持续1~2个小时——**餐后痛**
	十二指肠溃疡	疼痛多在餐后2~3个小时出现——空腹痛、夜间痛
诊断	初步诊断	慢性病程，周期性发作及节律性上腹痛等典型表现
	确诊	钡餐X线和（或）内镜检查
治疗原则		整体治疗与局部治疗相结合，发作期治疗与巩固治疗相结合

续表

知识点		内容
治疗要点	一般治疗	发作期或缓解期均保持乐观的情绪、规律的生活、避免过度紧张与劳累；饮食要定时，进食不宜太快，避免过饱过饥，忌粗糙、过冷过热和刺激性大的食物；禁用损伤胃黏膜的药物
	降胃酸药物	制酸药——碳酸氢钠、碳酸钙、氧化镁、氢氧化铝、三硅酸镁等
		抗分泌药：组胺 H_2 受体拮抗剂——西咪替丁、雷尼替丁、法莫替丁
		质子泵抑制剂——奥美拉唑
	抗生素治疗	抗幽门螺杆菌的治疗
	加强保护胃黏膜治疗	可选用胶态次枸橼酸铋（GBS）、前列腺素 E、硫糖铝、三钾二枸橼酸络合铋、甘珀酸等
	促进胃动力药	如甲氧氯普胺、多潘立酮、西沙必利等
	物理治疗	改善血液循环，缓解疼痛，促进溃疡愈合
	外科治疗	主要适用于急性溃疡穿孔、穿透性溃疡、大量或反复出血、内科治疗无效者、器质性幽门梗阻、胃溃疡癌变或癌变不能除外者、顽固性或难治性溃疡（如幽门管溃疡、球后溃疡）

第九节　泌尿系统疾病

一、急性肾衰竭

知识点	内容
定义	由多种原因引起的肾功能迅速恶化、代谢产物潴留、水电解质和酸碱平衡紊乱为主要特征的一组综合征，包括肾前性氮质血症、肾性和肾后性原因引起的急性肾衰竭
临床表现	少尿期（12到24小时50~400 mL或无尿）、多尿期（每日尿量>500 mL）、恢复期
诊断依据	急性肾衰竭确诊的"金标准"是肾组织活检病理诊断

二、急性肾盂肾炎

知识点		内容
定义		肾盂肾炎是由病原微生物侵入肾盂、肾间质和肾实质所引起的炎症性病变
病因	病原菌	主要为非特异性细菌，其中以大肠埃希杆菌为最多
	诱因	尿流不畅、膀胱-输尿管反流、机体抵抗力降低、尿路手术或器械操作，留置导尿管4天以上者可高达90%
	感染途径	上行感染（主要感染途径）、血行感染、淋巴道感染和邻近组织感染的直接蔓延

第五章 外科疾病

第一节 外科急性感染

一、概论

1. 定义
需要手术治疗的感染性疾病和发生在创伤或手术后的感染。

2. 分类

分类	具体内容
非特异性感染	又称化脓性感染或一般感染，如疖、痈、丹毒、急性乳腺炎，急性阑尾炎等
	病菌入侵→急性炎症反应→红、肿、热、痛；大多感染属此类
特异性感染	如结核病、破伤风、气性坏疽等，这些疾病的致病菌、病程演变和防治方法都不同于非特异性感染

3. 分期
急性感染——病程3周以内；**慢性感染**——超过2个月；亚急性感染——介于两者之间。

4. 导致化脓性感染的致病菌

致病菌	具体内容
葡萄球菌	革兰染色阳性，常存在于人的鼻、咽部黏膜和皮肤及其附属的腺体
链球菌	革兰染色阳性，存在于口、鼻、咽和肠腔内
	溶血性链球菌：脓液的特点是稀薄、淡红色、量较多，典型感染如急性蜂窝织炎、丹毒、淋巴管炎，易引起败血症，一般不并发转移性脓肿
	绿色链球菌：一些胆道感染和亚急性心内膜炎的致病菌
	粪链球菌：肠道和阑尾穿孔引起急性腹膜炎的混合致病菌之一，也常引起泌尿道的感染
大肠埃希菌	革兰染色阴性，大量存在于肠道内
铜绿假单胞菌	革兰染色阴性，常存在于肠道内和皮肤上，对大多数抗菌药物不敏感，是继发感染的重要致病菌（**大面积烧伤的创面感染**），脓液特点是淡绿色、有特殊的甜腥臭
变形杆菌	革兰染色阴性，存在于肠道和前尿道，为尿路感染、急性腹膜炎和大面积烧伤感染的致病菌之一，脓液具有特殊的恶臭

5. 病理

知识点		具体内容
化脓性感染的病理过程	早期浸润	化脓性细菌侵入早期，血管通透性增加、渗出增加、组织水肿
	化脓坏死	病灶血液循环障碍加重，组织营养障碍、变性、液化、坏死
	吸收修复	炎症局限、坏死组织被清除后，病灶边缘肉芽再生，长入脓腔填补缺损组织，创缘上皮生长覆盖创面而愈合
	慢性迁延	急性感染不能彻底消灭，持续存在，迁延2个月以上成为慢性感染。慢性感染可形成溃疡、窦道或瘘管
感染的结局	局限化、吸收或形成脓肿	当机体抵抗力占优势，感染易局限化，可自行吸收，或形成脓肿
	转为慢性感染	当机体抵抗力与致病菌毒力处于相持状态，感染病灶被局限，形成溃疡、瘘或窦、硬结，不易愈合。病灶内仍有致病菌
	感染扩散	在致病菌的毒力超过人体抵抗力时，感染不能局限，可迅速扩散或进入淋巴系统、血液循环，引起严重的全身性感染

6. 临床表现

（1）局部症状——红、肿、热、痛和功能障碍（5个典型症状）。

（2）全身症状——发热、呼吸心率加快，头痛乏力、食欲减退等。

7. 诊断

（1）波动感是诊断浅部脓肿的主要依据。深部脓肿波动感不明显，但脓肿表面组织常有水肿，局部压痛，全身症状明显，用穿刺帮助诊断。

（2）对疑有全身感染者应抽血作细菌培养检查。

8. 治疗原则

消除感染病因和毒性物质（脓液、坏死组织等），增强人体的抗感染和修复能力。

9. 治疗要点

（1）局部治疗——患部制动、休息、物理治疗、手术治疗。

（2）全身治疗——用于感染较重的患者，包括支持疗法和抗生素治疗。

二、具体疾病

1. 疖

知识点	内容
病因和病理	单个毛囊及其周围组织的急性化脓性感染，致病菌主要为金黄色葡萄球菌和表皮葡萄球菌

续表

知识点		内容
临床表现	局部表现	红、肿、痛的小结节，以后逐渐肿大，呈锥形隆起
	全身表现	一般无明显的全身症状。但若发生在面部，特别是在"危险三角区"的上唇周围和鼻部疖，如被挤压或挑刺，感染容易沿内眦静脉和眼静脉进入颅内的海绵状静脉窦，引起化脓性海绵状静脉窦炎，出现结膜充血、眼球突出、固定，瞳孔散大，眼部周围组织的进行性红肿和硬结，疼痛和压痛，伴头痛、寒战、高热，甚至昏迷等，死亡率很高
治疗要点		避免机械性摩擦、搔抓和挤捏，尤以上唇和鼻部的疖
		局部物理治疗
		疖病患者口服抗生素
		如有糖尿病，依病情调整饮食及给予胰岛素等治疗

2. 痈

知识点	内容
病因和病理	痈是多个相邻的毛囊及其所属的皮脂腺或汗腺的急性化脓性感染，或由多个疖融合而成，致病菌为金黄色葡萄球菌
临床表现	痈中央部的表面有多个脓栓，破溃后呈蜂窝状；痈易向四周和深部发展，周围呈浸润性水肿，局部淋巴结肿大和疼痛；多数伴明显的全身症状，如畏寒、发热、食欲缺乏
实验室检查	血常规检查见白细胞计数明显增加
治疗要点	全身治疗、局部治疗（唇痈不宜采用手术治疗）

3. 蜂窝织炎

知识点	内容
病因和病理	急性蜂窝织炎是皮下、筋膜下、肌间隙或深部蜂窝组织的急性弥漫性化脓性感染，致病菌主要是溶血性链球菌，其次为金黄色葡萄球菌，亦可为厌氧性细菌
临床表现	不易局限，扩散迅速，与正常组织无明显界限
实验室检查	血常规检查见白细胞计数明显增加
治疗要点	患部休息
	局部物理治疗
	全身加强营养和抗生素治疗
	必要时给予止痛、退热药物
	如经上述处理仍不能控制其扩散者，应作广泛的多处切开引流

4. 丹毒

知识点	内容
病因和病理	**丹毒是皮肤及其网状淋巴管的急性炎症**，感染蔓延很快，很少有组织坏死或化脓 **β-溶血性链球菌**，从皮肤、黏膜的细小伤口入侵所致
临床表现	好发部位为下肢和面部；起病急，患者常有头痛、畏寒、发热；局部典型表现为**色鲜红、中间稍淡、境界较清楚，局部烧灼痛、触痛的硬肿性红斑，手指压之褪色**；红肿处可出现水疱、大疱或脓疱
治疗要点	患部休息，抬高患肢
	局部物理治疗
	全身抗生素治疗
	对因足癣引起的下肢丹毒，应治疗足癣

5. 急性淋巴管炎和急性淋巴结炎

知识点	内容	
病因和病理	致病菌为**金黄色葡萄球菌和溶血性链球菌**	
急性淋巴管炎	网状淋巴管炎	丹毒是网状淋巴管炎
	管状淋巴管炎	**浅层淋巴管炎**——在伤口近侧出现一条或多条"红线"硬而有压痛
		深层淋巴管炎——不出现红线，但患肢肿胀，有压痛
急性淋巴结炎	轻者，局部淋巴结肿大略有压痛，并常能自愈；重者，局部有红、肿、痛、热，并伴有全身症状	
治疗要点	及时治疗原发病、早期物理治疗、伴全身症状者，给予抗生素治疗、急性淋巴结炎形成脓肿后，应切开引流	

6. 脓肿

知识点	内容	
病因和病理	致病菌为**金黄色葡萄球菌；常继发于各种化脓性感染**，如急性蜂窝织炎、急性淋巴结炎、疖等，也可发生在局部损伤的血肿或异物存留处；此外，还可从远处感染灶经血流转移而形成脓肿	
临床表现	**浅部脓肿**	表现为局部**红、肿、痛及压痛**，继而出现**波动感**
	深部脓肿	为局部弥漫性肿胀，疼痛及压痛，波动不明显，试验穿刺可抽出脓液
治疗要点	及时切开引流，术后及时更换敷料、合理选择物理治疗、全身抗生素治疗、必要时给予支持治疗	

7. 甲沟炎

知识点	内容
病因和病理	甲沟炎是甲沟及其周围组织的感染；致病菌为**金黄色葡萄球菌**
临床表现	指、趾甲一侧或双侧甲沟之近端发红，肿胀，疼痛，继而出现脓点，流脓后可见肉芽组织；感染蔓延至甲床时，局部积脓使整个指（趾）甲浮起、脱落
治疗要点	早期物理治疗
	已有脓液的，在甲沟处纵行**切开引流**；**甲床下已积脓，将指甲拔去**，或将化脓腔上的**指甲剪去**
	必要时全身抗生素治疗

8. 乳腺炎

知识点	内容	
病因和病理	致病菌为**葡萄球菌**	
	因乳管阻塞、乳液淤积，细菌直接侵入所致，或细菌自乳头或乳晕的皲裂侵入乳管，并沿淋巴管引起乳腺小叶感染	
临床表现	起病时常有高热、寒战等全身中毒症状，患侧乳房体积增大，局部变硬，皮肤发红，有压痛及搏动性疼痛。如果短期内局部变软，说明已有脓肿形成。患侧的腋淋巴结常有肿大	
实验室检查	白细胞计数增高	
治疗要点	**暂停患侧乳房哺乳**，促进乳汁排泄，凡需要**切开引流者应终止哺乳**	
	局部物理治疗	
	全身使用抗生素治疗	
	脓肿形成后应及时切开引流	

9. 阑尾炎

知识点		内容
病因和病理	分类	急性单纯性、急性化脓性（蜂窝织炎性）、急性穿孔性（坏疽性）
	结局	炎症消散、感染局限、感染扩散
临床表现		主要表现为**转移性右下腹疼痛**，常见**体征为右下腹压痛、腹肌紧张和反跳痛**等
实验室检查		白细胞总数和中性粒细胞有不同程度的升高，有核左移现象
治疗要点		手术为主

第二节 周围血管和淋巴血管疾病

一、下肢深静脉血栓

知识点		内容
病因		静脉血流滞缓、静脉壁损伤、血液高凝状态
临床表现	周围型	为小腿肌肉静脉丛血栓形成
	中央型	为髂股静脉血栓形成，左侧多见
	混合型	临床表现为两个表现相加
治疗方式	手术治疗	适用于病期在3日以内的中央型和混合型患者
	非手术治疗	适用于周围型及超过3日以上的中央型和混合型患者
非手术治疗具体方案	卧床休息	卧床休息1~2周，避免用力排便或加压治疗，以防血栓脱落导致肺栓塞
	抬高患肢	垫高患肢，使患肢高于心脏平面
	弹力袜或弹力绷带	小腿肌肉静脉丛血栓——1~2周
		腘、股静脉血栓——不超过6周
		髂股静脉血栓——3~6个月
	溶血栓疗法	急性深静脉血栓形成或并发肺栓塞，在发病1周内的患者可应用纤维蛋白溶解剂，包括链激酶及尿激酶治疗
	抗凝血疗法	常作为溶栓疗法与手术取栓术的后续治疗，常用的抗凝药物有肝素和香豆素类衍生物
	物理治疗	直流电、超短波等；切忌用正压顺序循环治疗

二、四肢血栓性浅静脉炎

知识点	内容
病因和病理	与感染、肢体外伤、静脉内置留插管超过24小时、静脉内注射高渗溶液和硬化剂、长期卧床的患者、手术后恢复期的患者、血液凝固性增高等因素有关
临床表现	病变静脉区成红肿索条状，明显疼痛和压痛，局部皮温升高；急性炎症消散后，索条状硬度增加，皮肤留有色素沉着，一般无全身症状
治疗要点	抬高患肢、局部物理治疗、酌情应用抗生素

三、血栓闭塞性脉管炎

知识点		内容
病因与病理		主要累及**四肢中、小动脉和静脉**，以**下肢血管**为主；病变动脉缩窄变硬，**血管全层程非化脓性炎症**，原因不明
临床表现		多见于 **20～40 岁的男性吸烟者，起病时肢体发凉**、怕冷、麻木、酸痛继而出现**间歇性跛行**，最后发展为静息痛，尤其以夜间为甚
治疗要点	治疗原则	改善侧支循环，改善肢体血供，减轻和消除疼痛，促进溃疡愈合及防止感染，保存肢体
	非手术治疗要点	戒烟，保暖和防外伤，应用血管舒张药和物理治疗缓解血管痉挛和促进侧肢循环

第三节　泌尿系统感染

一、膀胱炎

知识点		内容
致病菌		膀胱的非特异性感染 **70% 以上的常见致病菌是革兰阴性杆菌**，包括**大肠埃希菌**、变形杆菌、产气杆菌、铜绿假单胞菌等
诱因		所有可破坏膀胱黏膜正常抗菌能力、改变膀胱正常组织结构及适合于细菌滞留、生长的繁殖和一切因素
感染途径	**上行性感染**	细菌经**尿道进入膀胱**，这一感染途径**最为常见**，如留置尿管后诱发膀胱炎
	下行性感染	继发于肾脏的感染，细菌随尿液经输尿管进入膀胱
	局部直接感染	膀胱造瘘后与外界直接相通，细菌经瘘管直接侵入膀胱引起感染
临床表现	**急性膀胱炎**	发病急骤，病程一般持续 1～2 周后自行消退或治疗后消退；其特点是发病"**急**"、炎症反应"**重**"、病变部位"**浅**"
		常见的症状有**尿频、尿急、尿痛、脓尿和终末血尿，甚至全程肉眼血尿**；单纯急性膀胱炎全身症状轻微，多不发热
	慢性膀胱炎	程度较轻，其特点是发病"**慢**"、炎症反应"**轻**"、病变部位"**深**"
诊断依据	急性膀胱炎	症状多较典型，有尿频、尿急和尿痛的病史
	尿液常规检查	可见红细胞、脓细胞
	尿液细菌培养	每毫升（mL）尿细菌计数超过 10 万即**可明确诊断**
治疗要点	**一般治疗**	适当休息，多饮水，注意营养，忌食刺激性食物，热水坐浴，解痉
	抗生素治疗	根据尿细菌培养、药物敏感试验结果选用有效的抗菌药物，**抗生素用药剂量要足、时间要长**，一般应用至症状消退、尿常规正常后继续使用 1～2 周
	物理治疗	**短波或超短波疗法**

二、前列腺炎

1. 急性前列腺炎

知识点	内容
病理与病因	劳累、着凉、酗酒、性生活过度、损伤、经尿道器械操作、全身或局部抵抗力弱时，致病菌由身体其他部位的病灶经血运或尿道进入前列腺，最主要的致病菌为**大肠埃希菌**、葡萄球菌、变形杆菌和链球菌
临床表现	发病急；全身**感染**症状或**脓毒血症**表现，如**高热、尿频、尿急、尿痛、排便及排尿困难**
实验室检查	白细胞升高
诊断依据	典型症状、B超、尿检可见红细胞、脓细胞
	直肠指诊，可触及前列腺增大，有压痛
	急性前列腺炎只可以做指诊断检查，不能按摩，防止炎症扩散
治疗要点	卧床休息、多饮水，以及通便、解痉、合理使用抗生素药、物理治疗

2. 慢性前列腺炎

知识点	内容
病因和病理	致病微生物主要是细菌，其次有病毒、支原体、衣原体以及其他致敏原等；性欲过旺、前列腺充血、下尿路梗阻、会阴部压迫、损伤，邻近器官炎症病变波及前列腺，以及全身抵抗力下降等，都可造成慢性前列腺炎
临床表现	大部分患者有不同程度的**膀胱刺激症状，尿频、尿急、夜尿增多和尿痛**，腰骶部或会阴部不适或疼痛，性功能障碍；直肠指检前列腺可正常，凹凸不平或局部有硬结；偶有初程或终末血尿、血性精液或尿道分泌物
诊断依据	**前列腺液检查是慢性前列腺炎简单、最有用**的方法（每高倍视野10个以上白细胞或脓细胞）

第四节 烧伤

一、3度4分法

分级	内容
Ⅰ度烧伤	出现**红斑**，基底层存在，1周内痊愈，不留瘢痕
Ⅱ度烧伤	**浅Ⅱ度**：真皮浅层，大面积的**水疱**，基底的**细胞充血、水肿**，2周可愈，不留瘢痕
	深Ⅱ度：真皮层，3~4周可愈，愈后留有**轻度瘢痕**
Ⅲ度烧伤	**全层坏死，深达肌层、骨和骨髓**等；通过**植皮**覆盖创面；愈合后**挛缩、功能障碍**

二、烧伤面积计算方法

方法	内容
手掌法	患者本人手掌占体表面积的 1%
九分法	头部占 9%
	一侧上肢占 9%
	一侧下肢占 18%＝大腿 9%＋小腿 9%
	躯干前面占 18%＝胸部 9%＋腹部 9%
	躯干后面占 18%＝背部 9%＋腰部 9%
	会阴部占 1%

三、危重烧伤

经历 4 期：体液渗出期（休克期）、急性感染期、创面修复期、功能恢复期。

第六章　神经疾病

第一节　脑卒中

一、脑卒中概述

知识点	内容
定义	也称为脑血管事件，指突然发生的，由脑血管病变引起的局限性或全脑功能障碍，并持续时间超过 24 小时或引起死亡的临床综合征
分类	缺血性：短暂性脑缺血发作；脑梗死——脑血栓形成、脑栓塞、腔隙性脑梗死 出血性：脑出血；蛛网膜下腔出血

二、具体疾病

1. 短暂性脑缺血发作（TIA）

知识点		内容
定义		由脑或视网膜局灶性缺血所致的、不伴有急性梗死的短暂性神经功能缺损发作，神经功能缺失持续时间不足 24 个小时，多在 1~2 小时恢复，不留神经功能缺损症状和体征
症状和体征	颈内动脉系统	常见症状——对侧单肢无力或轻偏瘫，可伴面部轻瘫
		特征症状——眼动脉交叉瘫和 Horner 征交叉瘫
	椎-基底动脉系统	常见症状——眩晕和平衡功能障碍，多不伴有耳鸣
		特征症状——跌倒发作、短暂性全面性遗忘和双眼视力障碍
辅助检查		EEG、CT、MRI 检查大多正常
		DSA 可见颈内动脉粥样硬化斑块
		TCD 检查可显示血管狭窄、动脉粥样硬化
临床处理	药物治疗	抗血小板聚集药物、抗凝治疗、钙拮抗剂和其他如中药
	病因治疗	积极查找病因、有效干预危险因素、建立健康生活方式、合理运动、避免酗酒、适度降低体重等；病因治疗是预防复发的关键
	手术和介入治疗	颈动脉内膜切除术和动脉血管成形术

2. 脑梗死

知识点	内容		
定义	又称缺血性卒中，因脑部血液循环障碍，缺血、缺氧所致的局限性脑组织的缺血性坏死或软化。**脑梗死**最常见，约占全部急性脑血管病的 **70%**		
病因	**大动脉粥样硬化**是导致本病的主要病因（血栓形成）		
	心源性脑栓塞最常见的原因是房颤		
症状和体征	常在**安静或睡眠中发病**，部分病例有 TIA 前驱症状如肢麻、无力等，局灶性体征多发在发病后 10 余小时或 1～2 日达到高峰，患者意识清楚或有轻度意识障碍		
	依据梗死部位症状亦有不同，常见的症状为"**三偏征**"，优势半球受累常有失语		
辅助检查	**常规 CT 检查**，多数病例发病 24 小时后逐渐显示低密度灶		
	MRI 可清晰显示早期缺血性梗死，梗死后数小时即出现 T1 低信号，T2 高信号病灶		
	腰穿检查只在不能做 CT 检查、临床上难以区分脑梗死与脑出血时进行		
临床处理	一般治疗	保持呼吸道通畅及吸氧，控制血压、血糖，降颅内压，控制各种并发症如感染、上消化道出血等、对症和支持治疗	
	特殊治疗	溶栓治疗、抗血小板聚集治疗、抗凝治疗、降纤治疗、神经保护治疗	

研究证实——脑缺血超早期治疗的时间窗为 **6 个小时**之内。

3. 脑出血

知识点	内容		
定义	原发性非外伤性**脑实质出血**，也称自发性出血，占脑血管病的中的 20%～30%		
病因	主要为**高血压**合并细小动脉硬化		
症状和体征	常发生于 50 岁以上患者，多有高血压病史		
	多在活动中或情绪激动时突然起病，少数在安静状态下起病		
	患者一般无前驱症状，少数可有头晕、头痛及肢体无力等		
	发病后症状在数分钟至数小时内达到高峰		
	血压常明显增高，并出现头痛、呕吐、肢体瘫痪、意识障碍、脑膜刺激征和痫性发作等		
	临床表现的轻重主要取决于出血量和出血部位		
	高血压性脑出血最常见的出血部位是壳核，占 50%～60%		
辅助检查	**头 CT 是确诊脑出血的首选检查**		
	头 MRI 对幕上出血的诊断价值不如 CT，对幕下出血的检出率优于 CT		
	头 MRA、CTA 和 DSA 等可显示脑血管的位置、形态及分布等，并易于发现脑动脉瘤、脑血管畸形及烟雾病（moyamoya 病）等出血病因		
临床处理	**基本治疗**	脱水降颅压、减轻脑水肿、调整血压、防止继续出血、保护血肿周围脑组织、促进神经功能恢复，防止并发症	
	外科治疗	主要目的	清除血肿、降低颅内压、尽量早期减少血肿对周围脑组织的损伤，降低致残率
		主要方法	去骨瓣减压术、开颅血肿清除术、钻孔或椎孔穿刺血肿抽吸术、内镜血肿清除术、微创血肿清除术、脑室出血穿刺引流术

4. 蛛网膜下腔出血

知识点	内容
定义	通常为**颅底部动脉瘤或脑动静脉畸形破裂**，血液直接流入蛛网膜下腔所致，又称为自发性蛛网膜下腔出血
病因	粟粒样动脉瘤是常见病因；其他病因包括动静脉畸形、梭形动脉瘤、烟雾病等；动脉瘤随着年龄增长，由于动脉粥样硬化、高血压等因素影响，形成囊状动脉瘤，直径在 5～7 mm 时极易破裂出血。脑动静脉畸形血管薄弱处处于破裂临界状态，激动或不明显诱因可导致破裂
症状和体征	**突发异常剧烈全头痛是经典临床表现**，发病多有**激动、用力或排便等诱因，短暂意识丧失**很常见，可伴有呕吐、畏光、项背部或下肢疼痛，严重者突然昏迷并短时间内死亡
辅助检查	**首选 CT 检查，安全、敏感，利于早期诊断**
	CT 不能确诊时，可行**腰穿和 CSF 检查，肉眼呈均匀一致血性脑脊液**，压力明显增高
	DSA 可发现动脉瘤、动静脉畸形等，并为进一步的外科治疗提供依据
临床处理	目的是防治再出血、血管痉挛及脑积水等并发症，降低死亡率和致残率
	一般处理及对症治疗
	降低颅内压
	防治再出血——安静休息、监控血压、抗纤溶药物、外科手术或介入治疗
	防治脑血管痉挛——维持血容量和血压、早期使用钙通道阻滞剂、早期手术或介入治疗
	防治脑积水——药物治疗如轻度的脑积水可给予乙酰唑胺减少脑脊液分泌、脑室穿刺脑脊液外引流术、脑脊液分流术

三、脑卒中并发症——最终导致患者死亡的是脑卒中并发症

知识点		内容
内科并发症	呼吸系统	肺部感染是最常见的死亡原因之一
	循环系统	脑—心综合征、肺栓塞及深静脉血栓形成
	消化系统	消化道出血、呕吐和呃逆
	泌尿系统	尿路感染、尿失禁
	发热	**有效降温，以物理降温为主，慎用解热药，必要时可用亚低温疗法**
	电解质紊乱	及时化验电解质，发现电解质紊乱及时予以纠正
神经并发症	**症状性癫痫**	**首选地西泮**
	肩手综合征	指脑卒中 3 个月内瘫痪上肢的肩部及手指腕关节的疼痛、肿胀、活动受限等临床综合征
	吞咽困难、抑郁症、痴呆	

第二节 脑外伤

一、概述

知识点		内容
定义		脑外伤多见于交通、工矿等事故、自然灾害、爆炸、火器伤、坠落、跌倒，以及各种锐器、钝器对头部的伤害
病因机制	冲击伤和对冲伤	通常将受力侧的脑损伤称为冲击伤，其对侧者称为对冲伤
	颅内压增高机制	颅内压增高的原因包括颅腔内容物体积增大、颅内占位性病变使颅内空间相对变小和先天性畸形使颅腔的容积变小，上述因素使颅内压的调节与代偿失效，导致颅内压升高
	脑疝的形成机制	脑部病变导致脑组织、血管及脑神经等重要结构受压和移位，有时被挤入硬脑膜的间隙或孔道中，从而出现一系列症状和体征，称为脑疝；脑疝的常见类型有小脑幕切迹疝、枕骨大孔疝和大脑镰下疝等
病理生理	原发性脑损伤	指暴力作用于头部时立即发生的脑损伤，包括脑震荡、脑挫裂伤、弥漫性轴索损伤、原发性脑干损伤和下丘脑损伤
	继发性脑损伤	指受伤一定时间后出现的脑受损病变，主要包括脑水肿和颅内血肿

二、具体疾病

知识点		内容
脑震荡		一过性脑功能障碍、无肉眼可见的神经功能障碍，仅短暂意识障碍+逆行性遗忘
颅内血肿（易导致脑疝）	硬膜外血肿	颅骨内板与脑表面之间有双凸镜形或弓形密度增高影，昏迷-清醒-昏迷
	硬膜下血肿	颅骨内板与脑表面之间新月形或半月形密度增高影，脑损伤多较重，昏迷程度逐渐加深
	脑内血肿	略
弥漫性轴索损伤		长昏迷-好转-昏迷，CT多个点状或小片状出血
脑挫伤		脑组织遭遇破坏轻，软脑膜完整
脑裂伤		软脑膜、血管、脑组织同时有破裂，伴蛛网膜下腔出血
脑干损伤		临床上表现为受伤后即昏迷，昏迷程度较深，持续时间较长
下丘脑损伤		受伤早期的意识或睡眠障碍、高热或低温、尿崩症、水与电解质紊乱、消化道出血或穿孔以及急性肺水肿等；这些表现如出现在伤后晚期，则为继发性脑损伤所致
开放性颅脑损伤		损伤病因包括火器损伤、非火器损伤（利器伤、钝器伤）
		与闭合性脑损伤比较，开放性脑损伤有伤口、可存在失血性休克、易导致颅内感染
颅内压增高		可导致颅内压增高的疾病：颅脑损伤、颅内肿瘤、颅内感染、脑血管疾病、脑寄生虫病、颅脑先天性疾病、脑缺氧等
		颅内压增高的"三主征"：头痛、呕吐、视盘水肿

三、临床处理

1. 处理原则

重点是**处理继发性脑损伤**，着重于**脑疝的预防和早期发现**，特别是**颅内血肿的早期发现和处理**，以争取良好的疗效。

2. 治疗

知识点	内容
病情监护	严密观察病情变化，包括意识、瞳孔、神经系统体征、生命体征的观察；特殊监测包括 CT 检查、颅内压监测和脑诱发电位等
昏迷患者	保证呼吸道通畅，防止气体交换不足
	头部升高 15° 以利于脑部静脉回流
	维持合理充足营养，正确处理尿潴留
	促醒治疗包括药物应用、高压氧舱等
脑水肿和颅内压增高	一般处理包括生命体征、意识状态和瞳孔的监测、颅内压监测、吸氧，必要时行气管切开术，注意补充电解质和维持酸碱平衡等
	必要时行病变切除术、减压术或脑脊液分流术等
	降低颅内压治疗可选用**高渗利尿药物、甘露醇、血清白蛋白**等
	激素应用可**减轻脑水肿**，有助于缓解颅内压增高
	冬眠低温、亚低温疗法或巴比妥治疗能**降低脑的新陈代谢和耗氧量，防止脑水肿**的发生和发展
	脑脊液体外引流可以缓解颅内压增高
	辅助过度换气促进体内 CO_2 排出，使脑血流量减少
急性脑疝	第 1 步——快速静脉输注高渗**降颅内压**药物，以缓解病情，争取时间
	第 2 步——**尽快手术去除病因或实施姑息性手术治疗**
手术	开放性脑损伤原则上须尽早行清创缝合术，使之成为闭合性脑损伤
癫痫	**预防发作——苯妥英钠 0.1 g，每日 3 次**
	发作时——地西泮 10~20 mg 缓慢静脉注射，可重复注射直至抽搐消失，每日用量不超过 100 mg，**连续 3 日**
躁动	寻找其原因并作相应处理，随后考虑给予镇静剂

第三节 癫痫

一、定义

癫痫是一组由多种病因引起的，以脑神经元过度放电导致的中枢神经系统功能失常为特征的慢性脑部疾病。其共同特点是**突发性、短暂性、刻板性、反复发作性**。

二、临床表现

1. 部分性发作

分类	知识点
单纯部分性发作	部分运动性发作的起始症状和脑电图特点提示发作起源于一侧脑组织;多数呈阵挛性发作,少数呈强直性发作,有局部肢体抽动,Jackson 发作
	Jackson 发作是异常运动从局部开始,沿皮层功能区移动,发作可从某一局部扩及整个一侧头面及肢体
	Todd 麻痹指身体某一局部发生不自主抽动的严重发作后,可使原有瘫痪暂时加重或出现暂时性局限性瘫痪
复杂部分性发作	也称颞叶发作/精神运动性发作,为部分性发作伴不同程度意识障碍,先兆常为特殊感觉或单纯自主神经症状,病灶在颞叶、额叶底部或边缘叶,始发症状为精神症状、特殊感觉症状、意识障碍、遗忘症、自动症,EEG 显示一侧或两侧颞区慢波,杂有棘波或尖波
单纯或复杂部分发作继发全面性发作	患者的先兆症状表现为单纯部分的形式,之后出现全面性强直—痉挛发作(GTCS);患者醒来后往往能记起先兆感觉

2. 全面性发作

全面性发作			
典型失神发作	意识中断 3~15 秒、可伴简单自动症、脑电背景正常		
不典型失神发作	起始和终止均较慢、脑电背景异常		
肌阵挛性发作	表现为两侧对称性快速、短暂、触电样肌肉收缩,不伴有意识障碍		
阵挛发作	有节律性的抽动,仅见于婴幼儿		
强直性发作	全身强烈的肌肉痉挛,常伴有明显的自主神经症状,如脸色苍白		
失张力发作	肌张力突然丧失,也称负性发作		
强直-阵挛性发作	也称大发作,以意识丧失和全身抽搐为特点		
	分为 3 期,全过程 5~10 分钟	强直期——持续 10~20 秒	
		阵挛期——约 30 秒~1 分钟	
		惊厥后期——呼吸、心率、血压、瞳孔恢复正常,意识逐渐恢复;醒后头痛,全身酸痛,对抽搐无记忆	

第四节　帕金森病

一、概述

知识点	内容
定义	帕金森病（PD）又称震颤麻痹，是中老年人常见的进行性加重的中枢神经系统变性疾病
发病机制	由于**黑质多巴胺（DA）**神经元**变性缺失**，引起纹状体内的DA含量不足，乙酰胆碱（Ach）与DA两种神经递质失去平衡而发病
病理生理	DA能神经元及其他含色素的神经元大量变性丢失，尤其是**黑质致密区**多巴胺能神经元丢失**最严重**
	残留神经元细胞质内出现**嗜酸性包涵体，即路易小体**（Lewybody）

二、临床四大主要体征

主要体征	知识点
静止性震颤	首发症状
动作缓慢	启动困难、面具脸
肌肉僵直	铅管样或伴震颤时呈"齿轮样"僵直、小写症
姿势步态异常	慌张步态

三、药物治疗

类别	代表药	作用特点
抗Ach能药	金刚烷胺和苯海索	可单独服用，亦可与左旋多巴并用，尤其对**震颤**疗效较好
左旋多巴制剂	美多芭（L-多巴+卡比多巴）息宁（L-多巴+苄丝肼）	至今控制帕金森病**最有效**的药物
DA受体激动剂	溴隐亭、吡贝地尔缓释片	一类在分子构象上同DA相似，能直接作用于DA受体的药物
单胺氧化酶抑制剂	盐酸司来吉兰	可抑制DA受体突触前膜对DA的再吸收，而对震颤及肌僵直有效，**常合用左旋多巴**，并对后者引起的开关现象及日内波动现象均有改善作用
神经元保护剂	神经节苷脂、神经营养因子	改善脑细胞代谢，保护易损伤的神经元，减轻或阻止疾病进展

第五节 阿尔茨海默病

知识点	内容
概述	阿尔茨海默病（AD）是最常见的痴呆类型
临床表现	临床表现为记忆障碍、失语、失用、失认、视空间能力损害、抽象思维和计算力损害、人格和行为改变等
鉴别诊断	血管性痴呆、路易体痴呆、帕金森病痴呆、额颞叶痴呆

第六节 脊髓损伤

一、脊柱

最容易损伤的部位——下颈段第5～7颈椎、中胸段第4～7胸椎、胸腰段第10胸椎～第2腰椎。

二、症状和体征

知识点	内容
脊髓休克	脊髓受伤后节段以下立即发生完全性弛缓性瘫痪，可持续几小时到几周，可提示预后
运动和感觉障碍	肢体的瘫痪和感觉障碍
排便	排尿障碍（反射控制源第2～4骶椎节段）
痉挛	高张性、高活动性牵拉反射和阵挛为特征

三、临床综合征

知识点	内容
中央束综合征	原因——上肢的运动神经偏于脊髓中央，下肢的运动神经偏于脊髓的外周 结论——上肢障碍>下肢障碍
半切综合征	原因——痛温觉神经在脊髓发生交叉 结论——同侧本体感觉、运动丧失，对侧温痛觉丧失
前束综合征	运动和温痛觉丧失，本体感觉存在
后束综合征	运动和温痛觉存在，本体感觉丧失
脊髓圆锥综合征	膀胱、肠道和下肢反射消失
马尾综合征	膀胱、肠道和下肢反射消失
脊髓震荡	暂时性和可逆性脊髓或马尾神经生理功能丧失

四、防治泌尿道感染和结石

(1) 鼓励患者多饮水,保证全天尿量在 1500 mL 以上。
(2) 充分排空膀胱,控制残余尿量在 80 mL 以下。
(3) 留置尿管的患者每日定时夹管、开放尿管,并进行膀胱功能训练。
(4) 尽早拔除尿管,行间断清洁导尿。

第七节 急性脊髓炎

知识点	内容
定义	各种感染后变态反应引起的急性横贯性脊髓炎性病变,又称急性横贯性脊髓炎,是临床上最常见的一种脊髓炎
病变部位	胸段(第3~5胸椎)最常见,其次为颈段和腰段

第八节 视神经性脊髓炎

知识点	内容
定义	是免疫介导的主要累及视神经和脊髓的原发性中枢神经系统炎性脱髓鞘病
临床表现	单侧或双侧视神经炎以及急性脊髓炎是本病的主要表现,多先后出现,间隔时间不定

第九节 运动神经元病

知识点	内容
定义	运动神经元病(MND)是一系列以上、下运动神经元改变为突出表现的慢性进行性神经系统变性疾病
临床表现	(1) 为上、下运动神经元损害的不同组合 (2) 特征表现为肌无力和萎缩、延髓麻痹及锥体束征 (3) 通常感觉系统和括约肌功能不受累
分类	肌萎缩侧索硬化、脊肌萎缩症、原发性侧索硬化、进行性延髓麻痹

第十节 周围神经损伤

一、损伤后变性

知识点	内容
神经元变性	指参与构成周围神经的神经细胞的原发性损害
沃勒变性	神经纤维断裂后远侧端所发生的一系列变化
轴突变性	常继发髓鞘脱失
节段性脱髓鞘	指神经纤维有长短不等的节段性髓鞘破坏而轴突相对保留的病变发生

二、损伤分类

知识点	内容
Ⅰ度损伤	传导阻滞，一般由于直接压迫神经纤维或局部严重缺血造成，可在短时间内恢复
Ⅱ度损伤	轴突中断，但神经内膜管完整，损伤远端发生沃勒变性，多由长期或严重压迫所致，可自行恢复
Ⅲ度损伤	多由长期或严重压迫所致。神经纤维横断，而神经束膜完整；有自行恢复的可能，但多为不完全恢复
Ⅳ度损伤	神经束内的大部分或全部神经纤维受损，但神经干外膜保持完整，需手术修复
Ⅴ度损伤	神经干完全断裂

三、临床处理

知识点		内容
手术治疗	开放性	多为神经断裂，应早期手术治疗
	合并闭合性骨折及脱位	多为牵拉或挫伤所致，早期应整复骨折及脱位，对神经伤一般先采用非手术治疗，1～3个月后仍未恢复者，应手术探查
神经干叩击试验（Tinel征）	定义	指在神经损伤后或损伤神经修复后，在相应平面轻叩神经，其分布区会出现放射痛和过电感
	原因	由于神经轴突再生较髓鞘再生快，神经轴突外露，被叩击时出现的过敏现象
	意义	对神经损伤的诊断和神经再生的进程有较大的判断意义
	随着再生过程的不断进展，可在远侧相应部位叩击诱发此过敏现象	
电生理检查	定期进行电生理检查有助于观察神经再生情况，判断神经再生的质量和进展	
	经过积极的治疗，3个月后电生理检查没有明显改善者，提示预后不佳	

第十一节 吉兰-巴雷综合征

知识点	内容
定义	是一种**自身免疫介导**的周围神经病，主要损害多数脊神经根和周围神经，也常累及脑神经
特点	起病急，2周达高峰
首发症状	肢体**对称性弛缓性肌无力**，逐渐累及躯干肌和脑神经

第十二节 多发性硬化

一、概述

知识点	内容
定义	多发性硬化（MS）是一种**中枢神经系统白质脱髓鞘**为主要病理特点的**自身免疫**疾病
特点	好发于20~40岁青壮年，**女性多于男性**，女男发病比为2∶1
最常累及部位	脑室周围**白质**、视神经、脊髓、脑干和小脑

二、临床表现

知识点	内容
运动障碍	最多见；开始多为下肢沉重无力，继而发展为痉挛性单瘫、偏瘫、截瘫或四肢瘫，伴腱反射亢进和病理征阳性
感觉异常	**50%以上**病例可有疼痛和异常感觉；查体时痛温觉、深感觉减退或缺失
共济失调	**发生率为50%**；表现为断续性言语、意向性震颤、共济失调步态和躯干节律性不稳
视力障碍	多从一侧开始，随后累及另一侧，常伴眼球疼痛；常发生较急，可有缓解和复发
眼球震颤和眼肌麻痹	两者同时出现高度提示脑干受损
认知障碍	注意力不集中、判断力受损及记忆力明显减退，最后发展为痴呆
精神障碍	精神淡漠，情绪易波动，欣快；疾病后期可发生躁狂等严重的精神障碍
自主神经障碍	**75%**的患者可以出现**尿急、排尿不畅、部分性尿潴留或轻度尿失禁**；排便障碍多为无力性便秘，腹泻少见；晚期可出现大小便失禁

三、辅助检查

（1）**敏感性最高**——MRI。

（2）**最可靠的实验室**诊断方法——CSF-IgG 和 CSF-OB。

第七章 骨科疾病

第一节 骨折

一、概述

知识点	内容		
定义	骨或骨小梁的完整性和连续性发生断裂，为骨折		
原因	直接暴力、间接暴力、肌肉拉力、累积性劳损、病理性骨折		
分类	骨与外界是否相通	闭合性骨折和开放性骨折	
	骨折损伤程度及形态	不完全性骨折	裂缝骨折、青枝骨折
		完全性骨折	横形骨折、斜形骨折、螺旋形骨折、粉碎性骨折、嵌插骨折、压缩骨折、骨骺分离
	骨折的稳定性	稳定性骨折	裂缝骨折、青枝骨折、嵌插骨折、横行骨折
		不稳定骨折	斜型骨折、螺旋骨折、粉碎性骨折

二、骨折专有体征

畸形、活动异常、骨摩擦音或骨摩擦感——只要具有其一，即可诊断骨折。

三、骨折并发症

并发症	具体内容
早期并发症	脂肪栓塞综合征、休克、感染、内脏及重要动脉损伤、周围神经损伤、脊髓损伤
晚期并发症	坠积性肺炎、压疮、骨化性肌炎、创伤性关节炎、关节僵硬、缺血性肌挛缩、缺血性骨坏死、下肢深静脉血栓形成等

四、骨折功能复位标准

类型	功能复位标准	
旋转移位、分离移位	必须完全矫正	
缩短移位	成年人	下肢骨折缩短不超过 1 cm
	儿童	无骨骺损伤者下肢短缩不超过 2 cm
前臂双骨折	对位对线都好，否则影响前臂旋转	
长骨干横骨折	端端对接，对位至少达 1/3	
干骺端骨折	侧方移位经复位后，对位至少达 3/4	

五、骨折愈合

1. 分期

分期	释义	时间
肉芽修复期	骨折局部出现的创伤性反应，形成血肿，来自骨外膜、髓腔和周围软组织的新生血管伸入血肿，大量间质细胞增生分化，血肿被吸收，机化而衍变为肉芽组织	2～3周
原始骨痂期	骨折端附近的外骨膜增生，新生血管长入其深层，开始膜内骨化，髓腔内的内质膜也同时产生新骨，但较慢。而填充于骨折断端间和剥离的骨膜下，由血肿机化而形成的纤维组织大部分转变为软骨，经增生变性而成骨，即软骨内骨化	6～10周
成熟骨板期（临床愈合期）	新生骨小梁逐渐增加，排列渐趋规则。经死骨吸收，新骨爬行替代，原始骨小梁被改造为成熟的板状骨	8～12周
塑形期	根据人体运动，骨结构按照力学原理重新改造，最终达到正常骨骼结构	2～4年

2. 影响因素

年龄、骨折部位的血液供应、感染、软组织损伤程度、软组织在骨折断端的嵌入、全身健康状况、施加的治疗方法。

3. 骨折临床愈合标准

（1）局部无压痛及纵向叩击痛。

（2）局部无异常运动。

（3）X线片显示骨折线模糊，有连续性骨痂通过骨折线。

（4）外固定解除后伤肢能满足以下条件：上肢能向前平举1kg重物长达1分钟；下肢能不扶拐平地连续步行3分钟，并不少于30步。

（5）连续观察2周骨折处不变形；从观察开始之日起倒算到最后一次复位的日期，其所历时间为临床愈合所需时间。

第二节 骨质疏松症

一、定义

1. 定义

骨质疏松症是骨组织显微结构受损，骨矿成分和骨基质等比例地不断减少，骨质变薄，骨小梁数量减少，骨脆性增加和骨折危险度升高的一种全身骨代谢障碍的疾病。

2.骨代谢变化

分期	年龄	特点
正平衡期	0～20多岁	不断生长发育
平衡期	20～40岁后	生成和吸收两个过程处于平衡状态
负平衡期	超过40岁后	生成保持不变,但骨的吸收增加

二、分型

分型	释义
原发性骨质疏松	Ⅰ型为绝经后;Ⅱ型为老年性
继发性骨质疏松	皮质醇增多症、甲状旁腺功能亢进、甲亢、糖尿病、慢性肾病、胃肠切除、某些药物影响

三、临床表现

知识点	内容
症状	疼痛(腰背痛,骨量丢失12%以上)、骨折(最常见,最严重)、呼吸功能下降
体征	身长缩短、驼背

四、特殊检查

知识点	内容
X线检查	定性检查,一般骨量丢失30%以上时,X线才能有阳性所见
骨密度定量测定	单光子吸收测定(SPA)
	超声波测定(USA)
	双能X线吸收测定(DEXA),WHO推荐为诊断骨质疏松症的标准
	定量CT(QCT)

五、治疗要点
1.药物治疗

Ⅰ型骨质疏松症	Ⅱ型骨质疏松症
雌激素——防治绝经后骨质疏松的首选药物	蛋白同化激素(苯丙酸诺龙)
维生素D	维生素D
钙制剂	钙制剂
降钙素	氟化剂
双膦酸盐(EHIP)	维生素K
▲主要选用骨吸收抑制剂	▲主要选用骨形成促进剂

2. 物理治疗

减轻疼痛，促进骨钙沉积。

3. 健康宣教

（1）改变生活方式，戒烟、限酒、限咖啡。

（2）增加户外活动时间。

（3）增加富含钙、磷等矿物质的食物。

第三节 关节脱位

一、概述

知识点		内容
分类	发育性	儿童的先天性髋关节脱位
	病理性	关节骨本身病变（如肿瘤、感染等）造成的脱位
	创伤性	外伤造成，外伤性关节脱位常伴有骨折
关节修复		关节脱位至少包括关节囊及韧带损伤，修复时间至少**不短于6周**
		为保障损伤组织顺利修复，需要固定，**最早的关节功能活动为伤后3周**
特殊表现		畸形、弹性固定、关节窝空虚
X线检查		在关节脱位的复位前和复位后必须给予X线检查，目的如下： （1）准确判断脱位的程度和方向 （2）判断有无合并骨折 （3）判断有无其他病理改变 （4）检查关节复位和骨折复位是否完全

二、临床治疗要点

知识点		内容
新鲜脱位	手法或持续牵引	大多可以复位成功
	手术复位	如果经临床和X线检查，发现关节内有障碍，手法复位困难者，考虑手术复位
陈旧性脱位		若关节脱位**未能在伤后3周内复位**，称为陈旧性脱位；但这仅是机械地从脱位的时间来划分的；陈旧性脱位需要手术复位

三、常见部位的关节脱位

知识点		内容
肩关节脱位	特点	肩关节脱位占全身关节脱位总数最多，其中95%是前脱位
	Dugas征阳性	将患侧肘紧贴胸壁时，手掌搭不到健侧肩部
		或手掌搭在健侧肩部时，肘部无法贴近胸壁
	常见并发症	肱骨大结节撕脱骨折或肱骨颈骨折以及腋神经损伤，肩袖损伤
	治疗	肩关节复位稳定后，颈肩吊带固定3周
肘关节后脱位	特点	最常见，大手拉小手——桡骨头半脱位
	Huter线	正常肘关节于伸直位时，肱骨的内外髁及尺骨鹰嘴突3个骨性标志在同一条直线上
	Huter三角	正常屈肘时，肱骨的内外髁及尺骨鹰嘴突3个骨性标志组成一个等腰三角形
	治疗	长臂石膏后托在功能位固定3周
髋关节脱位	特点	后脱位最常见
	体征与症状	屈曲、内收、内旋及短缩畸形
	Nelaton线	髂前上棘与坐骨结节的连线
	治疗	复位后，皮牵引保持患肢伸直和外展位3周，开始扶拐下地活动

第四节 关节病变和损伤

一、肩关节周围炎

知识点		内容
定义		肩关节周围炎（肩周炎）又称粘连性关节囊炎，俗称五十肩、冻结肩
临床表现	临床特点	50岁左右发作，病程数月，有明确的自愈倾向
	主要症状	肩关节疼痛，关节活动障碍；疼痛特点为肩关节钝痛，急性重者一触即痛，可能是组织有撕裂；部分患者按压时反而减轻，表现为慢性疼痛，夜间疼痛为著；运动功能障碍为外展、前屈、外旋和内旋受限；病程长者可因神经营养障碍及失用导致肌肉萎缩，三角肌最显著
治疗要点	一般治疗	口服消炎镇痛药物，痛点局部封闭
	物理治疗	超短波、红外线、磁疗、低中频电疗、运动训练

二、膝关节韧带损伤

知识点			内容
定义			外伤造成膝关节韧带损伤，严重时有关节不稳
临床表现	症状		膝部伤侧局部剧痛、肿胀、有时有淤斑，膝关节不能完全伸直。内侧副韧带损伤时，股骨内上髁或胫骨内髁的下缘处压痛明显；外侧韧带损伤时，股骨外上髁或腓骨小头处压痛明显。交叉韧带损伤出现疼痛、肿胀
	体征		侧副韧带损伤者有局部肿胀、压痛；交叉韧带损伤者，关节肿胀，关节积血或积液
体检	前交叉韧带（ACL）	Lachman 试验	患者平卧，膝关节屈曲30°，检查者双手分别放于股骨下端和胫骨上端，向后推大腿和向前拉小腿，有松弛、错动感为阳性
		前抽屉试验	患者双足平置于床上，保持放松。检查者坐在床上，双手握住膝关节的胫骨端，向前方拉小腿，如果出现胫骨前移比健侧大 5 mm 为阳性
		轴移试验	取侧卧位，被动伸直膝关节，双手握住足跟使小腿内旋或取中立位，另一只手对胫骨近端施以外翻应力；膝关节自0°开始逐渐屈曲；胫骨外髁开始向前半脱位，缓慢屈膝达30～40°时，胫骨突然向后复位，即可判断为轴移试验阳性，表示有前交叉韧带松弛
	后交叉韧带（PCL）		后抽屉试验
	侧副韧带		内外翻试验（膝侧搬试验）
治疗要点	一般治疗		急性损伤立即冰敷，或者向局部喷射冷冻剂，并加压包扎固定，抬高患肢，膝关节制动
	手术治疗		十字韧带断裂，或胫骨棘撕脱骨折有明显移位者，应早期手术修复断裂的韧带，术后长腿石膏固定4～6周
	物理治疗	保守治疗者	消炎镇痛，促进韧带再生，佩戴膝关节支具，ACL 损伤患者增强腘绳肌训练，PCL 患者增强股四头肌训练
		手术患者	抗感染、消肿治疗，渐进增加关节活动度、有针对性增强肌力，提高本体感觉和进行关节稳定性训练

三、半月板损伤

知识点	内容
病因	多由扭转外力引起
临床表现	关节弹响、交锁、关节间隙的压痛、麦氏（McMurray）征阳性、Apley 研磨试验阳性

知识点		内容
治疗要点	一般治疗	急性期冰敷，或向局部喷射冷冻剂，加压包扎固定，膝关节制动，抬高患肢
	关节镜的应用	半月板边缘撕裂可行缝合修复，通常行半月板部分切除；早期处理半月板损伤，缩短疗程，提高治疗效果，减少损伤性关节炎的发生
	物理治疗	消炎、镇痛，促进炎性产物吸收或改善血液循环促进半月板修复；维持或增强肌力，防止肌肉萎缩，维持正常步态
	健康教育	减少登山、上下楼梯、下蹲、曲伸膝练习等动作，减重或防止创伤性关节炎发生

四、髌骨软化症

知识点		内容
定义		髌股关节软骨退行性病变，晚期在髌软骨边缘形成骨赘
临床表现		多有外伤史，膝部半蹲位时易损伤，多为青年和中年人。**膝前区不适和疼痛，局限在髌骨后方，半蹲位时疼痛加重**为本病特点——**股四头肌抗阻试验阳性**
X线检查		髌股关节间隙变窄、边缘骨刺以及髌骨关节面粗糙、硬化和残缺等
治疗要点	一般治疗	急性期尽量休息，在扶拐下作无痛范围内的关节活动，不要制动关节，应避免抗阻力强烈伸屈运动
	物理治疗	可暂时缓解症状，可选择超短波（无热量或微热量）、脉冲磁疗、氦—氖激光照射、石蜡疗法
	肌力训练	正确的运动治疗可以帮助恢复关节周围组织运动的协调性；恢复肌力，缓解疼痛，恢复关节稳定性
	手术治疗	保守治疗无效时可行手术治疗；对病变较局限者行软骨面病区削剪术，或行关节镜下刨削清理术；如病变是由髌股关节的异常引起的，要行手术纠正

五、踝关节扭伤

知识点	内容
最常见	外侧韧带损伤
治疗要点	冰敷，加压包扎，抬高患肢，制动休息
	物理治疗——超短波、磁疗、蜡疗、红外线
	适当进行功能训练，逐渐增加负荷训练
	加强预防措施，提高踝关节肌力，减少复发率
	手术治疗——完全断裂，或合并有撕脱骨折，踝关节半脱位者，早期手术治疗

第五节 骨关节炎

一、概述

知识点	内容	
定义	骨关节炎（OA）是一种慢性关节病，也称退行性关节病、骨性关节病或增生性关节炎	
特征	关节软骨发生原发性或继发性退行性改变，并在关节边缘有骨赘形成，病理变化以软骨变性及软骨下骨质病变为主	
分类	原发性	无明显局部致病原因，多见于老年人，其发生往往受遗传和体质的影响。老年性组织变性再加积累劳损是起病因素。手指末节骨关节炎的Heberden结节，有明显的遗传因素
	继发性	是在局部原有病变的基础上发生的骨关节炎。畸形、创伤和疾病都能造成软骨的损害，从而导致日后发生骨关节炎。因而继发性骨关节炎可以发生于任何年龄

▲临床上以原发性骨关节炎为多见，其发病原因主要是关节软骨磨损和透明质酸合成减少。

二、症状和体征

知识点	内容
年龄性别	原发性骨关节炎多发生在50岁以后，女略多于男
最常受累	膝、髋、手指、腰椎、颈椎等关节
酸胀痛	起病缓慢，有时因受凉、劳累或轻微外伤才感到关节有酸胀痛
	酸胀痛的轻重与X线表现不成正比，在承重时酸胀痛加重
	经过一个阶段的不活动，可出现暂时性僵硬，从一个姿势转变到另一个姿势时，活动感到不便并有酸胀痛；例如，早晨起床或久坐后起立时，最为明显；经过活动以后，关节又渐灵活，酸胀痛也渐减轻，但过度活动又会引起酸胀痛和运动受限
关节	局部无肿胀，可有轻压痛；活动时可有粗糙的摩擦音，肌肉极少有痉挛，也无明显萎缩，可有中等量渗液
骨赘形成和关节畸形	关节软骨的磨损及骨质增生所致
晚期	当骨赘刺激肥厚的滑膜皱襞时，疼痛可加剧，关节活动亦因关节变形而显著受限，但不致发生关节强直

▲上述症状多因轻微的外伤、劳损或寒冷而引起发作，可以1~2年发作一次，间歇期内可无症状；多次发作后，间歇期可逐渐缩短，最后症状可变为持续性。

三、辅助检查

（1）患者无明显的全身症状，红细胞沉降率很少超过30 mm/h，关节液检查偶见红细胞、软骨碎片和胶原纤维碎片。

(2) X线片可见**关节间隙狭窄，软骨下骨质硬化，关节边缘尖锐**，并有**骨赘形成**。关节面邻近的骨端松质骨内可见多数直径为 1 cm 左右的小囊腔。**有时关节内可见游离体**。有轻度骨质疏松和软组织肿胀。**晚期关节面凹凸不平，骨端变形**。脊柱骨关节炎的 X 线片显示椎间隙变窄，椎体边缘尖锐，有**唇形骨赘**。

四、临床处理

(1) 处理原则：缓解疼痛、消炎消肿、恢复和保持关节功能。
(2) 处理方法：休息制动、药物治疗、必要时手术治疗。

第六节　类风湿关节炎

一、概述

知识点	内容
定义	类风湿关节炎（RA）是以累及周围关节为主的多系统性关节炎症状的**自身免疫性疾病**
特征	**对称性、周围性多个关节**慢性炎性病变，临床表现为受累关节疼痛、肿胀、功能障碍，病变呈持续、反复发作过程；60%～80% 的患者在活动期血清中出现**类风湿因子（RF）**
病理	关节滑膜炎	**慢性滑膜炎，侵及下层的软骨和骨，造成关节破坏**
	血管炎	可发生在患者关节外的任何组织，累及中、小动脉和静脉，管壁有淋巴细胞浸润、纤维素沉着，内膜增生导致血管腔狭窄或堵塞；**类风湿结节**是血管炎的一种表现，常见于关节**伸侧**的皮下组织

二、临床表现

知识点	内容
全身表现	**本病多发于 30～50 岁，女多于男，女男之比为 4：1**，常以缓慢而隐匿的方式起病，在出现明显关节症状前有数周的低热、乏力、全身不适、体重下降等表现，以后出现典型的关节症状
关节表现	分关节滑膜症状和关节破坏症状，前者经治疗后有一定的可逆性，后者一经出现很难逆转
	晨僵	早晨出现僵硬
	疼痛与压痛	**关节痛是最早的症状**，多呈**对称性、持续性**，时轻时重，受累的关节常伴有压痛，皮肤有色素沉着
	关节肿胀	多由关节积液或关节周围软组织炎症引起
	关节畸形	出现指间关节的半脱位，呈"鹅颈样"畸形
关节外表现	类风湿结节（活动期指标）、类风湿血管炎、肺间质病变和结节样变、心包炎、胃肠道症状、神经系统病变

三、影像学检查

分期	知识点	
Ⅰ期	关节端骨质疏松	Ⅰ松Ⅱ窄Ⅲ虫凿，Ⅳ期脱位骨强直
Ⅱ期	关节间隙因软骨的破坏而变得狭窄	
Ⅲ期	关节面虫凿样改变	
Ⅳ期	关节半脱位和关节破坏后的纤维性骨性强直	

四、诊断标准

(1) 晨僵至少1小时，病程6周。

(2) 对称性关节肿胀持续至少6周。

(3) 有3个或3个以上的关节肿胀，持续至少6周。

(4) 腕关节、掌指关节、近端指间关节肿胀，持续至少6周。

(5) 有皮下结节。

(6) 手部X线片改变（至少有骨质疏松和关节间隙狭窄）。

(7) 类风湿因子阳性（滴度大于1∶20）。

▲以上7项中有4项即可诊断。

五、临床处理

知识点		内容
治疗目的		控制炎症，减轻或消除疼痛，防止畸形，矫正不良姿势，维持或改善肌力，恢复运动功能，维持正常的生活能力，提高生活质量
治疗方法	急性期	使关节休息，避免关节负重，合理使用物理因子治疗，以减轻疼痛、控制炎症为主
	亚急性期	维持关节活动度的训练——主动、被动活动
	慢性期	预防和纠正畸形——运动锻炼增加关节活动度和增强肌力耐力等手段来实现

第七节 颈椎病

一、分型及症状

分型	症状
软组织型（最常见）	症状多轻微，以颈部症状为主，一侧或双侧斜方肌压痛
	X线——颈椎曲度变直，但椎间隙无狭窄
神经根型发病率最高（较常见）	颈肩臂痛，向前臂或手指放射，手麻，手或臂无力感，持物不稳或失落为常见症状。颈部僵直，活动受限，颈部肌肉痉挛，受累节段棘突压痛
	颈5神经根受累——肩部前臂外侧痛觉减退，三角肌肌力减弱
	颈6神经根受累——拇指痛觉减退，肱二头肌肌力减弱，腱反射减弱或消失
	颈7或颈8神经根受累——小指痛觉减退，肱三头肌肌力减弱，握力差，手内在肌萎缩，肱三头肌反射消失
	X线——生理曲度异常、椎间孔狭窄、钩椎增生
	颈椎挤压试验、脊神经根牵拉试验常——阳性
椎动脉型（最突然）	患者头向健侧时头晕或耳鸣加重，严重者可出现猝倒
	眩晕——主要症状
	视觉障碍——突发性弱视或失明、复视，短期内自动恢复
	偏头痛——常因头颈部突然旋转而诱发
	其他——运动及感觉障碍，以及精神症状
	X线——钩椎关节增生、椎间孔狭小（斜位片）或椎节不稳（梯形变）
交感神经型（最麻烦）	交感神经兴奋症状：头痛、头晕；视力下降，瞳孔扩大或缩小，眼后部胀痛；心跳加速、心律不齐、心前区痛、血压升高；出汗异常；耳鸣、听力下降、发音障碍等
	交感神经抑制症状：头昏、眼花、流泪、鼻塞、心动过缓、血压下降及胃肠胀气等
脊髓型（最严重）	反射亢进，踝、膝阵挛，肌肉萎缩，手部持物易坠落，最后呈现为痉挛性瘫痪
	病理反射以Hoffmann反射阳性率为高，其次是髌阵挛、踝阵挛及Babinski征
	X线——椎管矢径小、骨刺形成明显（椎体后缘）、后纵韧带骨化
	屈颈试验——阳性
混合型	在实际临床工作中，混合型颈椎病也比较常见；常以某一类型为主，其他类型不同程度地合并出现，病变范围不同，其临床表现也各异

二、治疗原则

分型	治疗原则
软组织型	非手术方法治疗为主——牵引、按摩、理疗、针灸
神经根型	牵引有明显的疗效
椎动脉型和交感神经型	非手术治疗为主
	有明显颈性眩晕或猝倒发生，经非手术治疗无效者，考虑手术
脊髓型	先行非手术治疗，无明显疗效尽早手术治疗
	较重患者禁用牵引，禁忌手法治疗
混合型	除比较严重的脊髓受压，其他表现应以非手术治疗为主

第八节　腰椎间盘突出症

一、概述

知识点	内容
定义	指腰椎，尤其是第4～5腰椎、第5腰椎～第1骶椎，(占90%以上)、第3～4腰椎的纤维环破裂和髓核组织突出压迫和刺激相应水平的一侧和双侧腰骶神经根所引起的一系列症状和体征
分型	退变型、膨出型、突出型、脱出后纵韧带下型——非手术治疗
	脱出后纵韧带后型和游离型——手术治疗为主

二、临床表现

1. 症状

知识点	内容
疼痛	腰痛是最早的症状；腰痛可因咳嗽或打喷嚏而加重，是腰椎间盘突出症的重要表现；大多数是第4～5腰椎，第5腰椎～第1骶椎间隙突出，故坐骨神经痛最多见
麻木	是突出的椎间盘压迫本体感觉和触觉纤维引起的
马尾神经受压综合征	大小便障碍，鞍区感觉异常，男性阳痿

2. 体征

知识点	内容	
步态异常	疼痛较重者步态为跛行，又称减痛步态	
压痛	突出间隙、棘上韧带、棘间韧带及棘旁压痛，慢性患者棘上韧带可有指下滚动感，对诊断腰椎间盘突出症有价值	
曲度变化	腰椎间盘突出症患者常出现腰椎曲度变直，侧凸和腰骶角的变化	
活动范围	不同程度的腰部活动受限	
直腿抬高试验及加强试验阳性	直腿抬高试验是诊断腰椎间盘突出症较有价值的试验；其诊断腰椎间盘突出症的敏感性为76%～97%	
神经系统检查	感觉异常（约80%）	第5腰椎神经根受累——小腿前外侧和足内侧的痛、触觉减退
		第1骶椎神经根受累——外踝附近及足外侧痛、触觉减退
	肌力下降（约70%～75%）	第5腰椎神经根受累——踝及趾背伸力下降
		第1骶椎神经根受累——趾及足跖屈力减弱
	反射异常（约71%）	膝反射减弱或消失——提示第3、第4腰椎神经根受压
		踝反射减弱或消失——表示第1骶椎神经根受压
		马尾神经受压——肛门括约肌张力下降及肛门反射减弱或消失

第九节 腰椎小关节病

知识点		内容
概述	定义	因腰椎小关节退变引起的一系列临床症状者称之腰椎小关节病
	病理	创伤、退变、姿势改变
症状和体征		腰痛，持续性钝痛，活动时加剧，压痛点（小关节处）
影像学特点	早期	小关节间隙狭窄、松动、增生、骨刺
	后期	肥大形改变、骨赘、椎间孔变小
	CT可清晰的显示出小关节的狭窄、骨赘及变形，可明确病变的程度，及其与椎管、根管的关系	
临床处理	治疗时以非手术治疗为主	
	发作期	为减轻关节炎症、缓解疼痛，常用药物和理疗
		对于有关节功能紊乱者，可行牵引和手法纠正，小关节腔注射疗效明显
	恢复期	加强腰部的功能训练，防止日常生活中不当的动作引起复发

第十节 强直性脊柱炎

一、概述

知识点	内容
定义	强直性脊柱炎是一种血清阴性的脊柱关节病，多见于青少年，以中轴关节慢性炎症为主，也可累及内脏及其他组织的慢性进行性风湿性疾病
病因	病因不明，可能与 HLA-B27 相关
病理	是滑膜、关节囊、韧带或肌腱骨附着点的复发性和非特异性炎症
	炎症、纤维化和骨化为本病的基本病变
	多见于骶髂关节、脊柱小关节、椎体周围韧带、跟腱、胸肋连接等部位
	出现骶髂关节不同程度的病变、椎体方形变、韧带钙化、脊柱"竹节样"变、胸廓活动受限等临床表现

二、临床表现

知识点	内容
疼痛	典型的症状是腰背疼痛、晨僵、腰椎活动受限和胸廓活动度减小
脊柱曲度变化	脊柱由下而上强直，腰椎前凸消失，驼背畸形
体征	骶髂关节压痛，"4"字试验阳性，骨盆挤压试验和分离试验阳性，脊柱和胸廓活动度减小
实验室检查	90% 患者 HLA-B27 阳性
影像学检查	骶髂关节 CT 检查能发现关节的轻微变化，利于早期诊断
	腰椎是脊柱最早受累的部位，注意观察有无韧带钙化、方椎、脊柱"竹样"变

三、临床处理

知识点	内容
控制炎症	控制骶髂关节和腰椎小关节及脊柱韧带附着点的炎症是治疗的关键
防止粘连	防止小关节的粘连以维持脊柱的活动度
综合处理	药物、理疗、手法治疗、脊柱的活动度训练是常用的方法；在非炎症期，脊柱的活动度训练要求每日 1~2 次，持之以恒

第十一节 特发性脊柱侧凸

知识点	内容
治疗方法	姿势体位训练、运动疗法、侧方电刺激、牵引治疗、佩戴侧弯矫形器和手术治疗等
治疗方案（Cobb 角）	10°以下：姿势训练＋矫正体操
	10°～20°：姿势训练＋矫正体操＋侧方电刺激
	20°～40°：侧弯矫形器＋侧方电刺激
	40°或45°以上或曲度稍小但旋转畸形严重：手术矫正＋佩戴矫形器
骨成熟度评定	Risse 将髂嵴分成四部来分阶段描述骨成熟度，即 Risser 征，判断标准为： (1) 0°为髂嵴骨骺未出现 (2) 1°为外侧 25% 以内出现骨骺 (3) 2°为 50% 以内出现 (4) 3°为 75% 以内出现 (5) 4°为 75% 以上出现，但骨骺未与髂嵴融合 (6) 5°为全部融合；Resser 指数为 5 时，表示脊柱生长发育已结束

第十二节 腰椎峡部裂和脊柱滑脱

一、定义

知识点	内容
椎弓峡部裂	指椎弓上下关节突之间的峡部断裂。第 4、第 5 腰椎峡部裂最常见，约占 90% 以上
脊柱滑脱（真性脊柱滑脱）	指峡部断裂后椎体、椎弓根、上关节突在下位椎体上面向前滑移
假性脊柱滑脱	指腰椎间盘退行性变或其他原因使关节突关系发生改变，而峡部保持完整

二、临床表现

知识点	内容
症状	临床上好发于 21～30 岁和 41～50 岁年龄组，下腰痛或下肢酸痛沉重症状
体征	脊柱滑脱程度较大者可出现马尾神经牵拉或挤压症状，鞍区麻木或大小便障碍
X 线检查	是诊断椎弓峡部崩裂和脊柱滑脱的主要依据
	Meyerding 测量法：将滑脱的下位椎体上面纵分为 4 等份，滑脱时上位椎体前移，移动距离在 1/4 以下为Ⅰ度，1/4～2/4 为Ⅱ度，以此类推

三、临床处理

类型	内容
椎弓峡部裂引起的腰椎滑脱Ⅰ度和Ⅱ度者	采取非手术治疗，可用药物、理疗缓解疼痛，在行手法治疗时必须慎重，尤其是**禁用大力度的旋扳手法**；可佩戴腰部支具如**腰围，纠正腰椎前凸，但佩戴支具的时间不要太长，以免引起腰部肌肉失用性萎缩**
假性腰椎滑脱	非手术治疗为主；腰背部肌肉是维持腰椎稳定性的重要结构之一，**加强腰背部和腹部肌肉的锻炼，有助于维持及增强腰椎的稳定性，从而延缓腰椎滑脱的病情进展**

第十三节 软组织损伤

一、软组织损伤

知识点		内容
定义		包括皮肤、皮下组织、肌肉、肌腱、筋膜、腱鞘韧带、神经、血管和关节周围组织等
临床分类	急性闭合性损伤	**机械力的作用**：根据力的作用方式，常表现为**扭伤、挫伤、断裂和撕脱**；造成的急性损伤的病理生理变化取决于致伤因素的特征和受伤组织本身的抵抗力
		血肿：小血管破裂，使组织内出血，局部存有大量血液则形成血肿
		水肿：局部血管未破裂，因神经反射导致血管渗透性增加，大量组织液外渗，局部肿胀或因组织内出血引起反应性无菌性炎症、浆液性渗出和炎性细胞浸润引起的局部肿胀
		疼痛：组胺、5-羟色胺、激肽类等化学活性物质的释放，以及钾离子、氢离子等，除引起炎症外，也引起疼痛
		粘连：组织液渗出或者出血，产生粘连使组织纤维化，较大的血肿不易完全吸收，凝固后因结缔组织的增生而产生机化，或形成瘢痕，或发生挛缩，如果在关节部位，会导致关节功能障碍
	开放性损伤	(1) 病理变化分3个阶段：①**组织的变性及坏死**；②**渗出**；③**组织再生** (2) 创伤完全愈合后往往留有瘢痕
	慢性损伤	长期持续和反复的刺激组织，早期多表现为充血、水肿，渗出等炎性改变，然后为组织变性、坏死、增生
临床表现	**全身表现**	昏厥，休克，发热，血液及代谢变化、红细胞沉降率加速、肾功能改变，感染
	局部表现	疼痛，肿胀，淤斑，功能障碍；早期因疼痛致活动受限或组织毁损，后期因瘢痕形成、局部粘连、骨化性肌炎及失用性萎缩而致功能障碍
治疗要点	一般治疗	局部冷敷、休息、抬高患肢
	物理治疗	消炎、镇痛、恢复运动功能
	手术治疗	急慢性损伤根据病情选择修复重建手术

二、肌筋膜炎

知识点		内容
定义		发生于**筋膜、肌肉、韧带及肌腱**等软组织病变的统称
病因		病因不十分明确,多与**职业性劳动、长期在某种不良体位工作、肌肉失衡和负荷不对称,以及与寒冷、潮湿、病毒感染、外伤、疲劳有关**
		肌筋膜原发病灶成为刺激源,称为"激发点"或"扳机点",引起不正常的冲动,使神经轴突发生功能紊乱,相继发生反射性疼痛和肌筋膜紧张
治疗要点	急性期	休息,慢性期应适当活动,注意正确的运动使肌肉能得到有节律的收缩和放松
	物理治疗	改善血液循环、消炎镇痛、按摩及手法和运动训练治疗
	其他治疗	局部疼痛点封闭治疗
	健康教育	正确劳作体位

三、腰背肌筋膜炎

知识点		内容
定义		因**寒冷、潮湿、慢性劳损**而使腰背肌筋膜及肌组织发生**水肿、渗出及纤维病变**,而出现的一系列临床症状
临床表现	病史	急性受伤史、慢性损伤史、特殊姿势下工作的慢性损伤
	疼痛	不剧烈、**晨起重、日间轻、傍晚又重**(早晚重)
	压痛点	可以**明确**指出最痛点,有时会在深部触及**硬结**或"脂肪瘤"样**结节**
	背肌牵拉试验	**阳性——有腰背肌筋膜炎**

四、肱骨外上髁炎

知识点	内容
定义	肱骨外上髁处**伸肌总腱起点**处的慢性损伤性炎症,**又称为"网球肘"**
病因	前臂过度旋前或旋后位,被动牵拉伸肌和主动收缩伸肌,对肱骨外上髁总处的**伸肌总腱**起点产生较大张力;反复前臂伸肌过度牵拉或收缩动作,引起肱骨外上髁处的伸肌总腱起点区慢性损伤,短期提重物也可发生肱骨外上髁炎
临床表现	肘关节**外侧疼痛**,用力**握拳、伸腕疼痛加重**;即前臂伸肌和屈肌抗阻力收缩会激发疼痛
	可有晨僵,无关节活动受限
	伸肌腱牵拉实验(Mills)阳性——伸肘、握拳、屈腕,然后**前臂旋前**,诱发肘外侧疼痛

续表

知识点		内容
治疗要点	相对制动	合理休息，减少桡侧伸腕肌肌腱起点处张力
	局部注射	消炎、镇痛
	物理治疗	消炎、镇痛、放松肌肉和增加软组织弹性
	手术治疗	非手术无效时可考虑手术治疗
	健康教育	消除病因，纠正不良姿势，防止复发

五、跟腱炎

知识点		内容
生物力学因素		过度内旋、足跟着地过远、膝内翻（O形腿）、腘绳肌和腓肠肌僵硬或肌力不足、跟腱张力过大、扁平足、足弓过高、弓形足，以及足跟内翻畸形
临床表现	急性跟腱炎	可见跟腱两侧及周围组织肿胀、疼痛，站立、行走时只能前足掌着地，足跟不能着地；局部皮肤颜色正常或潮红，或者有淤血、淤斑，皮温增高，局部明显压痛
	慢性跟腱炎	特点是刚开始活动时疼痛感比较明显，活动开后明显减轻，而在休息后病情又加重，常由于这种有规律的疼痛，致使患者提踵和后蹬动作受限；跟腱两侧可触及硬结，步态跛行

六、复杂性区域疼痛综合征

知识点		内容
定义		继发于肢体损伤所致的一种慢性神经病理性疼痛综合征，此征包括了反射性交感神经营养不良综合征和肩手综合征等
临床表现	Ⅰ型	反射性交感神经性营养不良，无神经损害；多见于骨关节损伤的患者
		临床表现：①严重烧灼样疼痛；②可有骨和皮肤病理改变；③多汗；④水肿；⑤感觉过敏
	Ⅱ型	有灼痛伴不连续的神经损害；多见于神经瘫痪的患者；偏瘫患者的症状主要发生在偏瘫肢体，但也可发生于健侧。
		临床表现肩、手指、肘关节疼痛；手指、腕关节部肿胀，皮肤变薄，僵硬，多汗，冷感等自主神经症状，关节活动受限；病程可迁延3～6个月，部分患者出现肌腱挛缩，皮肤肌肉萎缩，肩手挛缩畸形等

续表

知识点		内容
分期	早期	肩部疼痛、运动障碍或手指疼痛，弥漫性肿胀，以后逐渐出现僵硬
	中期	疼痛减轻，关节功能明显障碍，手部肿胀加重，手指可见屈曲性挛缩，X线显示骨质疏松
	后期	手掌肌肉组织萎缩，手指强直变形；有部分患者可以手指挛缩
治疗要点		交感神经阻滞或封闭治疗
		止痛药、非甾体抗炎药治疗
		物理治疗：早期以消炎镇痛治疗、主动运动为主，局部切忌热疗和被动运动等增加肿胀或疼痛的治疗，后期以改善末梢循环、增加关节活动范围、提高肌力和手功能训练为主
		肿胀肢体压力治疗

第十四节 腱鞘及滑膜疾病

一、腱鞘炎

知识点		内容
定义		慢性劳损或炎症造成肌腱和腱鞘水肿和慢性无菌性炎症，导致疼痛或压迫的病症
病理		早期发生充血、水肿、渗出等无菌性炎症反应
临床表现	手和腕部狭窄性腱鞘炎	手指常发生屈肌腱鞘炎——称为弹响指或扳机指
		拇指为拇长屈肌腱鞘炎——称为弹响拇
	桡骨茎突狭窄性腱鞘炎	Finkelstein试验阳性
治疗要点	一般治疗	局部制动，去除慢性刺激因素，局部注射治疗
	物理治疗	超短波、磁疗、中频电疗、氦-氖激光照射
	手术治疗	剥离或切除狭窄腱鞘，彻底解除狭窄

二、腱鞘囊肿

知识点		内容
定义		是出现在关节附近的囊性肿块，内含胶冻样黏性物质；漏于关节囊、韧带、腱鞘的退行性改变
治疗要点	挤压法	通过关节最佳伸屈位置，使囊肿呈高度紧张状态，术者用手指捏破囊肿
	药物注射	先抽出囊液，再注入激素类制剂
	手术治疗	必要时手术摘除

三、髌前滑囊炎

知识点	内容	
定义	髌前滑囊受到长期、持续、反复摩擦和压力等慢性损伤导致滑囊炎症	
临床表现	髌前疼痛、肿胀，髌骨和膝关节活动受限不明显	
临床表现	无明确原因在膝关节髌骨前方突出圆形或椭圆性隆起性包块，逐渐增大，可有压痛	
临床表现	皮肤表面无炎症，部位较深的触诊边界不清。局部穿刺，滑液为清晰黏液	
治疗要点	一般治疗	化脓性滑囊炎行切开引流术
治疗要点	物理疗法	超短波、脉冲磁疗法、超声波疗法、红外线照射、蜡疗、等幅中频电、调制中频电疗等
治疗要点	局部封闭治疗	2%的普鲁卡因4～6 mL加地塞米松2～5 mg或泼尼松龙12.5 mg做囊内注射

第十五节 手外伤

一、手的姿势

(1) 手的休息位：呈半握拳状；腕背伸10°～15°，轻度尺偏。
(2) 手的功能位：呈握小球或茶杯状；腕背伸20°～25°。

二、周围神经损伤

损伤的神经	感觉异常	运动异常
正中神经（猿手）	桡侧半、拇指、示指、中指和环指桡侧半掌面，拇指指间关节和示指、中指及环指桡侧半近侧指间关节以远感觉障碍	拇短展肌麻痹导致拇指对掌功能障碍以及拇指、示指捏物功能障碍
桡神经（垂腕）	腕部以下手背桡侧及桡侧半三个手指近侧指间关节近端感觉障碍	肘部下方损伤——伸拇和伸指功能丧失
桡神经（垂腕）	腕部以下手背桡侧及桡侧半三个手指近侧指间关节近端感觉障碍	肘部上方损伤——伸腕功能丧失
尺神经（爪形手）	尺侧、环指尺侧和小指背侧感觉障碍	骨间肌和蚓状肌麻痹，致环、小指"爪"形畸形
尺神经（爪形手）	尺侧、环指尺侧和小指背侧感觉障碍	Froment征*
尺神经（爪形手）	尺侧、环指尺侧和小指背侧感觉障碍	夹纸试验阳性

Froment征——骨间肌和拇内收肌麻痹所致，表现为示指用力与拇指对指时，呈现示指近侧指尖关节明显屈曲，远侧指间关节和拇指掌指关节过伸、指间关节过屈。

三、肌腱损伤

通过观察手的休息位和屈伸指运动来判断。

损伤部位	判定标准
指屈肌腱断裂	伸指角度加大
伸指肌腱断裂	屈指角度加大
仅有某一条伸、屈腕肌腱断裂	不影响腕伸、屈功能
指**深**屈肌腱断裂	固定患指中节，**不能屈曲远侧**指间关节
指**浅**屈肌腱断裂	固定除患指外的其他三个手指于伸直位，**不能屈曲患指近侧**指间关节
指**深、浅**屈肌腱均断裂	所有手指**均不能屈**

四、处理原则

知识点	处理原则	
早期的急救处理	局部压迫包扎是处理手部创伤出血**最简便而有效的方法**	
早期彻底清创	争取在伤后6～8小时内进行清创	
早期闭合伤口	手部伤口一般采用单纯缝合	
术后处理	制动时间	血管吻合后：固定2周
		肌腱缝合后：固定3～4周
		神经修复：固定4～6周
		骨折：固定4～6周
		关节脱位：固定3周
	术后	手部伤口**术后10～14天拆线**，带蒂皮瓣移植术后**3～4周断蒂**

第八章 儿科疾病

第一节 儿童发育、精神与行为障碍

一、精神发育迟滞（MR）

知识点	内容
定义	也称智力落后或精神发育不全，是指在发育时期内，一般智力功能明显低于同龄水平，同时伴有适应行为的缺陷；主要表现为感知、记忆、语言和思维方面的障碍
诊断	智力明显低于平均水平，智商（IQ）＜70；适应行为缺陷；出现在发育年龄（18岁以下）

二、孤独症谱系障碍（ASD）

知识点	内容
定义	又称自闭症，其基本特征是社会人际交往、语言和非语言交流、兴趣与活动范围及各种复杂行为的异常
临床表现	社会交往能力缺陷是孤独症的核心症状、沟通和交流障碍、局限的兴趣和行为、智能和认知障碍、感觉异常
常用量表	ABC量表、CARS量表、CABS量表

三、注意缺陷多动障碍（ADHD）

知识点	内容
定义	是一种在儿童期很常见的精神失调；此症为"过度活跃症"，俗称"过动儿"；14岁以下儿童的患病率约为7%~9%
临床表现	注意力涣散或集中困难、活动量过多、自制力弱

第二节 儿童运动功能障碍

一、脑性瘫痪

知识点	内容
定义	是一组持续存在的中枢性运动和姿势发育障碍、活动受限综合征，这种综合征是由于发育中的胎儿或婴幼儿脑部非进行性损伤所致
分型	痉挛型四肢瘫、痉挛型双瘫、痉挛型偏瘫、不随意运动型、共济失调型、混合型

二、臂丛神经损伤

知识点	内容
定义	是周围神经损伤的一个常见类型；新生儿的臂丛神经损伤多由产伤造成
病因	胎儿在母亲产道内头位产时，因肩部不易娩出而被用力牵拉头部，或臀位产时被用力牵拉手臂或躯干，以致臂丛神经发生不完全或完全性损伤

三、进行性肌营养不良（PMD）

知识点	内容
定义	是一种原发横纹肌的遗传性疾病；主要表现为由肢体**近端**开始的**两侧对称性**的进行性加重的肌肉无力和萎缩，个别有心肌受累
临床表现	**假肥大型（Duchenne 型）**：儿童起病，病情进展迅速，出现"鸭步""翼状肩胛""Gowers 征"，90% 有肌肉的假性肥大，**腓肠肌最明显**；多数还有心肌损害，**预后最差**，大部分患者在 25～30 岁以前呼吸感染、心力衰竭或慢性消耗死亡
	肢带型（Erb 型）、面-肩-肱型、远端型（Gower 型）、眼肌型（Kiloh-Nevin 型）

四、脊柱裂

知识点	内容	
定义	最常见的形式是棘突及椎板缺如，椎管向背侧开放，好发于腰骶部	
临床分类	**显性或囊性脊柱裂**	脊膜膨出、脊髓脊膜膨出、脊髓膨出
	隐性脊柱裂	病变区域皮肤大多正常，少数显示色素沉着、毛细血管扩张、皮肤凹陷、局部多毛现象
临床处理	显性脊柱裂均需手术治疗，手术时机在出生后 1～3 个月；如囊壁已极薄需提前手术	

第三节 其他儿科疾病

一、维生素 D 缺乏性佝偻病

1. 定义

由于儿童体内**维生素 D 不足**使**钙、磷代谢紊乱**而产生的，以**骨骼病变**为特征的全身慢性营养性疾病。

2. 诊断要点

分期	特点	骨骼 X 线检查
初期（早期）	多见于 6 个月以内，特别是 3 个月内的小婴儿	骨 X 线可正常
	表现神经兴奋性增高：易激惹、烦闹、夜间啼哭、睡眠不佳、汗多刺激头皮而摇头、头发稀黄等（闹、惊、汗、痒、秃）	
	血清 25-(OH)D_3↓；甲状旁腺激素↑	
活动期（激期）	方颅，鸡胸，肋骨串珠，手、足镯，漏斗胸	X 线显示长骨钙化带消失，干骺端呈毛刷状、杯口状改变，骨质稀疏，骨皮质变薄，可有骨干弯曲畸形
恢复期	症状体征逐渐减轻或消失	X 线出现不规则钙化线，逐渐恢复正常
	血清钙、磷浓度逐渐恢复正常	
后遗症期	多见于 2 岁以后儿童	X 线检查干骺端病变消失
	残留不同程度的骨骼畸形	
	无临床症状	
	血生化正常	

二、新生儿高胆红素血症

知识点	内容
胆红素脑病	新生儿血液中间接胆红素浓度过高会引起脑损伤，常后遗残疾
胆红素	正常人：胆红素浓度为 0.1～1.5 mg/dL
	胆红素脑病患者：临界浓度为 18～20 mg/dL
病理特点	大脑基底节、下丘脑、第四脑室底部易被胆红素所侵，主要影响锥体外系功能

第九章　其他疾病

第一节　皮肤科疾病

一、银屑病

知识点		内容
定义		是一种复发性的表皮细胞过度增殖性慢性炎症性皮肤病，俗称"牛皮癣"；可自愈，易复发
临床表现	皮疹特点	大多急性发病，扩延全身。原发疹为针冒头和扁豆大小丘疹或斑丘疹
	薄膜现象	典型皮损为红色斑丘疹，表面被覆多层银白色鳞屑，刮去表皮鳞屑可见一层淡红发亮的薄膜
	点状出血	刮去薄膜后，可见小出血点，又称为 Auspitz 征
	同形反应	急性期皮损常发生于外伤处

二、带状疱疹

知识点	内容
定义	由水痘—带状疱疹病毒感染，累及局部感觉节和后根以及相应神经节段所致的急性疱疹性皮肤病
临床表现	好发于胸廓的皮节，分布与神经节段相关，沿一侧躯体呈带状分布在躯干处，一般不超过前后中线，数小时内斑块上起水疱

▲记忆方法：带状疱疹的皮损——带状，沿神经走行单侧分布，很少复发，疼痛较明显。

三、单纯疱疹

知识点		内容	
定义		由单纯疱疹病毒引起的皮肤病	Ⅰ型——引起唇及唇周单纯疱疹
			Ⅱ型——阴部单纯疱疹
临床表现	好发部位	突然发生成群水疱，好发部位为皮肤黏膜交界处，如唇部、面部及生殖器	
	皮损特点	初起局部烧灼感，红斑、成簇丘疹、丘疱疹、很快形成水疱、脓疱，症状轻，常复发	
	自觉症状	灼热，痒感	
	病程短	1～2周自然消退	

▲记忆方法：单纯疱疹——皮损局限，反复发作，皮肤黏膜交界，疼痛不明显。

四、玫瑰糠疹

知识点		内容
定义		一种原因不明的轻度炎症性发疹性疾病，其特征为橙红色丘疹、斑疹，项圈样鳞屑
临床表现	好发人群	多见于青壮年
	好发部位	皮疹好发于躯干及四肢近心端
	发病特点	发病前可有头痛、咽痛等轻度全身不适
	自觉症状	无或轻微痒感
	皮损特点	初发症状为在躯干或四肢出现一个玫瑰色圆形或椭圆形斑，覆盖白色或浅黄色细糠状鳞屑，称为"母斑"；皮损长轴与皮纹走形一致

五、变应性皮肤血管炎

知识点		内容
定义		是指原发于血管壁及其周围的炎症变化
临床表现	好发人群	好发于成年人，有发热、疲倦、头痛、关节痛等全身症状，但症状较轻
	好发部位	多发生在下肢及踝部
	皮损特点	包括红斑、丘疹、风团、结节、溃疡等
	分布	常对称分布

第二节 耳鼻喉科疾病

一、耳郭软骨膜炎

知识点		内容	
病变部位		软骨和软骨膜之间	
分类	浆液性软骨膜炎	定义：又称耳郭假囊肿，是软骨的无菌性炎症	
		临床表现：耳郭局限隆起、不红、无明显疼痛	
	化脓性软骨膜炎	定义：急性化脓性炎症	
		临床表现：耳郭剧痛、红肿、明显压痛、有波动感	

二、急性中耳炎

知识点	内容		
定义	中耳鼓室的急性炎症		
分类	分泌性（卡他性）中耳炎	病理	耳咽管阻塞时因负压而致鼓膜内陷，黏膜充血水肿、渗出，鼓室内出现漏出液、渗出液和分泌液的混合液
		临床表现	闷胀感、堵塞感、听力减退及耳鸣，鼓膜表面有液平面和气泡
	化脓性中耳炎	病理	致病菌有肺炎球菌、流感嗜血杆菌、溶血性链球菌、葡萄球菌、变形杆菌，最常见于经耳咽管途径感染，脓性炎症，严重可波及乳突或引起颅内感染
		临床表现	化脓前期：明显耳鸣、耳聋、剧烈耳痛
			化脓期：跳动性耳聋、严重耳聋、剧烈耳痛
治疗要点	改善中耳通气	积极治疗鼻部及咽部疾病	
	全身治疗	抗生素治疗	
	清除中耳积液或积脓	鼓膜穿刺抽液、鼓膜切开术	
	物理治疗	抗感染，消肿，促进炎性产物吸收	

三、鼻炎

（1）致病微生物——**鼻病毒和冠状病毒**。

（2）干燥性鼻炎——勿用血管收缩剂。

四、鼻窦炎

上颌窦——发病率最高。

五、咽炎

（1）**急性咽炎**：咽部干燥、灼热、疼痛，吞咽时加重，可放射到耳部，有黄白色点状渗出物。

（2）**慢性咽炎**：咽部不适感，包括异物感、发痒、灼热、干燥、微痛，干咳、刷牙漱口讲话时恶心、呕吐。

六、扁桃体炎

（1）急性扁桃体炎：一种非特异性急性炎症，常伴有不同程度的咽部黏膜和淋巴组织的炎症。

（2）慢性扁桃体炎：多由急性扁桃体炎反复发作或因隐窝引流不畅，致使扁桃体隐窝及其实质发生慢性炎症病变。

七、喉炎

知识点		内容
急性喉炎	定义	喉黏膜的急性卡他性炎症，常继发于上呼吸道其他部位的感染
急性喉炎	临床表现	轻者仅有声嘶，声音粗涩、低沉、沙哑，可逐渐加重甚至完全失音，喉部疼痛；小儿急性喉炎容易发生喉水肿或反射性喉痉挛，咳嗽如犬吠声，呼吸困难，危及生命
慢性喉炎	临床表现	声嘶、喉部分泌物增多

第三节　眼科疾病

知识点		内容
睑缘炎	定义	是指睑缘表面、睫毛毛囊及其腺组织的亚急性或慢性炎症
睑腺炎	定义	眼睑腺体的细菌感染，发生于睫毛毛囊或附属皮脂腺或变态腺感染称外睑腺炎，也称麦粒肿；如果是眼睑腺感染称内眦腺炎
睑腺炎	临床表现	患处呈现红、肿、热、痛等急性炎症典型表现；局部硬结，化脓，或伴耳前淋巴结增大，严重者可引起眼睑蜂窝织炎
睑板腺囊肿	定义	是眼板腺特发性无菌性慢性肉芽肿性炎症，又称霰粒肿
睑板腺囊肿	病因	睑板腺排出管道阻塞，分泌物潴留
睑板腺囊肿	临床表现	青少年或中壮年多见，上睑者居多，多无症状，眼睑皮下无痛性肿块
慢性泪囊炎	定义	由于鼻泪管的阻塞或狭窄，泪液滞留于泪囊内，伴发细菌感染引起
慢性泪囊炎	临床表现	泪溢、分泌物潴留
视神经炎	定义	指视神经的炎症；因病变损害的部位不同而分为球内段的乳头炎及球后段的球后视神经炎
视神经炎	病因	炎性脱髓鞘、局部感染和全身感染、自身免疫性疾病

▲球后视神经炎眼底多无异常改变。

第四节 口腔科疾病

知识点	内容
复发性口疮	反复发作的可自愈的圆形或椭圆形的小溃疡,一般称为复发性口腔溃疡,轻型最常见
智齿冠周炎	指智齿（第三磨牙）萌出不全或阻生时,牙冠周围软组织发生的炎症;临床上以下颌智齿冠周炎多见
涎腺炎	主要是由唾液腺导管阻塞或唾液分泌减少而继发感染引起
颞下颌关节紊乱综合征	关节开口异常、关节疼痛、关节弹响及杂音

第五节 妇产科疾病

知识点		内容
前庭大腺炎	主要病原体	葡萄球菌、大肠埃希菌、链球菌等混合感染
	临床表现	多发生于一侧,肿胀、疼痛、波动感
宫颈炎	主要病原体	急性宫颈炎:传播疾病的病原体淋病奈瑟菌及沙眼衣原体所致
		慢性宫颈炎:主要是葡萄球菌
	临床表现	腰酸及下腹部坠痛,阴道分泌物增多
盆腔炎性疾病	最常见	输卵管炎
	临床表现	下腹痛、发热、阴道分泌物增多
外阴血肿		伤后24小时内加压止血,冷敷
痛经		精神心理治疗、抑制排卵药物治疗、抑制子宫收缩药物治疗、物理治疗、中药治疗、手术
产后排尿无力		尿道水肿,收缩无力
产后缺乳		3天以上乳汁分泌少或无

第六节 肿瘤科疾病

一、肿瘤的概述

知识点	内容		
定义	是机体中正常细胞长期在不同的始动和促进因素作用下产生的增生与异常分化形成的新生物,新生物一旦形成,不受生理调节,当病因去除后新生物并不停止生长		
分类	良性肿瘤	组织结构与其来源的组织很相似,肿瘤的分化、形态与正常细胞相似;肿瘤多呈膨胀性生长,多有包膜形成,边界清楚,生长缓慢,手术切除后不易复发,不转移	
	恶性肿瘤	癌	上皮组织的恶性肿瘤
		肉瘤	间叶组织的恶性肿瘤
		母细胞瘤	胚胎性恶性肿瘤
	交界性或临界性肿瘤	少数肿瘤形态学上属良性,但常浸润性生长,手术切除后易复发或转移,从生物学行为上看,介于良、恶性之间	

二、恶性肿瘤的预防

预防	释义
一级预防（病因学预防）	消除或减少可能的致癌因素,防止癌症的发生,降低癌症的发生率;应坚持健康教育,普及防治癌症的知识,改变不良生活习惯与方式,控制环境污染等
二级预防（发病学预防）	癌症一旦发生,如何早期发现,及时治疗,降低死亡率;应定期体检,对高危人群开展普查,力争早期发现癌症、早期治疗
三级预防	诊断与治疗后的康复,提高生活质量,减轻痛苦,延长生命

三、肿瘤的诊断

1. 诊断方法

收集病史、体格检查、内镜检查、影像学检查、实验室检查、病理学检查（对确诊具有重要意义）。

2. 分级分期

分级分期		具体内容
病理分级	四级法	Ⅰ级——未分化癌细胞占 0~25%
		Ⅱ级——未分化癌细胞占 25%~50%
		Ⅲ级——未分化癌细胞占 50%~75%
		Ⅳ级——未分化癌细胞占 75%~100%
	三级法	高分化、中分化（Ⅱ级Ⅲ级）、低分化
TNM 分期		T——原发肿瘤；N——淋巴结转移的状况；M——远处转移

四、肿瘤的疗效判断

1. 近期疗效标准

（1）完全缓解（CR）：肿瘤消失至少 4 周。

（2）部分缓解（PR）：肿瘤缩小 50% 以上，且持续至少 4 周。

（3）无改变（NC 或 NR）：肿瘤缩小不足 50% 或增大不足 50%。

（4）疾病进展（PD）：肿瘤增大 25% 以上。

2. 疗效指标

肿瘤根治性治疗后仍有潜在复发或转移的可能，临床上多以治疗后的 5 年生存率作为判断肿瘤治疗效果的指标。

第三门
专业知识

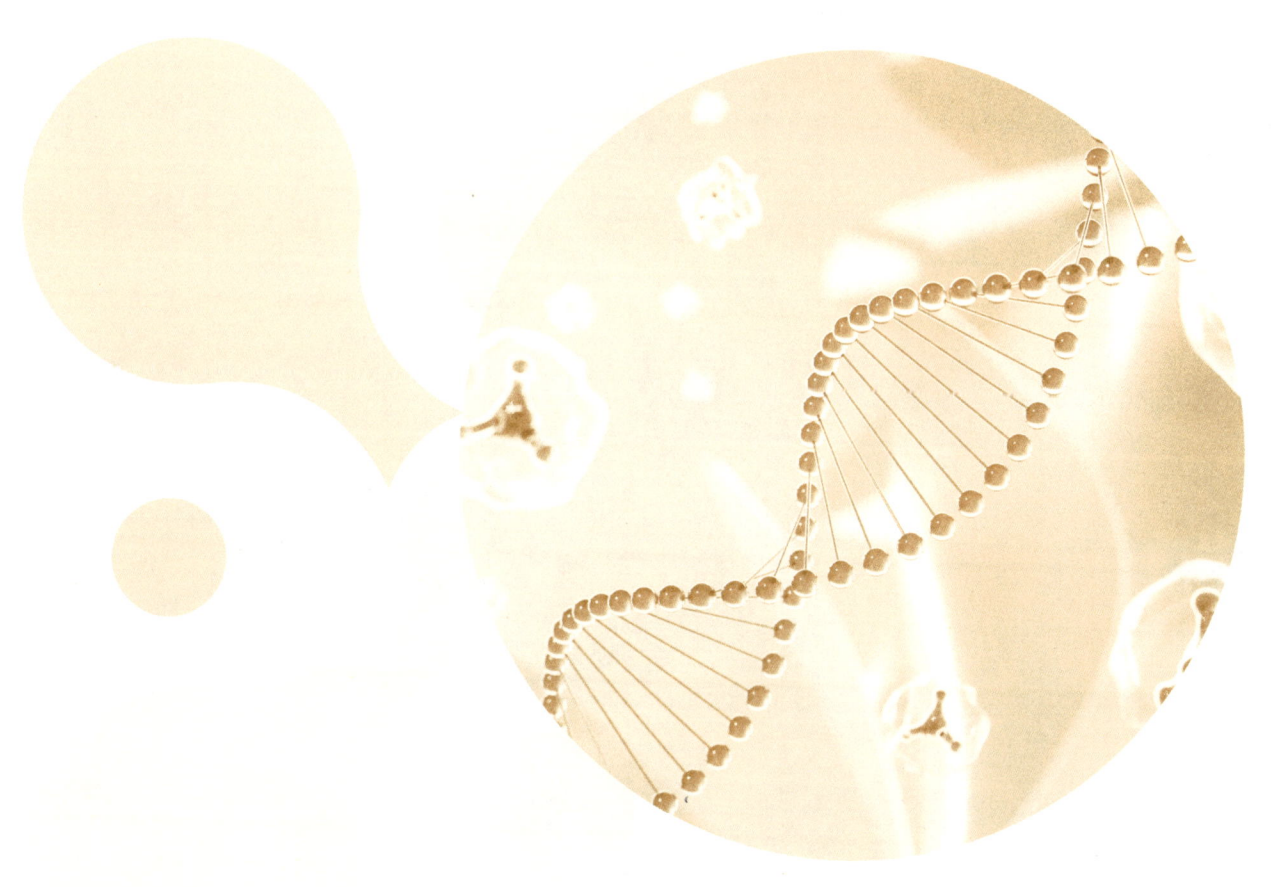

第一章　运动疗法评定

第一节　康复评定概述

一、障碍学诊断的三个层面

根据 2001 年 ICF 分类（国际功能、残疾和健康分类），障碍被分为 3 个层面：①结构和功能障碍—残损；②活动障碍—残疾；③参与障碍—残障。

二、康复评定的目的

①发现和确定障碍的层面、种类和程度；②寻找和确定障碍发生的原因；③确定康复治疗项目；④指导制订康复治疗计划；⑤判定康复疗效；⑥判断预后；⑦预防障碍的发生和发展；⑧评估投资-效益比；⑨为残疾等级划分提供依据。

三、评定类型与方法

类型	方法	举例
定性评定	肉眼观察和问卷调查	异常步态的目测分析
半定量评定（最常用）	视觉模拟尺 标准化的量表评定法最常用	偏瘫上下肢及手的 Brunnstrom 六阶段评定法、Fugl-Meyer 总积分法等、徒手肌力检查法、日常生活活动能力的 Barthel 指数、FIM 评定等
定量评定	仪器测量法	等速运动肌力测定系统、静态与动态平衡功能评定仪、步态分析系统等

四、评定方法的选择和评估

方法	知识点
信度	又称可靠性，是指测量工具或方法的稳定性、可重复性和精确性
效度	又称准确性，指测量的真实性和准确性，即测量工具在多大程度上反映测量目的
灵敏度	灵敏度检验也是检验效度的一种有效方法（真阳/假阴）
特异性	特异性检验也是检验效度的一种有效方法（真阴/假阳）

第二节 肌力评定

一、肌力

知识点	内容
定义	指肌肉或肌群产生张力,导致静态或动态收缩的能力,也可将其视为肌肉收缩所产生的力量
大小因素	肌肉横截面积、运动单位募集及其释放速率、收缩速度
	肌肉的初长度(初长度为其静息长度的 1.2 倍时,肌力最大)
	肌腱和结缔组织的完整性、肌肉收缩的类型
	中枢和外周神经系统调节、个体状况、其他力学因素

二、肌肉收缩的生理类型

知识点		内容
等张收缩	向心收缩	肌肉缩短(起止点靠近)——上楼股四头肌向心收缩
	离心收缩	肌肉伸长(起止点伸长)——下楼股四头肌离心收缩
等长收缩		肌力和阻力相等,不产生关节活动,也称静力收缩(维持体位和姿势)

▲记忆方法:大小关系——离心>等长>向心。

三、肌力评定的适应证和禁忌证

适应证	禁忌证
(1) 肌肉骨骼系统疾病 (2) 神经系统疾病 (3) 其他系统、器官疾病:评判体质强弱 (4) 健身水平	(1) 关节不稳、骨折未愈合又未作内固定 (2) 急性渗出性滑膜炎 (3) 严重疼痛 (4) 关节活动范围极度受限 (5) 急性扭伤 (6) 骨关节肿瘤

四、Lovett 分级法评定标准

分级	评级标准
0	无可见或可感觉到的肌肉收缩
1	扪及肌肉收缩,但无关节活动
2	消除重力姿势下能做全关节活动范围的运动
3	抗重力做全关节活动范围的运动,不能抗阻力
4	抗重力和一定的阻力运动
5	抗重力和充分阻力的运动

五、MRC 分级法评定标准

分级	评级标准
2-	消除重力姿势下，活动范围 50%～100%
2+	抗重力，小于 50% 活动范围的运动
3-	抗重力，活动范围 50%～100%
3+	同 3 级，运动末期抗一定阻力
4-	抗阻力同 4 级，活动范围 50%～100%
4+	初、中期同 4 级，末期对抗 5 级阻力
5-	抗阻力同 5 级，活动范围 50%～100%

第三节 肌张力评定

一、肌张力

知识点		内容
定义		指肌肉组织在其静态状态下的一种持续的、微小的收缩，是维持身体各种姿势和正常活动的基础
评定		肢体的物理惯性、肌肉和结缔组织内在的机械弹性特点、反射性肌肉收缩（紧张性牵张反射）
分类	静止性	静息状态下，通过观察肌肉外观、触摸肌肉的硬度、被动牵伸运动时肢体活动受限的程度及其阻力判断
	姿势性	患者变换各种姿势的过程中，通过观察肌肉的阻力和肌肉的调整状态来判断
	运动性	患者完成某一动作过程中，通过检查相应关节的被动运动阻力来判断

二、肌张力异常

1. 痉挛

知识点	内容
定义	痉挛是中枢神经系统损害后出现的肌肉张力异常增高，是一种由牵张反射高兴奋所致的、以速度依赖的紧张性牵张反射增强伴腱反射异常为特征的运动障碍；痉挛的速度依赖是指伴随肌肉牵伸速度的增加，肌肉痉挛的程度也增高
原因	上运动神经元损伤综合征；中枢神经系统损害后均可出现痉挛；但临床上多见于脑卒中、脊髓损伤、脊髓病变、脑瘫和多发性硬化症等
特殊表现	巴宾斯基反射、折刀样反射阵挛、去大脑强直、去皮层强直
评定	改良 Ashworth 分级法是临床上评定痉挛的主要方法

痉挛的益处	痉挛的弊端
(1) 下肢的伸肌痉挛帮助患者站立和行走 (2) 活动过强的牵张反射可促进肌肉的等长和离心自主收缩 (3) 保持相对肌容积 (4) 预防骨质疏松 (5) 降低瘫痪患者的依赖性水肿 (6) 充当静脉肌肉泵，降低发生深静脉血栓的危险性	(1) 髋内收肌的剪刀样痉挛和屈肌痉挛影响站立平衡稳定性 (2) 下肢伸肌痉挛和阵挛影响步态的摆动期 (3) 自主运动缓慢 (4) 屈肌痉挛或伸肌痉挛导致皮肤应力增加 (5) 紧张性牵张反射亢进或屈肌痉挛形成挛缩的风险 (6) 自发性痉挛导致睡眠障碍 (7) 髋屈肌和内收肌痉挛影响会阴部清洁以及性功能 (8) 下肢痉挛或阵挛干扰驾驶轮椅、助动车等 (9) 持续的屈肌痉挛可导致疼痛 (10) 增加骨折、异位骨化的危险性

2. 僵硬

知识点	内容
定义	主动肌肉和拮抗肌张力同时增加
原因	常为**椎体外系**损害
最常见	**帕金森病**——**齿轮样**僵硬和**铅管样**僵硬

3. 肌张力障碍

这是一种以肌张力损害、持续的和扭曲的不自主运动为特征的肌肉运动亢进性障碍。

4. 肌张力迟缓

小脑或锥体束的上运动神经元损害、末梢神经损伤、原发性肌病，可引发肌张力弛缓。

三、改良 Ashworth 分级法评定标准

级别	评定标准
0 级	无增加
1 级	略微增加：受累部分被动屈伸时，在关节活动范围之末时呈现最小的阻力或出现突然卡住和释放
1+ 级	轻度增加：在关节活动范围后 50% 范围内突然卡住，然后在关节活动范围的后 50% 均呈现最小的阻力
2 级	明显增加：通过关节活动范围的大部分时，肌张力均较明显地增加，但受累部分仍能较易地被移动
3 级	严重增高：被动运动困难
4 级	僵直：受累部分被动屈伸时呈现僵直状态，不能活动

第四节　关节活动度评定

知识点	内容
定义	关节活动度（ROM）是指关节运动时所通过的运动弧
分类	主动关节活动度（AROM）；被动关节活动度（PROM）
适应证	骨关节、肌肉伤病、神经系统疾病及术后关节活动度受限患者
	其他原因导致关节活动障碍的患者
禁忌证	关节急性炎症期；关节内骨折未作处理；肌腱、韧带和肌肉术后

第五节　感觉评定

知识点	内容
浅感觉检查	触觉、痛觉、温度觉
深感觉检查	运动觉、位置觉、震动觉
复合感觉	定义：是大脑综合分析的结果，也称皮质感觉
	分类：皮肤定位觉、两点辨别觉、实体觉、体表图形觉

第六节　平衡协调评定

一、平衡功能评定

知识点	内容
平衡	指维持身体直立姿势的能力
支持面	指人在各种体位下（卧、坐、站立、行走）保持平衡所依靠的表面（接触面）
稳定极限（LOS）	指正常人站立时身体倾斜的最大角度，或在能够保持平衡的范围内倾斜时与垂直线形成的最大角度；稳定极限前后方向最大倾斜或摆动角度约为 12.5°，左右方向为 16°

续表

知识点		内容
维持平衡的生理机制	躯体感觉系统	皮肤感觉（触压觉）和本体感觉
	视觉系统	视觉系统在维持平衡中发挥重要作用
	前庭系统	头部的旋转刺激了前庭系统中壶腹嵴、迷路内的椭圆囊斑和球囊斑两个感受器
	运动系统的作用	协同运动——多组肌群共同协调完成一个运动
		姿势性协同运动模式——踝对策、髋对策、跨步动作模式
Berg 平衡量表	0～20 分	平衡功能差需要轮椅
	21～40 分	辅助步行
	41～56 分	独立步行
	<40 分	有跌倒风险

二、协调功能评定

知识点		内容
协调	定义	指人体多组肌群共同参与并相互配合，进行平稳、准确、良好控制的运动能力
	特征	适当的速度、距离、方向、节奏、力量及达到正确的目标
机制	小脑损伤	小脑半球损害导致同侧肢体的共济失调
	基底节伤病	肌张力改变和随意运动功能障碍——齿轮样或铅管样肌张力增高及静止性震颤和手足徐动及运动不能
	脊髓后索伤病	感觉性共济失调——同侧精细触觉和意识性深感觉减退或消失，而痛温觉保存
结果分析	1 分	不能完成动作
	2 分	重度障碍——仅能完成发起动作，不能完成整个运动。运动无节律性，明显地不稳定或摆动，可见无关的运动
	3 分	中度障碍——能完成指定的活动，但动作速度慢、笨拙、不稳定；在增加运动速度时，完成活动的节律性更差
	4 分	轻度障碍——能完成指定的活动，但完成的速度和熟练程度稍差

第七节　步态分析

一、步行周期

知识点	内容		
定义	一侧足跟着地至该侧足跟再次着地时所经过的时间，每一侧下肢有各自的步行周期		
阶段	站立相（支撑相）——60%	单支撑期（40%）：一侧腿与地面接触并负重	
		双支撑期（20%）：体重从一侧下肢向另一侧下肢传递	
	迈步相（摆动相）——40%		

二、时空参数特征

知识点	内容
步频	单位时间内行走的步数，正常人 95～125 步/分
步行速度	单位时间内行走的距离，正常人 1.2 m/s
步长	左右足跟或足尖先后着地时两点间的纵向直线距离，正常人约 50～80 cm
跨步长	同一侧足跟前后连续两次着地点间的纵向直线距离，等于 2 个步长，跨步时间等于步行周期
步宽	左右两足跟中点的横线距离
足偏角	指贯穿一侧足底的中心线与前进方向所成的夹角

第八节　心肺评定

一、运动试验

知识点	内容
应激	指人体对外界环境刺激所产生的反应过程
应激试验	施加各种因素引起人体生理反应加剧的试验方式；运动反应本身就是身体对运动刺激所产生的调节过程
运动试验	心肺评定所采用的应激试验主要指运动试验

二、心电运动试验

知识点	内容	
应用范畴	协助临床诊断	冠心病诊断、鉴定心律失常、鉴定呼吸困难或胸闷的性质
	确定功能状态	判断冠状动脉病变严重程度及预后
		判断心功能、体力活动能力和残疾程度
		评定康复治疗效果
	指导康复治疗	

三、代谢当量（MET）

1. 定义

以安静、坐位时的能量消耗为基础，是表达各种活动时相对能量代谢水平的常用指标。1 MET 相当于耗氧量 3.5 mL/(kg·min)。热量 =MET×3.5× 体重（kg）/200。

2. 应用

（1）制订运动处方。

（2）区分残疾程度——最大 MET＜5 作为残疾标准。

数值	释义
＜5 METs	65 岁以下的患者预后不良
5 METs	日常生活受限，相当于急性心肌梗死恢复期的功能储备
10 METs	正常健康水平，药物治疗预后与其他手术或介入治疗效果相当
13 METs	即使运动试验异常，预后仍然良好
18 METs	有氧运动员水平
22 METs	高水平运动员

3. 指导日常生活活动与职业活动

职业活动（每天 8 小时）的平均能量消耗水平不应该超过患者峰值 MET 的 40%，峰值强度不可超过峰值 MET 的 70%～80%。

常用日常生活、娱乐及工作活动的 MET		
床上用便盆——4.0	坐厕——3.6	穿衣——2.0
步行 4.0 km/h——3.0	下楼——5.2	上楼——9.0

4. 代谢当量与工作能力

最高运动能力	工作强度	平均 MET	峰值 MET
≥7 MET	重体力劳动	2.8～3.2	5.6～6.4
≥5 MET	中度体力劳动	<2.0	<4.0
3～4 MET	轻体力劳动	1.2～1.6	2.4～3.2
2～3 MET	坐位工作，不能跑、跪、爬，站立或走动时间不能超过10%工作时间	—	—

四、肺通气功能评定

1. 主观呼吸功能障碍程度评定（6级制）

分级	内容
0级	有不同程度肺气肿，但日常生活无影响，无气短
1级	较剧烈劳动或运动时出现气短
2级	速度较快或登楼、上坡时出现气短
3级	慢走即有气短
4级	讲话或穿衣等轻微动作时气短
5级	安静时气短，无法平卧

2. 肺容量测定

(1) 肺活量：指充分吸气后缓慢而完全呼出的最大气量。

(2) 功能残气量：常用气体稀释法间接测量或以肺活量与补呼气量的差值表示。

类型	残气量占肺总量百分比
阻塞性肺气肿	>35%
重度肺气肿	45%～55%
严重肺气肿	65%以上

3. 肺通气量测定

(1) 静息通气量。

(2) 最大自主通气量（MVV）：单位时间内最大呼吸量，反映通气功能的最大潜力。

MVV 占预计值	结果
>80%	基本正常
60%～70%	稍有减退
40%～50%	明显减退
39%以下	严重减退

（3）用力肺活量——反映气道情况。

测定方法：深吸气后尽快用力将气体吹入肺量计，呼吸时间必须超过5秒，正常第1、第2、第3秒的时间肺活量值分别为：83%、96%、99%，最常用的是第1秒呼气量（FEV1），FEV1<70%说明气道阻塞，常见于肺气肿和支气管哮喘。

评估肺气肿

FEV1	结果
60%~69%	可疑
50%~59%	轻度
40%~49%	中度
<40%	重度

4. 小气道通气功能

知识点	内容
定义	小气道是指2 mm以下的细支气管
阻力	小气道阻力只占呼吸道全部阻力的20%，因此早期小气道病变可以不出现症状和体征
测定方法	氮测定法、氙或氦弹丸法

第二章　运动疗法治疗

第一节　牵引技术

一、治疗作用

(1) 增大关节间隙——当颈椎牵引重量达 6～7 kg 时，压力减少 70%，达 10 kg 时压力为 0。
(2) 缓解肌肉痉挛。
(3) 改善局部血液循环。
(4) 改善或恢复关节活动度。
(5) 矫治关节畸形。

二、适应证

知识点	内容
脊柱牵引	椎间盘突出、脊柱小关节紊乱、颈背痛、腰背痛及腰腿痛
四肢牵引	四肢关节挛缩、四肢关节骨折且不能或不适宜手术复位的患者

三、禁忌证

知识点	内容
禁忌	恶性肿瘤、急性软组织损伤、先天性脊柱畸形、脊柱退行性滑脱、脊柱化脓性炎症、脊髓明显受压、严重骨质疏松及伴有高血压或心血管疾病的患者
不适宜颈椎牵引	类风湿关节炎或颈椎活动过度引发的颈椎韧带不稳，寰枢关节半脱位伴有脊髓受压症状，急性"挥鞭样"损伤等；椎基底动脉供血不足的患者也应慎重进行
不适宜腰椎牵引	孕妇、妇女月经期、明显的马尾神经受压症状、急性胃十二指肠溃疡、腹主动脉血管瘤、慢性阻塞性肺疾病或其他引起呼吸困难的疾病等

第二节　牵张训练

知识点	内容
定义	牵张训练是使病理性缩短的软组织（肌腱、肌肉、韧带、关节囊等）延长的治疗方法

续表

知识点	内容
作用	减轻疼痛和防止肌力失衡
	刺激肌肉内的感觉运动器官——肌梭，调整肌张力
	持续牵张可直接或间接反射性地提高肌肉的兴奋性，有利于发挥更大的肌收缩力
治疗原则	牵张前应用放松技术、热疗和热敷使肌肉放松
	牵张力量应轻柔、缓慢、持续，达到一定力量并持续一段时间，休息片刻后再重复牵张
	牵张后应用冷疗或冷敷，以减少牵张所致的肌肉酸痛，冷疗时，应将关节处于牵张位

▲特别注意——神经损伤或吻合术后1个月不可牵张。

第三节 关节活动度训练

一、基本原则

知识点	内容		
逐步、反复多次的原则	反复多次、持续时间较长的牵张训练可产生较多的塑性展长		
安全的原则	无痛或轻微疼痛		
顺序的原则	从远端向近端的顺序进行逐一关节或数个关节一起的训练		
综合治疗的原则	关节活动度训练中配合药物和理疗等措施，可增加疗效		
功能活动的原则	进食	肩——屈曲5°～45°、外展5°～30°、内旋5°～25°	
		肘——屈曲70°～130°、旋前40°、旋后60°	
		腕——屈曲10°、伸展20°、尺侧偏20°、桡侧偏5°	
	步行	髋——屈曲30°、后伸20°	其他日常生活活动要求膝关节和髋关节至少屈曲90°
		膝——屈曲0～65°	
		踝——背屈15°、跖屈15°	

二、基本方法

1.被动关节活动度训练

知识点	内容
适应证	患者不能主动活动肢体；处于昏迷、麻痹状态；存在炎症反应；主动关节活动导致疼痛
禁忌证	各种原因所致关节不稳、骨折未愈合又未作内固定
	关节肿瘤、全身情况极差、病情不稳定
	若运动破坏愈合过程、造成该部位新的损伤、导致疼痛、炎症等症状加重时，训练也应禁忌

2. 主动-辅助关节活动度训练

知识点	内容
适应证	适应于可主动收缩肌肉的患者；肌力相对较弱，不能完成全关节活动范围的患者
禁忌证	同被动关节活动度训练

3. 主动关节活动度训练

肌力>3级。

4. 持续被动关节运动训练（CPM）

知识点	内容
概念	利用专门器械使关节进行持续长时间的缓慢被动运动的训练方法；训练前可根据患者情况预先设定关节活动范围、运动速度及持续被动运动时间等参数，使关节在一定活动范围内进行缓慢被动运动
目的	预防制动引起的关节挛缩，促进关节软骨和韧带、肌腱的修复，改善血液、淋巴循环，促进消除肿胀、疼痛等症状
特点	与一般被动运动相比，其特点是作用时间长，同时运动缓慢、稳定、可控，因而更为安全、舒适
	与主动运动相比，CPM不引起肌肉疲劳，可长时间持续进行，同时关节受力小，可在关节损伤或炎症时早期应用且不引起损害

第四节 关节松动术

一、原理

知识点	内容
生理运动（主动、被动）	关节在生理范围内完成的运动，如屈、伸、内收、外展、旋转等
附属运动（被动）	关节在自身及周围组织允许范围内完成的运动，是维持关节正常活动不可缺少的一种运动，一般不能主动完成，需要由他人帮助才能完成，例如，脊柱的任何一个关节分离，相邻锥体发生移位、旋转

二、手法分级（麦特兰德4级分法）

分级	操作	临床表现
Ⅰ级	关节活动起始端，小范围、节律性来回推动关节	疼痛
Ⅱ级	关节活动允许范围内，大范围、节律性的来回推动关节，但不接触关节活动的起始端和终末端	疼痛

续表

分级	操作	临床表现
Ⅲ级	关节活动允许范围内，**大范围、节律性**的来回推动关节，每次均**接触终末端**，并感受到软组织紧张	**疼痛伴僵硬**
Ⅳ级	关节活动的**终末端，小范围、节律性**来回推动，每次均**接触终末端**，并感受到软组织紧张	**粘连、挛缩**

三、治疗作用

（1）**缓解疼痛**。

（2）**改善关节活动范围**。

（3）**增加本体感觉反馈**。

第五节 肌力与肌耐力训练

一、基本原理

知识点	内容
肌肉适应性改变	完善肌肉的形态结构，改善肌肉功能
	肌肉体积增大，肌纤维增粗，蛋白增加，ATP、热能含量和糖原储备增加，毛细血管密度增加，结缔组织量也增多
超量恢复	训练后肌肉的即时变化为疲劳和恢复的过程。此时，肌肉的收缩力量、速度和耐力均明显下降，这需要通过一定时间的休息才能使生理功能逐渐恢复，消失的能量物质得以补充。在恢复到训练前水平后，可出现一个超量恢复阶段，即各项指标继续上升并超过训练前水平

二、基本原则

（1）施加适当阻力。

（2）超负荷。

（3）反复训练。

（4）适度疲劳。

（5）选择适当运动强度：①肌肉强度相当于**最大收缩强度40%**时，运动单位募集率较低，**主要募集Ⅰ型肌纤维，对增强耐力有效**；②收缩强度增加时募集率增高，Ⅱa型和Ⅱb型肌纤维也参与收缩，**对增强肌力有效**。

三、临床应用

训练方法	应用	具体内容
徒手抗阻训练	适应证	适用于肌力 3 级以上者
	禁忌证	局部炎症（尤其是动力性抗阻训练时，不允许相关的肌肉或关节有炎症或肿胀）
		局部疼痛（在训练中及训练后 24 小时内有严重关节或肌肉疼痛出现时，训练应终止或减量）
机械抗阻训练	适应证	需要增加肌力、耐力和效率的患者，以及健身的对象；适用于肌力 3 级以上者
	禁忌证	同徒手抗阻训练
等长训练	适应证	适用于需要增强肌力，而关节不能或不宜运动时（如关节石膏或夹板固定、关节创伤、炎症和肿胀等情况）的患者，预防和减轻肌肉失用性萎缩
	禁忌证	同徒手抗阻训练
等张训练	适应证	需要发展动态肌力、耐力和效率的患者
	禁忌证	同徒手抗阻训练

第六节 有氧训练

知识点		内容
定义		是指采用中等强度、大肌群、动力性、周期性运动，以提高机体氧化代谢能力的锻炼方式
训练目标	有心电运动试验条件	最好在训练前先进行症状限制性心电运动试验，以确定患者的最大运动强度、靶运动强度（50%～85% 最大运动强度）及总运动量
	无心电运动试验条件	按照年龄预计的靶心率=（220-年龄）×（70%～85%）作为运动强度指标

第七节 呼吸训练

知识点	内容
基本方法	腹式呼吸训练、呼吸肌训练、缩唇呼吸训练、咳嗽训练、放松训练、体位引流
禁忌证	临床病情不稳定、感染未控制
	呼吸衰竭
	训练时可导致病情恶化的其他临床情况

第八节　平衡与协调训练

一、平衡训练

知识点	内容
平衡障碍的关键环节	本体感受器、前庭系统、视觉系统、高级中枢对平衡信息的整合能力
平衡相关的生物力学因素	支持面、身体重心、稳定极限、摆动频率
禁忌证	严重认知损害不能理解训练目的和技能者，骨折、脱位未愈者，严重疼痛或肌力、肌张力异常者

二、协调训练

知识点	内容
定义	协调训练是指恢复平稳、准确、高效的运动能力的锻炼方法，即利用残存部位感觉系统以及视觉、听觉和触觉来促进随意运动的控制能力
适应证	深部感觉障碍，小脑性、前庭迷路性和大脑性运动失调、震颤性麻痹，因不随意运动所致的协调运动障碍
禁忌证	严重认知损害不能理解训练目的和技能者，骨折、脱位未愈者，严重疼痛或肌力、肌张力异常者

第九节　放松训练

知识点	内容
定义	指通过精神放松和肌肉放松，缓解肌肉痉挛、缓解疼痛、降低身体和心理应激、调节自主神经、改善睡眠的锻炼方式
种类	生物反馈、瑜伽、医疗气功、放松性医疗体操

第十节　转移训练与轮椅训练

一、转移训练

知识点	内容
生物力学原理	注意患者和帮助者采用较大的站立支撑面，以保证转移动作的稳定性
	在患者重心附近施力协助
	帮助者要注意搬移的正确姿势
	四肢瘫患者在上肢肌力不足时，可以采用滑板完成辅助转移

续表

知识点	内容
适应证	需他人帮助转移——转移相关的主要关键肌肌力≤2级
	独立转移训练——转移相关的主要关键肌肌力≥3级

二、轮椅训练

1. 轮椅选择

知识点	内容
座位宽度	两臀间或两股间距离 +5 cm
座位长度	后臀部至小腿腓肠肌之间水平距离 -6.5 cm
座位高度	足跟或鞋跟至腘窝的距离 +4 cm
脚踏板面	离地 5 cm
低靠背高度	坐面至腋窝距离 -10 cm
高靠背	座面到肩部或后枕部
扶手高度	坐下时，上臂垂直，前臂平放于扶手上，椅面至前臂下缘的距离 +2.5 cm

2. 轮椅转移

知识点	内容
床向轮椅转移	轮椅放在患者健侧，轮椅与床尾呈 30°～45°
轮椅向床转移	健侧靠近

第十一节　站立与步行训练

一、站立训练

知识点	内容
仪器设备	起立床、平衡杠、支具等
操作程序	肌力训练、起立床训练、平衡杠内站立训练、下肢负重训练、上肢的支撑训练

二、步行训练

知识点	内容		
仪器设备	平衡杠、拐杖、手杖等		
操作程序	步行训练前的准备	辅助工具的正确使用、增强肌力和关节活动度训练、起立训练、站立平衡训练、其他必要的训练等	
	平衡杠内的步行训练	四点步——最先进行	
		摆至步——双腿正好落在双手的后方	
		摆过步——双腿落在双手的前方（截瘫患者中最快、最实用的步行方式，但需要较高的平衡能力）	
	拐杖的步行训练	交替拖地步行	
		同时拖地步行	
		四点步	
		摆至步——适用于双下肢完全瘫痪无法交替移动的患者	
		摆过步——拄拐步行中最快的移动方式	
		两点步	一侧拐与对侧足作为第一落地点，另一侧拐与另一侧足作为第二落地点，与正常步态较接近
			适用于一侧下肢疼痛需要借助拐杖减轻疼痛
		三点步	适用于一侧下肢运动功能正常，另一侧不能负重
	手杖的步行训练	手杖三点步、手杖两点步	
	助行器的步行训练	助行器——框架式、四点支撑式 使用助行器	

第十二节 神经-肌肉促进技术及新技术

一、Bobath 技术

知识点	内容
定义	通过抑制不正常的姿势、病理性反射或异常运动模式，尽可能诱发正常运动
途径	维持正常姿势控制、抑制病理反射和异常运动模式、控制痉挛
特点	遵循人体发育规律，关键点的控制是此技术手法的核心
	利用各种反射促进或抑制肌张力和平衡反应，增强运动功能
	采用感觉刺激帮助肌张力的调整
原则	关键点的选择与施用、应用反射性抑制模式控制肢体的张力
治疗原理	利用反射性抑制模式、利用基本反射模式、按照运动发育顺序

二、Brunnstrom 技术

1. Brunnstrom 技术

知识点	内容		
定义	在中枢神经系统损伤初期，利用协同运动等病理运动模式和反射模式作为促进手段，然后再把这些运动模式逐步修整成功能性运动，以恢复运动控制能力的方法		
目的	早期通过健侧抗阻随意运动而使兴奋扩散，以引出患侧联合反射，使较弱肌肉发生收缩		
	使患者体验运动感觉，将与随意用力相结合，产生半随意运动		
	应用于功能性活动中，以便反复训练，使控制能力得到增强，动作渐趋完善		
	利用各种感觉刺激增强治疗作用		
	通过大脑皮质水平来调节运动和提高控制能力，训练患者主动参与随意用力，促进中枢神经系统功能		
常用反射及模式	原始反射	对称性颈反射	当头前屈使下颌靠胸时，出现双上肢屈曲与双下肢伸展反射；当头后伸时，出现双上肢伸展与双下肢屈曲；如反射较弱，可不出现肢体运动而仅有肌张力变化
		非对称性颈反射	当头转向一侧时，出现同侧上下肢伸展和对侧上下肢屈曲反射。如反射较弱，可不出现肢体运动而仅有肌张力变化
		紧张性迷路反射	当头处于中间位，仰卧时可出现四肢伸展或伸肌肌张力增强，俯卧时出现四肢屈曲或屈肌肌张力增强；如伸肌痉挛严重，可仅表现出伸肌肌张力略为降低
		紧张性腰反射	指上部躯体对骨盆的位置发生变动时所出现的肢体肌张力变化
	共同运动	指偏瘫患者期望完成某项活动时引发的随意运动，但由于肌张力太高甚至痉挛，它们是定型的，不能选择性的控制所需的肌群，但只能遵循固定模式来活动，所以它又是不随意的，共同运动是脊髓水平的运动，即是脊髓中支配屈肌的神经元和支配伸肌的神经元间的联系，是交互抑制关系失衡的表现	
	联合反应	指用力使身体一部分肌肉收缩时，可诱发其他部位的肌肉收缩 【举例】偏瘫患者健侧肌肉收缩时可引起患侧肌肉的收缩	

2. Brunnstrom 分期六阶段

阶段	上肢	手	下肢
1期	弛缓，无随意运动	弛缓，无随意运动	弛缓，无随意运动
2期	开始出现痉挛、肢体共同运动，不一定引起关节运动	稍出现手指屈曲	最小限度的随意运动，开始出现共同运动或其成分

续表

阶段	上肢	手	下肢
3期	痉挛显著，可随意引起共同运动，并有一定的关节运动	能全指屈曲，钩状抓握，但不能伸展，有时可反射性引起伸展	①随意引起共同运动或其成分 ②坐位和立位髋、膝、踝可协同性屈曲
4期	痉挛开始减弱，出现脱离共同运动模式的分离运动： ①手能置于腰后部 ②上肢前屈90°（肘伸展） ③屈肘90°，前臂能旋前、旋后	能侧捏及松开拇指，手指能半随意地、小范围地伸展	开始脱离协同运动的运动： ①坐位，足跟触地，踝能背屈 ②坐位，足可向后滑动，使屈膝大于90°
5期	痉挛明显减弱，基本脱离共同运动，能完成复杂分离运动： ①上肢外展90°（肘伸展） ②上肢前平举及上举过头顶（肘伸展） ③肘伸展位前臂能旋前、旋后	①手掌抓握，能握圆柱状及球状物，但不熟练 ②能随意全指展开，但范围大小不等	从共同运动到分离运动： ①立位，髋伸展位能屈膝 ②立位，膝伸直，足稍向前踏出，踝能背屈
6期	痉挛基本消失，协调运动正常或接近正常	①能进行各种抓握 ②全范围地伸指 ③可进行单个指活动，但比健侧稍差	协调运动大致正常： ①立位髋能外展 ②坐位，髋可交替地内外旋，并伴有踝内、外翻

三、神经肌肉本体感觉促进技术

知识点	内容
定义	神经肌肉本体感觉促进技术（PNF）是通过刺激人体本体感受器，激活和募集最大数量的运动肌纤维参与活动，促进瘫痪肌肉收缩，同时通过调整感觉神经的兴奋性以改变肌肉的张力，缓解肌痉挛
运动模式	螺旋＋对角
治疗原理	后期放电、时间总和、空间总和、交互神经支配、扩散、连续诱导

四、Rood技术

知识点	内容
定义	利用温、痛、触觉、视、听、嗅等多种感觉刺激，调整感觉通路上的兴奋性，以加强与中枢神经系统的联系，达到神经运动功能的重组
刺激	主要是擦和刷

五、运动再学习技术

知识点	内容
定义	把中枢神经系统损伤后恢复运动功能的训练视为一种再学习或重新学习的治疗方法
特点	主动性、科学性、针对性、实用性、系统性
原则	强化训练再训练
	保持软组织的长度和柔韧性
	预防失用性肌萎缩
	对严重的肌肉活动过度，长时间冰疗有效
治疗原理	脑损伤后功能恢复
	限制不必要的肌肉运动
	强调反馈
	调整重心

六、强制性运动疗法

知识点	内容
定义	强制性运动疗法（CIMT）是一种对脑卒中患者强制固定健肢，迫使其使用患肢，以促进患肢功能恢复的康复方法，可明显提高脑卒中慢性期患者患肢运动的质量，增加其使用时间，提高其运动功能
评定指标	Barthel 指数、ROM 评定、Wolf 运动功能评定（WMFT）、上肢运动功能试验（AMAT）、运动活动记录（MAL）、家庭治疗日记等
治疗方案	限制健侧肢体的使用
	集中、重复、强化训练患肢——每天强化训练 6 个小时，每周 5 天，连续 2 周
	个体化的任务指向性塑形训练技术——塑形训练时让患者用患肢连续地进行某项刚刚**超过**现有运动能力的动作
	日常生活期间的任务训练

七、减重步行训练

知识点	内容
评定指标	功能性步行分级（FAC）、Rivermead 运动评分、Fugl-Meyer 评分、Berg 平衡指数、10 m 步行速度、Barthel 指数等
治疗方案	减重系统所承担的重量一般为患者体重的 10%～45%

第十三节 康复工程

一、假肢

1. 定义
假肢是用于弥补人体肢体缺损和代偿其所缺失肢体的功能和外观而制造、装配的人工肢体。

人员分类	职责
康复医师	假肢处方和效果评定
假肢师	假肢设计和制作
康复治疗师	假肢穿戴和使用

2. 结构假肢的基本结构
接受腔、功能部件、支撑连接件、外装饰套、悬吊装置。

3. 分类

知识点	类型	内容
按安装时间分	临时假肢	用临时接受腔和假肢的一些基本部件装配而成的简易假肢，它结构简单、制作容易，价格便宜，用于截肢后早期使用 主要优点是有利于早期离床和负重训练、促进残肢定型，并可以根据残肢萎缩情况对接受腔及时修整，缩短了康复的时间
	正式假肢	为正常长期使用需要制作的完整假肢
按主要用途分	装饰性假肢	主要起装饰美观作用，如装饰性上肢假肢
	功能性假肢	既有假肢外形又能代偿部分肢体功能的假肢
	作业性假肢	一般没有假肢外形，主要用于代偿功能，如上肢工具假肢
	运动假肢	主要适用于不同的运动

4. 前臂假肢
在前臂假肢残肢长度超过前臂长度的 80% 时，可保留 70% 的前臂旋前旋后功能，装配假肢时不需要腕的旋转装置。

5. 小腿假肢
一般在小腿中 1/3 处截肢最为理想。

二、矫形器
命名：人体各关节英文名称的第一个字母 + 矫形器英文名称的第一个字母

英文	中文
HO	手矫形器
WO	腕矫形器
FO	足矫形器
AFO	踝足矫形器
KO	膝矫形器
HKAFO	髋膝踝足矫形器

三、助行器

（1）肘拐——减轻患肢负重的 40%。

（2）腋拐——减轻下肢负重的 70%。

第三章 作业疗法

第一节 作业疗法概述

知识点	内容
定义	应用有目的、经过选择的作业活动，对躯体和心理功能障碍患者，以及不同程度丧失生活自理和劳动能力的病、伤、残者进行治疗和训练，以增强躯体、心理、社会功能，恢复或改善其生活自理能力、学习和劳动能力，**达到最大的生活自理，提高其生存质量的康复治疗方法**。作业治疗实施过程中最基本的方法就是作业活动（生活、工作、或生产劳动、休闲游戏、社会交往等）
活动特点	针对性、科学性、趣味性、主动性、调节性
治疗作用	改善躯体感觉和运动功能
	改善认知和感知功能
	改善心理状态
	提高生活自理能力
治疗原则	选择作业治疗的内容和方法需与治疗目标相一致
	根据患者的愿望和兴趣选择作业活动
	选择患者能完成 **80% 以上**的作业活动
	注意对全身功能的影响
	作业治疗的选择需与患者所处的环境条件相结合

第二节 日常生活活动能力

一、日常生活活动能力

知识点	内容
定义	日常生活活动能力评定（ADL）指一个人为了满足日常生活的需要每天所进行的必要活动
分类	**基础性**日常生活活动——BADL
	工具性日常生活活动——IADL

续表

知识点	内容	
评定方法	提问法、观察法、量表检查法	
常用评定量表	BADL 评定量表	Barthel 指数——应用最广、研究最多,不仅可以评定患者的治疗前后的 ADL 状态,也可以预测治疗效果、住院时间及预后
		Katz 指数、PULSES、修订的 Kenny 自理评定
	IADL 评定量表	功能活动问卷(FAQ)、快速残疾评定量表(RDRS)
	功能独立性测量	FIM

二、Barthel 指数的评定内容、标准、结果判断

1. 评定内容

10 项内容,根据是否需要帮助的程度分为 0、5、10、15 分 4 个功能等级。

改良 Barthel 指数评分表				
ADL 项目	自理	较小帮助	较大帮助	完全依赖
进食	10	5	0	
洗澡	5	0	0	
修饰(洗脸、梳头、刷牙、刮脸)	5	0	0	
穿脱衣服(包括系鞋带等)	10	5	0	
大便控制	10	5(偶能控制)	0	
小便控制	10	5	0	
使用厕所(包括擦拭、穿衣、冲洗)	10	5	0	
床—椅转移	15	10	5	
平地走 50 m	15	10	5(用轮椅)	
上下楼梯	10	5	0	

▲口诀总结

Barthel 指数共 10 项　　　　具体得分必须记
　帮助程度分 4 类　　　　　床椅转移平地走——15
　自理小大和依赖　　　　　穿衣进食上下楼——10
　功能评分分 4 级　　　　　大便小便用厕所——10
　15、10、5 和 0　　　　　 洗澡修饰各 5 分——5

2. 结果判断

Barthel 指数的总分为 100 分，得分越高，ADL 的自理能力越好，依赖性越小；评分在 60 分以上者基本能完成 BADL；41～59 分者需要帮助才能完成 BADL；21～40 分者需要很大帮助；20 分以下者完全需要帮助；患者不能完成所订标准时为 0 分。

▲口诀总结

      Barthel 总分为 100
      60 以上算及格
      41～59 需帮助
      21～40 大帮助
      20 以下完全帮

第四章 言语吞咽

第一节 言语障碍

一、失语症

1. 评定的意义

知识点	内容
意义	诊断失语症，并进一步进行失语症分类
	评价言语障碍的严重程度和具体情况，了解影响患者交流能力的因素，精确评价患者残留的交流能力
	可对患者康复程度进行预测，确定现实的治疗目标，设计合理的治疗方案，以促进患者最大限度地恢复交流能力

2. 评定程序

知识点	内容
程序	资料收集，如患者病史、个人史、生活环境资料等
	初步检查，即初步观察患者的一般状况及语言能力印象
	标准化失语症测验和实用交流能力评测的实施
	整理和分析以上资料
	评定结论
	中期评定（再评定）
	结局评定

3. 常用标准化诊断量表

知识点	内容
汉语标准失语症检查	此检查以日本的标准失语症检查（SLTA）为基础
	此检查包括两部分内容，第一部分是通过患者回答12个问题了解其言语的一般情况；第二部分由30个分测验组成，分为9个大项目，包括听理解、复述、说、出声读、阅读理解、抄写、描写、听写和计算，此检查只适合成年人失语症患者

续表

知识点		内容
西方失语成套测验（WAB）	4个优点	可以从失语检查结果计算出失语指数（又称失语商，AQ）、操作指数（PQ）和大脑皮质指数（CQ），以最高100来表示
		根据言语功能部分的亚项（自发言语、听理解、复述和命名）的分数可以作出失语症的分类
		适用于失语症的脑损伤患者
		患者的左、右大脑半球的全认知功能可以用左、右大脑皮质指数分别计算
	缺点	目前还没有汉语使用者的常用模板
汉语失语成套测验（ABC）		主委是由高素荣参考WAB，结合中国国情经修改后拟定的，具有汉语使用者的常模，自1988年开始应用于临床，适用于失语症的研究

4. 掌握两类失语症

类型	知识点
运动性失语（Broca区）	额下回后部——听的懂，说不出
感觉性失语（Wernicke区）	颞上回后部（感上）——听不懂，说不对

5. 治疗目标

程度	分类	治疗
轻度失语	命名性失语、传导性失语、部分Broca失语和经皮质运动性失语	改善言语和心理障碍，适应职业需要
中度失语	Broca失语、Wernicke失语、经皮质感觉和运动性失语	发挥残存能力及改善功能，适应日常交流需要
重度失语	混合性失语和完全性失语	尽可能发挥残存能力以减轻家庭帮助

6. 治疗形式

①一对一训练；②自主训练；③小组训练；④家庭训练。

二、构音障碍

1. 检查方法

现在广泛应用的是由我国专家参考日本的构音障碍检查法编制的汉语构音障碍检查法。

知识点	内容
构音器官检查	范围包括肺（呼吸情况）、喉、面部、口部肌肉、硬腭、腭咽机制、下颌、反射
构音检查	包括5个部分：会话、单词检查、音节复述、篇章检查、构音类似运动和总结，对构音障碍的治疗有明确的指导作用

2. Frenchay 构音障碍评定法

由河北省人民医院康复中心修改的 Frenchay 构音障碍评定法也较常用，具体内容如下。

（1）检查内容包括反射、呼吸、唇、颌、软腭、喉、舌、言语八大项。

（2）每项又分为 2～6 细项，共 28 细项，如唇大项中 5 细项包括观察静止状态、唇角外展、闭唇鼓腮、交替发音、言语五种情况下唇的外形与运动情况。

（3）每细项按严重程度分为 a～e 五级：a 正常，b 轻度异常，c 中度异常，d 明显异常，e 严重异常，可根据正常结果所占比例（a 项 / 总项数）简单地评定构音障碍的程度。

第二节 吞咽障碍

一、评定的特殊性

吞咽活动是一种极其快速且复杂的运动，因此，应用 X 线透视观察有时较困难，最好采用录像技术，以便反复观察，找出发生障碍的确切部位。通过 VF 检查，还可以鉴别吞咽障碍是器质性还是功能性，确切掌握吞咽障碍与患者体位、食物形态的相应关系。

二、真假延髓性麻痹

分类	障碍时期	咽反射
假性延髓性麻痹	摄食—吞咽准备期、口腔期	有一定存留、迟缓，可诱发依次进行
真性延髓性麻痹	咽部期（脑干延髓吞咽中枢损害引起）	微弱或消失、误咽突出

▲真性延髓性麻痹的代表性疾病——Wallenberg 综合征。

三、吞咽能力分级标准

分级	内容
重度	完全不能经口摄食
中度	一部分经口摄食，不能维持营养，需要静脉辅助营养
轻度	轻度吞咽障碍，完全能经口摄食
正常	正常

四、检查方法

1. 资料收集

摄食前的一般评价，包括临床专科资料（基础疾病、全身状态及意识水平等）及患者个人史、生活环境资料等。

2. 摄食-吞咽功能评价

知识点	内容
口腔功能	仔细观察口部开合、口唇闭锁、舌部运动、有无流涎、软腭上抬、吞咽反射、呕吐反射、牙齿状态、口腔卫生、构音、发声、口腔内知觉、味觉等
吞咽功能	不需要设备，在床边便可进行的测试有以下两种——反复唾液吞咽测试和饮水试验

3. 摄食过程评价

知识点	内容
先行期	意识状态、有无高级脑功能障碍影响、食速、食欲
准备期	开口、闭唇、摄食、食物从口中洒落、舌部运动（前后、上下、左右）、下颌（上下、旋转）、咀嚼运动、进食方式变化
口腔期	吞送（量、方式、所需时间）、口腔内残留
咽部期	喉部运动、噎食、咽部不适感、咽部残留感、声音变化、痰量有无增加
食管期	吞入食物逆流，此外，有必要留意食物内容、吞咽困难的食物性状、所需时间、一次进食量、体位、帮助方法、残留物去除法的有效性、疲劳、环境、帮助者的问题等

4. 辅助检查

为正确评价吞咽功能，了解是否有误咽可能及误咽发生的时期，必须采用录像吞咽造影、内镜、超声波、吞咽压检查等手段。其中录像吞咽造影法是目前最可信的误咽评价检查方法，它是借助X线及录像设备，利用含钡食物观察患者有无误咽及评价摄食-吞咽障碍的状态。可动态观察。摄食-吞咽障碍时对咽部以下的正确评价，有赖于X线造影录像。

五、康复训练

知识点	内容	
基础训练	咽部冷刺激与空吞咽、声门闭锁训练	
摄食训练	体位——仰卧位30°	
	容易吞咽的食物特征	柔软、密度及性状均一
		有适当的黏性、不易松散
		易于咀嚼，通过咽及食管时容易变形
		不易在黏膜上滞留

知识点	内容		
摄食训练	一口量	正常人每次入口量为 20 mL；患者一般先以 3～4 mL 小量试之	
		充分利用下述辅助吞咽动作，可减少或避免误咽的发生	
		空吞咽与交互吞咽	当咽部已有食物残留，如继续进食，则残留积累增多，容易引起误咽，因此，每次进食吞咽后，应反复作几次空吞咽，使食块全部咽下，然后再进食；亦可每次吞咽后饮极少量的水（1～2 mL），这样既有利于刺激诱发吞咽反射，又能达到除去咽部残留食物的目的，称为"交互吞咽"
		侧方吞咽	咽部两侧的"梨状隐窝"是最容易残留食物的地方，吞咽后让患者下颌分别左右转，同时做吞咽动作，可除去隐窝部的残留食物
		点头样吞咽	会厌上凹是另一处容易残留食物的部位；当颈部后屈，会厌上凹变得狭小，残留食物可被挤出，反复进行几次形似点头的动作，同时做空吞咽动作，便可除去残留食物
摄食吞咽障碍的综合训练	有摄食—吞咽障碍的脑卒中患者仅有口腔功能训练远远不够，应提倡综合训练，包括肌力训练、排痰法的指导、上肢的摄食动作训练、辅助工具的选择与使用、食物的调配、进食前后口腔卫生的保持等，凡是与摄食有关的细节都应考虑在内		

第五章 物理因子治疗

第一节 电疗法

一、直流电疗法

1. 定义

将低电压的平稳直流电通过人体一定部位治疗疾病的方法。

2. 种类

知识点		内容
直流电疗法	组织兴奋性变化	阳极下钙镁离子多，钠钾离子少，超极化，神经肌肉兴奋性降低，称为阳极电紧张，有镇痛作用
		阴极下相反，钙镁离子少，钠钾离子多，去极化，神经肌肉兴奋性增高，称为阴极电紧张
	细胞通透性变化	蛋白质向阳极迁移（电泳），细胞膜通透性下降，有利于水肿与渗出消散
		水分向阴极迁移（电渗），细胞膜通透性增高，有利于组织炎症消散
	改善血液循环	阳极下产酸（HCl）；阴极下产碱（NaOH）
		可使蛋白质变性、分解，释放多肽、组胺、血管活性肽等而致血管扩张
	对静脉血栓作用	血栓从阳极松脱，退缩向阴极，而使血管重新开放
	对骨折的作用	阴极插入骨折处，10～20 μA 电流，加速骨折愈合
直流电药物离子导入		具有以上直流电疗法的生物学效应加上导入药物的作用
		同性相斥原理——药物离子被同名电极排斥导入人体
		进入途径——皮肤的汗腺导管、皮脂腺管口、毛孔、黏膜或伤口的细胞间隙
		离子堆——导入人体的离子一般在皮下1 cm处形成"离子堆"通常导入的药物是电极衬垫上药物的5%以下
		作用部位——局部的表浅部位，作用缓慢、可对神经末梢、穴位产生刺激作用，少数随血液和淋巴进入远端部位
电化学疗法		阳极强酸性电解产物；阴极下强碱电解产物
		改变肿瘤组织的微环境，使瘤组织变性、坏死

3. 治疗作用

扩张血管，促进血液循环，改善组织营养，加速神经和其他组织再生。

知识点	内容
阳极下	消肿解痛、机化血栓,血管重新开放
	阳极置于头端,阴极置于远端的下行性直流电可升高血压、降低肌张力
阴极下	消散炎症,松解粘连,软化瘢痕;周围神经肌肉兴奋性提高;加快骨折愈合

4. 临床应用

知识点	内容	
适应证	直流电与直流电药物离子导入	周围神经炎、神经根炎、神经损伤、神经症、自主神经功能紊乱、高血压病、慢性关节炎、慢性炎症浸润、慢性溃疡、血栓性静脉炎、雷诺病、瘢痕、粘连、颞下颌关节功能紊乱、慢性盆腔炎
	电化学(化疗)	皮肤癌、肺癌、肝癌
禁忌证	恶性肿瘤(局部直流电化学疗法除外)高热、昏迷、活动性出血、妊娠、急性化脓性炎症、急性湿疹、局部皮肤破损、心脏起搏器、直流电过敏、导入药物过敏	

二、低频电疗法

1 Hz～1 kHz 的电流治疗疾病的方法。

1. 概述

知识点	内容		
分类	感应电疗法、电兴奋疗法、间动电疗法、低周波电疗法、电睡眠疗法 经皮电神经刺激疗法、神经肌肉电刺激疗法、痉挛肌电刺激疗法、功能性电刺激疗法 超刺激电疗法、直角脉冲脊髓通电疗法		
生物学效应	兴奋神经肌肉	单收缩——1～10 Hz;完全性强直收缩——50 Hz	
	促进血液循环	50 Hz 促进局部血液循环	兴奋交感神经——1～10 Hz
			抑制交感神经——100 Hz
	镇痛	镇痛作用较好的低频电流频率是 100 Hz	

2. 感应电疗法

知识点	内容
定义	又称法拉第电流
治疗作用	兴奋神经肌肉
	促进局部血液循环及防治粘连
	镇痛——小剂量降低感觉神经兴奋性,大剂量抑制大脑皮质的其他病理性兴奋
适应证	失用性肌萎缩,肌张力低下,胃下垂,迟缓性便秘,癔症性瘫痪,癔症性失语
禁忌证	痉挛性瘫痪,其余与直流电疗法相同

3. 电兴奋疗法

知识点	内容
定义	利用感应电流和直流电流强刺激，引起高度兴奋后继发抑制，来治疗疾病的方法
治疗作用	使中枢神经兴奋过程占优势的神经症转为抑制，改善睡眠
	使肌肉扭伤后的反射性肌紧张在强收缩后转为松弛，缓解疼痛
	使感觉障碍的皮神经分布区兴奋性提高，恢复感觉
适应证	腰肌扭伤、股外侧皮神经炎、神经症

4. 间动电疗法

知识点	内容	
定义	间动电流是将 50 Hz 正弦交流电整流后叠加在直流电上构成的一种脉冲电流。用这种电流治疗疾病的方法称为间动电疗法	
治疗作用	镇痛	间动电流镇痛作用好于直流电、感应电，以间升波、疏密波的镇痛作用最强，其次为密波、疏波
	促进局部血流循环，消散水肿	密波、疏密波
	兴奋神经肌肉	断续波、起伏波
适应证	神经痛、扭挫伤、网球肘、肩关节周围炎	

5. 经皮电神经刺激疗法（TENS）

知识点	内容
定义	应用一定频率、一定波宽的低频脉冲电流作用于体表刺激感觉神经达镇痛的治疗方法
治疗作用	缓解各种急慢性疼痛——兴奋神经粗纤维最适宜 100 Hz，波宽 100 μs 的方波
	促进局部血液循环、加速骨折愈合、加速伤口愈合
适应证	术后伤口痛、神经痛、扭挫伤、肌痛、关节痛、头痛、截止后残端痛、幻痛、分娩宫缩痛、癌痛、骨折、伤口愈合缓慢等

6. 神经肌肉电刺激疗法（NMES）

知识点	内容
定义	应用低频脉冲电流刺激神经肌肉引起肌肉收缩的治疗方法。刺激失神经肌肉的疗法称失神经肌肉电刺激疗法，亦称电体操疗法

续表

知识点	内容
治疗作用	加速神经的再生和传导功能的恢复
	肌肉收缩的泵效应改善肌肉本身的血液循环
	刺激拮抗肌来降低痉挛肌肌张力
	先后刺激一对痉挛肌和拮抗肌，通过肌梭和腱器官反射，发生交互抑制，又称痉挛肌电刺激疗法
	刺激平滑肌提高平滑肌张力
适应证	下运动神经元损伤或疾病所致的肌肉失神经支配
	上运动神经元疾病或损伤所致的痉挛性瘫痪

7. 功能性电刺激疗法（FES）

知识点	内容
定义	用电流刺激已丧失功能或功能正常的器官或肢体，以其产生的即时效应来代替或矫正器官或肢体已丧失功能的治疗方法
种类	人工心脏起搏器来补偿心搏功能
	刺激膈神经来调整呼吸功能
	刺激膀胱相关肌肉、脊髓排尿中枢来改善排尿
	在运动功能康复治疗中补偿或矫正肢体的运动功能
适应证	脑卒中、脊髓损伤与脑瘫后的站立
	步行障碍与手功能障碍
	马尾或脊髓损伤后的排尿功能障碍

三、中频电疗法

1～100 kHz 的电流治疗疾病的方法。

1. 概述

知识点	内容
分类	等幅正弦中频电疗法（音频电）、调制中频电疗法、干扰电疗法、音乐电疗法
作用特点	阻抗明显降低——电流强度大
	无电解作用——使用由 2～3 层绒布制成、厚 3～4 mm 的较薄衬垫
	神经肌肉兴奋作用——综合多个周期作用引起一次强烈的肌肉收缩
生物学效应	镇痛作用、改善局部血液循环、提高生物膜通透性、低中频电组合电流的生物学效应

2. 等幅中频电疗（音频电疗法）

知识点	内容
定义	采用频率 1～20 kHz 的等幅正弦电流治疗疾病的方法称为等幅正弦中频电疗法，习惯称音频电疗法
治疗作用	镇痛——6 k～8 kHz
	促进血液循环
	软化瘢痕、松解粘连——本疗法最突出的作用
	消散慢性炎症
适应证	瘢痕、关节纤维性强直、术后粘连、炎症后浸润硬化、血肿机化、狭窄性腱鞘炎、肌纤维组织炎、注射后硬结、硬皮病、阴茎海绵体硬结、肩关节周围炎、血栓性静脉炎、慢性盆腔炎、肠粘连、慢性咽喉炎、声带肥厚、关节炎、肱骨外上髁炎、神经炎、神经痛、带状疱疹后神经痛、尿潴留、肠麻痹
禁忌证	恶性肿瘤、急性炎症、出血倾向、置有心脏起搏器、心区、孕妇下腹部、对电流不能耐受

3. 调制中频电疗法

知识点	内容
定义	我国多应用由多种低频脉冲电流调制的中频电疗法，称为脉冲调制中频电疗法
	调制中频电电流的低频调制波频率多为 1～150 Hz
	波形有正弦波、方波、三角波、梯形波、微分波等
	中频载波频率多为 2～8 kHz
治疗作用	镇痛——调幅度 50% 的 100 Hz 连调波较好，变调波也较好
	促进血液循环——断调波与连调波
	促进淋巴回流——间调波与变调波
	锻炼骨骼肌——断调波
	提高平滑肌张力——连调波与断调波
	消散炎症
	调节自主神经

4. 干扰电疗法

知识点	内容	
定义	两组输出频率为 4000 Hz 与（4000±100）Hz（差频 0～100 Hz）的正弦交流电通过两组电极交叉输入人体，在人体内交叉处形成干扰场，在干扰场中按无线电学上的差拍原理"内生"产生 0～100 Hz 的低频电所调制的中频电流，这种电流称为干扰电流，又称交叉电流	
治疗作用	镇痛	100 Hz 差频最明显，90～100 Hz、50～100 Hz 也较好
	促进血液循环	50～100 Hz 差频可促进局部血液循环，加速渗出物吸收
	兴奋运动神经和肌肉	25～50 Hz 差频可引起正常骨骼肌强直收缩
		1～10 Hz 差频可引起骨骼肌单收缩和失神经肌收缩
	对内脏器官的作用、对自主神经的作用、加速骨折的愈合	
适应证	颈椎病、肩关节周围炎、关节炎、扭挫伤、肌纤维组织炎、坐骨神经痛、术后肠粘连、肠麻痹、迟缓性便秘、尿潴留、压迫性张力性尿失禁、胃下垂（感应电流）、失用性肌萎缩、雷诺病（间动电流）、骨折延迟愈合	

▲动态干扰电疗法——被波宽为 6 秒的三角波所调制。

四、高频电疗法

利用频率大于 100 kHz 的电流治疗疾病的方法，即高频电疗法。

1. 概述

特点分类	共鸣火花	中波	线圈场法短波	电容场法超短波	分米波	厘米波	毫米波
穿透深度	体表	皮下	浅层肌肉	深层肌肉和骨	深层肌肉	皮下 / 浅层肌肉	表皮

临床应用	内容	
温热效应	传导电流、欧姆损耗而产热——中波疗法	
	位移电流、介质损耗而产热——电容场法短波、超短波	
	涡电流欧姆损耗而产热——线圈场法短波；比热敷、蜡疗、红外线等作用更深	
非热效应	频率越高的电磁波的非热效应越明显	
对组织、器官作用	对神经系统的作用	小剂量短波、超短波作用可使感觉神经兴奋性下降，痛阈升高
		中小剂量超短波可能出现嗜睡等中枢神经抑制现象
		大剂量可能导致颅内压增高
	对血液和造血器官的作用	小剂量超短波刺激骨髓造血功能
		毫米波有保护骨髓造血的作用，甚至可增强骨髓的增殖过程
	对生殖器官的作用	大剂量有害
	对眼的作用	大剂量有害

2. 共鸣火花疗法

知识点	内容
定义	共鸣火花是局部的长波疗法，利用火花放电产生高频电振荡，再通过共振（共鸣）和升压电路取得高压的脉冲减幅振荡的高频电流，作用于人体局部以治疗疾病的方法，又称局部达松伐电疗法
治疗作用	镇痛止痒、改善局部血液循环、脱敏（分解过敏状态下的组胺）、抑菌（产生臭氧）
适应证	神经症、头痛、癔症性失语、癔症性瘫痪、枕大神经痛、神经性耳鸣、面肌抽搐、股外侧皮神经炎、皮肤瘙痒症、湿疹、脱发、酒糟鼻、痤疮、慢性溃疡、伤口愈合迟缓、早期冻伤、肛裂、痔、支气管哮喘、心绞痛

3. 短波、超短波疗法

知识点	内容
短波	应用波长 10～100 m（频率 3～30 MHz）治疗疾病的方法。其产生涡电流所发生的温热效应来治疗疾病，又称短波透热疗法、感应热疗法
	常用的短波疗法波长为 22 m（13.56 MHz）及 11 m（27.12 MHz）
	短波作用可达深部肌肉
超短波	应用波长 1～10 m（频率 30～300 MHz）治疗疾病的方法；采用电容场法进行治疗，又称高频电场疗法
	国产常用超短波波长为 7.37 m 和 6 m
	超短波作用可达深部肌层和骨
	超短波对急性化脓性炎症的疗效尤为显著，急性炎症早期采用无热量治疗

▲电容场法——脂肪层产热较多；电缆法（线圈场法）——浅层肌肉产热较多。

知识点	内容
适应证	炎症性疾病、血管和某些自主神经紊乱性疾病、呼吸系统疾病、消化系统疾病、泌尿生殖系统疾病、骨骼肌肉系统疾病、冻伤、结核病、恶性肿瘤热疗
禁忌证	恶性肿瘤、活动性出血、局部金属异物、置有心脏起搏器、颅内压增高、青光眼、妊娠慎用于结缔组织增生性疾病（瘢痕增生、软组织粘连、内脏粘连）

4. 微波疗法（分米波、厘米波）

知识点		内容
定义	微波	波长 1 cm～1 m，频率 300～30 000 MHz
	医用微波	分米波 10 cm～1 m，频率 300～3000 MHz
		厘米波 1 cm～10 cm，频率 3000～30 000 MHz
	康复医学科微波	波长 12.24 cm、频率为 2450 MHz 的厘米波
	习惯上将分米波与厘米波波长的分界线定为 30 cm	

续表

知识点		内容
治疗作用		**分米波**作用可达**深层肌肉**；**厘米波**作用只达**皮下脂肪、浅层肌肉**
临床作用	一般治疗	适用于软组织、内脏、骨关节亚急性及慢性炎症感染、伤口延迟愈合、慢性溃疡、坐骨神经痛、扭挫伤、冻伤、颈椎病、腰椎间盘突出、肌纤维组织炎、肩关节周围炎、网球肘、胃十二指肠溃疡
	热疗与放疗、化疗综合治疗	肿瘤的治疗
	微波组织凝固治疗（MTC）	**厘米波**直接作用于**肿瘤或病变组织进行高热凝固，使之脱落坏死**
	禁忌证	避免在**眼部、小儿骨骺、睾丸**部位治疗

5. 毫米波疗法

知识点	内容
定义	波长 1 mm～10 mm，频率 30～300 GHz 的**高频**电磁波，又称**极高频电磁波**，又有**微波谐振疗法**
生物物理学特性和生物学效应	直线传播
	毫米波属于非电离辐射
	易被含水量多的组织吸收，有效穿透深度很小，低能量不产生温热效应。极高频振荡可产生非热效应，能量**通过谐振向深部传送产生远位效应**
治疗作用	改善组织微循环，促进水肿吸收，炎症消散
	促进上皮生长，加速愈合
	辐射穴位镇痛
	增强机体免疫功能
	作用于神经节段、发射区时可调节相应区域的神经、血管或器官功能
	保护骨髓造血功能，增强骨髓增殖过程
	对肿瘤细胞有抑制作用
适应证	胃十二指肠溃疡病、高血压病、冠心病、慢性阻塞性肺病、烧伤、颈椎病、面神经炎、关节炎、骨折、癌痛等

五、其他电疗法

（1）分类：静电疗法、高压交变电场疗法。
（2）治疗作用：镇静和调节神经、杀菌、消除疲劳。

第二节　电诊断

电位	英文简写
体感诱发电位	SEP
视觉诱发电位	VEP
听觉诱发电位	BAEP
磁刺激运动诱发电位	MEP

第三节　光疗法

一、红外线疗法

知识点	内容
医用红外线	近红外线（短波红外线）0.76～1.5 μm——穿透深
	远红外线（长波红外线）1.5～400 μm——穿透浅
生物学效应	有热作用，无光化学作用
	红外线治疗时皮肤因热作用而充血发红，出现斑纹或线网状红斑，可以持续10分钟～1小时
	红外线照射后皮肤温度高达45～47℃时，皮肤出现痛感；温度再升高，皮肤出现水疱
	皮温升高——长波红外线＞短波红外线＞可见光
治疗作用	缓解肌肉痉挛——肌肉痉挛或胃肠道痉挛
	消炎——热作用，有利于慢性炎症的吸收、消散
	促进组织再生
	镇痛——热可以降低感觉神经的兴奋性，提高痛阈
	表面干燥——热可以使局部温度升高，水分蒸发，对于渗出性的病变使其表皮干燥、结痂
适应证	亚急性及慢性损伤，无菌性炎症
禁忌证	出血倾向、高热、活动性结核

二、可见光

知识点	内容
生物学效应	对神经肌肉的作用——红光具有兴奋作用，蓝紫光具有抑制作用
治疗作用	温热作用、光化学作用——蓝紫光治疗核黄疸

三、紫外线疗法

1. 生物学效应

紫外线光量子能量高，有明显的光化学效应，包括分解效应、光合作用、光聚合作用、光敏作用和荧光效应。

2. 人体皮肤对紫外线的反射、散射和吸收

知识点	内容
反射	皮肤表层对中短波紫外线有很好的吸收作用
散射	紫外线波长越短，皮肤的散射作用越明显，散射影响了紫外线的透入深度
吸收	200 nm 紫外线 97% 皮肤角质层吸收；400 nm 紫外线 56% 在真皮层吸收

3. 紫外线的红斑反应

知识点	内容		
定义	以一定剂量的紫外线照射皮肤后，经过一定时间，照射野皮肤上呈现的边界清楚、均匀的充血反应叫紫外线红斑反应		
潜伏期	紫外线照射后必须经过一定时间才能出现红斑反应	长波——较长，一般为 4~6 小时	
		短波——较短，一般为 1.5~2 小时	
		12~24 小时达到高峰，之后逐渐消退	
与波长关系	297 nm 波长	红斑反应较强	
	254 nm、280 nm 波长	红斑反应较差	
	330 nm、420 nm 波长	红斑反应最弱	
与剂量关系	254 nm 波长	较小剂量即可引起红斑反应，剂量增加红斑增强，但增强效果不明显，当剂量增加 3~4 倍，红斑反应仅增加 1~2 倍	
	297 nm、302 nm、313 nm 波长	较大剂量引起红斑反应，但剂量增加，红斑反应明显增强	
组织学改变	红斑本质是一种光化性皮炎，属于非特异性炎症		
影响因素	局部皮肤敏感性	最高——腹、胸、背、腰	
		最低——手、足	
		屈侧较伸侧敏感	
	生理状态	月经前期红斑反应增强，后期减弱	

4. 紫外线色素沉着作用

知识点	内容
直接色素沉着	照射后立即出现，1~2小时达高峰，6~8小时恢复正常
间接色素沉着	照射后数日出现
色素沉着最有效的波段	254 nm 的短波＞297 nm 的中波＞340 nm 的长波

5. 紫外线的其他生物学作用

知识点	内容
杀菌作用	可使 DNA、RNA 严重受损，蛋白质分解和蛋白变性，这是杀菌、消毒、清洁创面作用的机制；300 nm 以下均有杀菌作用，253.7 nm 短波紫外线杀菌作用最佳
脱敏作用（组胺酶）	治疗支气管哮喘等过敏性疾病
钙磷代谢的影响	紫外线可以使人体皮肤中的 7-脱氢胆固醇转变成维生素 D3；波长 275~297 nm 的紫外线促维生素 D 合成作用较显著，以 283 nm 和 295 nm 为最大吸收光谱。可以治疗小儿佝偻病、成年人骨软化病
	另外钙离子有降低血管通透性和神经兴奋性的作用，减轻过敏反应，是紫外线脱敏机制之一

6. 临床应用

知识点	内容
适应证	内科疾病（支气管哮喘、风湿性关节炎、类风湿关节炎、痛风性关节炎）；外科感染、妇科、儿科、五官科、神经科、皮肤科
禁忌证	心力衰竭、心肌炎、肾炎、尿毒症、活动性结核病、光敏性疾患、着色性干皮病、中毒伴发热、皮疹的传染病者、肿瘤的局部

四、光敏疗法

1. 定义
又称光化学疗法、光动力疗法，即利用光敏作用治疗疾病的光疗法。

2. 治疗
用于银屑病、白癜风的治疗。

五、激光疗法

1. 激光器

知识点	内容
分类	按工作性质分：气体、液体、固体、半导体激光器
	按光的波长分类：紫外、红外、可见光激光器
	按光输出方式分类：连续、单脉冲、重复脉冲激光器
	按激光照射功率大小分类：高强度激光和低强度激光

续表

知识点	内容
气体激光器	He-Ne 激光器：632.8 nm，红光激光，局部照射、穴位照射、血管内照射
	CO_2 激光器：10.6 μm，红外激光，属高强度激光器
固体激光器	红宝石激光器：694.3 nm，红光激光，主要在皮肤科应用
	钕玻璃激光：1.06 μm，红外激光，属高强激光器，定向定量爆破胃结石
	掺钕钇铝石榴石激光：腔内治疗有优势，耳鼻喉、食管、胃、膀胱
半导体激光器	半导体材料制成，工作电压低，体积小，重量轻，易于调制，不易水冷，寿命长等优点既可以穴位、痛点照射，又可以切割、凝固、气化等

2. 激光的生物学效应

知识点	内容
热作用	热作用主要由可见光区和红外光区的激光引起
压强作用	利用激光的压强治疗疾病举例：纹身的去除、碎石、虹膜打孔，这些治疗中产热很少或不产热，对周围正常组织没有损伤，不留瘢痕；但注意压强利用不当可造成损伤
光化作用	生物组织的大分子吸收激光光子的能量被激活，产生受激原子、分子和自由基，引起机体内一系列的化学改变，称光化反应。光化反应可导致酶、氨基酸、蛋白质、核酸等活性降低和失活；分子高级结构也会有不同程度的变化，从而产生相应的生物学效应，如杀菌、红斑效应、色素沉着、维生素的合成等
电磁作用	聚焦的高强度激光可以在生物组织中产生高温、高压和高电场强度，引起组织细胞损伤、破坏
生物刺激作用	低强度激光照射可以影响机体免疫功能，起双向调节作用

3. 激光的物理特性

亮度高、方向性好、单色性好、相干性好。

第四节 超声波疗法

知识点		内容
生物学效应	机械作用	微细按摩作用是超声波治疗疾病的最基本的机制
		超声波对机体的其他作用都是在超声波的机械作用基础上产生的
	温热作用	神经＞肌肉＞脂肪
	理化作用	空化作用，弥散作用，触变作用（对肌肉、肌腱或韧带有软化作用），对氢离子浓度的影响，对生物大分子的聚合、解聚作用，对生物组织和细胞代谢的影响

续表

知识点	内容	
治疗作用	神经系统、皮肤、肌肉与结缔组织、骨骼、消化系统、心脏血管、血液、生殖系统、眼睛	
超声药物透入疗法	优点	超声药物透入的药物不限于水溶性和电解质，所以药源广，而且不破坏药性、操作简便、对皮肤无刺激、患者无痛苦；透入的药物以水剂、霜剂、乳剂、油膏作为接触剂或能充分混入接触剂中的药物均可
	缺点	药物透入体内的量和深度不易测定

第五节 体外冲击波疗法

知识点	内容	
概念	体外冲击波疗法是指应用压力瞬间急剧变化的高能量所引发的生理学效应治疗疾病的方法	
分类	聚焦式冲击波和放散式冲击波	
能量	以能流密度表示：单个脉冲 $1\ mm^2$ 面积上的能量	
	低能流级别	$0.08 \sim 0.28\ mJ/mm^2$——超刺激作用和镇痛
	中能流级别	$0.28 \sim 0.60\ mJ/mm^2$——激活新陈代谢
	高能流级别	$\geqslant 0.60\ mJ/mm^2$——裂解和微观损伤
临床应用	骨骼系统疾病	慢性肌腱疾病和骨愈合不良
	经验性治疗的临床病症	肱骨外上髁炎、内收肌综合征等
	禁忌证	儿童骨骺、肿瘤、妊娠

第六节 磁疗法

知识点	内容
治疗原理	调节体内生物磁场、局部作用和神经体液作用、细胞膜通透性
生物学效应	心血管、血液、胃肠、免疫、肿瘤、细菌
治疗作用	止痛作用、镇静作用、消炎作用、消肿作用、降压作用、止泻作用、促进创面愈合、软化瘢痕、促进骨折愈合
禁忌证	白细胞总数低于 $4.0 \times 10^9/L$、置有心脏起搏器、金属异物、严重心肺功能不全、孕妇下腹部、出血倾向

第七节 温热疗法

一、生物学效应

知识点	内容
新陈代谢的影响和作用	细胞化学反应、消炎、组织修复
	基础代谢和能量代谢——温度每升高 10 ℃，基础代谢可能加 2～3 倍
对各器官、系统的影响	皮肤、肌肉、心血管、呼吸、消化、神经

二、石蜡疗法

知识点		内容
治疗作用	温热作用	可以减轻疼痛，缓解痉挛，加强血液循环，改善组织营养，促进炎症消散吸收，加速组织修复，降低结缔组织张力，增加其弹性
	机械作用	具有良好的可塑性、柔韧性、粘滞性、延展性，因此紧贴皮肤，冷却时体积缩小 10%～20%，对组织产生机械压迫作用，从而促进水肿消散
	润滑作用	软化瘢痕
适应证		软组织扭挫伤恢复期、肌纤维组织炎、慢性关节炎、肩关节周围炎、腱鞘炎、术后外伤后瘢痕增生、骨折或关节术后挛缩、肌痉挛、坐骨神经痛、皮肤美容

三、湿热袋敷疗法

知识点	内容
适应证	慢性炎症、瘢痕增生、纤维粘连、肌肉痉挛、神经痛等
禁忌证	局部感染、开放性伤口、皮肤病、恶性肿瘤、活动性肺结核、高热、极度衰竭、出血倾向、局部循环障碍及感觉障碍

第八节 冷疗法、水疗法

一、冷疗法

知识点	内容
定义	冷疗法是利用 0 ℃ 以上的寒冷刺激皮肤或黏膜以治疗疾病的低温疗法
	低温疗法分为——冷疗法和冷冻疗法（0 ℃ 以下）
	深度冷冻疗法为 -100 ℃ 以下

续表

知识点	内容
适应证	高热、中暑、急性扭挫伤、关节炎急性期、软组织感染早期、骨关节炎术后肿痛、肌肉痉挛、烧伤、烫伤、鼻出血、上消化道出血、偏头痛、神经痛
禁忌证	动脉硬化、闭塞性脉管炎、雷诺病、红斑狼疮、高血压、心肺肾功能不全、恶病质、冷过敏。不宜用于局部血液循环障碍、感觉障碍等部位

二、水疗法

1. 水温分类

分类	温度	作用
冷水浴	26 ℃以下	提高神经系统兴奋性
凉水浴	26~33 ℃	
不感温水浴	34~36 ℃	镇静
温水浴	37~38 ℃	
热水浴	39 ℃以上	发汗

2. 水压分类

水压	数值
低压淋浴	水压在1个大气压力以下
中压淋浴	水压为1~2个大气压力
高压淋浴	水压为2~4个大气压力

3. 静水压力

静水压力可影响肺扩张，因此胸部对静水压力的变化最敏感。

第九节　生物反馈疗法

知识点	内容
定义	应用电子技术将人体在一般情况下感觉不到的肌电、皮肤温度、血压、心率、脑电等体内不随意的生理活动转变为可感知的视、听信号，通过学习和训练使患者自我调节和控制，以改变异常活动、治疗疾病的方法

续表

知识点	内容
分类	正反馈——反馈的结果使原有动作加强
	负反馈——反馈的结果使原有动作减弱
必须具备的两个条件	要有将生物信息转换为声、光、图像的电子仪器
	要有人的意识（意念）参与

▲应用最广泛的是肌电生物反馈。

第十节　压力治疗

知识点	内容
定义	是利用压力设备，对肢体施加压力，以改善肢体血液循环或提高心、脑、肾等重要器官的血流量，纠正组织或器官缺血、缺氧的治疗方法
常用方法	肢体气囊加压疗法、肢体气仓加压疗法、体外反搏疗法
肢体气囊加压疗法	是通过套在肢体上的气囊有规律地充气、排气压迫肢体软组织，促使组织间液经静脉和淋巴管回流以消除肢体局部水肿的治疗方法
适应证	预防静脉血栓形成、肢体创伤后水肿，截肢后残端肿胀；复杂性区域疼痛综合征，淋巴水肿，雷诺病，糖尿病性血管病变，迟缓性瘫痪合并循环障碍
禁忌证	出血倾向，静脉血栓形成和血管栓塞早期，恶性肿瘤，动脉瘤，感染，破溃

第六章 神经疾病康复

第一节 脑卒中

一、治疗原则（八大原则）

知识点	内容
尽早	神志清楚、生命体征平稳即可开始康复
主动	建立沟通平台，提高患者自主学习能力
科学	提高康复小组基础知识、基本理论和基本技能能力
综合	采用药物及治疗师、康复器械、辅助具多管齐下方法进行康复
针对	基于康复诊断和初期评价开展精准康复
适应	基于再评价及时调整康复方案
全面	空间及时间两方面全面开展康复治疗
全程	早期、恢复期、后期持续康复

二、康复目标

知识点	内容
近期目标	通过以运动疗法为主的综合措施，达到防治并发症，减少后遗症，调整心理状态，促进功能恢复
远期目标	通过促进功能恢复和使用补偿措施，使患者充分发挥残余功能、减轻残障程度，以达到生活自理，回归家庭和社会

三、功能评定

知识点	内容
认知	筛查量表——简明智能状态检查（MMSE）、蒙特利尔认知评估量表（MoCA）
	彻查量表——洛文斯顿作业疗法认知评定成套测验（LOTCA）、韦氏智力量表（WIS）
运动	MMT 徒手肌力检查法（主要用于周围神经损伤检查）、Brunnstrom 法、Ashworth 分级量表、关节活动度评定、Berg 平衡量表法、步态分析
感觉	以健侧为标准，对深感觉、浅感觉进行评级评定

续表

知识点	内容
言语	评定西方失语症成套测验（WAB）
	汉语失语症成套测评（ABC 法）
	汉语标准失语症测评表（中康 CRRCAE）
构音障碍	构音器官检查、构音检查
吞咽	临床综合评估、饮水试验、电视 X 线透视吞咽功能研究（VFSS）、纤维光学内镜吞咽功能检查（FEES）
心理精神	观察法、访谈法、主观标尺法、心理测验法、ZUNG 自评量表、汉密尔顿焦虑、抑郁量表
生活质量	改良 Barthel 指数、功能独立性评定量表（FIM）

四、康复治疗

1. 早期康复

在神经内科常规治疗的基础上，病情稳定 48 小时后尽早康复；主要是预防并发症和继发性损害。

知识点		内容
体位变换		2 小时转换一次，减少仰卧位
良肢位摆放	健侧卧位	患侧上肢放于身前枕头上，自然伸展
	患侧卧位	患侧上肢自然前伸，掌心向上（上肢旋后）
	仰卧位（过渡体位）	患侧上肢自然伸展，掌心向上（上肢旋后）
关节被动活动		先健后患，由近到远，2～3 次/天
自我辅助训练		Bobath 握手双臂上举练习、搭桥训练
动作转移训练		转移训练——床-椅子/轮椅、椅子/轮椅-床
		床上坐起——半坐位、长坐位、端坐位
		起立床站立训练——克服直立性低血压
基本日常生活活动训练		健手的日常活动
言语吞咽		舌肌、唇等吞咽肌的训练，摄食训练，理疗刺激，包括咽部冷刺激法、针刺法、低频脉冲电治疗等，心理支持及营养支持
心理		药物治疗，认知行为治疗等

2. 恢复期

重点进行抗痉挛治疗、异常姿势纠正、动态平衡训练、步行训练、作业训练、言语认知训练，提高患者的日常生活能力等。

3. 维持期

继续前一阶段的训练，进一步巩固维持、提高现有功能，将训练成果应用到家庭环境中去。

4. 并发症的防治措施

（1）可使用翻身床、气垫床等预防压疮、呼吸道感染、深静脉血栓形成等。

（2）预防关节挛缩变形，预防异常模式的发展等。

（3）避免腕关节过度掌屈，维持关节活动范围，适当进行上肢主动和被动运动，避免发生肩手综合征。

（4）尽早开始坐位或电动起立床训练，避免直立性低血压。

第二节　脑外伤

一、康复目标

知识点	内容
早期	稳定目标，提高觉醒能力，促进健忘症康复，预防并发症、促进功能恢复
恢复期	减少定向障碍和言语错乱，提高记忆、注意、思维、组织和学习能力，最大限度恢复感觉、运动、认知、语言功能和生活自理能力，提高生存质量
后遗症期	代偿功能、回归社会

二、康复原则

同脑卒中。

三、康复评定

知识点		内容
意识障碍	量表	格拉斯哥昏迷量表（GCS）——判断急性损伤的意识状况
	评定项目	睁眼反应——最高4分，最低1分
		语言反应——最高5分，最低1分
		运动反应——最高6分，最低1分
	程度	轻度——13～15分
		中度——9～12分
		重度——<8分
颅脑损伤		格拉斯哥预后评分（GOS）——预测颅脑损伤的结局
其他		其他评定项目同脑卒中

四、康复治疗

知识点	内容	
早期	药物外科治疗（脑水肿、脑积水）	
	支持疗法——高蛋白、高热量饮食	
	保持良肢位	
	促醒治疗——严重颅脑损伤的恢复首先从昏迷和无意识开始，功能恢复的大致顺序为：自发睁眼——觉醒——周期性变化——逐渐听从命令——开始说话	
	排痰引流	
	维持肌肉及其他软组织弹性	
	尽早活动	
	物理因子治疗	
	矫形支具	
	高压氧治疗——改善脑循环	
恢复期	认知障碍训练	记忆训练、注意训练、思维训练
	知觉障碍训练	功能训练法、转移训练法、感觉运动法
	行为障碍康复治疗	创造环境
		药物
		行为治疗：鼓励恰当行为、拒绝奖励仍继续的不恰当行为、不当行为后拒绝一切奖励、不当行为后应用预先声明的惩罚、极严重或顽固的不良行为后应用厌恶刺激
后遗症期	ADL 训练、职业训练、矫形器和辅助器具的应用	

第三节 帕金森病

帕金森病的康复训练：

（1）松弛训练——摇动技术→刺激前庭→松弛肌肉。

（2）关节活动度训练——伸髋训练、屈膝训练。

（3）移动训练。

（4）平衡训练。

（5）步态训练。

（6）其他训练——面肌训练、呼吸功能训练、语言训练、心理治疗

（7）ADL 训练。

（5）维持锻炼。

第四节　多发性硬化

知识点	内容		
定义	多发性硬化（MS）是一种以中枢神经系统（CNS）白质脱髓鞘为特征的自身免疫性疾病；多发于20～40岁青壮年，女性多于男性		
临床表现	运动障碍最多见。共济失调出现率50%以上；75%患者出现尿急、排尿不畅、部分性尿潴留或轻度尿失禁		
治疗原则	早期开始	康复治疗应在疾病的早期，病情有所缓解时就开始	
	循序渐进	治疗内容要有计划，持续有规律的康复可以帮助患者恢复肌肉的张力，增加肌肉耐力和骨骼的强度；开始时强度宜小，逐步加大运动量	
	因人而异	治疗方式和强度要根据疾病累及的部位和严重程度而定	
	针对性治疗	一侧肢体功能障碍，可利用健侧肢体帮助患肢活动。帮助患者调节情绪波动，安稳睡眠，预防和治疗抑郁症	
康复治疗	缓解肌痉挛	因MS以伸肌痉挛为主，可以进行躯干的屈曲转动活动，螺旋形或对角线的四肢运动模式是训练的重点	
	共济失调的康复	PNF手法	对小脑引起的肢体和躯干的协调及平衡功能的改善有效
		Frenkel方法	在卧、坐、站、行走四方面反复训练，以改善及增加小脑的传入信息，尤其改善感觉性共济失调

第五节　阿尔茨海默病

知识点	内容
概述	阿尔茨海默病患者以进行性认知功能缺陷和行为损害为主要特征，记忆障碍尤为突出。此后，由于不能回忆以前学到的信息，思维和判断受影响，会相继出现相关运动功能障碍，影响日常生活活动能力
康复治疗	认知康复、运动康复

第六节 脊髓损伤

一、概述

脊柱最容易损伤的部位	临床表现
▲下颈段——第5~7颈椎 ▲中胸段——第4~7胸椎 ▲胸腰段——第10胸椎~第2腰椎	▲脊髓休克——几小时到几周 ▲运动和感觉障碍 ▲排便障碍（反射控制源第2~4骶椎） ▲痉挛

二、临床综合征

临床综合征	表现
中央束综合征	中央＞外周，上肢重于下肢
半切综合征	同侧本体感觉、运动，对侧温痛觉丧失
前束综合征	运动，温痛觉丧失，本体感觉存在
后束综合征	本体感觉丧失，运动，温痛觉存在
脊髓圆锥综合征	（脊髓骶段圆锥）膀胱、肠道和下肢反射消失
马尾综合征	（腰骶神经根）膀胱、肠道及下肢反射消失
脊髓震荡	暂时、可逆性脊髓或马尾神经功能丧失

三、脊髓损伤评定

损伤平面	具体内容
定义	脊髓损伤后在身体两侧有正常感觉和运动功能的最低脊髓节段
分类	分为运动神经平面和感觉神经平面
举例	第6颈椎损伤，第6颈椎及以上（第2~5颈椎）仍然完好，第7颈椎以下出现功能障碍

1. 运动神经平面——关键肌

（1）脊髓损伤水平的确定。

知识点	内容
依据	该节段关键肌的肌力必须达到3级 此关键肌头端节段的另一肌的肌力必须达到4级及以上
举例	考虑为第6颈椎损伤，桡侧腕长、短伸肌的肌力必须达到3级，其头端的肱二头肌的肌力必须达到4级或5级

(2) 运动神经平面的关键肌

运动神经平面	上肢关键肌	运动神经平面	下肢关键肌
第5颈椎	屈肘肌（肱二头肌，旋前圆肌）	第2腰椎	屈髋肌（髂腰肌）
第6颈椎	伸腕肌（桡侧腕长伸肌和短肌）	第3腰椎	伸膝肌（股四头肌）
第7颈椎	伸肘肌（肱三头肌）	第4腰椎	踝背伸肌（胫骨前肌）
第7颈椎	中指屈指肌（指深屈肌）	第5腰椎	长伸趾肌（趾长伸肌）
第1胸椎	小指外展肌（小指外展肌）	第1骶椎	踝跖屈肌（腓肠肌、比目鱼肌）

(3) Lovett 分级法评定标准

分级	评级标准
0	无可见或可感觉到的肌肉收缩
1	扪及肌肉收缩，但无关节活动
2	消除重力姿势下能做全关节活动范围的运动
3	抗重力做全关节活动范围的运动，不能抗阻力
4	抗重力和一定的阻力运动
5	抗重力和充分阻力的运动

(4) MMT 的结果分值记录

1级肌力评为1分；5级肌力评为5分；NT 表示无法检查。正常时左右侧各 10×5 分 =50 分，两侧总分为 100 分。

2. 感觉神经平面——关键点

(1) 感觉关键点

部位	定位	知识点
颈部感觉关键点	第2颈椎	枕骨粗隆
	第3颈椎	锁骨上窝
	第4颈椎	肩锁关节的顶部
	第5颈椎	肘前窝外侧面
	第6颈椎	拇指近节背侧皮肤
	第7颈椎	中指近节背侧皮肤
	第8颈椎	小指近节背侧皮肤
胸部感觉关键点	第1胸椎	肘前窝尺侧面
	第2胸椎	腋窝
	第3胸椎	第3肋间
	第4胸椎	第4肋间（乳线）
	第5胸椎	第5肋间

续表

部位	定位	知识点
胸部感觉关键点	第 6 胸椎	第 6 肋间（剑突水平）
	第 7 胸椎	第 7 肋间
	第 8 胸椎	第 8 肋间
	第 9 胸椎	第 9 肋间
	第 10 胸椎	第 10 肋间（脐水平）
	第 11 胸椎	第 11 肋间
	第 12 胸椎	腹股沟韧带中部
腰部感觉关键点	第 1 腰椎	第 12 胸椎与第 2 腰椎之间上 1/3 处
	第 2 腰椎	大腿前中部
	第 3 腰椎	股骨内上髁
	第 4 腰椎	内踝
	第 5 腰椎	足背第 3 跖趾关节
骶部感觉关键点	第 1 骶椎	足跟外侧
	第 2 骶椎	腘窝中点
	第 3 骶椎	坐骨结节
	第 4～5 骶椎	肛围（作为一个平面）

(2) 28 对皮区关键点结果分值记录

知识点	内容
检查	针刺觉和轻触觉
记录	0＝缺失；1＝障碍（部分障碍或感觉改变，包括感觉过敏）；2＝正常；NT＝无法检查
	正常者两侧感觉总积分为 112 分

3. 完全和不完全损伤的评定

知识点	内容
部分保留区	损伤水平以下仍有感觉或运动功能残留的节段
	或感觉和运动均保留而功能弱于正常的区域
骶残留	不完全损伤的重要特征

(1) **不完全损伤**——明确的骶残留＋部分保留区范围超过 3 个节段。
(2) **完全性损伤**——不存在骶残留，如果存在，部分保留区范围也不超过 3 个节段。

4. 脊髓损伤 ASIA 损伤分级

分级	知识点	内容
A 级	完全	第 4～第 5 骶椎无感觉、运动功能、无骶残留
B 级	不完全	损伤水平以下包括骶段（第 4～5 骶椎）保留感觉功能，但无运动功能
C 级	不完全	损伤水平下保留运动功能，且损伤平面以下至少一半以上的关键肌肌力＜3 级
D 级	不完全	损伤水平下保留运动功能，且损伤平面以下至少一半以上的关键肌肌力≥3 级
E 级	正常	运动和感觉功能正常

四、脊髓损伤平面与功能恢复的关系

损伤平面	功能恢复	损伤平面	功能恢复
第 1～3 颈椎	不能步行	第 7 颈椎～第 3 胸椎	轮椅基本独立
第 4 颈椎	大部分依赖轮椅	第 2～5 胸椎	轮椅完全独立
第 5 颈椎	中度依赖轮椅	第 6～12 胸椎	治疗性步行
第 6 颈椎	轻度依赖轮椅	第 1～3 腰椎	家庭性步行
		第 4 腰椎～第 1 骶椎	社区性步行

五、步行训练

知识点	内容
治疗性步行	第 6～12 胸椎损伤——佩带带骨盆托的髋膝踝足矫形器（HKAFO），借助双腋拐短暂步行
家庭性步行	第 1～3 腰椎损伤——可在室内行走，但行走距离＜900 m
社区性步行	第 4 腰椎以下损伤——穿戴踝足矫形器（AFO），能上下楼梯，能独立进行 ADL，能连续行走＞900 m
训练方法	先在平衡杠内站立和步行，包括摆至步、摆过步和四点步，逐步过渡到平衡训练和持双拐行走训练

六、ADL 的训练

第 7 颈椎平面是关键：脊髓损伤平面在第 7 颈椎——基本自理；第 7 颈椎以下——完全自理；第 5 颈椎和第 6 颈椎——部分自理；第 4 颈椎——完全不能自理。

第七节 运动神经元病

知识点	内容
定义	运动神经元病（MND）是一组选择性累及脊髓前角细胞和脑干下部运动神经元及锥体束的慢性进行性神经系统疾病。这些疾病的表现有所不同，并且进展速度也可不一，但均无感觉、小脑功能或大小便功能障碍
分类	肌萎缩侧索硬化（ALS）、脊肌萎缩症（SMA）、原发性侧索硬化（PLS）、进行性延髓麻痹（PBP）
特点	以肌萎缩侧索硬化（ALS）预后最差，因此，运动神经元病的康复以ALS为代表。其康复目标是尽可能维持患者的日常生活能力，延长生存时间

第八节 周围神经损伤

知识点	内容
神经损伤	桡神经损伤——垂腕
	正中神经损伤——猿手
	尺神经损伤——爪形手
	腓总神经损伤——足下垂
运动疗法	早期保持功能位，预防关节挛缩
	无痛范围或正常活动范围内运动，不可过度牵拉瘫痪的肌肉
	周围神经和肌腱缝合术后，要充分固定后进行运动
	积极主动活动
矫形器的作用	早期——固定于功能位，防止挛缩畸形
	恢复期——矫正畸形和助动功能
	动力性夹板——帮助瘫痪肌肉运动

第七章 骨科疾病康复

第一节 骨折

知识点	内容
上肢	主要功能是手的应用
下肢	主要功能是负重和行走，要求各关节保持充分的稳定
评定内容	骨折愈合——骨折对位，骨痂形成，延迟愈合或未愈合，有无假关节，畸形愈合，有无感染，血管神经损伤，骨化性肌炎
	关节活动度、肌力肢体长度及周径、感觉功能、ADL 能力
康复治疗	骨折固定期（早期），骨折愈合期（晚期）

第二节 骨质疏松症

一、定义

1. 定义

骨质疏松症是骨组织显微结构受损，骨矿成分和骨基质等比例地不断减少，骨质变薄，骨小梁数量减少，骨脆性增加和骨折危险度升高的一种全身骨代谢障碍的疾病。

2. 骨代谢变化

分期	年龄	特点
正平衡期	0～20多岁	不断生长发育
平衡期	20多岁～40岁后	生成和吸收两个过程处于平衡状态
负平衡期	超过40岁后	生成保持不变，但骨的吸收增加

二、分型

分型	释义
原发性骨质疏松	Ⅰ型为绝经后，Ⅱ型为老年性
继发性骨质疏松	皮质醇增多症、甲状旁腺功能亢进、甲亢、糖尿病、慢性肾病、胃肠切除、某些药物影响

三、临床表现

知识点	内容
症状	疼痛（腰背痛，骨量丢失 12% 以上）、骨折（最常见，最严重）、呼吸功能下降
体征	身长缩短、驼背

四、特殊检查

知识点	内容
X 线检查	定性检查，一般骨量丢失 30% 以上时，X 线才能有阳性所见
骨密度定量测定	单光子吸收测定（SPA）
	超声波测定（USA）
	双能 X 线吸收测定（DEXA），WHO 推荐为诊断骨质疏松症的标准
	定量 CT（QCT）

五、治疗要点

1. 药物治疗

Ⅰ型骨质疏松症	Ⅱ型骨质疏松症
雌激素——防治绝经后骨质疏松的首选药物	蛋白同化激素（苯丙酸诺龙）
维生素 D	维生素 D
钙制剂	钙制剂
降钙素	氟化剂
双膦酸盐（EHIP）	维生素 K
主要选用骨吸收抑制剂	主要选用骨形成促进剂

2. 物理治疗

减轻疼痛，促进骨钙沉积。

3. 健康宣教

（1）改变生活方式，戒烟、限酒、限咖啡。

（2）增加户外活动时间。

（3）增加富含钙、磷等矿物质的食物。

第三节 关节脱位

知识点	内容	
评定	关节位置、肿胀、疼痛、关节 ROM、肌力、ADL	
治疗	急性期	保护修复的软组织，肩部悬吊带固定3~4周，训练时取下吊带，训练结束后，立即佩戴
	亚急性期和恢复期	禁止将肩关节向前活动，以免关节脱位
		等长抗阻，可分别在不同的无痛姿势的可动角度内进行
		等张抗阻，限制外旋<50°，避免脱位的姿势
		5周时，外展90°+外旋，所有动作均可以等速仪器上进行

第四节 关节病变和损伤

一、肩关节周围炎

知识点	内容	
目的	消炎、镇痛、恢复肩关节功能	
物理治疗	急性期（消炎镇痛）	肩下垂摆动训练
		关节活动度训练
		肌力训练
		物理因子治疗——超短波疗法，脉冲磁疗法，超声波疗法，红外线照射，蜡疗等温热疗法有助于改善血液循环，可长期应用等幅中频电、调制中频电有助于松解粘连
	慢性期（松解粘连，恢复关节运动功能）	按摩或手法松动治疗，作用于深层组织和深部肌肉
		冻结期用稍重手法以缓解疼痛、松解粘连、恢复功能

二、膝关节韧带损伤

知识点	内容
促进韧带修复	短波、超短波微热或温热量
韧带重建术后	渐进增加关节活动度训练

续表

知识点	内容
增加关节稳定性	前交叉韧带——训练腘绳肌，禁忌股四头肌等张肌力训练 后交叉韧带——训练股四头肌，禁忌腘绳肌等张肌力训练
	内侧副韧带——内收肌、半腱半膜肌 外侧副韧带——阔筋膜张肌、股二头肌
	后期加强膝关节本体感觉训练、增强关节保护功能
步行训练	在支具保护下进行

三、半月板损伤

膝关节镜术后——膝关节限制在屈曲90°范围内被动运动（CPM），以闭链运动为主。

四、髌骨软化症

知识点	内容
改善血液循环	短波或超短波（微热或温热量），也可选用蜡疗
促进膝关节稳定性	重点增加股内侧肌肌力，减少伸膝时髌骨的外移或外旋，多点等长抗阻训练，限制髌骨外移的条件下进行股四头肌训练，避免下蹲—起立运动或踢腿运动

五、踝关节扭伤

知识点		内容
目的		消炎、消肿、缓解疼痛、增加踝关节稳定性、恢复功能
治疗	消炎、消肿	损伤24个小时内以冷疗为主，急性期无热量的高频电疗
		急性期后选择温热治疗
	镇痛	低频或中频电疗，低强度半导体激光
	增加关节活动范围	早期制动后导致关节僵硬，增加关节活动范围，提高活动韧性
	增强踝关节稳定性	牵张训练、肌力训练、本体感觉训练

第五节 骨关节炎

知识点	内容
康复评定	X线检查、关节ROM评定、肌力评定、疼痛评定、关节压痛、步行能力评定、畸形分析、ADL能力的评定

续表

知识点	内容	
康复治疗	运动与休息之间的平衡	
	疼痛控制	控制运动量
		物理治疗（热疗，水疗39～40℃，低频，中频，高频），急性期禁用温热疗法
		药物（非甾体类抗炎药）
	运动疗法	医疗体操、器械运动
	预防	减重、纠正畸形、准确复位
	支具与辅助器具、关节保护要点、能量节约技术	

第六节 类风湿关节炎

知识点	内容	
一般性治疗	休息、活动期的关节制动，恢复期的关节功能锻炼	
	一般有剧烈疼痛的患者需完全卧床休息，病变关节用夹板短期固定，一般不超过3周；症状略有减轻后可开始床上体操，逐渐过渡到一般体操	
关节制动	急性炎症渗出的关节应用夹板制动，通常采用合适支具将关节固定于功能位置，固定期间，每日可有一定间隔解除夹板，作关节活动范围的训练	
	夹板固定的作用是保存病变关节的功能。夹板起保护固定作用，有助于缓解疼痛，消肿，减轻畸形，并防止由于关节不稳而进一步受损	
	固定夹板仅用于急性期，不能长期使用，否则会妨碍关节的活动	
	通常用于腕、掌指关节和指间关节，不用于肩关节和髋关节，肘关节和膝关节只有在不稳定时才用	
	手的良好的功能位是——腕背屈40°～45°，手指微屈	
物理治疗	冷疗	用于关节急性炎症期肿痛明显时
	超短波	无热量或微热量，仅限用于急性期
	紫外线	弱红斑量或红斑量
	蜡疗	多用于症状缓解期，根据受累的关节，可用盘蜡法
	按摩和牵张训练、肌力训练	
作业治疗	维持关节活动度的训练、日常生活能力训练	
矫形器	主要目的是使关节不负重、减少关节活动、稳定关节或将关节固定于功能位上；上肢矫形器主要是针对腕和手而制作的，包括静态夹板与功能性夹板	

第七节 人工关节置换术后康复

一、全髋关节置换术后康复要点

知识点		内容
防止深静脉血栓形成		早期踝泵运动、腹式呼吸、气压循环治疗
防止关节脱位	卧位	伸直术侧下肢、髋外展15°~30°，穿丁字鞋防髋关节外旋
	坐位	不宜久坐，每次<30分钟，床上坐位屈髋<45°，床旁坐屈髋<90°
		同时避免屈膝、髋内收和内旋
易脱位体位		髋关节内收、内旋、半曲屈位；髋关节过度屈曲、内收内旋位

二、全膝关节置换术康复要点

知识点	内容
术后第1周	屈膝控制在90°内
术后第2周	屈膝超过90°，甚至可达120°

第八节 截肢术后康复

知识点			内容
定义			截肢是将病变的肢体全部或部分切除；经关节平面的截肢又称为关节离断
康复评定	残肢评定		残肢外形、残肢畸形、皮肤情况、关节活动度检查、肌力检查、残肢痛
		残肢长度测量	上臂残肢长度——从腋窝前缘到残肢末端
			前臂残肢长度——从尺骨鹰嘴沿尺骨到残肢末端
			大腿残肢长度——坐骨结节沿大腿后侧到残肢末端
			小腿残肢长度——从膝关节外侧间隙到残肢末端
		幻肢痛	发生率约5%~10%。患者残肢出现钳夹样、针刺样、灼烧样或切割样疼痛；幻肢痛的原因尚不清楚，目前大多数人认为幻肢痛可能是运动知觉、视觉、触觉等的一种涉及心理学、生理学的异常现象
	假肢评定		临时假肢的评定、正式假肢的评定

续表

知识点		内容	
康复治疗	截肢前康复	关节活动范围训练、肌力训练、ADL训练	
	术后康复	保持良好的残肢体位——大腿截肢后，髋关节应保持伸直位，避免外展。小腿截肢时膝关节应伸直，不要在膝部的下面垫枕头	
		残肢皮肤处理、避免残肢肿胀、肌力训练、关节活动训练、ADL训练、心理治疗	
	假肢使用训练	站立平衡训练	平行杠内，重心转移，患肢负重，单腿平衡等
		步行训练	平行杠内进行，一般要求平行杠的长度>6 m；在平行杠一侧放置落地镜子，用于观察训练时的姿势；需要助行器如手杖、腋杖、助行支架
			假肢迈步训练、健肢迈步训练、交替迈步训练
		上下台阶	上台阶时，健侧先上；下台阶时，假肢先下
		上下坡道	上坡道时，健肢先上；下坡道时，假肢先下
		跨越障碍物训练	跨越障碍物时，健肢先跨越

第九节 颈椎病

一、治疗原则

知识点	内容	
软组织型	非手术治疗为主	
神经根型	牵引疗效明显（前屈位）	牵引时间15～40分钟
		牵引角度多为颈椎前倾10°～20°
		牵引重量为体重15%～20%
脊髓型	先行非手术治疗，无明显疗效尽早手术治疗；较重患者禁用牵引、手法治疗	
椎动脉型和交感神经型	非手术治疗为主；有明显颈性眩晕或猝倒发生者、经非手术治疗无效者、经动脉造影证实者，考虑手术治疗	
混合型	除比较严重的脊髓受压，其他表现应以非手术治疗为主	

二、枕头

为保护颈椎健康，枕头高度应为1.5倍拳高。

第十节　腰椎间盘突出症

知识点	内容
治疗原则	椎间盘纤维环未破裂型——非手术
	椎间盘纤维环破裂型——手术
康复治疗	卧床休息——时间为4~7天，睡硬板床（铺褥子）
	牵引治疗——慢速、快速（重量为体重2~3倍）
	物理治疗
	经皮阻滞疗法
	传统中医治疗——推拿，针灸治疗
	西方手法治疗——Mckenzie、Maitland
	运动疗法

第十一节　腰椎小关节病

知识点	内容
治疗原则	早期宜行保守治疗，包括局部保护、腰肌功能锻炼、阻滞疗法、物理治疗等；有神经根受压症状，且经非手术疗法无效者，应行小关节部分切除及根管扩大减压术
治疗方法	物理治疗、手法松弛肌肉、注射疗法（小关节囊阻滞）

第十二节　强直性脊柱炎

知识点		内容
治疗目的		缓解症状、保持良好的姿势、减缓病情的进展
康复治疗	一般性治疗	注意立、坐、卧的正确姿势，鼓励患者适当运动，坚持脊柱、胸廓、髋关节的活动，避免过度负重和剧烈运动
	物理治疗	超短波、紫外线、蜡疗、直流电药物离子导入、中频电疗、矿泉浴
	功能训练	维持脊柱生理曲度，防止畸形；保持良好的胸廓活动度，避免影响呼吸功能；防止或减轻肢体因失用而致肌肉萎缩，维持骨密度和强度，防止骨质疏松等
	治疗性运动	维持胸廓活动度的运动，保持脊柱灵活性的运动，肢体运动等

第十三节 特发性脊柱侧凸

一、治疗方案（Cobb 角）

角度	治疗方案
10°以下	姿势训练 + 矫正体操
10°～20°	姿势训练 + 矫正体操 + 侧方电刺激
20°～40°	侧弯矫形器 + 侧方电刺激
40°或45°以上或曲度稍小但旋转畸形严重	手术矫正 + 佩戴矫形器

二、运动疗法

1. 矫正体操
增强凸侧椎旁肌肉肌力，减轻凹侧肌肉所产生的拮抗收缩。

2. 不对称爬
增加脊柱柔韧性、矫正脊柱侧弯。

三、矫形器注意事项

1. 保证佩戴时间
由于矫形器施于脊柱和胸背部的压力较大，患者有一个适应的过程，穿戴时间从第一天的 3～5 个小时，逐渐增加穿戴时间，至 2 周后，每天应穿戴 22～23 个小时，余下 1～2 个小时时间行皮肤及矫形器清洁卫生和做脊柱侧弯矫正体操。

2. 定期复查
应定期（3～6 个月）复查 X 线片，及时处理佩戴矫形器出现的问题，更换因患儿生长发育而变小的矫形器。

第十四节 椎弓峡部崩裂和脊柱滑脱

知识点	内容	
治疗原则	并不是每一个椎弓峡部崩裂和脊柱滑脱患者都需要手术治疗，大部分可以通过保守治疗使症状缓解	
	一般情况下，椎弓峡部裂引起的腰椎滑脱的Ⅰ°和Ⅱ°者可采取非手术治疗；而严重腰椎滑脱，Ⅲ°以上滑脱者采取手术治疗	
	手术指征	持续性腰背疼痛，经保守治疗不缓解
		伴有持续性神经根压迫症状，以及椎管狭窄症状，影像学证实有明显椎管狭窄
		严重腰椎滑脱，Ⅲ°以上滑脱者

第十五节 软组织损伤

一、概述

知识点	内容	
治疗目的	消炎、镇痛、恢复功能	
物理治疗	急性损伤	短波或超短波——无热量
		毫米波——$1\sim 5\ mW/cm^2$
		磁疗法——静磁、脉冲磁或旋磁
		紫外线照射——弱红斑量照射
物理治疗	亚急性、慢性损伤	红外线
		蜡疗——水浴法或蜡饼法
		高频电疗——微热或温热量
		超声波——水下法或直接接触法,小剂量或中剂量
		音频电——耐受量
	恢复功能	增加关节活动范围,牵伸练习,肌力训练

二、具体疾病

知识点	内容	
肌筋膜炎	温热治疗	红外线、蜡疗、湿热袋敷等治疗改善血液循环,消炎镇痛
	镇痛	低频或中频电疗
	放松训练	肌电生物反馈疗法、牵张训练受累的软组织
肱骨外上髁炎	消炎、止痛、恢复功能	
跟腱炎	冲击波不能刺激小腿三头肌	
复杂性区域疼痛综合征	镇痛、消肿、延缓肌肉萎缩、恢复正常功能	

第十六节　腱鞘及滑膜疾病

一、腱鞘炎

采用物理治疗。

治疗目的	内容
消炎、镇痛	超声波、磁疗、蜡疗、氦—氖激光或半导体激光等治疗
软化瘢痕	除超声波和蜡疗外，还可选择音频等中频电疗，手部可选用水浴法
维持肌腱滑动	进行最大范围的主动运动，维持应有的活动，但应减少运动次数和避免往返重复运动

二、腱鞘囊肿

治疗目的——促进囊肿吸收。

三、髌前滑囊炎

治疗目的——消炎、镇痛、恢复和保持关节功能。

第十七节　腕管综合征、尺神经肘管综合征

一、腕管综合征

治疗方式	知识点
物理治疗	早期治疗——超短波、微波疗法、紫外线疗法
	后期治疗——直流电药物离子导入疗法（5%～10%碘化钾）、超声波疗法、石蜡疗法、音频疗法、红外线疗法
	按摩治疗
	放松手及腕部肌肉的锻炼
	术后腕中立位夹板制动1～2周
手术治疗	对症状比较严重，大鱼际肌明显萎缩者，采用腕横韧带切开术

二、尺神经肘管综合征

(1) 物理治疗：短波、超短波、激光、微波。

(2) 术后屈肘90°，用肘关节支具固定3周。

第十八节 手外伤后

知识点	评定方法
肿胀	水置换容积法测量、周径测量
关节活动范围测量	用量角器测量掌指关节（MP）、近节指间关节（PIP）和远节指间关节（DIP）的被动和主动活动范围，拇指外展和对掌功能评定，手指集合主动关节活动范围测定（肌腱总活动度测定）
肌力评定	徒手肌力检查、握力（握力指数）、捏力（指尖捏、三指捏、侧捏）
感觉功能评定	触觉、痛觉、温度觉，两点辨别觉、实体觉测定（Moberg 拾物试验）
判断周围神经再生	周围神经干叩击实验（Tinel 征）
灵巧性、协调性评定	Jebson 手功能测试、明尼苏达操作等级测试（MRMT）、Purdue 钉板测试
手整体功能评定	Carroll 手功能评定法、Jebson 手功能试验
手指伤残评定	上肢截肢水平的功能损失评定、手活动度残疾等级评定、手不同部位的感觉丧失占手功能损失的百分比等评定
神经电生理检查	肌电图、神经传导速度检查、强度-时间曲线检查

第八章 其他疾病康复

第一节 内科疾病康复

一、冠心病康复

1. 康复治疗

知识点	内容
有氧训练	略
力量训练	目前主要为循环力量训练，是指一系列中等负荷、持续、缓慢、大肌群、多次重复的抗阻力量训练，以增加肌力，并可能增强心血管素质

2. 康复分期

分期	内容	
Ⅰ期康复	急性心肌梗死或急性冠脉综合征住院期康复；CABG（冠状动脉分流术）或PTCA（经皮冠状动脉腔内形成术）后早期康复也属于此列	
	发达国家已经缩短到3～7天	
Ⅱ期康复	自患者出院开始，至病情稳定性完全建立为止	
	时间为5～6周	
Ⅲ期康复	指病情处于较长期稳定状态，或Ⅱ期过程结束的冠心病患者	
	康复治疗机制	外周效应——心脏之外的组织和器官发生的适应性改变
		中心效应——训练对心脏的直接作用，主要为心脏侧支循环形成，冠状动脉供血量提高，心肌内在收缩性相应提高

二、其他内科疾病

知识点	内容
病种	原发性高血压、慢性充血性心力衰竭、慢性支气管炎、COPD、哮喘、糖尿病
康复原则	有氧训练、呼吸训练、物理因子治疗、ADL、心理治疗、教育宣传

第二节　外科疾病康复

一、外科急性感染

1. 概述

知识点		内容
治疗目的		缩短病程、减轻症状、促进炎症吸收或局限化、防止感染扩散或转为慢性治疗原则
治疗原则	早期治疗	使组织炎症发展而逆转
	综合治疗	配合药物、手术治疗
	合理选择物理因子	根据感染的部位、不同阶段，选择、调整物理治疗方法和剂量
	保持伤口清洁	略

2. 选择物理治疗的原则

知识点		内容
病理过程	早期浸润阶段	无热量物理因子，紫外线、无热量短波、超短波或微波
	化脓坏死阶段	抗生素抗炎治疗，选用温热作用较强的物理因子或紫外线红斑量照射，如温热量短波、超短波或微波、红外线等，增加组织耗氧，促使组织坏死，加速脓肿成熟
	吸收修复和慢性迁延阶段	选用温热作用较强的物理因子，如微热量短波、超短波、微波、红外线、激光、弱红斑量紫外线等，改善血液循环，促进肉芽和上皮生长，改善组织营养和提高免疫功能的物理治疗；配合有氧运动
	溃疡、窦道、瘘管形成	加强营养，提高免疫力，彻底清除病灶内的不良肉芽和纤维组织后，根据吸收、修复和慢性迁延阶段选择物理治疗
感染部位		浅部感染——光疗为主，选择紫外线、辐射热和传导热的物理因子，如红外线、激光、微波或毫米波等
		深部感染——电疗为主，以内生热为主的物理因子，如短波、超短波、微波和毫米波等

3. 典型疾病

疾病	分期	内容
蜂窝织炎	早期浸润期	短波或超短波疗法——患部无热量或微热量
		直流电药物离子导入疗法——抗生素离子导入
		紫外线疗法——中心重叠照射法或局部照射
		运动疗法——适用于肢体蜂窝织炎,抬高患肢,进行踝泵运动,以减轻肿胀
	吸收修复或慢性期	红外线疗法
		蜡疗法
		微波疗法——微热或温热量
		磁疗法
		正压顺序循环疗法——促进静脉回流
丹毒	早期炎性浸润期	紫外线疗法——局部照射,首次剂量足够,越早越好
		短波或超短波疗法——早期患部无热量,2次/天
		直流电药物离子导入疗法——抗生素离子导入
		运动疗法——适用于肢体感染,抬高患肢,进行踝泵运动,以减轻肿胀
	吸收修复期	红外线疗法
		微波疗法——微热或温热量
		磁疗法
		蜡疗法
		正压顺序循环疗法
阑尾炎	早期炎性浸润期	超短波疗法,无热量
	炎性吸收或手术后修复期	红外线疗法
		超短波疗法——微热量或温热量
		紫外线疗法——若切口发红,局部炎性浸润,弱红斑量照射
		中频电疗法——软化瘢痕,促进瘢痕吸收
		干扰电疗法——促进肠蠕动,防止肠粘连
		运动疗法——腹式呼吸运动、骑功率车、步行训练等有氧运动

二、周围血管和淋巴管疾病

1. 下肢深静脉血栓形成

知识点	内容
治疗目的	消炎、止痛、促进侧支循环
物理治疗	超短波(早期无热量)
	直流电
	蜡疗(周围型非急性期)
	磁场(敷贴法,同名级,脉冲磁疗法)

2. 血栓性浅静脉炎

知识点	内容
治疗目的	消炎、镇痛、消肿，促进侧支循环和炎症吸收
物理治疗	紫外线（弱红斑量或红斑量）
	超短波（早期无热量）
	红外线（炎症控制后，炎性浸润的吸收）
	蜡疗（适用于炎症控制后，炎性浸润的吸收和促进侧支循环）
	磁场（在条索状物的两端，用贴磁法或脉冲电磁疗法）

3. 血栓闭塞性脉管炎

知识点	内容
治疗目的	解除血管痉挛、改善血液循环、镇痛、预防感染及冻伤
物理治疗	超短波（无热量至微热量）
	紫外线（红斑量，降低交感神经紧张度）
	高压电位治疗
	磁场疗法
	水疗（温水浴、气泡浴）

三、烧伤后

1. 3度4分法

分度	内容	
Ⅰ度烧伤	出现红斑，基底层存在，1周内痊愈，不留瘢痕	
Ⅱ度烧伤	浅Ⅱ度	真皮浅层，大面积的水疱，基底的细胞充血、水肿，2周可愈，不留瘢痕
	深Ⅱ度	真皮层，3~4周可愈，愈后留有轻度瘢痕
Ⅲ度烧伤	全层坏死，深达肌层、骨和骨髓等；通过植皮覆盖创面；愈合后挛缩、功能障碍	

2. 烧伤面积计算方法

方法	内容
手掌法	患者本人手掌占体表面积的1%
九分法	头部占9%
	一侧上肢占9%
	一侧下肢占18%＝大腿9%＋小腿9%
	躯干前面占18%＝胸部9%＋腹部9%
	躯干后面占18%＝背部9%＋腰部9%
	会阴部占1%

3. 肥厚性瘢痕评定

知识点	内容
临床评定	瘢痕的颜色、弹性质地、厚度、面积
瘢痕计分	Baryza 等设计了一种简易瘢痕评价工具（塑料透明板）
	包括 4 项——色素沉着、高度、柔软度、血管性状

4. 康复治疗

知识点		内容
早期创面治疗	目的	预防和控制感染，促进肉芽和上皮生长，加速创面愈合
	方案	水疗、电光浴、红外线、紫外线、毫米波
后期创面治疗	目的	促进残余创面愈合，促进烧伤区新生皮肤的老化，软化瘢痕，减轻疼痛和瘙痒症状
	方案	音频电、蜡疗、超声波——治疗瘢痕
		红外线、紫外线、直流电碘离子导入
正确的体位摆放		保持功能位和抗挛缩位
ROM 训练		手背部烧伤——无论深Ⅱ度还是Ⅲ度，运动疗法均受限，立即夹板固定
		皮肤移植术后 5～7 天——禁止被动关节活动
肥厚性瘢痕的压力治疗		每天必须持续加压包扎 23 小时以上，坚持 12～18 个月，直到瘢痕成熟

第三节 其他科疾病康复

疾病	治疗方法（记忆口诀）
皮肤科（银屑病、带状疱疹、单纯疱疹、玫瑰糠疹、变应性皮肤血管炎）	紫外线是"万能光"
	其他还有红外线、超短波、毫米波、脉冲磁、超声波
眼科、消化系统、泌尿系统	超短波是"万能波"
耳鼻咽喉科、口腔科、妇产科	超短波是"万能波"、紫外线是"万能光"

第九章 其他

第一节 感知认知

一、感知障碍

1. 概述

知识点	内容
感觉和知觉	两者合称为感知，是人类认识世界的基础，是人最基本的心理过程
感觉	是指客观事物的个别属性通过感觉器官在人脑中的反映
知觉	是客观事物作用于感觉器官，其各种属性在人脑中经过综合，借助于以往经验所形成的一种整体印象

2. 失认症

失认症是指患者的感觉功能正常，但对事物、人体的感知能力的丧失，包括视觉、听觉、触觉及对身体部位的感知能力的丧失，患者没有能力去辨认、识别物体。非优势半球顶叶下部邻近缘上回的病变可致失认，故失认症以右半球病变为多。

评定	项目
触觉失认检查	对物品的质觉、形态、实体的辨认测验
听觉失认检查	无意义声音配对、在声源匹配、音乐匹配等测验
视觉失认检查	形态辨别、辨认和挑选物品、图片辨别、涂颜色试验、相片辨认等
单侧忽略评定	Alben 划杠测验、删字测验（Diller 测验）、平分直线测验、Sheckenberg 测验、高声朗读测验
Gerstman 综合征	手指识别及命名测试、左右分辨、书写及计算检测
体象障碍	疾病感缺失、偏侧躯体失认症、自体部位失认症，主要依据临床表现及医生检查发现
疾病失认	主要依据临床表现及医生检查发现

3. 失用症

失用症是由于中枢神经损伤后，在运动、知觉和反射均无障碍的情况下，不能按命令完成原先学会过的动作。在失用症中，发病率较高的为结构失用、运动失用、穿衣失用。

评定	项目
观念性失用	活动逻辑试验（沏茶活动或刷牙活动或封信封活动等）；口述动作过程、模仿检查者的动作、完成简单—复杂动作、组合动作、执行指令（不及物动作—动作转换—及物动作）
观念运动性失用	模仿运动、按照命令动作（颜面上肢下肢全身）
运动性失用	常见于手势技巧障碍及口—面失用症，检查时患者不能按命令执行过去无困难的动作
结构性失用	画空心十字试验；火柴棒拼图试验，即检查者用火柴拼成各种图形，让患者模仿、砌积木试验、几何图形临摹
穿衣失用	是视觉定向失认的一种失用症，表现为对衣服各部位辨认不清，因而不能穿衣。评定时让患者给玩具娃娃穿衣，如不能则为阳性，让患者给自己穿衣、系扣、系鞋带，不能在合理时间内完成指令者为阳性
步行失用	患者迈步的动作检查

二、认知障碍

1. 注意障碍

注意不是一种独立的心理过程，它是一切心理活动的共同特性，它与意志活动周围的主动适应紧密联系，与个人的思想、情感、兴趣和既往的体验有关，注意是任何认知功能形成的基础，它是一种限制性精神活动，根据参与器官的不同，可以分为听觉注意、视觉注意等，故注意障碍总是和某些心理过程的障碍相联系。

评定	项目
视觉注意测试	视跟踪、形态辨认、删字母等
听觉注意测试	（数和词）听认字母、重复数字、词辨认，听跟踪，声辨认等
其他	韦氏记忆测试中的数字长度测试和韦氏智力测试中的算术测试、数字广度测试、数字符号测试都可用于注意的评定

2. 记忆障碍

评定	项目
韦氏记忆测试（WMS）	适用于7岁以上的儿童和成年人，项目包括经历、定向、数字顺序、再认、图片回忆、视觉再生、联想学习、触觉记忆、逻辑记忆和背诵数目共10项测验
临床记忆测验、临床记忆量表	适用于成年人，测试内容包括指向记忆、联想学习、图像自由回忆、无意义图形再认、人像特点回忆，5项
行为记忆量表（RBMT）	与以往临床上常用的记忆量表相比有其独到之处，它设立了一些与日常生活关系密切的项目；RBMT量表中包括12个分项目，包括记姓名、记被藏物、记约定、图片再认、即刻路径记忆、延迟路径记忆、信封、定向、日期、照片再认、即刻故事记忆、延迟故事记忆

第四节 儿科疾病康复

疾病	内容
孤独症谱系障碍	孤独症儿童行为检查量表（ABC）
	儿童孤独症评定（CARS）
臂丛神经损伤	康复护理——勿压麻痹侧上肢，应使患侧肩外展外旋，肘屈曲
	物理治疗——超短波、神经肌肉电刺激
新生儿高胆红素血症	物理治疗——蓝紫光疗
	换血疗法——严重患儿经蓝紫光照射治疗无效或出现溶血时需进行换血疗法

第五节 肿瘤科疾病康复

一、康复分类

分类	内容
预防性康复	广泛普及肿瘤防治知识，采取积极措施，预防癌症的发生
	尽早诊断，尽早治疗。进行心理康复，并预防或减轻躯体功能障碍的发生
恢复性康复	患者的病情得到治疗或控制，进入恢复期后应进行恢复性康复，使患者恢复健康，身心功能障碍降到最低程度或得到代偿，得以自理生活，参加力所能及的工作和活动，回归社会，提高生活质量
支持性康复	对已缓解的患者及病情继续进展的患者时均应进行支持性康复，改善身体健康与心理状态，延长存活期，预防或减轻肿瘤残疾和并发症
姑息性康复	对进入癌症晚期患者应进行姑息性康复，使患者减轻症状（尤其是癌性疼痛），精神得到支持和安慰，预防和减轻并发症，直至临终

二、癌痛 5 级评定法

分级	内容
0 级	不需要任何镇痛剂
1 级	需非麻醉性镇痛剂
2 级	口服麻醉剂
3 级	需口服与（或）肌内注射麻醉剂
4 级	需静脉注射麻醉剂

三、乳癌根治术后

1.肩活动功能康复

知识点	内容
运动疗法	术后功能位，第1～2天开始被动活动，手术切口引流条没有撤除之前必须将外展限制在45°内
日常生活活动训练	出院前可做负荷<0.5 kg的轻量活动
	出院后最初2周可做负荷为1 kg的中量活动
	回家1个月可做负荷1.5 kg的中～重量活动
	回家2个月可做较重量的活动

2.幻乳觉康复

（1）心理康复。
（2）使用乳房假体。
（3）局部轻柔抚摸。
（4）经皮电神经刺激疗法。
（5）避免强电流与强热治疗。

四、喉癌全喉切除术

知识点	内容
吞咽功能康复	术后患者鼻饲，第4天开始训练吞咽活动，每3～4小时一次，每次数分钟
	全喉切除术后第10天开始进食训练
食管言语训练	食管言语训练是全喉切除术后最简便可行的言语康复方法
食管发声失败者	可以采用电子喉、气人工喉等人工发声装置

3. 成套认知测验

神经心理测验是以心理测验的结果为脑损害的诊断提供依据，成套测验所测验的行为功能范围很广，可以代表人类的主要能力。

Halstead-Reitan 神经心理学成套测试（HRB）	Loeweistein 作业治疗认知评定（LOTCA）
是在研究人脑与行为关系的基础上编制出来的，有幼儿（5～8岁）、儿童（9～14岁）、成年人（>15岁）3种测试形式，有10个分测验，分别检查优势大脑半球、失语、握力、连线、触觉操作、音乐节律、手指敲击、语言知觉、范畴和感知觉	最先用于脑损伤患者认知能力的评定，该方法与其他方法相比，有效果肯定、项目简单、费时少的优点，可将脑的认知功能的检查时间从约2小时缩短到30分钟，而且信度和效度检验良好
根据5个基本测验（范畴、触觉操作、手指敲击、音乐节律、语言知觉）的7个分数指标计算大脑的损害指数，评估大脑损害的程度	LOTCA 成套检验法包括4个方面20项，4个方面是定向、知觉、视运动组织和思维运作；20项检查每一项得分可得4或5分，通过评价后即可了解每个领域的认知情况，根据需要评价也可分几次进行

第二节 心理

知识点	内容	
治疗原则	耐心倾听原则、疏导和支持原则、保证性原则	
治疗形式	个别治疗、夫妻治疗或婚姻治疗、家庭治疗、集体治疗	
量表	韦氏智力测验（IQ）	
	韦氏记忆测验	
	艾森克人格测验（EQP）	
	简易精神状态检查（MMSE）	老年认知评定用
		定向、记忆力、注意力和计算力、回忆、语言
	自评抑郁量表（SDS）	
	自评焦虑量表（SAS）	

第三节　中国传统治疗

知识点	内容	
基本特点	整体观念、辨证论治	
治则	治病求本、扶正与祛邪、调整阴阳、三因（因时、因地、因人制宜）	
治法	内治法	汗、吐、下、和、温、清、消、补八法
	外治法	针灸、推拿、火罐、刮痧、中药熏蒸、外用等
经络	十二经脉、奇经八脉、附属于十二经脉的十二经别、十二经筋、十二皮部	
常用方法	推拿、针灸疗法、练功疗法、中医食疗	
推拿	推揉类	推法、揉法、搓法
	摩擦类	摩法、擦法、抹法
	拿按类	拿法、按法、捏法
	叩击类	拍捶法、击法
	振动类	振法、搓法
	摇动类	摇法、抖法、屈伸法、扳法
针灸的治疗原则	标本缓急、补虚泻实、三因制宜	
针刺的取穴原则	近部取穴、远部取穴、随证取穴	
五禽戏	虎、鹿、熊、猿、鸟	

第四节　功能障碍康复

一、挛缩

知识点	内容	
定义	关节本身、肌肉和软组织病变引起关节的被动活动范围受限为挛缩	
治疗	被动运动是矫治关节挛缩的基本方法	
	持续的牵引也是治疗关节挛缩的常用方法	
	矫形器是矫治挛缩的较有效的方法	

二、疼痛

知识点	内容	
慢性疼痛的三联征	疼痛、睡眠与情绪	
重要评估表	目测类比测痛法（VAS）、数字疼痛评分法（NPRS）、口述分级评分法（VRS）	
药物治疗	是疼痛治疗中最基本、最常用的方法	
神经阻滞疗法	经皮用药	治疗带状疱疹后神经痛，对亚急性期效果更佳
	扳机点注射	注射后，可以进行肌肉的主被动牵伸
	腱鞘内注射	常用于手指屈肌腱鞘炎和腱鞘囊肿等病症
	关节内注射	治疗关节炎疼痛或增加膝关节滑液的分泌，从而减少关节运动时疼痛
	椎管内硬膜外封闭	将药物注入椎管内膜外腔中，可以消肿，减轻炎症反应，解除对神经根的压迫，使疼痛缓解，常用于腰椎间盘突出，椎管狭窄症等
	神经根封闭	神经根注射药物以缓解由神经根受压产生的疼痛
	脊柱鞘内给药	通过鞘内给药到达脑脊液，也可以通过硬膜外给药，常用阿片类药
	神经破坏因子	应用药物对神经阻滞可以破坏神经轴索，主要有酚和酒精

三、压疮

1. 压疮危险因素的评定（Norton 量表）

总分≤14 分，提示危险，应采取预防措施。

2. 压疮评定（Yarkony-Kirk）

根据皮肤红斑或创面深度评定压疮程度。

压疮分级	Yarkony-Kirk 褥疮分类标准
1级	皮肤发红区：①持续发红超过 30 分钟，但未超过 24 h；②持续发红超过 24 h
2级	表皮或真皮溃疡，未牵涉到皮下脂肪
3级	溃疡区深入皮下脂肪，但未伤及肌肉
4级	溃疡区深入肌肉层，但未深到骨骼
5级	伤口牵涉到骨头但未侵犯关节区
6级	伤口牵涉到关节区

四、膀胱和直肠控制障碍（略）

第四门 专业实践能力

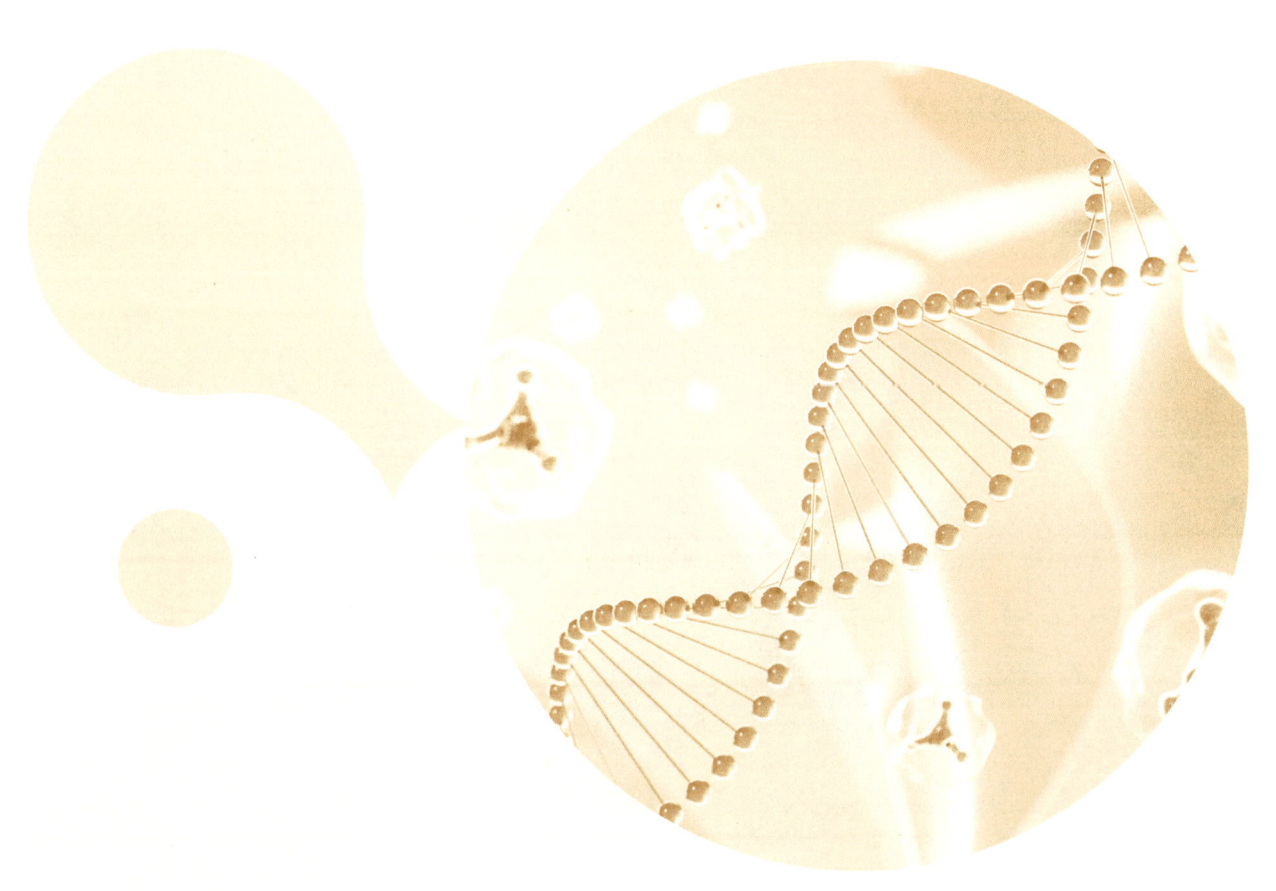

第一章 体格检查

第一节 心肺检查

一、心脏检查

1. 心脏视诊

心尖搏动位于第 5 肋间，左锁骨中线内 0.5～1 cm 处。

2. 心脏听诊

知识点	内容
第 1 心音	心室收缩期开始
第 2 心音	心室舒张期开始
第 3 心音	快速充盈期末
第 4 心音	心房音
生理性	收缩期杂音
病理性	舒张期杂音和连续性杂音

二、呼吸检查

知识点	内容
音	伴随呼吸音的一种附加音
干啰音	鼾音、哨笛音、哮鸣音
湿啰音（水泡音）	大水泡音、中水泡音、小水泡音、捻发音

第二节 神经反射

神经反射	释义
浅反射	角膜反射、腹壁反射、提睾反射、跖反射、肛门反射、球-肛门反射
深反射	刺激骨膜、肌腱等深部感受器完成的反射称深反射，又称腱反射；反射不对称是神经损害的重要定位体征
	肱二头肌反射、肱三头肌反射、桡骨膜反射、膝反射、踝反射（跟腱反射）

续表

神经反射	释义		
病理反射	指**锥体束**病理损害时，大脑**失去了对脑干和脊髓的抑制作用**而出现的异常反射；18月龄**以内的婴幼儿**由于神经系统发育未完善，也可以出现这种反射，但不属于病理性		
	Babinski 征	操作方法：患者仰卧位，髋及膝关节稍屈曲，下肢取外旋外展位。检查者用竹签沿患者足底外侧缘，由后向前划至小趾根部并转向内侧	
		阳性反应：**为趾背伸，余趾呈扇形展开**	
	Chaddock 征		
	Oppenheim 征		
	Gordon 征	操作方法：检查者用手以一定力量捏压腓肠肌	
		阳性反应：**为趾背伸，余趾呈扇形展开**	
	Gonda 征		
	Hoffmann 征	为**上肢锥体束征，多见于颈髓病变**	
		操作方法：检查者左手持患者腕部，然后以右手中指与示指夹住患者中指并稍向上提，使腕部处于轻度过伸位；以拇指迅速弹刮患者的中指指甲	
		阳性反应：**引起其余四指轻度掌屈**	
	踝阵挛		
	髌阵挛		
脑膜刺激征	颈强直、Kernig 征、Brudzinski 征		
自主神经反射	眼心反射、卧立位试验、皮肤划纹试验、竖毛反射、发汗试验、握拳试验、Valsalva 动作		

第三节 特殊检查

一、颈部

知识点	内容
臂丛神经牵拉试验	Eaten 试验
压头试验	即椎间孔挤压试验（Spurling 试验）——**神经根型颈椎病**

二、肩部

知识点	内容
肩内收试验	也称 Dugas 征，或搭肩试验——肩关节脱位
肱二头肌长头紧张试验	肱二头肌长头腱鞘炎
肩关节外展试验	反映肩关节及周围病变

三、肘部

知识点	内容
前臂伸肌牵拉试验（Mill 征）	肱骨外上髁炎（网球肘）
屈肌紧张试验	肱骨内上髁炎

四、腕部

知识点	内容
叩触诊试验	腕管综合征
屈拇握拳试验	Finkelstein 征，又称桡骨茎突腱鞘炎试验——桡骨茎突狭窄性腱鞘炎
拇指对掌试验	正中神经损伤
拇指屈曲试验	肘上部正中神经损伤
拇指小指夹纸试验	正中神经损伤
合掌分掌试验	桡神经损伤的重要检查方法
夹纸试验	尺神经损伤

五、腰骶部及骨盆

知识点	内容
直腿抬高试验	正常——70°以上
	异常——不到 70°出现由上而下的放射性疼痛
	原因——腰椎间盘突出挤压了神经根，神经根被牵拉时引起疼痛
直腿抬高加强试验（Bragard 征）	阳性——下肢后侧出现放射性剧烈疼痛
	目的——借此区分髂胫束、腘绳肌或膝关节关节囊紧张造成的直腿抬高受限
健腿抬高试验	腰椎间盘突出的类型有关
屈颈试验	阳性——腰痛和坐骨神经痛
	原因——神经根受到了牵拉
股神经牵拉试验	阳性——大腿前方放射性疼痛
屈膝试验	阳性——股神经损伤

续表

知识点	内容
"4"字试验	阳性——骶髂部疼痛
	注意——事先排除关节本身疾病
骨盆分离与挤压试验	若患者出现骶髂部疼痛为阳性；骶髂关节病变或骨盆骨折的患者阳性

六、髋部

知识点	内容
托马斯征（Thomas）	操作方法——仰卧位，双手抱一侧膝关节，尽力屈髋屈膝，使大腿紧贴腹壁，腰部贴于床面，再让患者伸展一侧下肢
	阳性——不能伸直，提示髋关节屈曲畸形
臀中肌试验	也称德伦伯格（Trendelenburg）试验、单腿独立试验，阳性——臀中肌无力
双髋外展试验	也称蛙式试验，阳性——先天性髋关节脱位

七、膝部

知识点	内容
浮髌试验	关节积液
髌骨摩擦试验	髌骨软化症
半月板弹响试验	也称回旋研磨试验或 McMurray 征
	外展外旋伸膝——外侧半月板；内收内旋伸膝——内侧半月板
研磨试验	也称 Apley 试验或膝关节旋转提拉和挤压试验
	上提小腿作内外旋——内外侧副韧带损伤 挤压膝关节作内外旋——内外侧半月板损伤
抽屉试验	过度前移（1 cm）——前交叉韧带
	过度后移——后交叉韧带

八、其他

知识点		内容
肢体外伤	操作方法	近心侧肢体沿神经干走行由近至远轻轻叩击
	正常反应	远端无刺痛感或其他不适感
	结果解释	阳性——肢体远端刺痛感——提示损伤部位有神经损伤
肢体再植	操作方法	从再植肢体的远侧沿神经干走行到吻合处逐渐移动叩击
	正常反应	神经再生正常，叩击所产生的敏感点逐步地向远侧延伸
	结果解释	阳性——感觉区麻木感或触电感——提示神经开始再生

第二章 运动疗法评定

第一节 肌力评定

一、徒手肌力评定

1. 定义和特点

知识点	内容
定义	徒手肌力评定是评定者在借助重力或徒手施加外在阻力的前提下,评定受试者所测肌肉(或肌群)产生最大自主收缩能力的一种肌力评定方法
特点	使用方便,不需要专门的检查设备,不受场地、时间等的限制
	应用范围广泛,可对全身主要肌肉(或肌群)进行评定,并对完全瘫痪至正常的肌肉(或肌群)进行评定
	若正确掌握评定方法,可获得较为准确的结果。若采用分级更细的标准,不同评定者之间的误差也可降低
	以受试者自身重量作为肌力评定的基准,故可表达与个体构成相对应的肌力,相对比测力计方法等评定所获得的肌力绝对值更具有实用价值
	徒手肌力评定仅表明肌力的大小,不能表明肌肉收缩的耐力
	定量分级相对较为粗略,且主要依靠评定者的主观判断来评定,故较难排除评定者主观评价的误差

2. Lovett 分级法评定标准

分级	评级标准
0	无可见或可感觉到的肌肉收缩
1	扪及肌肉收缩,但无关节活动
2	消除重力姿势下能做全关节活动范围的运动
3	抗重力做全关节活动范围的运动,不能抗阻力
4	抗重力和一定的阻力运动
5	抗重力和充分阻力的运动

3. MRC 分级法评定标准

分级	评级标准
2-	消除重力姿势下，活动范围 50%～100%
2+	抗重力，小于 50% 活动范围的运动
3-	抗重力，活动范围 50%～100%
3+	同 3 级，运动末期抗一定阻力
4-	抗阻力同 4 级，活动范围 50%～100%
4+	初、中期同 4 级，末期对抗 5 级阻力
5-	抗阻力同 5 级，活动范围 50%～100%

4. 注意事项

注意事项	内容
适用范围	徒手肌力评定主要适用于肌肉本身、运动终板和下运动神经元疾患所引起的肌力变化（尤为肌力低下）的程度及范围；若上运动神经元疾病（如脑瘫、继发于脑血管意外的偏瘫等）引起的肌力变化，性质则不相同，此时虽存在肌力低下，但由于反射活动的变化和整个肌肉协同运动的改变，因此在这种情况时，除非完全弛缓阶段或肌肉功能已恢复至自主随意收缩，否则不宜采用徒手肌力评定方法
评定规范化	在评定过程中，应对患者姿势和躯干、肢体位置进行标准摆放，并对近端关节进行良好的固定，防止代偿运动及其他干扰因素；评定者在重力检查、抗阻检查、肌肉收缩检查和运动幅度检查中应注意操作的正确性，以减少主观因素，保证评定的信度和效度。同时应正确记录评定结果。
避免疼痛	在评定过程中患者不应出现疼痛感，尤其是在抗阻检查采用制动试验时，阻力应徐徐增加并密切观察患者有无不适和疼痛迹象，一旦发生，应立即中止继续增加阻力
避免疲劳	必要时可采用筛选试验，例如，患者肢体被动地由评定者置于某一可进行正常肌力评定而不必考虑重力的体位时，患者能抗阻力保持体位，则可快速作出 5 级或 4 级的判定，反之则采用 4 级以下的标准评定；此外，结合两侧肢体的评定也可作为筛选方法
注意结合其他功能评定	肌力情况与肌肉的形态学和生理学密不可分，因此，在徒手肌力评定前应对所测肌肉（或肌群）的萎缩、肥大情况及两侧同名肌（或肌群）的对称情况也应有大致的评定；此外，定量分级粗略，较难排除评定者主观误差等因素，故要求在徒手肌力评定的同时应配合其他功能评定，如评定前的被动关节活动范围评定、必要的步态分析等

二、简单仪器评定

知识点	内容	
定义	患者局部肌肉（或肌群）的徒手肌力已达3级以上时，可借助一些简单的测力计（如握力计、捏力计、拉力计或水银血压计等）进行肌力测定，并可直接获得以力量、压强等为单位的定量肌力数值；这种肌力评定方法即为利用简单仪器（便携式测力计）的肌力评定	
握力评定	握力指数指标	握力指数＝握力（kg）/体重（kg）×100%
	正常值	握力指数应＞50%，优势上肢握力比非优势上肢大5%～10%。男性和女性在青春期前的握力大小相似；此后男性握力则显著高于同龄女性，同龄女性的握力仅为男性的1/3～1/2。男性在青春期和20～29岁年龄段握力迅速增加；男性和女性在30岁以后握力逐渐下降；男性50岁后，女性40岁后常比年轻时的握力减少10%～20%

三、等长肌肉耐力测定

分类	方法
背肌	患者俯卧位，双手抱头，脐部以上的身体部分处于检查床缘外，固定双下肢，伸直后伸腰背部，使上身凌空超过水平位，以秒为单位测定和记录患者维持这一姿势的最长时间，若上身低于水平位时则为终止时间；达到60秒为正常
腹肌	患者仰卧位，双下肢伸直并拢，并抬高45°，以秒为单位测定和记录患者能维持姿势的最长时间，若双下肢抬高角度低于45°时则为终止时间；达到60秒为正常

第二节 肌张力评定

一、注意事项

（1）被动运动检查常处于缺乏自主控制的条件下，因此应要求患者尽量放松，由评定者支持和移动肢体。

（2）所有的运动均应予以评定，因此，要注意在初始视诊时确定存在问题的部位。

（3）在评定过程中，评定者应保持固定形式和持续地徒手接触，并以恒定的速度移动患者肢体。

（4）肌张力正常时，肢体极易被移动，评定者可很好地改变运动方向和速度而不感到异常阻力，肢体的反应和感觉较轻。

（5）肌张力高时，评定者总的感觉为僵硬，运动时有抵抗感。

（6）肌张力低时，评定者可感到肢体有沉重感，且无反应。

（7）有时老年人可能难以放松，由此可被误诊为痉挛，此时，可借助改变运动速度的方法加以判断，快速的运动往往可加剧痉挛肌的反应并使阻力增加，快速的牵张刺激可用于评定阵挛。若欲与挛缩鉴别，可加用拮抗肌的肌电图检查。

（8）在评定过程中，评定者应熟悉正常反应的范围，以便建立评定异常反应的参考值。在局部或单侧功能障碍（如偏瘫）时，注意不宜将非受累侧作为"正常"肢体进行比较，根据脑损害同侧肢体作为"正常"肢体比较推测异常可能是不正确的。

二、改良 Ashworth 分级法评定标准

级别		评定标准
0 级	无增加	肌张力无增加
1 级	略微增加	受累部分被动屈伸时，在关节活动范围之末时呈现最小的阻力或出现突然卡住和释放
1+ 级	轻度增加	在关节活动范围后 50% 范围内突然卡住，然后在关节活动范围的后 50% 均呈现最小的阻力
2 级	明显增加	通过关节活动范围的大部分时，肌张力均较明显地增加，但受累部分仍能较易地被移动
3 级	严重增高	被动运动困难
4 级	僵直	受累部分被动屈伸时呈现僵直状态，不能活动

三、生物力学方法

1. 钟摆试验

知识点	内容
定义	当肢体从抬高位沿重力方向下落时，观察肢体摆动和停止摆动的过程，通过分析痉挛妨碍自由摆动的状态来进行评定的方法
结果	痉挛越重，摆动受限越显著
特点	常用于下肢痉挛评定，尤其是股四头肌和腘绳肌，它的特点为重测信度较高，与 Ashworth 分级法相关性较好，并可应用于普通的装置上；此试验也可区分偏瘫痉挛和帕金森强直，但必须进行多次检查，并计算其平均值

2. 等速装置评定

等速摆动试验和等速被动试验。

四、上肢下落试验

知识点	内容	
适用	上肢肌张力低下	
操作	评定者通过上肢突然下落时"卡住"感来评定患者自主本体感觉反应的强度	
结果	肌张力正常	表现为瞬间的下落,然后"卡住"并保持姿势(完整的本体感觉反应预防其下落)
	肌张力低下	表现为下落迅速
	肌张力过强	下落迟缓和抵抗

第三节 关节活动度评定

一、量角器位置

(1)测量时,暴露被检查关节,触诊确定骨性标志。

(2)将量角器的**轴心**与所测关节的**运动轴心对齐**,**固定臂**与构成关节的**近端骨长轴**平行,**移动臂**与构成关节的**远端骨长轴**平行。

二、关节活动度正常值

关节	运动	受检体位	轴心	固定臂	移动臂	正常值
肩	屈/伸	坐或立位,臂置于体侧,肘伸展	肩峰	与腋中线平行	与肱骨纵轴平行	屈0°~180° 伸0°~50°
	外展	坐或立位,臂置于体侧,肘伸展	肩峰	与身体中线平行	同上	0°~180°
	内旋/外旋	仰卧,肩外展90°,肘屈曲90°	鹰嘴	与腋中线平行	与前臂纵轴平行	各0°~90°
肘	屈/伸	仰卧、坐位或立位,臂取解剖位	肱骨外上髁	与肱骨纵轴平行	与桡骨纵轴平行	0°~150°
桡尺	旋前/旋后	坐位,上臂置于体侧,肘屈曲90°,前臂中立位	尺骨茎突	与地面垂直	腕关节背面(测旋前)或掌面(测旋后)	各0°~90°
腕	尺/桡侧偏	坐位,屈肘,前臂旋前,腕中立位	腕背侧中点	前臂背侧中线	第3掌骨纵轴	桡偏0°~25° 尺偏0°~55°

续表

关节	运动	受检体位	轴心	固定臂	移动臂	正常值
髋	屈	仰卧或侧卧，对侧下肢伸展	股骨大转子	与身体纵轴平行	与股骨纵轴平行	0°~125°
	伸	被测下肢在上	同上	同上	同上	0°~15°
	内收/外展	仰卧	髂前上棘	左右髂前上棘连线的垂直线	髂前上棘至髌骨中心的连线	各0°~45°
	内旋/外旋	仰卧，两小腿于床缘外下垂	髌骨下端	与地面垂直	与胫骨纵轴平行	各0°~45°
膝	屈/伸	俯卧、侧卧或坐在椅子边缘	股骨外踝	与股骨纵轴平行	与胫骨纵轴平行	屈0°~150°伸0°
踝	背屈/跖屈	仰卧，踝处于中立位	腓骨纵轴线与足外缘交叉处	与腓骨纵轴平行	与第五跖骨纵轴平行	背屈0°~20°跖屈0°~45°
	外翻/内翻	俯卧，足位于床缘外	踝后方两踝中点	小腿后纵轴	轴心与足跟中点连线	内翻0°~35°外翻0°~25°

三、结果分析

抵抗（运动终末感）：关节被动活动时，如出现抵抗（又称运动终末感），应能判断这种抵抗是生理的（正常的）还是病理的（异常的），同时应分析病理性抵抗所导致的关节活动受限的原因。

知识点		内容
生理性抵抗	软组织抵抗	由软组织之间的接触所致
	结缔组织抵抗	由肌肉、关节囊、韧带等牵张所致
	骨抵抗	由骨与骨间的接触所致
病理性抵抗	软组织抵抗	见于软组织的水肿、滑膜炎
	结缔组织抵抗	见于肌紧张的增加、关节囊、肌肉、韧带的短缩
	骨性抵抗	见于骨软化症、骨性关节炎、关节内游离体、骨化性肌炎、骨折
	虚性抵抗	见于疼痛、防御性收缩、脓肿、骨折、心理反应等

四、注意事项

知识点	内容
评定方法	被评定关节须**充分暴露**
	评定时检查者与被检查者须保持正确体位以保证检查结果的可靠性和可重复性
	评定者应熟练掌握评定关节活动度的仪器操作
	关节被动运动时手法要柔和，速度缓慢均匀，尤其对伴有疼痛和痉挛的患者不要进行快速运动
	为防止其他关节出现代偿运动，或构成关节的远端骨运动，而导致近端骨出现固定不充分的现象，检查者应辅助被检查者保持固定体位，并熟练掌握各关节运动时相应的固定方法
	避免在按摩、运动及其他康复治疗后立即评定关节活动度
结果记录	主动与被动关节活动度均应测量并在记录中注明；主动与被动关节活动度不一致时，提示肌肉或肌腱存在瘫痪、挛缩或粘连等问题，则更应分别予以记录，且**以被动活动范围为准**
	肢体关节活动度的检查结果应进行健、患侧比

第四节 平衡协调评定

一、平衡功能评定

1. 分类

知识点	内容
定性评定	平衡反应评定、平衡的感觉整合检查等
定量评定	一般需要借助专门的仪器，如力台等进行，包括重心移动或摆动测定等静态平衡功能评定和动态平衡功能评定；应用量表（如Berg平衡量表等）所进行的一般属于半量化评定范畴
障碍原因的诊断性评定	检查人员必须区分平衡功能障碍是否由于运动系统异常，或中枢神经系统异常所致，还是两者兼之

2. 方法

（1）平衡反应的评定：检查者破坏患者原有姿势的稳定性，然后观察患者的反应，属定性评定。

平衡反应	操作	阳性反应	阴性反应
坐位	患者坐在椅子上，检查者将患者上肢向一侧牵拉	患者头部和躯干上部出现向中线的调整，被牵拉一侧出现保护性反应，另一侧上、下肢伸展并外展	患者头部和躯干上部未出现向中线的调整，被牵拉一侧和另一侧上、下肢未出现上述反应或仅身体的某一部分出现阳性反应
跪位	患者取跪位，检查者将患者上肢向一侧牵拉，使之倾斜		
站立位	患者取站立位，检查者向左、右、前、后方向推动患者身体	患者脚快速向侧方、前方、后方跨出一步，头部和躯干出现调整	患者不能为维持平衡而快速跨出一步，头部和躯干不出现调整

(2) Berg 平衡量表：14 个项目，各分 5 级，每级依次计分 0 分、1 分、2 分、3 分、4 分。最高 56 分，最低 0 分。

知识点	内容
0～20 分	平衡功能差需要轮椅
21～40 分	辅助步行
41～56 分	独立步行
<40 分	有跌倒风险

3. 应用仪器的量化评定

(1) 静态平衡功能评定。
(2) 动态平衡功能评定。

二、协调功能评定

知识点	内容		
定义	人体多组肌群共同参与并相互配合，进行平稳、准确、良好控制的运动能力		
特征	为适当的速度、距离、方向、节奏、力量及达到正确的目标		
协调功能检查	指鼻试验、指指试验、肢体放置、轮替试验、还原试验、示指对指试验、拇指对指试验、握拳试验、跟膝胫试验、跟膝、跟趾试验、旋转试验、拍地试验、拍手试验、趾指试验、画圆试验		
结果分析	1 分	不能完成动作	
	2 分	重度障碍——仅能完成发起动作，不能完成整个运动。运动无节律性，明显地不稳定或摆动，可见无关的运动	
	3 分	中度障碍——能完成指定的活动，但动作速度慢、笨拙、不稳定；在增加运动速度时，完成活动的节律性更差	
	4 分	轻度障碍——能完成指定的活动，但完成的速度和熟练程度稍差	

第五节 步态分析

一、临床分析
病史回顾、体格检查、步态观察、诊断性治疗。

二、时间/空间参数测定

1. 足印法
该方法是**最早和简易的**步态分析方法之一。在足底涂上墨汁，在步行通道铺上白纸（一般为4～6 m）。受试者走过白纸，留下足迹，便可测量距离；也可以在黑色通道上均匀撒上白色粉末，让患者赤足通过通道，留下足迹。

知识点	足印法		
步行周期	定义	一侧足跟着地至该侧足跟再次着地时所经过的时间，每一侧下肢有各自的步行周期	
	阶段	站立相（支撑相）——60%	单支撑期（40%）：一侧腿与地面接触并负重
			双支撑期（20%）：体重从一侧下肢向另一侧下肢传递
		迈步相（摆动相）——40%	
步频	单位时间内行走的步数，正常人95～125步/分		
步行速度	单位时间内行走的距离，正常人1.2 m/秒		
步长	左右足跟或足尖先后着地时两点间的纵向直线距离，正常人约50～80 cm		
跨步长	同一侧足跟前后连续两次着地点间的纵向直线距离，等于2个步长，跨步时间等于步行周期		
步宽	左右两足跟中点的横线距离		
足偏角	指足中心线与同侧步行直线之间的夹角		

2. 足开关和电子步态垫
略。

三、阶段性运动测定
同步摄像分析、三维数字化分析、关节角度计分析。

四、动力学分析
测力平台（测定垂直力和剪力）、足测力板。

五、病理步态

病理步态	知识点
臀大肌步态	鹅步（挺胸凸腹）
臀中肌步态	鸭步（髋关节骨性关节炎疼痛时出现 Trendelenberg 步态）
股四头肌步态	扶膝
跨阈步态	踝背屈肌（胫前肌）
疼痛步态	疼痛侧站立相时间明显缩短
假肢步态	行走功能重建取决于多种因素，截肢平面是影响患者行走功能重建的关键
下肢不等长步态	>4 cm，跳跃步态
偏瘫步态	划圈步态
剪刀步态	痉挛性截瘫、脑瘫患者
痉挛性截瘫	第 1～12 胸椎水平不全损伤患者——摆至步和摆过步
	第 1～5 腰椎水平损伤患者——臀大肌步态、垂足步态

第六节 中枢性瘫痪评定

一、简化 Fugle-Meyer 运动功能评定

1. 特点

知识点	内容
共 50 个小项	上肢 33 项，下肢 17 项
每个小项分 3 级	0 分，不能做；1 分，部分完成或完成不充分；2 分，能充分完成
总分 100 分	上肢最高分 66，下肢最高分 34

2. 结果判断标准

上下肢运动积分	分级	临床意义
<50 分	1	患肢严重运动障碍，几乎无运动
50～84 分	2	患肢明显运动障碍
85～95 分	3	患肢中等运动功能障碍，手功能障碍
96～99 分	4	患肢轻度运动障碍

二、脊髓损伤运动功能评定

1. 运动关键肌

部位	上肢关键肌	部位	下肢关键肌
第5颈椎	屈肘肌（肱二头肌，旋前圆肌）	第2腰椎	屈髋肌（髂腰肌）
第6颈椎	伸腕肌（桡侧腕长伸肌和短肌）	第2腰椎	伸膝肌（股四头肌）
第7颈椎	伸肘肌（肱三头肌）	第2腰椎	踝背伸肌（胫骨前肌）
第8颈椎	中指屈指肌（指深屈肌）	第2腰椎	长伸趾肌（趾长伸肌）
第1胸椎	小指外展肌（小指外展肌）	第1骶椎	踝跖屈肌（腓肠肌、比目鱼肌）

2. 脊髓损伤 ASIA 损伤分级

分级	损伤程度	内容
A级	完全	第4～第5骶椎无感觉、运动功能、无骶残留
B级	不完全	损伤水平以下包括骶段（第4～第5骶椎）保留感觉功能，但无运动功能
C级	不完全	损伤水平下保留运动功能，且损伤平面以下至少一半以上的关键肌肌力<3级
D级	不完全	损伤水平下保留运动功能，且损伤平面以下至少一半以上的关键肌肌力≥3级
E级	正常	运动和感觉功能正常

对应上表分级的另一种表达方式：

(1) A级：完全损伤。

(2) B级：部分感觉残存，无运动。

(3) C级：部分运动，残存的肌群的一半以上肌力小于3/5。

(4) D级：部分运动，残存的肌群的一半以上肌力大于3/5。

(5) E级：正常。

第七节 肢体功能评定

知识点	髋关节功能活动 Harris 评定
评定内容及标准	Harris 评分是一个广泛应用的评定髋关节功能的方法，常常用来评定保髋和关节置换的效果
结果判定	>91分——优；76～90分——良；50～75分——尚可；<49分——差

第八节　脊柱功能评定

知识点	内容
Oswestry 功能障碍指数	是一种国外骨科杂志常用于评价下腰痛功能障碍的量表，经汉化后重复测试的信度高达 0.95，应用此问卷可以帮助医务人员了解患者的腰痛（或腿痛）对日常活动的影响
Oswestry 功能障碍指数问卷表（ODI）	是由 10 个问题组成的，包括疼痛的强度、生活自理、提物、步行、坐位、站立、干扰睡眠、性生活、社会生活、旅游方面等情况

第九节　脑瘫评定

知识点	内容
反射评定的方法、意义	小儿反射发育的评定主要从多种原始反射和生理反应的表现、出现和消失时间来判断小儿运动发育是否正常
姿势与运动发育评定量表	粗大运动功能测试量表（GMFM）是由 Russell 等于 1989 年设计的测量脑瘫患儿粗大功能运动改变的测量工具，属于标准对照发展性量表，能有效反映脑瘫儿童运动功能改变，已是目前脑瘫患儿粗大运动评估中使用最广泛的量表

第十节　心肺评定

一、心电运动试验

1. 试验分类

试验	内容
极量运动试验	指运动到筋疲力尽或主观最大运动强度的试验；一般用于正常人和运动员最大运动能力的研究
症状限制性运动试验	是主观和客观指标相结合的最大运动试验，以运动诱发呼吸或循环不良的症状和体征、心电图异常及心血管运动反应异常作为运动终点，用于冠心病、评估心功能和体力活动能力、制订运动处方等
低水平运动试验	以预定较低水平的运动负荷、心率、血压和症状为终止指标的试验方法，适用于急性心肌梗死后或病情较重者出院前评定，通常以患者可耐受的速度连续步行 200 m 作为试验方法
定量行走试验	让患者步行 6 分钟或 12 分钟，记录其所能行走的最长距离；试验与上述分级运动试验有良好相关性；对不能进行活动平板运动试验的患者可行 6 分钟或 12 分钟行走距离测定，以判断患者的运动能力及运动中发生低氧血症的可能性；采用定距离行走，计算行走时间，也可以作为评定方式

2. 常用试验方案

试验	内容	
活动平板试验	Bruce方案应用最广泛，同时增加速度和坡度来增加运动强度	
踏车试验	略	
手摇车试验	用于下肢障碍者	
等长收缩试验	一般用握力试验	最大收缩力30%～50%作为运动强度，持续收缩2～3分钟
	滑轮	2.5 kg开始，每级持续2～3分钟，每级负荷增2.5 kg

3. 主观用力程度分级（RPE）

根据运动者自我感觉用力程度衡量相对运动水平的半定量指标。一般限制性运动试验要求达到15～17分。分值乘以10即相当于运动时的正常心率。

分值（分）	7	9	11	13	15	17	19
用力程度	轻微用力	稍微用力	轻度用力	中度用力	明显用力	非常用力	极度用力

4. 结果解释

（1）心率：正常人运动负荷增加1 MET，心率增加8～12次/分。

（2）两项乘积（RPP）：心率和收缩压的乘积，代表心肌耗氧相对水平，运动中RPP越高说明冠状血管储备越好。

二、肺功能测定

1. 气短气急症状分级

分级	内容
1级	无气短气急
2级	稍感气短气急
3级	轻度气短气急
4级	明显气短气急
5级	气短气急严重，不能耐受

▲记忆方法——1无2稍3轻度，4明5重不耐受。

2. 肺活量和时间肺活量

知识点	内容
肺活量	为尽力吸气后缓慢而完全呼出的最大容量，是常用指标之一，随病情严重性的增加而下降
时间肺活量	通常采用第一秒最大用力呼气容量（FEV1），即尽力吸气后再尽最大努力快速呼气时，第一秒所能呼出的气体容量；FEV1占肺活量（VC）比值与COPD的严重程度及预后相关

3. 肺功能分级标准

COPD 分组	FEV1%VC
Ⅰ级（轻）	≥70
Ⅱ级（中）	50～69
Ⅲ级（重）	<50

4. 最大吸氧量（VO_2max）和峰值吸氧量（VO_2peak）测定

知识点	内容
最大吸氧量（VO_2max）	VO_2max 是指机体在运动时所能摄取的最大氧量，是综合反应心肺功能状态和体力活动能力的最好生理指标；在康复医学中常用于评估患者的运动耐力、制订运动处方和评估疗效；测定 VO_2max 可以通过极量运动试验直接测定，也可以用亚极量负荷时获得的心率、负荷量等参数间接推测；不过后者有 20%～30% 的误差 最大吸氧量、最大耗氧量、最大摄氧量在临床角度是同义语
峰值吸氧量（VO_2peak）	严重心肺疾病的患者如果不能进行极量运动，则可以测定其运动终点时的吸氧量，称为 VO_2peak；此可以作为疗效评定和运动处方制订的指标

第三章 运动疗法治疗

第一节 牵引技术

一、颈椎牵引

知识点	内容
牵引体位	坐位为主
牵引角度	中立位和前屈位应用较多，后伸位应用较少
	神经根型：前屈位（15°～25°）
	椎动脉型和硬膜囊受压或脊髓轻度受压的脊髓型：中立位（0°）
	上段颈椎（第1～第4颈椎）：0°
	中、下颈椎（第5颈椎～第1胸椎）：前屈位（15°～25°）
	颈椎生理弧度消失甚至出现反弓：后伸位（0～15°）
牵引时间	每日1次，一个疗程10～14次，每次20～30分钟为宜，持续4～6周
牵引重量	以体重的8%～10%开始牵引
牵引方式	持续牵引和间歇牵引

二、腰椎牵引

知识点	内容
牵引体位	通常采用仰卧位，腰椎下段病变可采取屈髋、屈膝90°位牵引
牵引重量	初始不低于60%体重，逐渐增加，3～5天增至体重100%
注意事项	牵引结束后松开骨盆带时不宜太快，以免腹部压力突然降低引起患者不适；松开骨盆带后，应让患者卧位休息几分钟再站起来；对腰椎间盘突出症患者，牵引后可佩戴腰围以保护腰部

三、四肢关节牵引

知识点	内容
适应证	骨科疾病引起的关节活动范围减少，尤其是存在挛缩及粘连的四肢关节
禁忌证	骨性关节强直、新近骨折后、关节及周围感染、关节活动时疼痛剧烈、局部血肿或有其他组织损伤征兆时、挛缩或缩短的软组织起代偿稳定作用、瘫痪或严重肌无力患者的局部挛缩

第二节 牵张训练

知识点	内容	
定义	牵张训练是使病理性缩短的软组织（肌腱、肌肉、韧带、关节囊等）延长的治疗方法	
基本方法	被动牵张	**手法**被动牵张：由治疗师用力并控制牵张方向、速度、强度和持续时间
		机械被动牵张：采用重锤、滑轮系统、夹板等，持续时间可达20分钟或更多
	主动抑制	神经肌肉支配完整、可自主控制者，对肌无力、痉挛、瘫痪等患者无作用
	自我牵张	患者利用自身重量作为牵张力而进行的柔韧性训练
注意事项	神经损伤或吻合术后1个月不可牵张	
	若牵张后疼痛持续时间超24小时，表明牵张力量过大	

第三节 关节活动度训练

一、基本原则

训练	适用范围
被动关节活动度训练	肌力0或1级
主动-辅助关节活动度训练	肌力2级以上
主动关节活动度训练	肌力3级以上

二、持续被动关节运动训练（CPM）

知识点	内容
操作程序	（1）开始训练的时机：术后即刻开始，甚至患者处于麻醉状态下也可进行；敷料较厚时，也应在术后3天内开始 （2）确定关节运动弧的大小和位置：术后常采用20°～30°短弧范围；关节活动度数根据患者的耐受程度每日或以恰当的时间间隔渐增，直至最大关节活动范围 （3）确定运动速度：可耐受的速度为每1～2分钟1个循环 （4）训练时间：可连续24小时；或连续1小时，3次/天 （5）疗程至少1周以上，或达到满意的关节活动范围为止
注意事项	（1）术后伤口内如有引流管时，要注意运动时不要关闭夹子 （2）手术切口与肢体长轴垂直者不宜采用 （3）注意避免合并使用抗凝治疗，否则造成血肿

续表

知识点	内容
【示例】膝关节人工置换术后CPM	(1) 术后1～3天开始 (2) 患者仰卧位，将下肢CPM训练器放置在患侧下肢下进行固定 (3) 在膝关节屈曲位置调节关节活动范围，开始要求关节活动范围在30°左右 (4) 运动速度以1～2分钟为1个周期 (5) 持续运动1～2小时，1～2次/天 (6) 关节活动角度的递增速度约10°～20°/天，并尽量在一周内达到90° (7) 持续训练直至关节达到最大范围的关节活动 (8) 其他关节的连续被动运动训练可参考此方案

第四节 关节松动术

一、手法分级（麦特兰德4级分法）

分级	内容	临床表现
Ⅰ级	关节活动起始端，小范围、节律性来回推动关节	疼痛
Ⅱ级	关节活动允许范围内，大范围、节律性的来回推动关节，但不接触关节活动的起始端和终末端	疼痛
Ⅲ级	关节活动允许范围内，大范围、节律性的来回推动关节，每次均接触终末端，并感受到软组织紧张	疼痛伴僵硬
Ⅳ级	关节活动的终末端，小范围、节律性来回推动，每次均接触终末端，并感受到软组织紧张	粘连、挛缩

二、治疗前评定

手法操作前，对拟治疗的关节先进行评定，找出关节存在的问题（疼痛、僵硬）及其程度，选择准确有效的治疗手法。当疼痛和僵硬同时存在时，一般先采用Ⅰ、Ⅱ级手法缓解疼痛，再采用Ⅲ、Ⅳ级手法改善关节的活动度。治疗中要不断询问患者的感觉，根据患者的反馈来调节手法强度。

三、手法操作要点

知识点	内容
运动方向	平行或垂直治疗平面的方向
治疗力度	应达到关节活动受限处；例如，治疗疼痛时，手法应达到痛点，但不超过痛点；治疗僵硬时，手法应超过僵硬点；小范围、快速度可抑制疼痛，大范围、慢速度可缓解紧张或挛缩
治疗强度	不同部位的关节，手法操作的强度不同；活动范围大的关节，手法的强度可以大一些
治疗时间	每种手法重复3～4次，每次15～20分钟，每天或隔1～2天治疗1次

第五节 肌力与肌耐力训练

一、肌力训练方法选择的原则

1. 按肌力选择

肌力分级	训练方法
0级肌力	电刺激、传递神经冲动的训练
1~2级肌力	肌肉电刺激疗法——肌电反馈训练和肌肉电刺激相结合 主动-辅助训练
2级肌力	减除重力负荷的主动训练
3~4级肌力	主动运动进展到抗阻运动

2. 按肌肉收缩形式选择

（1）等长训练

知识点	内容
优点	动作较为简单，易掌握
	不需要或需要很少的器械
	可用于某些等张训练不易锻炼或无法锻炼的肌群，如肢体内收肌群
	可在石膏、夹板固定时或关节活动范围内存在疼痛症状等情况下应用
	潜在的损伤少，较为安全，故可在术后早期康复应用，或教会患者在家中进行
	不引起肌肉肥大
	所用的时间较少，费用较低
缺点	训练效果与功能和技巧之间无直接的关系，故不能直接运用于增强工作或行为活动能力
	肌力的增强与训练时关节角度紧密相关，仅在关节活动范围的某一角度上才能获得训练效果，若欲达到关节活动范围内各点均增强肌力的目的，则需要各个角度训练，这相对较为费时
	由于等长收缩时的屏气效应，可加重心血管负担
	除非有专门的测定仪器，否则无法向患者提供肌力改变的反馈
仪器设备	当阻力等于或大于肌肉可产生的力量、关节不产生运动时，即可发生等长训练，故采用自由重量和重量-滑轮系统等设备、等速装置在角速度为0°/s的各个关节角度均可进行该训练；此外，徒手或不用设备也可进行
注意事项	等长训练也可加强肌肉耐力，但作用较小
	短促等长训练时，应在间隔休息时辅以节律性呼吸，以预防血压升高
	多点等长训练可克服等长训练的角度特异性，但由于生理性溢流的范围一般在该角度前后方向的10°左右，因此，训练时两点间的角度范围不应超过20°
	多点等长训练更适合于慢性炎症、关节运动尚可，但无法进行动态抗阻训练的患者
	多点等长训练时，每一点的阻力应逐渐增加以确保在无痛条件下增强肌力
	短暂最大训练时，若等长收缩不能维持5~10秒者，不应加大负荷量

(2) 等张训练

知识点	内容
优点	训练方式丰富，有各种器械可供选择应用
	可在全关节活动范围内运动，在任何角度上均可获得训练效果
	可客观量化地观察运动、肌力的大小及进展情况，因此，具有较好的心理学效果
	对血压不造成明显上升，更适宜于老年人和心血管系统疾病的患者
	可训练患者的辅助肌和稳定肌
	哑铃等属自由重量的器械价格相对合理，教会患者后可在家中训练
缺点	应用器械提供的技术、阻力必须与患者自身的肌力水平相匹配
	训练需在监督指导下进行
	定期调整运动负荷或仪器调整均需要耗费一定的时间
仪器设备	自由重量，如**哑铃、沙袋、实心球**；**弹性阻力装置**
	滑轮系统
	等张力矩臂组件，如**股四头肌训练器**等
	可变阻力装置
	功率自行车
	阻力交互训练组件
渐进抗阻训练	A. 测定需训练肌或肌群通过规定范围能完成 **10 次运动的最大重量（10 RM）**
	B. 分 3 组训练，每组训练间休息 1 分钟：第 1 组——**50%** 的 10 RM，10～15 次 / 分的速度，10 次锻炼；第 2 组——**75%** 的 10 RM，10～15 次 / 分的速度，10 次锻炼；第 3 组——**100%** 的 10 RM，10～15 次 / 分的速度，10 次锻炼
	C. 训练前应进行一定的热身活动
	D. 每周增加阻力重量

二、肌耐力训练

知识点	内容
等张训练法	先测定 **10 次运动的最大负荷，10 RM**
	选择 **80%** 的 10 RM 量作为训练强度，**每组 10～20 次，重复 3 组，间隔 1 分钟**
	也可采用宽 **5 cm、长 1 m 的弹力带**进行重复牵拉训练；1 次 / 天，每周 3～5 天
等长训练法	取 **20%～30%** 的**最大等长收缩阻力**，逐步延长等长收缩训练的**时间**，至出现**肌肉疲劳**为止，1 次 / 天，每周训练 3～5 天

第六节　有氧训练

一、训练方案

知识点	内容
定义	采用中等强度、大肌群、动力性、周期性运动，以提高机体氧化代谢能力的锻炼方式
训练目标	如果有心电运动试验条件，最好在训练前先进行症状限制性心电运动试验，以确定患者的最大运动强度、靶运动强度（50%～85%最大运动强度）及总运动量
	如果没有心电运动试验条件，可以按照年龄预计的靶心率＝(220-年龄)×(70%～85%)作为运动强度指标
运动处方	运动方式、运动强度、持续时间、运动频率以及运动中注意事项
运动量	基本要素包括运动强度、运动持续时间和运动频度
运动强度	代谢当量（METs）法　　靶强度＝50%～80%最大MET
	主观用力记分（RPE）　　家庭和社区康复锻炼
	心率法　　靶心率＝最大心率×(70%～85%)

二、操作实施

知识点	内容	
训练课安排	热身运动（准备活动）——强度一般为训练运动的1/2左右，时间5～10分钟	
	训练运动——指达到靶强度的训练，15～40分钟	
	放松整理运动	
合理运动的判断	运动强度过大	不能完成运动、活动时因气喘而不能自由交谈、运动后无力或恶心
	运动量过大	持续性疲劳、运动当日失眠、运动后持续性关节酸痛、运动次日清晨安静心率明显变快或变慢，或感觉不适

第七节　呼吸训练

一、呼吸模式训练

知识点	内容
体位	放松、舒适的体位
腹式呼吸	膈肌为主；呼气与吸气时间比例大致1:1；吸气时鼓腹，呼气时候收腹
抗阻	呼气时施加阻力的训练方法，用于慢支、肺气肿或阻塞性肺疾病，以适当增加气道阻力，减轻或防止病变部位支气管在呼气时过早塌陷，从而改善呼气过程，减少肺内残气量，可以采用缩唇呼吸（吹笛样呼气）、吹瓶呼吸和发音呼吸等
局部呼吸训练	指在胸部局部加压的呼吸方法

二、其他训练

训练	内容
排痰训练	体位引流、胸部叩击、震颤、直接咳嗽
呼吸肌训练	增强吸气肌练习、增强腹肌练习

第八节 平衡与协调训练

一、平衡训练

知识点		内容
平衡障碍关键环节		本体感受器、前庭系统、视觉系统、高级中枢对平衡信息的整合能力
平衡训练	状态	静态平衡训练、动态平衡训练
	体位	坐位平衡训练、立位平衡训练
	应用设备	平衡板、大球或滚筒、平衡仪、水中平衡
	目的	运动系统疾病（躯干、髋、踝、对策平衡）
		增强前庭功能
康复原则		Ⅰ级平衡（静态）——Ⅱ级平衡（自动动态）——Ⅲ级平衡（他动动态）
		支撑面——从大到小
		重心——从低到高
		逐步增加头颈躯干运动
		从睁眼到闭眼

二、协调训练

训练步骤如下。

（1）无论症状轻重，患者均应从卧位训练开始。

（2）从简单的单侧动作开始，逐步过渡到比较复杂的动作。

（3）先做容易完成的大范围、快速的动作，熟练后再做小范围、缓慢动作的训练。

（4）上肢和手的协调训练应从动作的正确性、反应速度快慢、动作节律性等方面进行；下肢协调训练主要采用下肢各方向的运动和各种正确的行走步态训练。

（5）先睁眼训练后闭眼训练。

（6）两侧残疾程度不同者，先从轻侧开始；两侧残疾程度相同者，原则上先从右侧开始。

（7）每个动作重复3~4次。

第九节 转移训练与轮椅训练

一、转移训练

1. 需他人帮助转移
转移相关关键肌肌力≤2级。

2. 独立转移训练
转移相关关键肌肌力≥3级。

二、轮椅训练

1. 轮椅选择

知识点	内容
座位宽度	两臀间或两股间距离 +5 cm
座位长度	后臀部至小腿腓肠肌之间水平距离 -6.5 cm
座位高度	足跟或鞋跟至腘窝的距离 +4 cm
脚踏板面	离地 5 cm
低靠背高度	坐面至腋窝距离 -10 cm
高靠背	座面到肩部或后枕部
扶手高度	坐下时,上臂垂直,前臂平放于扶手上,椅面至前臂下缘的距离 +2.5 cm

2. 轮椅坐姿

知识点	内容
躯干	坐姿端正、双眼平视
肘关节	屈曲 120° 左右
臀部	紧贴后靠背
下肢	膝关节 120° 最合适

3. 轮椅转移

知识点	内容
床向轮椅转移	轮椅放在患者健侧,轮椅与床尾呈 30°～45°
轮椅向床转移	健侧靠近

第十节　站立与步行训练

一、站立训练

知识点	内容
仪器设备	起立床、平衡杠、支具等
操作程序	肌力训练、起立床训练、平衡杠内站立训练、下肢负重训练、上肢的支撑训练

二、步行训练

知识点			内容
仪器设备			平衡杠、拐杖、手杖等
操作程序	步行训练前的准备		辅助工具的正确使用、增强肌力和关节活动度训练、起立训练、站立平衡训练、其他必要的训练等
	平衡杠内的步行训练		四点步——最先进行
			摆至步——双腿正好落在双手的后方
			摆过步——双腿落在双手的前方（截瘫患者中最快、最实用的步行方式，但需要较高的平衡能力）
	拐杖的步行训练		交替拖地步行
			同时拖地步行
			四点步
			摆至步——适用于双下肢完全瘫痪无法交替移动的患者
			摆过步——拄拐步行中最快的移动方式
		两点步	一侧拐与对侧足作为第一落地点，另一侧拐与另一侧足作为第二落地点，与正常步态较接近
			适用于一侧下肢疼痛需要借助拐杖减轻疼痛
		三点步	适用于一侧下肢运动功能正常，另一侧不能负重
	手杖的步行训练		手杖三点步、手杖两点步
	助行器的步行训练		助行器——框架式、四点支撑式 使用助行器

第十一节　神经-肌肉促进技术及新技术

一、Bobath 技术

知识点	内容	
控制关键点	治疗师通过在关键点上的手法操作来抑制异常的姿势反射和肌张力，诱发和促进正常的姿势反射、肌肉张力和平衡反应	
	中心关键点	如头部、躯干、胸骨中下段
	近端关键点	如上肢的肩峰、下肢的髂前上棘
	远端关键点	如上肢的拇指、下肢的趾
抑制异常模式	维持正常姿势控制，常用反射性抑制模式抑制异常模式	
抑制原始的运动模式	对原始运动模式的真正抑制只能通过引出翻正反射与平衡反射才能获得。治疗中所应用的每种姿势和运动，都要引出翻正反射和平衡反射（包括保护性伸展模式）	
设置训练程序	遵循神经发育的规律	
感觉刺激	略	

二、Brunnstrom

1. Brunnstrom 分期六阶段

阶段	上肢	手	下肢
1期	弛缓，无随意运动	弛缓，无随意运动	弛缓，无随意运动
2期	开始出现痉挛、肢体共同运动，不一定引起关节运动	稍出现手指屈曲	最小限度的随意运动，开始出现共同运动或其成分
3期	痉挛显著，可随意引起共同运动，并有一定的关节运动	能全指屈曲，钩状抓握，但不能伸展，有时可反射性引起伸展	①随意引起共同运动或其成分 ②坐位和立位髋、膝、踝可协同性屈曲
4期	痉挛开始减弱，出现脱离共同运动模式的分离运动： ①手能置于腰后部 ②上肢前屈 90°（肘伸展） ③屈肘 90°，前臂能旋前、旋后	能侧捏及松开拇指，手指能半随意地、小范围地伸展	开始脱离协同运动的运动： ①坐位，足跟触地，踝能背屈 ②坐位，足可向后滑动，使屈膝大于 90°
5期	痉挛明显减弱，基本脱离共同运动，能完成复杂分离运动： ①上肢外展 90°（肘伸展） ②上肢前平举及上举过头顶（肘伸展） ③肘伸展位前臂能旋前、旋后	①手掌抓握，能握圆柱状及球状物，但不熟练 ②能随意全指展开，但范围大小不等	从共同运动到分离运动： ①立位，髋伸展位能屈膝 ②立位，膝伸直，足稍向前踏出，踝能背屈

续表

阶段	上肢	手	下肢
6期	痉挛基本消失，协调运动正常或接近正常	①能进行各种抓握 ②全范围地伸指 ③可进行单个指活动，但比健侧稍差	协调运动大致正常： ①立位髋能外展 ②坐位，髋可交替地内外旋，并伴有踝内、外翻

2. 共同运动

该运动指偏瘫患者期望完成某项活动时引发的随意运动，但由于肌张力太高甚至痉挛，它们是定型的，不能选择性地控制所需肌群，只能遵循固定模式来活动，所以它又是不随意的，共同运动是脊髓水平的运动，即脊髓中支配屈肌的神经元和支配伸肌的神经元间的联系，是交互抑制关系失衡的表现。

3. 联合反应

该反应指用力使身体某部分肌肉收缩时，可诱发其他部位的肌肉收缩。

三、PNF（神经肌肉本体感觉促进技术）

知识点	内容
定义	神经肌肉本体感觉促进技术（PNF）是通过刺激人体本体感受器，激活和募集最大数量的运动肌纤维参与活动，促进瘫痪肌肉收缩，同时通过调整感觉神经的兴奋性以改变肌肉的张力，缓解肌痉挛
运动模式	螺旋+对角
治疗原理	后期放电、时间总和、空间总和、交互神经支配、扩散、连续诱导
本体感觉输入的种类	阻力、扩散与强化、手法接触、体位与身体力学、言语刺激（指令）、视觉、牵张、牵引、加压法、时机
操作技术	节律性起始、等张组合、拮抗肌反转、反复牵张（反复收缩）、收缩—放松、保持—放松、重复

四、Rood 技术

知识点	内容
定义	利用温、痛、触觉、视、听、嗅等多种感觉刺激，调整感觉通路上的兴奋性，以加强与中枢神经系统的联系，达到神经运动功能的重组
刺激	主要是擦和刷

五、运动再学习技术

知识点	内容
定义	把中枢神经系统损伤后恢复运动功能的训练视为一种再学习或重新学习的治疗方法
特点	主动性、科学性、针对性、实用性、系统性
原则	强化训练再训练
	保持软组织的长度和柔韧性
	预防失用性肌萎缩
	对严重的肌肉活动过度,长时间冰疗有效
治疗原理	脑损伤后功能恢复
	限制不必要的肌肉运动
	强调反馈
	调整重心

六、强制性运动疗法

知识点	内容
定义	强制性运动疗法(CIMT)是一种对脑卒中患者强制固定健肢,迫使其使用患肢,以促进患肢功能恢复的康复方法,可明显提高脑卒中慢性期患者患肢运动的质量,增加其使用时间,提高其运动功能
评定指标	Barthel 指数、ROM 评定、Wolf 运动功能评定(WMFT)、上肢运动功能试验(AMAT)、运动活动记录(MAL)、家庭治疗日记等
治疗方案	限制健侧肢体的使用
	集中、重复、强化训练患肢——每天强化训练 6 个小时,每周 5 天,连续 2 周
	个体化的任务指向性塑形训练技术——塑形训练时让患者用患肢连续地进行某项刚刚超过现有运动能力的动作
	日常生活期间的任务训练

七、减重步行训练

知识点	内容
评定指标	功能性步行分级(FAC)、Rivermead 运动评分、Fugl-Meyer 评分、Berg 平衡指数、10 m 步行速度、Barthel 指数等
治疗方案	减重系统所承担的重量一般为患者体重的 10%~45%

第十二节 康复工程

一、假肢

1. 假肢处方

知识点	内容
上肢处方	名称和型式、接受腔、支承部件和手部装置
下肢处方	名称和型式、接受腔、支承部件、膝关节和假足；下肢假肢安装是为了弥补下肢缺失，代替人体支撑和行走

2. 假肢的评定

知识点	内容		
上肢假肢	接受腔、悬吊能力、对线		
下肢假肢	接受腔、悬吊能力、对线、假肢长度		
	大腿假肢步态评定	侧倾步态	(1) 假肢接受腔内收不够 (2) 假肢长度过短 (3) 对线时足部相对与接受腔过于靠外 (4) 接受腔外侧壁或内侧壁不合适，引起股骨内侧部疼痛
		外展步态	(1) 假肢过长 (2) 假肢接受腔内壁过高 (3) 外侧壁内压力不足
		划弧步态	(1) 假肢过长 (2) 膝关节屈曲不良
		腰椎前凸	(1) 原因有接受腔后侧壁形状不良 (2) 接受腔的前侧壁支撑不良 (3) 坐骨承重不充分 (4) 接受腔的前后径过大
		扭动	膝轴过度内旋、外旋、接受腔过紧
	小腿假肢步态评定	膝关节过屈	接受腔相对假肢过于偏前、足部过度背屈或接受腔过度前倾
		膝关节过伸	接受腔相对假足过于偏后、足部过度跖屈或接受腔过度后倾

3. 假肢使用和维护

(1) **大腿接受腔**主要是由丙烯酸树脂制成。
(2) **小腿内接受腔**多用 EVA 泡沫制成。

二、矫形器

1. 命名

人体各关节英文名称的第一个字母 + 矫形器英文名称的第一个字母。

命名	含义
HO	手矫形器
WO	腕矫形器
FO	足矫形器
AFO	踝足矫形器
KO	膝矫形器
HKAFO	髋膝踝足矫形器

2. 种类及应用

知识点	种类	内容	
上肢矫形器	肩矫形器	适用于肩关节骨折及术后、臂丛神经损伤、腋神经麻痹和急性肩周炎，肩外展固定性矫形器一般应将肩关节保持在外展 70°～90°，前屈 15°～30°，肘关节屈 90°	
	肘关节矫形器	用于肘关节不稳定、上臂和前臂骨折不愈合、关节挛缩、肌力低下的患者	
	腕手矫形器	桡神经损伤后	使用腕伸展矫形器
		尺神经损伤后	使用莫伯格（Moberg）矫形器
		脑卒中后	防止手腕部屈曲挛缩的手腕部抗痉挛矫形器
		腕部骨折后	腕固定矫形器
	手部矫形器	烧伤后	为防止虎口挛缩失用对掌矫形器
		手指肌腱损伤后	使用手指固定性矫形器
下肢矫形器	踝足矫形器	用于马蹄足、内翻、足下垂、胫骨骨折	
	膝矫形器	膝关节伸展不良、过度伸展、关节不稳、肌肉无力	
	膝踝足矫形器	膝关节变形、下肢肌肉无力、下肢骨折、脑瘫，小儿麻痹症后遗症、膝内外翻、截瘫	
脊柱矫形器	颈椎矫形器	略	
	胸腰椎矫形器	略	
	脊柱侧弯矫形器	颈和上胸段	密尔沃基矫形器
		下胸段和腰段	波士顿和色努矫形器
	腰围	腰肌劳损、轻度腰椎间盘突出	

三、自助具和助行器

1. 拐杖的选择和应用

种类	内容
肘拐	减轻患肢负重的 40%
腋拐	减轻下肢负重的 70%
	双下肢完全瘫痪（T10 以下截瘫，必须佩戴膝踝足矫形器），可使用两支腋拐步行
	确定腋拐高度的方法：站立位，将腋拐放在腋下，与腋窝保持 3～4 cm(2 指) 的距离，两侧腋拐支脚垫分别置于脚尖前方和外侧方直角距离各 15 cm 处，肘关节屈曲 30°，把手部位与大转子高度相同
	使用腋拐时主要通过手握把手负重而不是腋窝，并且腋托要抵在侧胸肋骨上，以免伤及臂丛神经

2. 确定手杖高度

（1）身体直立，肘关节屈曲 30°，腕关节背屈 30° 握住手杖，可使手杖支脚垫位于脚尖前方和外侧方直角距离各 15 cm 的位置。

（2）身体直立，手杖高度与大转子（髋关节突起部）处于等高的位置。

3. 助行器稳定性排序

差动框式助行器＜四轮助行器＜两轮助行器＜折叠框式助行器＜普通框式助行器。

第四章 作业疗法

第一节 作业疗法概述

常用的治疗性作业活动	作业治疗处方	作业治疗实施
木工作业 制陶工艺 马赛克工艺 手工艺 皮革工艺 治疗用游戏	项目 目的 方法 强度 持续时间 频率及注意事项	运动和感知觉的功能训练 日常生活活动能力的训练 改善心理状态的作业训练 增强社会交往的作业训练 休闲活动训练和指导 工作训练

第二节 日常生活活动能力

一、日常生活活动能力（ADL）

知识点	内容	
定义	日常生活活动能力评定（ADL）指一个人为了满足日常生活的需要每天所进行的必要活动	
分类	基础性日常生活活动——BADL 工具性日常生活活动——IADL	
评定方法	提问法、观察法、量表检查法	
常用评定量表	BADL 评定量表	Barthel 指数——应用最广、研究最多，不仅可以评定患者的治疗前后的 ADL 状态，也可以预测治疗效果、住院时间及预后
		Katz 指数、PULSES、修订的 Kenny 自理评定
	IADL 评定量表	功能活动问卷（FAQ）、快速残疾评定量表（RDRS）
	功能独立性测量	FIM

二、Barthel 指数的评定内容、标准、结果判断

1. 评定内容

10 项内容，每项根据是否需要帮助程度分为 0 分、5 分、10 分、15 分 4 个功能等级。

改良 Barthel 指数评分表					
ADL 项目	自理	较小帮助	较大帮助	完全依赖
进食	10	5	0	
洗澡	5	0	0	
修饰（洗脸、梳头、刷牙、刮脸）	5	0	0	
穿脱衣服（包括系鞋带等）	10	5	0	
大便控制	10	5（偶能控制）	0	
小便控制	10	5	0	
使用厕所（包括擦拭、穿衣、冲洗）	10	5	0	
床—椅转移	15	10	5	
平地走 50 m	15	10	5（用轮椅）	

▲ 口诀总结

Barthel 指数共 10 项　　　具体得分必须记
　帮助程度分 4 类　　　　床椅转移平地走——15
　自理小大和依赖　　　　穿衣进食上下楼——10
　功能评分分 4 级　　　　大便小便用厕所——10
　15、10、5 和 0　　　　　洗澡修饰各 5 分——5

2. 结果判断

Barthel 指数的总分为 100 分，得分越高，ADL 的自理能力越好，依赖性越小；评分在 60 分以上者基本能完成 BADL；41～59 分者需要帮助才能完成 BADL；21～40 分者需要很大帮助；20 分以下者完全需要帮助；患者不能完成所订标准时为 0 分。

▲ 口诀总结

Barthel 总分为 100
60 以上算及格
41～59 需帮助
21～40 大帮助
20 以下完全帮

三、功能活动问卷（FAQ）

知识点	内容
应用	应用于研究社区老人的独立性和轻症老年性痴呆
评分标准及结果分析	正常或从未做过但能做 0 分
	困难但可单独完成或从未做 1 分
	需要帮助 2 分
	完全依赖他人 3 分
	总分大于 5 分为异常

四、FIM 的评定结果、标准、结果判定

1. 评分标准

评分采用 7 分制——最高得分 7 分，最低得分 1 分；18 项——总积分最高 126 分，最低 18 分。

结果	内容
独立	指活动中不需要他人给予辅助（无帮助）
	①完全独立，评 7 分；②有条件的独立，评 6 分
依赖	指为了进行活动，患者需由他人给予监护或身体上的帮助（需要帮助）根据患者自己完成任务的多少或需要他人提供帮助的多少
	①监护或准备，5 分；②最小帮助，4 分；③中度帮助，3 分；④最大帮助，2 分；⑤完全依赖，1 分

2. 结果判断

（1）3 个等级：①独立，126～108；②有条件依赖，107～54；③完全依赖，53～18。

（2）7 个等级：① 126 分，完全独立；② 125～108 分，基本独立；③ 107～90 分，极轻度依赖；④ 89～72 分，轻度依赖；⑤ 71～54 分，中度依赖；⑥ 53～36 分，重度依赖；⑦ 35～19 分，极重度依赖；⑧ 18 分及以下，完全依赖。

第五章 言语吞咽

第一节 言语障碍

一、失语症

1. 康复评定

知识点	内容
基本程序	准备工作、资料收集、初步观察
评定方法	西方失语成套测验（WAB）、汉语标准失语症检查（CRRCAE）、汉语失语成套测验（ABC）
注意事项	向患者及家属说明言语评定的目的和要求，以取得理解与配合
	测验时尽量使患者放松，避免引起患者窘迫、紧张的各种干扰发生
	评定时患者如连续答错，可将分测验拆散分解，先易后难，设法提高患者参与的兴趣
	当患者不能作答时，检测者可做示范
	尽可能借助录音或复读设备，方便检测者准确判断言语障碍的程度和性质
	评定尽量在1.5小时内完成；另外，患者若疲劳或极端不配合，最好分几次完成检查，并选择患者状态较佳时检测

2. 康复治疗

（1）失语症的治疗原则。

知识点	内容
治疗目标	利用各种方法改善失语症患者的语言功能和交流能力，使之尽可能地像正常人一样生活
适应证	原则上所有的失语症患者都是治疗的适应证，但有明显意识障碍、情感行为异常以及精神障碍的患者不适合治疗
终止治疗	全身状态不佳、意识障碍、重度痴呆、拒绝和无治疗要求以及经过一段治疗后语言功能达到相对静止状态时（平台期），可以考虑终止治疗
恢复机制	目前失语症的恢复机制主要有功能代偿和功能重组两个假说
预后	以表达为主要障碍的患者优于理解障碍的患者
	命名性失语恢复最好
	完全性失语和经皮质混合性失语恢复最差

(2) 失语症的治疗程序。

知识点	内容
定义	语言及相关障碍的评价与分析
选择训练课题	训练课题选择与具体操作
	语言训练期的训练
	不同类型失语症：内容优选日常用语，训练中所选课题应设计在成功率 70%~80%

(3) 各类失语症训练重点。

类型	训练重点
运动性失语	发音训练，同时文字表达练习
感觉性失语	各种疗法不佳，听理解训练、文字训练
传导性失语	复述训练、书写朗读训练
命名性失语（健忘性失语）	呼名训练
经皮质运动性失语	参考运动性失语
经皮质感觉性失语	听理解训练
完全性失语	代偿技术训练，如手势、指物、画图等非言语手段的运用练习

(4) 训练方式：个人训练（一对一）、自主训练、小组训练、家庭训练。

(5) 常用治疗方法。

知识点	内容	
刺激促进法	传统刺激法、阻断去除法、功能重组法	
实用交流能力训练	常用的原则、传递性的原则、调整交流策略、交流的原则	
PACE 技术	训练中利用接近实用交流的对话结构，信息在语言治疗师与患者双向交互传递，调动患者的残存能力，获得实用化的交流技能	
替代与补偿交流训练	利用辅助交流工具和技术可以促进和补偿患者的非言语交流方式	
	手势语的训练，图画训练，交流板和交流图册的应用训练，电脑及仪器辅助交流系统	
失语症训练的具体操作	训练前准备	训练材料、用具和训练课题
	训练时间	脑部损伤患者最初的训练时间应限制在 30 分钟以内；可安排为上午、下午各 1 次；短时间的多频率训练比长时间训练的效果要好

(6) 训练时机选择：**正规的语言训练开始时期是急性期已过，患者病情稳定，能够耐受集中训练至少 30 分钟**，即可逐渐开始训练。尽管**发病 3～6 个月为失语症恢复的高峰期**，但对发病 2～3 年后的患者，也不能下语言功能完全不会有恢复的结论（尤其是伴言语失用症者，即使经过很长的时间，也能得到不断地改善）；恢复的速度也明显较早期减慢。

二、构音障碍

1. Frenchay 构音障碍评估法

构音运动训练的出发点为反射、呼吸、唇、下颌。

知识点	内容
软腭	**反流**：询问并观察患者**吃饭或饮水时是否有水或食物进入鼻腔**
	抬高：令发"a-a-a"5 次，每个"a"之间有个充分停顿，观察发音时软腭的运动
	言语时：观察有无鼻音或鼻漏音；辅助评价：让患者说汉字"妹、配"和"内、贝"，观察其音质变化
喉	**发音时间**：令患者尽可能长时间地发"a"音，记录秒数及发音清晰度
	音高：观察患者唱音阶时的状况
	音量：令患者从 1 数到 5，逐次增大音量
	言语：会话中观察患者的发音**清晰度**、音量及音高
舌	**静止状态**：令患者**张嘴 1 分钟**，以观察舌的静态表现
	伸出
	抬高
	两侧运动：令患者伸舌并左右摆动 5 次（4 秒内），记录所用时间
	交替运动：令患者尽可能快地说"喀、拉"10 次，记录秒数
	言语时：记录患者会话中舌的运动
言语可理解度	读字、读句、会话、速度（**以上每一分测验均有 a～e 共 5 个级别**）

2. 康复治疗

（1）构音器官运动功能训练

知识点	内容
训练前准备调整坐姿	**尽可能取端坐位**
	松弛训练：当随意肌群完全放松，躯体非随意肌群包括构音肌群也可松弛，治疗包括**颈肌放松、全身放松**
呼吸训练	略
下颌运动功能训练	略

续表

知识点	内容
口唇运动功能训练	口唇闭合、噘嘴－龇牙、鼓腮
舌运动功能训练	略
鼻咽腔闭锁功能训练（软腭训练）	鼻吸气－口呼气、吹气、发声、软腭抬高

（2）发音训练：语音训练和语言节奏训练。

训练	内容
构音点不同音的组合训练	pa-da-ka
构音点相同音的组合训练	ba-ma-pa
无意义音节组合训练	ha-hu、mi-ki
有意义音节组合训练	妈妈、棉帽、千里马、开门红
句子水平组合训练	诗歌、儿歌、短文、会话

（3）替代和补偿方法训练：重度构音障碍患者，选择交流板，如图画和（或）文字、交流手册或电脑等进行言语代偿或补充，以助交流。

第二节 吞咽障碍

一、康复评定

1. 基本程序

（1）反复唾液吞咽试验

知识点	内容
特点	本方法主要是评定患者主动启动吞咽反射的能力，本方法简单、安全，是常用的吞咽功能的筛查方法
操作方法	患者坐位，口内进行清洁，口腔干燥的患者进行口腔的湿润处理
	检查者将手指放于患者的喉结和舌骨之间，嘱患者快速做吞咽动作；检查者按照喉结通过手指上下活动来计算患者的吞咽次数，如果患者喉结不明显时，可以使用听诊器听取吞咽声音来计算吞咽次数
	计时30秒内患者一共完成的吞咽次数；正常条件下，患者能在30秒内完成3次及以上的吞咽次数为正常，3次以下为异常，考虑患者吞咽启动缓慢及自主吞咽控制能力异常

(2) 饮水试验（日本洼田试验）

知识点	内容
特点	为一种较方便、常用的筛查方法，适用于病情较轻的患者吞咽功能检查或正常人群的筛查
试验方法	患者取坐位，以水杯盛常温水 30 mL，嘱患者如往常一样常饮用，注意观察饮水过程，并记录饮水所用时间，一般可分为下列 5 种情况： ①一饮而尽，无呛咳——正常 ②两次以上喝完，无呛咳——可疑 ③一饮而尽，有呛咳——异常 ④两次以上喝完，有呛咳——异常 ⑤多次发生呛咳，不能将水喝完——异常

2. 吞咽的仪器检查

(1) X 线造影录像（VF）——"金标准"。

(2) 电视内镜下吞咽功能检查（VE）——常用。

二、康复治疗

1. 治疗原则

提高经口进食和进水的能力、安全吞咽、食物的策略调整、避免并发症的发生。

2. 间接训练

训练方法	内容
一般训练	口唇闭锁练习、下颌运动训练、舌部运动训练、冷刺激、声带内收训练、咳嗽训练
构音训练	吞咽障碍患者常伴有构音障碍，通过构音障碍训练可以改善吞咽相关器官的功能
促进吞咽反射训练	用手指上下摩擦甲状软骨至下颌下方的皮肤，可引起下颌的上下运动和舌部的前后运动，继而引发吞咽；可用于口中含有食物却不能产生吞咽运动的患者

3. 摄食训练（直接训练）

知识点	内容
体位	一般让患者取躯干 30° 仰卧位，头部前屈，偏瘫侧肩部用枕头垫起，辅助者位于患者健侧
	此体位进行训练，食物不易从口中漏出、有利于食块向舌根运送，还可以减少向鼻腔逆流及误咽的危险
	颈部前屈也是预防误咽的一种方法，因为仰卧时颈部易呈后屈位，使与吞咽活动有关的颈前肌群紧张，喉头举上困难，容易发生误咽
	适于每个患者的体位并非完全一致，实际操作中，应该因人而异，予以调整

续表

知识点	内容
容易吞咽的食物特征	柔软、密度及性状均一
	有适当的黏性、不易松散
	易于咀嚼，通过咽及食管时容易变形
	不易在黏膜上滞留
一口量	正常人每次入口量为20 mL；患者一般先以3～4 mL小量试之
调整进食速度	45分钟为宜

4. 吞咽的辅助技术

辅助技术	内容
空吞咽	当咽部已有食物残留，如继续进食，则残留积累增多，容易引起误咽。因此，每次进食吞咽后，应反复作几次空吞咽，使食块全部咽下，然后再进食
交互吞咽	让患者交替吞咽固体食物和流食，或每次吞咽后饮少许水（1～2 mL），这样既有利于激发吞咽反射，又能达到去除咽部滞留食物的目的
侧方吞咽	咽部两侧的梨状隐窝是另一处吞咽后容易滞留食物的部位，通过颈部指向左、右侧的点头样吞咽动作，可去除并咽下滞留于两侧梨状隐窝的食物
点头样吞咽	会厌谷是另一处容易残留食物的部位。当颈部后屈，会厌谷变得狭小，残留食物可被挤出，反复进行几次形似点头的动作，同时做空吞咽动作，可除去残留食物
声门上吞咽	又称"屏气吞咽"，具体做法是由鼻腔深吸一口气，然后屏住气进行空吞咽，吞咽后立即咳嗽。这一方法的原理是：屏住呼吸使声门闭锁、声门气压加大、吞咽时食物不易进入气管；吞咽后咳嗽可以清除滞留在咽喉部的食物残渣
门德尔松吞咽技术	治疗师利用训练患者在吞咽运动时喉部提升动作的改善从而提高吞咽时下咽的力量，延长环咽肌的开放时间。增加食物下咽的完整性，减少食物在梨状窝处的残留。该技术的主要操作要领是患者在吞咽时通过自主或治疗师帮助下使喉部在高位进行保持数秒，然后再完成下咽动作

第六章 物理因子治疗

第一节 电疗法

一、电疗法安全知识

1. 安全电压和电流

类型	安全电压	安全电流
直流电	干燥——不超 65 V	50 mA 以下
	潮湿——不超 40 V	
	绝对安全——24 V	
交流电	不超 36 V	10 mA 以下
	绝对安全 12 V	

2. 安全操作要求

（1）使用仪器前应检查仪器及其各部件是否完整无损，能否正常工作。

（2）操作者手足、皮肤和衣服保持干燥。

（3）治疗部位有金属物品或体内有金属异物、治疗部位潮湿（汗水、尿液）或有湿敷料时采用高频电时应谨慎。

（4）患者接受治疗时必须保持安静，不得看书、报或入睡，不得任意挪动体位，也不得自行调节治疗仪。

（5）植入心脏起搏器者不得进行高频电疗，也不得接近高频电。

（6）手表、助听器、移动电话均应远离高频电。

3. 电烧伤的原因与处理

（1）原因：设备不合格、使用者缺乏电学知识、意外事故。

（2）现场急救措施：迅速切断电源、就地进行人工呼吸、体外心脏按压。

二、直流电疗法

1. 直流电疗法

知识点		内容
衬垫法	特点	最常用的方法

续表

知识点		内容
衬垫法	设备	衬垫**厚度1 cm，衬垫周边比电极大1 cm**，衬垫上应有"(+)""(-)"级性标志
	注意事项	(1) 除去金属物 (2) 紧贴皮肤 (3) 均匀紧贴 (4) 治疗时不得移动体位，防止电极滑落、直接接触皮肤引起电烧伤 (5) 感觉障碍与血液循环障碍的部位治疗时不应按患者的感觉来决定电流强度，所用的电流强度宜较小，以免引起电烧伤 (6) 由于电极下电解产物刺激皮肤，治疗后皮肤上可能出现瘙痒、充血、小丘疹，应涂甘油酒精保护皮肤 (7) 使用过的电极片上残留酸性、碱性电解产物，必要时使用 75% 乙醇或消毒液浸泡 (8) 阴极碱性烧伤、阳极下酸性烧伤
电水浴法	特点	适用于体表凹凸不平的手、足部位
	操作方法	单个肢体——10～15 mA 电流
		两个肢体——15～20 mA 电流
		四个肢体——25～40 mA 电流
眼杯法		适用于眼部

2. 直流电药物离子导入法

（1）选择离子导入用药的原则：①药物易溶于水，易于电离；②明确需导入的药物有效成分及其极性；③成分纯；④局部用药有效；⑤一般不选用贵重药。

（2）常用药物与极性：①阳极导入，包括钙、锌、普鲁卡因、维生素B、透明质酸酶、小檗碱、草乌、碱性药物、生物碱药物；②阴极导入，包括碘、氯、溴、维生素C、酸性药物、黄酶类药物。

三、低频电疗法（1 Hz～1 kHz）

方法		内容
感应电流疗法	概述	感应电流的剂量不易精确计算，一般参照患者肌肉收缩的强度和皮肤麻刺感来划分剂量的强弱
	方法	(1) 固定法 (2) 单点法 (3) 滚动法 (4) 癔症治疗法

续表

方法		内容
电兴奋疗法		治疗前将治疗时可能产生的强烈刺激感告知患者，使之有思想准备，能配合治疗
		第3腰椎以上用强直流电刺激时，应在脊柱两旁分别刺激，切勿使强直流电横贯脊髓
		电极不得置于心前区
失神经肌肉电刺激疗法	设备	采用能输出三角波、指数波、方波的低频脉冲电疗仪
	参考强度-时间曲线选择参数	根据检查结果确定失神经病变程度，选定刺激电流的参数。曲线最低点所对的强度为基础电流强度，2倍基础电流强度所对应曲线上的时限为时值

四、中频电疗法（1 kHz~100 kHz）

方法		内容
等幅中频电疗		治疗时电极下不应有疼痛感。如治疗中出现疼痛，可能为电极与皮肤接触不良，电流集中于某一点所致，应及时予以纠正
		等幅中频电疗仪不应与高频电疗仪同放一室，更不能同时工作；如果没有条件，中频电疗仪应距离高频电疗仪3 m以上，并且不同时工作
干扰电疗法	设备	采用输出两路差频为0~100 Hz的等幅正弦中频电流的干扰电仪器，有2对（4个）电极和2~3层绒布的薄衬垫，或海绵衬垫
	操作方法	治疗操作的关键是两组电极交叉放置，使病变部位处于两组交叉的中心，按病情需要选择合适的电流差额

五、高频电疗法（＞100 kHz）

1.高频电疗法的安全防护

知识点	内容
对人体健康的影响	高频属于非电离辐射，不同于放射线电离辐射，对人体无明显伤害作用。长期在高频电环境中接触小剂量高频电的人员可能出现头痛、头晕、乏力、失眠、嗜睡、情绪不稳、记忆力减退等现象。高频电的频率越高、功率（包括脉冲峰功率）越大，距离越近时对人体健康的影响可能越大
安全防护措施	减少环境内金属物品就可以减少金属对高频电磁波的辐射
	加大高频电疗仪与人体的距离，与200~300 W超短波治疗仪间的距离应在3 m以上，与50 W超短波治疗仪间的距离在1 m以上
	避免高频电对眼、睾丸部位的大强度辐射；妊娠期不治疗
	不空载
	可带微波防护镜或穿微波防护服
	定时轮换岗位

2. 短波、超短波疗法

(1) 设备

知识点	内容
常用的短波疗法	波长为 22 m（13.56 MHz）或波长 11 m（27.12 MHz）
超短波	波长为 7.7 m 或 7.37 m 和 6 m
脉冲超短波治疗仪	用于非热效应治疗

(2) 操作方法

知识点		内容	
概述		因高频电流通过人体时容抗低，容易通过电极与皮肤之间的空气间隙，所以短波、超短波治疗时不必直接接触皮肤；电极与皮肤保持一定间隙时作用较深，直接与皮肤接触时不但作用较浅，而且容易导致皮肤热烫伤	
电极放置法	短波疗法的电缆电极法	浅层肌肉	
	短波疗法的涡流电极法	较深层肌肉	
	短波、超短波疗法的电容电极法	国内最常用的治疗方法；电容场法治疗时作用不够均匀，脂肪层产热多，加大皮肤与电极的间隙可减轻脂肪过热的现象	
		电容电极放置	对置法——深而集中
			并置法——浅但面积大

(3) 剂量分级：按患者温热感觉程度分为 4 级。

感觉程度	剂量分级	适应证
无热量	Ⅰ级剂量	急性炎症早期
微热量	Ⅱ级剂量	亚急性、慢性疾病
温热量	Ⅲ级剂量	慢性疾病、急性肾衰竭
热量	Ⅳ级剂量	恶性肿瘤

(4) 间隙调节：微热量治疗时，调节电极与皮肤间隙距离。

功率	浅作用	深作用
小功率	0.5～1 cm	2～3 cm
大功率	3～4 cm	5～6 cm

(5) 调谐：是调节治疗仪的电容或电感，使治疗仪输出电路的振荡频率与治疗仪内振荡电路的振荡频率一致，发生谐振，振荡最大，输出电流最大。调节治疗仪的输出时无论应用何级治疗剂量，必

须使治疗仪的输出谐振,即调谐。治疗时由于患者体位移动、电源电压不稳定等原因,输出电路会出现失谐,因此操作者应注意观察,随时调谐。

(6) 一般注意事项。

序号	内容
1	治疗使用电极的面积应稍大于病患部位的面积
2	治疗时两条输出电缆应互相平行而远离,更不得交叉相搭,以免交搭处形成短路,容易烧坏电缆,并且减少交搭处远端输送给患者的能量;电缆亦不得打圈,因打圈处形成一个线圈,导线内有高频电流通过时,打圈处由于电磁感应而产生反向电流与磁场(感抗),会减弱或抵消电缆内原有的高频电流而减小治疗剂量
3	头部一般不宜采用大功率治疗仪进行大剂量治疗,以免引起颅内血管扩张充血、增高颅内压、刺激半规管引起头晕或损伤眼角膜与晶体
4	脂肪层厚的部位进行电容场法短波、超短波治疗时,可能因脂肪过热,出现皮下脂肪硬结,一般不需要特殊处理,可自行逐渐消失
5	因金属对高频电流的电阻小,治疗部位有金属物时高频电流将相对集中于金属物上,金属物吸收较多的电力线并转为热能,局部温度上升,易致组织烧伤,故局部金属异物为高频电疗法的禁忌证;即使采用无热量、短时间的高频电疗也应极慎重
6	活动性出血为短波、超短波疗法的禁忌证;消化道出血患者在排除恶性肿瘤的可能而考虑为溃疡出血时,在大便潜血试验转阴两周以后方可进行胃肠部位短波、超短波治疗
7	妊娠时禁用短波、超短波治疗,以免对胚胎产生刺激或抑制而影响胎儿的正常生长发育或引起流产、早产、死亡
8	感觉障碍或血液循环障碍部位进行短波、超短波治疗时,应严格控制或适当减小治疗剂量,不应以患者的温热感为依据

(7) 电容电极治疗时的注意事项。

序号	内容
1	对置的两个电极之间的距离不应小于一个电极的直径,斜对置的两个电极靠近电力线集中,易于形成短路,影响作用的深度和均匀度
2	电极应与皮肤表面平行,并保持一定的间隙,作用较均匀,较深,电极贴紧皮肤时,电力线密集于表浅部位,作用表浅
3	两个电极与皮肤之间间隙相等时作用较均匀,否则电力线将集中于间隙小的部位
4	表面凹凸不平的部位治疗时应加大电极与皮肤的间隙,否则电力线将集中于隆突处,容易引起烫伤
5	两个电极应等大,否则电力线将集中于小电极下,如病变在一侧,需要集中治疗,可在病变侧用小电极
6	两条肢体同时治疗时,应在两条肢体骨突(如膝踝内侧)接近处垫以毡垫,以免电力线集中于骨突处而致作用不均匀或造成烫伤

续表

序号	内容
7	两个电极并置时电极皮肤间隙不宜过大,以免电力线散向四周空间而不能通过人体
8	并置的两个电极间距离应大于两个电极与皮肤间隙之和,但不应大于电极的直径,以免电力线分散,影响作用的强度与深度,两个电极间距离亦不应小于 3 cm,以免电力线集中于两极间最近距离处,形成短路而使病患部位处接受到的电力线减少
9	一般不提倡采用单极法。只使用一个电极治疗时作用范围小而表浅,而且电力线将大量散向四周空间而造成环境的电磁波污染;必须用单极法时,只限用于小功率治疗仪,而且应将不用于治疗的另一个电极置于远离治疗部位处,并使两极相背而置,否则电力线将集中于两极间,电极下的作用将减弱、变浅

第二节 电诊断

一、脑干听觉诱发电位（BAEP）

知识点	内容
基本波形	Ⅰ波——源于听神经
	Ⅱ波——源于耳蜗核
	Ⅲ波——源于脑桥上橄榄核
	Ⅳ波——源于外侧丘系
	Ⅴ波——源于四蝶体下丘
	Ⅰ波潜伏期代表听觉通路的周围性传导时间,Ⅰ～Ⅴ波间潜伏期系脑干段听觉中枢性传导时间Ⅰ～Ⅲ波为脑干电位,其间隔代表听神经和脑桥延髓部听道的传导时间,Ⅲ～Ⅴ波间隔代表脑桥前部和中脑部听道的传导时间
临床应用	主要用于客观评价听力、脑桥小脑脚肿瘤、多发性硬化、脑死亡的诊断、手术监护等

二、电刺激式电诊断

1. 直流-感应电诊断的结果判定

结果	知识点
绝对变性反应	诊断要点是肌肉和神经对直流电刺激均无反应
完全变性反应	诊断要点是神经对直流电刺激无反应,但是肌肉的反应存在
部分变性反应	诊断要点是神经对感应电刺激无反应或兴奋阈增高；但对直流电刺激有反应,无论其阈值高低
变性反应	诊断要点是神经肌肉对感应电和直流电刺激的反应正常而兴奋阈增高
无变性反应	临床表现为瘫痪,这可能为神经失用症、上运动神经元损害、癔症、诈病或肌病

2. 强度-时间曲线检查

I/T 曲线或 S/D 曲线——正常近似抛物线。

（1）正常曲线：最短反应时正常，时值小于 1 ms，曲线无弯折。

（2）部分失神经曲线：曲线有弯折，最短反应时有延长，时值可能不正常，但不大于 10 ms。

第三节 光疗法

一、红外线

1. 红外线辐射器

知识点	内容
红外线灯	波长为 770 nm～15 μm，以 2～3 μm 的长波红外线为主
石英红外线灯（白炽灯）	波长为 350 nm～4 μm，主要为 800 nm～1.6 μm 的短波红外线。对于病灶较深的部位更好，发汗治疗的首选
光浴箱	适于躯干、双下肢或全身治疗

2. 注意事项

（1）首次照射前询问并检查局部感觉有无异常，如果有感觉障碍，一般不予治疗。

（2）新鲜植皮区与瘢痕区应拉开距离；水肿增殖瘢痕不宜照射。

（3）急性外伤后一般不用红外线，约 24～48 小时后局部出血、渗出停止后可小剂量照射，以免肿痛、渗出加剧。

（4）保护眼睛，照射眼睛易引起白内障及视网膜烧伤。

（5）动脉阻塞性病变时不宜用红外线。

（6）皮炎时忌用红外线，避免加重病情。

二、紫外线疗法

1. 紫外线灯

知识点	内容	
基本结构	紫外线灯是由石英玻璃制成的真空灯管、管内的少量氩气、水银及埋入两端的金属电极构成的氩气水银石英灯，即汞灯；氩气易于电离，通电时灯管内氩气电离，离子在电场作用下于电极间移动，运动中的碰撞使离子数量不断增多，当电离达到一定程度时，发生辉光放电，产生 400～550 nm 的蓝紫光	
常用类型	高压汞灯	又称"热石英灯"
	低压汞灯	短波为主，冷光紫外线灯
	太阳灯	多用于家庭日光浴

2. 剂量测定

知识点	内容
物理剂量测定	应用紫外线强度计测定辐射源在一定距离的紫外辐射强度，称为物理剂量的测定，其计量单位为瓦/厘米^2（W/cm^2）
生物剂量概念	根据人体的一定部位对紫外线照射后的反应程度而确定的剂量称为生物剂量，它以出现最弱红斑反应所需的时间为标准，即某一部位距光源一定距离进行紫外线照射，经历一定潜伏期后，照射局部出现肉眼能见的最弱红斑的对应照射时间，称为最小红斑量或一个生物剂量 MED；剂量单位为秒（s）

3. 剂量分级与最大照射面积

剂量分级	照射剂量	红斑反应	照射面积
0级（亚红斑量）	<1 MED	无	可全身照射
Ⅰ级（弱红斑量）	1~2 MED	6~8 h 轻微红斑，24 h 消退，无脱屑	不超 800 cm^2
Ⅱ级（中红斑量）（脏器病变等节段反射治疗）	3~5 MED	4~6 h 明显红斑，皮肤稍水肿，轻度灼痛，2~3 天消退，斑状脱屑，色素沉着	不超 800 cm^2
Ⅲ级（强红斑量）（炎症、感染）	6~10 MED	2~4 h 强红斑，皮肤水肿、灼痛，4~5 天消退，皮肤大片脱屑，色素沉着明显	不超 250 cm^2
Ⅳ级（超强红斑量）（炎症、感染）	>20 MED	2 h 强烈红斑反应，皮肤暗红、水肿、水疱，剧烈灼痛，5~7 天消退，色素沉着明显	不超 30 cm^2

4. 局部照射方法

（1）照射部位

知识点	内容
患部照射	直接照射
中心重叠紫外线照射法	通过病灶中心区的重叠照射，达到中心区大剂量、周边健康皮肤小剂量的一次性操作方法；病灶中心区 10~20 MED，周围 5~10 cm 的范围 3~5 MED；其目的是加强局部的血液循环，增强抗感染能力
节段照射法	照射皮肤-内脏的一定的神经反射节段
多孔照射	利用 100~150 个直径及间距皆为 1 cm 的孔巾进行照射。适于需要治疗范围超过 800 cm^2 的病变区的照射
孔穴照射	利用直径 1 cm 的孔巾照射穴位，治疗支气管哮喘时照射肺俞、大椎、膻中穴
分野照射法	照射面积超过 800 cm^2
体腔、窦道照射法	黏膜对紫外线的敏感性较皮肤低，故照射剂量宜大，一般需要增强 1 倍

(2) 照射剂量

知识点	内容
首次剂量	最佳的首次剂量为一次达到所需治疗剂量。对于脏器病变等节段反射治疗，通常用 3～5 MED 的中红斑量即可；为控制体表、体腔、伤口、窦道等软组织的炎症、感染，宜用强或超红斑量。身体各部位皮肤对紫外线的敏感性不同，若以腹部生物剂量测定部位为 1，其他各部位的相对比值分别是，胸为 1，躯干为 1～1.5，四肢屈侧为 1.5～2，四肢伸侧为 2～3，手足背为 4～5，足底手掌为 10～20
维持剂量	为维持照射野对紫外线的反应，于首次照射后的各次治疗中，需适当增加照射剂量
	若首剂量达到预期皮肤反应，则下次治疗时亚红斑量增加原剂量的 10%～100%，弱红斑量增加原剂量的 25%，中红斑量增加原剂量的 50%，强红斑量增加原剂量的 75%，超红斑量增加原剂量的 100%；若皮肤反应与预期反应不符，红斑反应弱但炎症呈现被控制趋势时每次增加 2 MED，红斑不明显且炎症无变化时每次增加 4～6 MED，红斑不明显并且炎症加重时每次增加 6～10 MED，红斑明显则停照 2～3 天后重复首次剂量或增加 1～2 MED
	若创面清洁，肉芽鲜红，脓性分泌物消失，减至弱红斑量；创面肉芽水肿，渗出液增多，立即大幅度减量或停止照射
照射频度及疗程	通常每日或隔日照射 1 次，若局部红斑反应明显，间隔时间可相对延长
	一般 6～12 次为 1 个疗程，对于严重的感染，疗程可适当延长

5. 操作注意事项

（1）治疗室要通风良好，室温保持在 18～22 ℃。

（2）工作人员穿长衣裤、戴护目镜。患者需戴护目镜或用罩布遮盖眼睛，只裸露照射野，其他部位必须用治疗巾遮盖好。

（3）对光敏感者应先测紫外线生物剂量。

（4）灯管不能用手触摸，在灯管冷却的状态下用 95% 的酒精棉球擦拭清洁；灯管需预热以达到稳定的输出。

（5）光源必须对准治疗部位的中心，严格按照规定照射距离，以免剂量不准。

（6）高压汞灯点燃后宜连续工作，治疗间歇期宜将灯管置于最低位置，并与床、易燃品等保持一定距离，熄灭后不能立即点燃。

（7）记录各个灯管总使用时间，每隔 3 个月测 1 次 MED，保证照射剂量。

（8）伤口、创面的紫外线照射前，应先清洁换药，拭去脓血、渗液，勿施任何外用药物。

（9）紫外线导子每次用后必须用 75% 的酒精浸泡消毒。

（10）若剂量过强出现照射野皮肤红斑反应剧烈、水疱、糜烂或创面的组织液大量渗出的光化性损伤，处理原则为立即脱离紫外线照射，应用超短波、白炽灯等热疗，并保护创面。

第四节 超声波治疗法

一、超声波治疗机

临床上使用的超声波治疗机多采用逆压电效应的原理发射超声波。

二、耦合剂

知识点	内容
作用	防止空气层产生界面反射，使更多超声能量进入人体
条件	耦合剂的声阻应介于声头表面物质和皮肤的声阻之间
	作为耦合剂应符合下列条件：清洁、透明、不污染皮肤、能在皮肤表面停留、不会快速被皮肤吸收、对皮肤无刺激作用、便宜、无气泡；例如，水、甘油、凡士林、液状石蜡、蓖麻油、凝胶体、乳胶
水	水与人体组织的声阻接近，对超声能量吸收少，是理想的耦合剂
	水用作耦合剂时，一定要去除水中的气泡，可用煮沸法和蒸馏法去除气体
	但水的缺点是粘滞性小，不能在体表停留，故不适合做超声直接接触治疗方法的耦合剂，多用于水下法、水囊法或漏斗法

三、治疗方式

知识点		内容
直接接触法	固定法	连续波中等剂量 $0.3\sim0.4\ W/cm^2$
	移动法	$1\sim2\ cm/s$，连续波中等剂量 $1.0\sim1.2\ W/cm^2$
水下法		凹凸不平的、细小的和痛觉敏感的部位，如手足，声头距离皮肤 $2\sim4\ cm$
水囊法		凹凸不平的部位，如膝关节

四、治疗参数的选择

知识点	内容
治疗强度	单位 W/cm^2
治疗时间	总时间不超过 15 分钟，多选用 $5\sim10$ 分钟
影响药物透入因素	超声频率低时透入药量多且深
	治疗强度范围内超声作用的强度越大，透入量越多
	作用时间长，透入药量也多
	理想的超声透入用药条件是声阻低、不被超声破坏，而且透入的深度和透入的药量明确

五、注意事项

（1）治疗人员自我保护，注意不要用手直接持声头为患者进行治疗，避免过量超声引起疼痛；治疗师可戴双层手套操作。

（2）治疗仪器连续使用时，注意检查声头温度，避免烫伤患者或损坏仪器。

（3）**声头不能空载。如果把声头置于空气中（空载），石英片发出的超声能量会全部被反射，这样会导致声头内晶片过热而损坏。**

（4）声头应正对治疗部位，并尽可能垂直于治疗部位表面。

（5）使用适量耦合剂，并适当用力压紧使声头与皮肤表面紧密接触，不得有任何细微间隙，方可调节输出，以保证超声波能量有效地进入人体组织；否则声头与皮肤间如有微小间隙，超声波就会全部被反射，而不能进入人体内。

（6）**水下法治疗时，要用去气水，而且皮肤上也不得有气泡。水囊法与水下法所用的水必须是经过煮沸的水**，冷却后缓慢灌注，以免激起水泡，使气泡进入到水中；进行胃部治疗时，患者需饮开水300 mL，取坐位治疗。

（7）移动法时，声头的移动要均匀，使超声能量均匀分布；固定法治疗时或皮下骨突部位治疗时，超声强度宜小；声头不能在骨突部位停留；治疗不能引起疼痛。

（8）眼部超声波治疗以采用水囊法为宜，剂量应严格掌握。

（9）超声药物透入时，禁用对患者过敏的药物，慎用对皮肤有刺激的药物。

第五节 体外冲击波疗法

知识点	内容
冲击波治疗技术	超声引导下的定位与痛点定位：一些冲击波治疗仪配有在线的超声定位装置，可对靶组织进行实时监控，并引导冲击波能量作用于靶组织；对于无超声定位装置的冲击波治疗仪，在治疗时可利用触诊的方法确定最疼痛的部位为治疗点
具体程序	（1）使患者保持舒适的体位，暴露需要治疗的部位 （2）重新确认患者是否存在禁忌证 （3）通过触诊或在线超声定位的方法确定治疗部位 （4）在治疗部位表面涂少量凝胶 （5）使冲击波治疗头置于治疗部位，并与皮肤表面垂直 （6）设置治疗频率、能量水平及冲击次数 （7）确保治疗头与皮肤紧密接触 （8）打开仪器开关，开始治疗 （9）治疗结束后，去除皮肤表面的凝胶，检查治疗局部是否出现不良反应

第六节　磁疗法

一、治疗作用和治疗剂量

知识点	内容
治疗作用	止痛作用、镇静作用、消炎作用、消肿作用、降压作用、止泻作用、促进创面愈合、软化瘢痕、促进骨折愈合
治疗剂量	低磁场——＜50 mT
	中磁场——50～150 mT
	高磁场——150～300 mT
	强磁场——＞300 mT

二、注意事项

（1）禁用于植入心脏起搏器者、有金属异物者、严重心肺功能不全者、有出血倾向者，以及孕妇下腹部；慎用于体质虚弱者、老人、幼儿、高热者、治疗后不适反应严重者。

（2）勿使磁卡、手机、手表等接近磁头、磁片。

（3）磁片磁头不得撞击，避免磁场破坏、磁感应强度减弱。

（4）定期检查永磁体的磁性强度。

（5）用于眼部、头面部、胸腹部的治疗，以及老人、幼儿、体弱者、高血压病患者时，宜用低强度磁场，不宜高强度、长时间治疗。

三、静磁场疗法

知识点	内容
直接敷磁法	直径1～2 cm、表面磁感应强度为0.05～0.2 T的永磁体磁片
	注意：磁片表面可用75%酒精消毒，不得用火烤或水煮，以免退磁
	永磁片可反复使用多年，疗程结束后可妥善保存备用
间接敷磁法	瓷片通过棉织物等材料间接作用于人体的静磁疗法
	将数片磁片缝制于衣服或物品上，成为特殊的磁疗用品，例如，磁疗乳罩、磁疗背心、磁疗腰带、磁疗腹带、磁疗护膝、磁疗鞋等
耳磁法	采用米粒大的圆形磁珠或小磁片，表面磁感强度约1 mT

四、动磁场疗法

知识点	内容
定义	利用动磁场治疗疾病的方法称为动磁场疗法
旋磁疗法	旋磁疗法是利用旋转的动磁场进行治疗的方法
电磁疗法	是利用电流通过线圈铁芯所产生的动磁场进行治疗的方法

第七节 温热疗法

一、石蜡疗法

1. 石蜡的准备

知识点		内容
石蜡的加热		采用间接加热法，用双层套锅隔水加热，或采用电热熔蜡槽，上层为蜡液，底层为水，在槽底以电热法加热
石蜡的清洁	平时的清洁	石蜡使用后应先除去蜡块表面所附汗水、毛发、皮屑等杂物，方可放回蜡槽加热反复使用
	定时加新蜡	石蜡使用一段时间后因混入杂质而变黄，并因蜡渣掉落，蜡量减少，需酌情定时加入10%～20%新蜡，以保持石蜡清洁质纯
	定时的清洁	常用方法：水洗沉淀法、过滤法、白陶土沉淀法、滑石粉沉淀法
	定时清杂质	较简便常用的方法是水洗沉淀法，即将石蜡熔化后加入相当于石蜡量1/3～1/2的热水，搅拌混合后静置，石蜡上浮，水与杂质下沉，取出石蜡即可清除底部杂质，或从蜡槽底部将水与杂质排出

2. 治疗操作

分类	温度	厚度	应用部位
蜡饼法	45～50 ℃	蜡液厚2～3 cm	躯干或肢体
浸蜡法	55～65 ℃	蜡膜厚0.5～1 cm	手足部
刷蜡法	55～65 ℃	蜡膜厚0.5～1 cm时，包蜡饼或继续涂刷到1～2 cm厚	躯体、肢体、面部

3. 注意事项

（1）切不可采用直接加热法熔蜡，以免引起石蜡变质、燃烧。

(2) 治疗时要保持治疗部位静止不动，以免蜡膜或蜡饼破裂而致蜡液由破口直接接触皮肤，因过热而引起烫伤。

(3) 面部用蜡应单独加热，与其他部位用蜡分别熔化；伤口用蜡使用后应弃去。

(4) 蜡袋法虽然简单易行，但蜡不能直接接触皮肤，只能发生温热作用，失去蜡疗的特有作用，不应提倡。

(5) 在有瘢痕、感觉障碍、血液循环障碍的部位治疗时应谨慎，蜡温度应稍低，避免过热。

(6) 少数患者对蜡疗过敏后，接触的地方出现皮肤瘙痒和丘疹，停止蜡疗后过敏反应可消失。

二、湿热袋敷疗法

(1) 热袋在加热前应检查布袋有无破口，以免加热后硅胶漏出引起烫伤。

(2) 检查恒温装置，注意热袋的温度。

(3) 治疗用的热袋应拧干，不得滴水。

(4) 治疗时患者不应将体重压在热袋上。

(5) 皮肤与热袋之间的干毛巾至少6层，面积要大于热袋。

(6) 治疗5分钟后挪开热袋检查皮肤。

(7) 对老年人、感觉障碍或血液循环障碍的患者，热袋温度应稍低。

第八节 冷疗法、水疗法

一、冷疗法

知识点	内容
治疗技术	冰水冷敷、冰袋冷敷、冰块按摩、冰水局部浸浴、冷吹风、冷气雾喷射、冷疗机
注意事项	(1) 治疗时注意掌握温度与时间，患者出现明显冷痛或寒战、皮肤水肿苍白时即应中止治疗 (2) 防止因过冷而发生冰灼伤、冷冻伤、皮肤出现水疱、渗出、皮肤皮下组织坏死 (3) 冷疗时要注意保护冷疗区周围非治疗区的正常皮肤，防止受冻 (4) 冷气雾喷射禁用于头面部，以免造成眼、鼻、呼吸道的损伤 (5) 对冷过敏者接受冷刺激后皮肤出现瘙痒、潮红、水肿、荨麻疹时，应立即终止治疗；重者出现心动过速、血压下降、虚脱，应立即中止冷疗，平卧休息，保暖等

二、水疗法

1. 水的治疗作用

(1) 温度刺激作用。

(2) 机械作用：静水压力作用、浮力作用、水流冲击作用。

(3) 化学作用。

2. 浸浴

(1) 全身淡水浴：200～250 L 淡水，患者半卧，水平面达乳头水平。

分类	温度	作用
冷水浴	26 ℃ 以下	提高神经系统兴奋性
凉水浴	26～33 ℃	
不感温水浴	34～36 ℃	镇静
温水浴	37～38 ℃	
热水浴	39 ℃ 以上	发汗

(2) 全身药浴。

分类	作用
盐水浴	多发性关节炎、肌炎、神经炎
松脂浴	镇静作用，适用于兴奋过程占优势的神经症、高血压病 I 期
苏打浴	软化角质层作用，适用于银屑病等皮肤角质层增厚的皮肤病、脂溢性皮炎
中药浴	治疗神经症、皮肤病、关节炎

3. 注意事项

(1) 水疗室应光线充足，通风良好，地面防滑，室温 22～23 ℃，相对湿度 75% 以下，应有保障水温的装置。

(2) 水源清洁无污染；水池中的水应经常溢水，定时换水，循环过滤。

(3) 患者进行水疗前应作全身体格检查，排除禁忌证；水疗禁用于传染病、心脏肝肾功能不全、严重动脉硬化、恶性肿瘤、出血性疾病、发热、炎症感染、皮肤破溃、妊娠、月经期、大小便失禁、过度疲劳者。

(4) 水疗不宜在饥饿、饱餐后 1 个小时内进行；水疗前应排空大小便。

第九节　生物反馈疗法

知识点	内容
定义	应用电子技术将人体在一般情况下感觉不到的肌电、皮肤温度、血压、心率、脑电等体内不随意的生理活动转变为可感知的视、听信号，通过学习和训练使患者自我调节和控制，以改变异常活动、治疗疾病的方法

续表

知识点	内容
分类	正反馈——反馈的结果使原有动作加强
	负反馈——反馈的结果使原有动作减弱
必须具备的两个条件	要有将生物信息转换为声、光、图像的电子仪器
	要有人的意识（意念）参与

▲应用最广泛的是肌电生物反馈。

第十节 压力治疗

一、正压顺序循环疗法
略。

二、正负压疗法
略。

三、注意事项
（1）治疗前向患者说明治疗作用，使其配合治疗。

（2）检查设备是否完好和患者有无出血倾向。检查患肢，若有溃疡、压疮、伤口出血等则应暂缓治疗。

（3）治疗应在患者清醒的状态下进行，患肢应无感觉障碍。

（4）治疗过程中应注意观察患肢的肤色变化情况，并询问患者的感觉，根据情况及时调整治疗剂量。

第七章 其他

第一节 感知认知

一、感知评定

1. 失认症

知识点	内容	
触觉失认	辨质觉、形态觉、实体觉	
听觉失认	无意义声音配对、环境音、音乐、语声	
视觉失认	颜色、物品、形状、面容、视空间失认	
单侧忽略	评定方法	Albert 划杠测验、删字测验（Diller 测验）、绘画测验、平分直线测验、高声朗读测验、书写测验
	训练方法	基本技能训练——视扫描训练
		忽略侧肢体的作业活动（交叉促进训练、躯干旋转、健侧眼遮盖）
		忽略侧肢体的感觉输入训练
		阅读训练
		代偿及环境适应
Gerstman 综合征	手指失认（命名）、左右失认、失写、失算	
体像失认	身体部位识别及命名测试、手指识别及命名测试、拼图、画人像、动作模仿、左右分辨、双手操作等；按指令触摸躯体的某些部位，如"请指你的鼻子"，模仿检查者的动作，拼接躯体/面部的图板碎块，画人像等	
疾病失认	询问患者对自己疾病的了解程度，患者根本不承认自己有病	

2. 失用症

知识点	内容
结构性失用	临摹立方体、用火柴棒拼图、积木构筑模型
穿衣失用	让患者给玩具娃娃穿衣如不能则为阳性，或让患者给自己穿衣、系扣、系鞋带，不能在合理时间内完成指令者为阳性

续表

知识点	内容
运动性失用	让患者按照命令执行上肢各种动作，如洗脸、刷牙、梳头、敬礼、指鼻、鼓掌等，不能完成者为阳性，提示上肢运动性失用，但患者在无他人指使的情况下可自动地完成这些动作
	让患者按口令执行吹口哨、伸舌及用舌顶侧颊部等动作，不能完成者为阳性，提示口颊舌肌运动性失用，但患者在无他人指使的情况下可自动地完成这些动作
意念性失用	让患者按照指令要求完成系列动作，如发生动作顺序及动作本身错误为阳性，如泡茶后喝茶，洗菜后切菜，摆放餐具后吃饭等动作时发现动作顺序错误，如泡茶不知道先要打开杯子盖子，再打开热水塞然后倒水这一顺序等注意：区分患者完成动作是按口令执行、还是通过模仿或自动完成

二、认知

1. 注意障碍

知识点	内容
定义	注意是一种在指定时间内关注某种特定信息的能力，集中是在相应的时间段里应用注意活动的能力；注意是任何认知功能形成的基础，它是一种限制性精神活动，根据参与器官的不同，可以分为听觉注意、视觉注意等
评定	视跟踪、辨认测验及删字母测验，数和词的辨别，听跟踪，声辨认
训练	猜测游戏、删除作业、时间感、数目顺序、代币法

2. 记忆障碍

知识点			内容
量表	韦氏记忆测试（WMS）	特点	仅适用于7岁以上的儿童和成年人，包括经历、定向、数字顺序、再认、图片回忆、视觉再生、联想学习、触觉记忆、逻辑记忆和背诵数目共10项测验
		目的	判断记忆功能障碍及记忆力障碍的类型
			鉴别器质性和功能性的记忆障碍
			指导心理治疗
			判断治疗效果
	临床记忆量表	特点	适用于成年人（20～90岁）
		具体	指向记忆、联想学习、图像自由回忆、无意义图形再认、人像特点回忆

续表

知识点	内容	
训练	联想法、背诵法、分解-联合法、提示法、常规化建立恒定的日常生活活动程序	
	记忆技巧法	首词记忆法
		PQRST 法——预习，提问，阅读，陈述，检验
		编故事法

3. 成套认知功能

知识点	内容
HRB 神经心理学成套测试	定性——确定有无脑器质性损伤
	定位——确定脑损伤在何侧或是否是弥漫性的
LOTCA 功能的成套测验认知	**最先用于脑损伤**患者认知能力的评定，该方法与其他方法相比，有效果肯定、项目简单、费时少的优点，可将脑的认知功能的检查时间从约 2 小时缩短到 30 分钟，而且信度和效度检验良好
	LOTCA 成套检验法包括 4 个方面 20 项，4 个方面是**定向、知觉、视运动组织和思维运作**；20 项检查每一项得分可得 4 或 5 分，通过评价后即可了解每个领域的认知情况，根据需要评价也可分几次进行

第二节 康复心理治疗

一、概述

知识点	内容
定义	康复心理治疗是在良好的治疗关系基础上，由经过专业训练的治疗者运用心理治疗的有关理论和技术，对患者进行帮助的过程，目的是消除或缓解来访者的心理问题或障碍，促进其人格向健康、协调的方向发展
原则	良好的医患关系是心理治疗的基础
	心理治疗要以增强患者信心、缓解和消除负性情绪为首要目的
	心理治疗过程要不带任何条件地尊重患者
	对患者的隐私必须保密
	对于疾病的诊断和预后等敏感问题要采取灵活的回答
过程	问题探讨阶段、分析解释阶段、治疗阶段、总结结束阶段

二、常用康复心理治疗的方法

方法	内容
支持性心理疗法	倾听；指导、鼓励患者表达感情；解释；鼓励和安慰；保证；促进环境的改善（人际环境）
认知治疗	是根据认知过程影响情感和行为的理论假设，通过认知行为技术来改变患者不良认知的一类心理治疗方法的总称
行为治疗	**系统脱敏法**：治疗**轻度恐惧**的患者
	厌恶疗法：临床上厌恶治疗可矫正一些患者的**吸烟、强迫**等不良的行为
	行为塑造法：是通过正强化而造成某种期望的良好行为的一项行为治疗技术
	代币治疗法：是通过某种**奖励系统**，在患者做出预期的良好行为表现时，马上就能获得奖励，即可得到强化，从而使患者所表现的良好的行为得以形成和巩固，同时使其不良行为得以消退。**代币作为阳性强化物**，可以用不同的形式表示，如**记分卡、筹码和证券等象征性的方式**
	暴露疗法：治疗**严重恐惧**的患者
家庭治疗	将家庭作为一个整体进行心理治疗
催眠疗法	利用催眠的方法对患者进行心理治疗
放松疗法	通过自我调整训练，由身体放松进而导致整个身心放松，以对抗由于心理应激而引起交感神经兴奋的紧张反应，从而达到消除心理紧张和调节心理平衡的目的

三、常见康复患者心理问题的治疗

1. 急性应激障碍的治疗

知识点	内容
定义	**急性应激障碍（ASD）是由剧烈的、异乎寻常的精神刺激、生活事件或持续困境的作用下引发的精神障碍**；临床表现为强烈的恐惧及精神运动性抑制，甚至木僵状态，常伴有惊恐性焦虑的自主神经症状
治疗	药物治疗、支持性治疗、心理治疗

2. 创伤后应激障碍的治疗

知识点	内容
定义	**创伤后应激障碍（PTSD）是指在异乎寻常的威胁或灾难性打击之后，延迟出现或长期持续的精神障碍**；主要表现为创伤性体验的反复出现，持续回避创伤的相关刺激，且伴有明显的焦虑和警觉性增高
治疗	药物治疗、心理治疗

四、残疾人不同心理阶段的干预策略

心理阶段	内容
无知期	①建立治疗性的医患关系；②不必过早涉及真实病情；③以缓解患者的负性情绪为首要目的；④经常与患者的家属进行沟通
震惊期	①提供更多关怀；②合理运用心理防御机制
否认期	①尊重患者，避免争执；②渐进透露真实的病情；③劝导患者接受康复治疗
抑郁期	①主动对患者进行心理干预；②预防自杀；③增强患者生活的信心；④使用抗抑郁药配合治疗
反对独立期	①积极发现患者心理方面的变化；②帮助患者建立起一个合理的认知模式；③消除自卑和恐惧心理
适应期	①帮助患者掌握人际交往技巧；②对回归后的生活进行指导；③鼓励患者参与社会生活

第三节 中国传统治疗

一、推拿疗法

类型	内容
推揉类	推法、揉法、滚法
摩擦类	摩法、擦法、抹法
拿按类	拿法、按法、捏法
叩击类	拍锤法、击法
振动法	振法、搓法
摇动法	摇法、抖法、屈伸法、扳法

二、针灸疗法

知识点	内容
定义	针灸是针法和灸法的合称
针法	是利用针具，通过一定的手法，刺激人体腧穴，以防治疾病的方法
灸法	是用艾绒为主要材料制成的艾炷或艾条，点燃后在体表熏灼，给人体温热性的刺激，通过经络腧穴的作用以达到防治疾病目的的一种疗法
	温针灸是针刺与艾灸共同使用的一种方法；适用于既需要留针，又必须施灸的疾病，是一种简单易行的针灸并用方法，故临床上常用

三、练功疗法

(1) 站桩功。

(2) 易筋经。

(3) 太极拳。

(4) 五禽戏：模仿五种禽兽——虎、鹿、熊、猿、鸟。

(5) 八段锦：

两手托天理三焦——练关节	左右开弓似射雕——开肺气
调理脾胃需单举——健脾胃	五劳七伤往后瞧——畅气血
摇头摆尾去心火——安神志	两手攀足固肾腰——调生殖
攒拳怒目增力气——利肝胆	背后七颠百病除——祛湿浊

四、中医食疗

中医食疗是我国传统医药学宝库的重要组成部分，具有悠久的历史和丰富的内容。自古就有"医食同源""药食同宗"之说。我国现存最早的医学论著《黄帝内经》就提出"五谷为养，五果为助，五畜为益，五菜为充"的食物调配理论，在战国至秦汉时期，人们已经应用谷肉果等食物调养疾病，通过食疗来促进康复。

第四节 膀胱直肠训练

一、膀胱训练

1. 概述

知识点	内容
定义	膀胱功能训练是针对膀胱尿道功能障碍所采取的各种恢复性康复治疗措施，目的是保护上尿路功能，改善控尿和排尿，提高患者生活质量，预防各种并发症
适应证	各种原因（包括脊髓损伤、脑卒中、脑外伤等）导致的膀胱尿道功能障碍。患者手功能良好时可以独立完成，否则可由陪护者进行，患者的主动配合能达到更好的训练效果
禁忌证	神志不清，或无法配合治疗；膀胱或尿路严重感染；严重前列腺肥大或肿瘤

2. 训练

(1) 排尿反射训练和手法排尿训练。

知识点	内容
排尿反射训练	指骶髓以上脊髓损伤的患者，发现或诱发"扳机点"，通过反射机制促发逼尿肌收缩，完成反射性排尿；扳机点排尿的本质是刺激诱发骶反射实现排尿，其前提是具备完整的骶神经反射弧
	常见的排尿反射"扳机点"位于耻骨上区、阴毛、大腿内侧，阴茎龟头、肛门等部位，通过叩击耻骨上膀胱区、挤压阴茎、牵拉阴毛、摩擦大腿内侧、刺激肛门等刺激，诱发逼尿肌收缩和尿道外括约肌松弛排尿；听流水声、热饮、洗温水浴等均为辅助性措施；叩击时宜轻而快，避免重叩，重叩可引起膀胱尿道功能失调
手法排尿训练	在实施手法辅助排尿前必须通过影像尿动力学检查排除潜在的诱发或加重上尿路损害的风险后，方可以考虑采用手法辅助排尿
	Valsalva 法	患者取坐位，放松腹部身体前倾，屏住呼吸 10～12 秒，用力将腹压传到膀胱、直肠和骨盆底部，屈曲髋关节和膝关节，使大腿贴近腹部，防止腹部膨出，增加腹部压力
	Crede 手法	双手拇指置于髂嵴处，其余手指放在膀胱顶部（脐下方），触摸胀大的膀胱，双手重叠放于膀胱上慢慢向耻骨后下方挤压膀胱，也可用拳头由脐部深按压向耻骨方向滚动；加压时须缓慢轻柔，手法由轻到重，避免使用暴力和耻骨上直接加压；过高的膀胱压力可导致膀胱损伤和尿液反流到肾脏；可以通过观察膀胱位置判断尿量，当膀胱底位于耻骨上 2 横指以下时，膀胱内尿量约为 400 mL 以下，可以进行按压排尿；未能排空时可重复进行，直到膀胱排空

(2) 间歇导尿和定时排尿。

知识点	内容
间歇导尿	定义	以一定的时间间隔通过插入导尿管排空膀胱的方法。间歇导尿是神经源性膀胱患者排尿的一种重要方法，特点是导尿结束后立即拔出导尿管，患者不需要长期留置尿管
	分类	根据消毒程度的不同分为无菌间歇导尿和清洁间歇导尿。无菌间歇导尿是指在无菌消毒的条件下进行间歇性导尿的操作，一般住院患者进行无菌间歇导尿；清洁间歇导尿是指可以由非医务人员（患者、亲属或陪护者）进行的导尿方法，以减少患者对医务人员的依赖性，提高患者的生活独立性；在国际上已经较普遍应用于脊髓损伤和其他神经瘫痪的患者
		根据导尿操作者的不同分为自我间歇导尿和他人辅助间歇导尿
	条件	患者有足够的膀胱容量，规律饮水，保持 24 小时尿量 1500～2000 mL
		每 4～6 个小时导尿 1 次，可以根据导出的尿量进行适当增减，每次导出的尿量不超过 500 mL
		患者病情稳定，不需要抢救、监护治疗或大量的输液治疗
	适应证	不能自主排尿或自主排尿不充分（残余尿超过 80～100 mL）的脊髓损伤患者

续表

知识点		内容
间歇导尿	禁忌证	①尿道严重损伤或感染；②患者神志不清或不能配合；③接受大量输液；④全身感染或免疫力极度低下；⑤有明显出血倾向；⑥膀胱颈梗阻、前列腺增生症或肿瘤；⑦严重尿道畸形、狭窄；⑧膀胱输尿管反流、肾积水；⑨盆底肌肉或尿道外括约肌严重痉挛；⑩严重自主神经过反射
定时排尿		提示性排尿，一般日间每2个小时排尿1次，夜间每4个小时排尿1次，每次尿量应少于350 mL

(3) 注意事项。

1) 开始训练时必须加强膀胱残余尿量的监测，避免发生尿潴留。

2) 避免由于膀胱过度充盈或者手法加压过分，导致尿液返流到肾脏。

3) 膀胱反射出现需要一定的时间积累，因此训练时注意循序渐进。

4) 合并痉挛时，膀胱排空活动与痉挛的发作密切相关，需要注意排尿和解除肌肉痉挛的关系。

二、直肠训练

1. 概述

知识点	内容
定义	直肠训练是指针对肠道功能障碍所采取的各种恢复性康复治疗措施，直肠控制障碍是上运动神经元损伤后常见的功能问题，也是困扰患者最大的问题之一；直肠控制训练主要针对便秘和大便失禁两个方面进行
适应证	脊髓损伤、脑卒中、脑外伤等各种原因导致患者直肠储存和控制功能障碍。患者手功能良好可以独立完成，否则可由陪护者进行，但患者必须能够主动配合
禁忌证	①神志不清，或无法配合治疗；②肛门和直肠局部皮肤破损，或严重感染；③肛门或直肠肿瘤；

2. 肠道康复训练方法

(1) 定时排便。

(2) 辅助排便训练（按摩、肛门牵张技术）。

(3) 运动训练。

(4) 生物反馈训练。

(5) 饮食管理：增加糖和粗纤维食物的摄入。

(6) 药物治疗：大便失禁时使用肠道活动抑制剂、肠道收敛剂、水分吸收剂。

(7) 外科治疗。

(8) 神经阻滞技术：对于肛门括约肌痉挛导致便秘的患者，可采用肛门周围肌内注射肉毒毒素，或采用酚进行骶神经注射，以缓解局部肌肉痉挛。

全国卫生专业技术资格考试辅导用书

下册

康复医学与治疗技术
康考金手册

主 编 吕振存 王婷婷
副主编 郭 辉 李冻冻

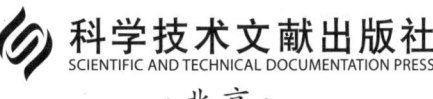

·北京·

图书在版编目（CIP）数据

康复医学与治疗技术康考金手册：上下册 / 吕振存，王婷婷主编. -- 北京：科学技术文献出版社，2025.8.
ISBN 978-7-5235-2682-8

Ⅰ. R49

中国国家版本馆CIP数据核字第20256YS209号

康复医学与治疗技术康考金手册　下册

| 策划编辑：何惠子　付秋玲 | 责任编辑：郭　蓉　何惠子 | 责任校对：张永霞 | 责任出版：张志平 |

出　版　者	科学技术文献出版社
地　　　址	北京市复兴路15号　邮编 100038
编　务　部	（010）58882938，58882087（传真）
发　行　部	（010）58882868，58882870（传真）
邮　购　部	（010）58882873
官 方 网 址	www.stdp.com.cn
发　行　者	科学技术文献出版社发行　全国各地新华书店经销
印　刷　者	北京地大彩色印刷有限公司
版　　　次	2025年8月第1版　2025年8月第1次印刷
开　　　本	889×1194　1/16
字　　　数	987千
印　　　张	39.25
书　　　号	ISBN 978-7-5235-2682-8
定　　　价	298.00元（上下册）

版权所有　违法必究

购买本社图书，凡字迹不清、缺页、倒页、脱页者，本社发行部负责调换

前 言

翻开这本书，我们就相识了。

日月不肯迟，四时相催迫。多年来，我在康复教育网和人民卫生出版社讲授康复医学与治疗技术资格考试（以下简称"康复资格考试"）课程，深受学员们欢迎。应广大学员要求，本书在我所讲课程的基础上，结合我多年来对康复资格考试的研究心得编著而成。

对基础较薄弱的考生来说，"考试难，难于上青天。"而康复资格考试考点繁多，枯燥而乏味，在复习过程中，考生难免不知所措，把握不住重点，浪费了大量的复习时间却得不到应有的备考效果。传统的参考书往往以整版的文字机械地描述知识点，缺乏指导性和针对性，导致考生看不进、记不住，最后成为催眠书。所以"看不进，记不住，脑子不好用"并不是考生的错。

考试必须讲究方法，工欲善其事，必先利其器，正确的选择比盲目努力更重要。我们在做的事情：去除一切冗余资料，只用一本书就把核心考点、优质考题以简明扼要的方式进行归纳总结，节省时间精力，帮助考生高效通过康复资格考试。通过这本"康考金手册"，养成良好的学习习惯：每天翻几页，轻松应对考试，成为一个有证的康复治疗师！

本书严格按最新大纲和最新考情编写，利用大量图表对历年考试核心考点、核心考题进行归纳总结，让复杂的问题条理化、简明化，使抽象的内容直观化、形象化，把零碎的知识系统化、逻辑化，从而做到重点突出、脉络分明、容易理解、便于记忆。本书采用彩色印刷，彩色文字为历年考试的高频出题考点和知识框架强调的重点，醒目的彩色文字，帮助读者更有效地掌握核心考点。

本书将考点和考题相结合，以考题为镜，映射命题规律。为了帮助考生摒弃"题海战术"，在有限的备考时间里选择精练的优质习题，做到有的放矢，我们将本书分成上下册，上册为核心考点，下册为必做考题。通过考点与考题的对应，将大纲的考点在哪里、重点是什么、考什么、如何考直观地展现在读者面前。受篇幅限制，本书不能对精编的考题给出详尽解析。绝大部分考题在我所讲的课程里都有"全解析"，即每道考题都配有详细讲解，部分考题对有干扰价值的选项逐一剖析，以达到"举一反三"的目的。

纵观近年康复资格考试，有10%左右的考题属于送分题，我们没必要练习；还有

10%左右的考题属于难题，需要耗费大量的时间和精力，且难度较高，不易得分，这些题我们要战略性放弃；剩下的80%左右为基础题，是我们最应该掌握的。本书就是在删减了大量送分考点和失分难点的基础上编写而成的，建议大家通读本书，不要再自行删减。

　　近年来，不同考试级别（士、师、中级）考试难度系数整体变大，而各级别之间的考试难度差异却逐年减小，且所考查的核心考点相似，区别在于考查的深度不同，提问的角度不同。针对上述考情，本书在系统分析了不同考试级别的考试大纲及核心考点后，由编者综合打磨而成，故适合康复资格考试所有级别（士、师、中级）的考生。

　　本书注重理论与实践结合，为助读者理解运用，整理了康复教育线上题库、阶段辅导直播、互动群组及专业答疑等辅助资源，亦有配套重点难点讲解视频，读者可按需咨询获取。

　　学习辅助资源问题，可联系微信：kangfuedu 或 kangfukaoshi

　　图书相关问题，可联系微信：kangfuzhicheng

　　咨询电话：010-52895955

　　本书由康复教育网的老师们认真编辑，反复校对。由于编写和出版的时间紧、任务重，百密难免一疏，书中仍有不足之处，恳请广大读者批评指正，以便于我们在改版过程中不断进步。最后祝各位考生考试顺利！

吕振存

2025年8月

北京

目 录

第一门 基础知识

第一章 康复医学概述 003
必做考题 003

第二章 解剖学 008
必做考题 008

第三章 运动学 019
必做考题 019

第四章 生理学 027
必做考题 027

第五章 物理学基础 044
必做考题 044

第六章 人体发育学 055
必做考题 055

第七章 微生物和免疫基础 059
必做考题 059

第八章 心理学基础 061
必做考题 061

第二门 相关专业知识

第一章 影像学 069
必做考题 069

第二章	临床检验	072
	必做考题	072

第三章	药理基础	078
	必做考题	078

第四章	内科疾病	084
	必做考题	084

第五章	外科疾病	093
	必做考题	093

第六章	神经疾病	099
	必做考题	099

第七章	骨科疾病	111
	必做考题	111

第八章	儿科疾病	134
	必做考题	134

第九章	其他疾病	139
	必做考题	139

第三门 专业知识

第一章	运动疗法评定	147
	必做考题	147

第二章	运动疗法治疗	154
	必做考题	154

第三章	作业疗法	166
	必做考题	166

第四章	言语吞咽	169
	必做考题	169

第五章　物理因子治疗 172
　　必做考题 172

第六章　神经疾病康复 180
　　必做考题 180

第七章　骨科疾病康复 187
　　必做考题 187

第八章　其他疾病康复 199
　　必做考题 199

第九章　其他 211
　　必做考题 211

第四门　专业实践能力

第一章　体格检查 219
　　必做考题 219

第二章　运动疗法评定 223
　　必做考题 223

第三章　运动疗法治疗 232
　　必做考题 232

第四章　作业疗法 250
　　必做考题 250

第五章　言语吞咽 254
　　必做考题 254

第六章　物理因子治疗 260
　　必做考题 260

第七章　其他 271
　　必做考题 271

参考答案 281

第一门 基础知识

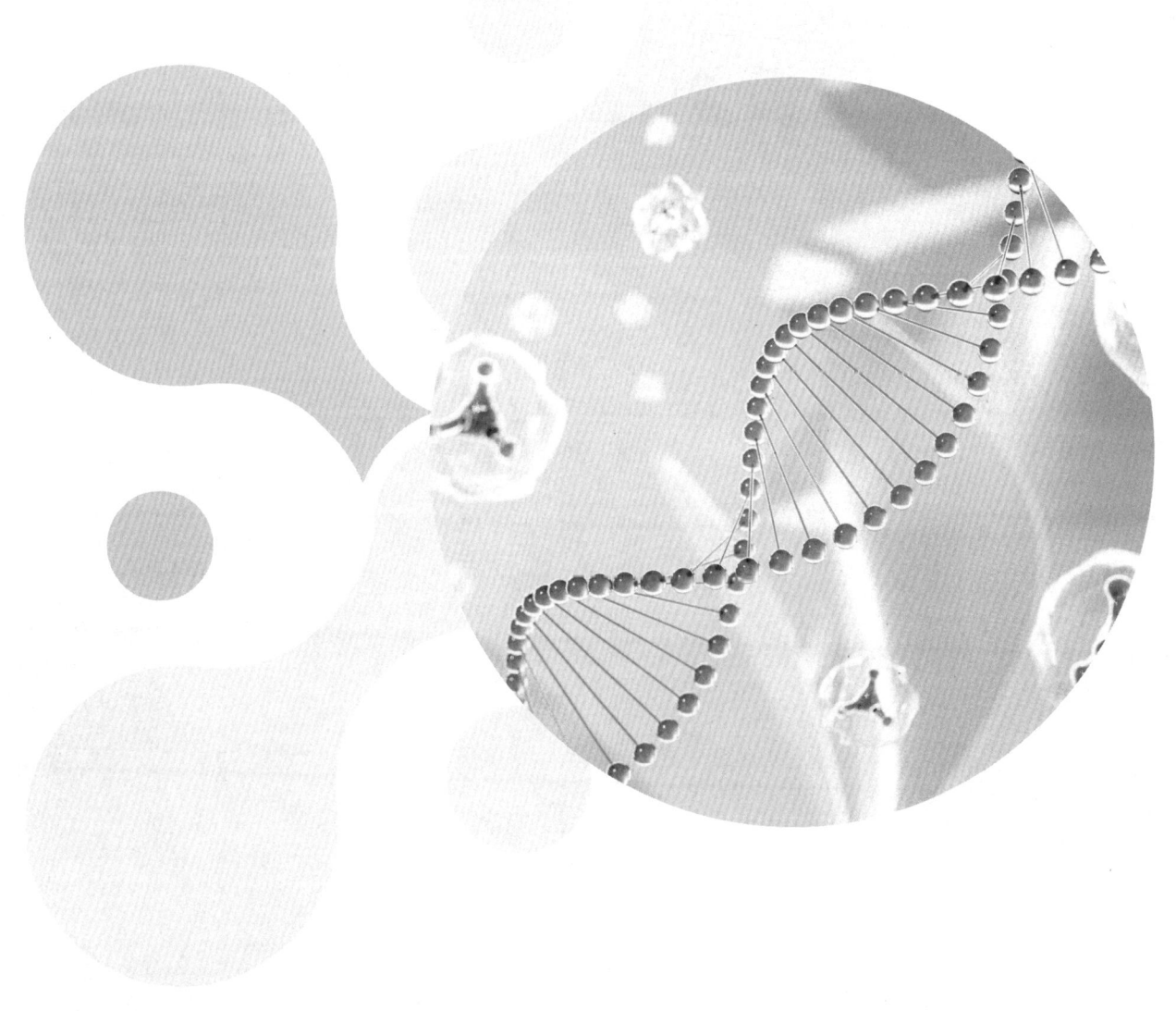

第一章　康复医学概述

必做考题

1. 世界卫生组织（WHO）1981年修订的康复定义，重点增加的内容是
   A. 康复工程的措施　　B. 教育的措施
   C. 社会的措施　　　　D. 职业的措施
   E. 使残疾人有可能不受歧视地成为社会的整体

2. 康复的最终目标是
   A. 完全改善患者的功能障碍
   B. 改善患者的心理状态
   C. 帮助病、伤、残者回归社会，以提高病、伤、残者的生存质量为最终目标
   D. 帮助病、伤、残者重新获得功能
   E. 减轻患者的残疾程度

3. 康复的最终目的是使
   A. 残疾者痊愈
   B. 残疾者的功能完全恢复
   C. 残疾者恢复生活自理
   D. 残疾者提高生活质量，并回归社会
   E. 残疾者恢复工作

4. 康复医学强调采用
   A. 医疗的措施　　B. 教育的措施
   C. 职业的措施　　D. 社会的措施
   E. 综合的措施

5. 有关物理医学与康复医学，正确的是
   A. 物理医学与康复医学紧密关联，目前是结合在一起的统一学科
   B. 物理医学与康复医学无关
   C. 康复医学是物理医学的前身
   D. 物理医学和康复医学都是理疗
   E. 物理治疗与物理医学是同义词

6. 白内障手术复明属于
   A. 康复医学　　　B. 疗养学
   C. 理疗学　　　　D. 医疗康复
   E. 物理医学

7. 康复医学的医学模式为
   A. 生物模式　　　B. 心理模式
   C. 社会模式　　　D. 教育模式
   E. "生物—心理—社会"模式

（8～9题共用备选答案）
   A. 以人体疾病为中心
   B. 以疾病预防为中心
   C. 以提高机体抵抗力为中心
   D. 以人体运动障碍为中心
   E. 以生物医学模式为中心

8. 临床医学的核心理念是

9. 康复医学的核心理念是

10. 康复医疗的共性原则不包括
    A. 个体化原则　　B. 全面锻炼
    C. 主动参与　　　D. 交流互动
    E. 循序渐进

11. 康复治疗"个体化"原理不包括
    A. 病情和目标差异　　B. 治疗设备和手段差异
    C. 兴趣和文化差异　　D. 经济和环境差异
    E. 年龄和性别差异

12. 1次足够强度的运动训练后，其治疗效应可维持
    A. 6～12小时　　B. 12～24小时
    C. 2～3日　　　　D. 4～5日
    E. 6～7日

13. 世界卫生组织修订通过"国际功能、残疾、健康分类（ICF）"是
    A. 1980年　　　B. 1985年
    C. 1994年　　　D. 2001年
    E. 2005年

14. 我国助残日的日期是每年
    A. 三月的第三个星期天
    B. 四月的第三个星期天
    C. 五月的第三个星期天
    D. 六月的第三个星期天
    E. 七月的第三个星期天

15. 1992年10月13日第47届联合国大会通过决议，确定每年（ ）为"国际残疾人日"
    A. 12月1日   B. 12月2日
    C. 12月3日   D. 12月5日
    E. 12月6日

16. 残疾人保障法提出的有关康复治疗的指导原则，错误的是
    A. 康复工作应结合现代康复技术和我国传统康复技术
    B. 以康复机构为骨干
    C. 以残疾人家庭为基础
    D. 积极开展康复新技术的研究
    E. 以实用、易行、受益广的康复内容为重点

17. 我国现代康复医学始于
    A. 19世纪末   B. 20世纪初
    C. 20世纪40年代   D. 20世纪80年代
    E. 21世纪

18. 以下有关残疾的叙述，错误的是
    A. 是由各种躯体、身心、精神疾病或损伤所致的功能障碍
    B. 人体解剖结构和生理功能异常
    C. 通过单纯的临床治疗可以治愈
    D. 机体的功能障碍是长期、持续或永久的
    E. 常有工作、学习和社会交往能力障碍

19. 关于残疾的功能障碍，错误的是
    A. 持续的   B. 长期的
    C. 永久的   D. 可治愈的
    E. 显著影响日常生活活动的

20. 导致原发性残疾的原因不包括
    A. 脑卒中   B. 骨折
    C. 关节挛缩   D. 营养不良
    E. 脊髓损伤

21. 下列功能障碍属于原发性功能障碍的是
    A. 脑卒中导致异位骨化
    B. 关节制动后僵硬
    C. 关节置换术后导致静脉血栓形成
    D. 脊髓损伤导致压疮
    E. 脑瘫导致肌肉痉挛和步行障碍

22. 原发性残疾的合并症或并发症所致的功能障碍为
    A. 残疾   B. 原发性残疾
    C. 继发性残疾   D. 失用性改变
    E. 先天性发育缺陷

23. 患者男，26岁。因车祸伤导致四肢肌力下降，双上肢屈肘肌力3级，伸腕、伸肘肌力1～2级，双下肢肌力0级，C_6水平以下感觉消失，大小便功能障碍。患病3个月后发现其双踝关节挛缩，该损害为
    A. 医疗并发症   B. 医疗合并症
    C. 原发性残疾   D. 继发性残疾
    E. 医疗事故

（24～25题共用备选答案）
    A. 残疾人   B. 健康人
    C. 所有人   D. 慢性病患者
    E. 精神病患者

24. ICF分类适用于

25. ICIDH分类适用于

26. 有关"国际功能、残疾、健康分类（ICF）"的叙述，错误的是
    A. 用于残疾的评定
    B. 用于反映健康功能状态
    C. 可以用残损、残疾、残障表示
    D. 可以用残损、活动受限、参与受限表示
    E. 可以用身体功能、个体功能、社会功能表示

27. 患者女，50岁，1周前无明显诱因出现左侧肢体无力，头部MRI提示：右侧基底节区脑梗死，诊断为"脑梗死"查体：左侧肢体肌力1级，肌张力降低，根据《国际功能、残疾与健康分类》（ICF），患者目前从生物器官系统水平上划分，属于哪一类残疾
    A. 身体结构受损   B. 活动受限
    C. 参与受限   D. 残疾
    E. 残障

28. 我国残疾人抽样调查采用的残疾分类包括
    A. 视力残疾、听力残疾、运动残疾、肢体残疾、精神残疾
    B. 视力残疾、听力残疾、上肢残疾、下肢残疾、精神残疾
    C. 娱乐残疾、学习残疾、工作残疾、社会残疾、精神残疾
    D. 视力残疾、听力残疾、智力残疾、肢体残疾、精神残疾
    E. 视力残疾、听力残疾、心肺残疾、肢体残疾、精神残疾

29. 按我国标准，仍属健康老年人的是
    A. 近视眼患者
    B. 器质性心脏病患者
    C. 明显肺功能不全患者
    D. 偏瘫但不伴失语患者
    E. 老年痴呆患者

30. 在我国残疾分类中，残疾的类型不包括
    A. 肢体残疾   B. 内脏残疾
    C. 视力残疾   D. 听力语言残疾
    E. 精神残疾

31. 患者女，29岁。外伤致视物模糊。经正规治疗后，右眼最佳矫正视力为0.02，左眼最佳矫正视力为0.04，该患者视力残疾分级是
    A. 一级盲   B. 二级盲
    C. 一级低视力   D. 二级低视力
    E. 三级低视力

32. 按照智力残疾的分级标准，IQ值为30分的应评为智力残疾
    A. 一级   B. 二级
    C. 三级   D. 四级
    E. 五级

33. 智力低下的诊断标准为智商低于
    A. 50   B. 60
    C. 70   D. 80
    E. 90

34. 患者车祸致四肢感觉运动功能障碍，诊断为C₃完全脊髓损伤，该患者肢体残疾分级为
    A. 一级   B. 二级

    C. 三级   D. 四级
    E. 五级

35. 肢体功能状况为单小腿缺失，这是肢体残疾分级
    A. 一级   B. 二级
    C. 三级   D. 四级
    E. 五级

36. 偏瘫、截瘫或残肢仅保留少许功能在肢体功能障碍分级中属于
    A. I级   B. II级
    C. III级   D. IV级
    E. V级

37. 肢体残疾可分为
    A. 2级   B. 3级
    C. 4级   D. 5级
    E. 6级

38. 残疾的预防分为几级
    A. 一级   B. 二级
    C. 三级   D. 四级
    E. 五级

39. 提倡青少年积极参加体育运动，培养良好的生活习惯，以减少或预防冠心病以及脑血管疾病的发生，从而预防冠心病或脑血管意外导致的残疾是
    A. 一级预防   B. 二级预防
    C. 三级预防   D. 四级预防
    E. 五级预防

40. 关于残疾预防的描述，错误的是
    A. 残疾预防应在国家、社区、家庭不同层次进行
    B. 一级预防最为重要
    C. 二级预防指预防可能导致残疾的损伤或疾病
    D. 康复医疗属于三级预防措施
    E. 残疾预防需要司法、民政、教育等多部门共同努力

41. 残疾的二级预防是指
    A. 减轻或逆转由病损造成的原发性残疾的措施
    B. 针对原发性残疾的病因所采取的预防措施
    C. 预防发生继发性残疾的各种措施
    D. 预防合并症的措施
    E. 预防并发症的措施

42. 不属于残疾二级预防的是
   A. 白内障手术   B. 药物治疗高血压
   C. 早期及围产期保健 D. 骨折的手术治疗
   E. 创伤的治疗

43. 偏瘫患者二级预防的最佳训练方法是
   A. 早期肢体活动训练 B. 步行训练
   C. 利手交换训练   D. 日常生活活动训练
   E. 职业前的康复训练

44. 脊髓损伤后预防压疮的措施属于
   A. 一级预防   B. 二级预防
   C. 三级预防   D. 临床治疗
   E. 保健治疗

45. 患者因关节炎活动期，双侧膝关节疼痛明显，现为防止膝关节周围的肌腱和韧带挛缩，对双侧膝关节牵伸和夹板固定，这属于康复医学中的
   A. 一级预防   B. 二级预防
   C. 三级预防   D. 四级预防
   E. 五级预防

46. 下列叙述中，属于残疾三级预防的是
   A. 残疾不能通过单纯的临床治疗而痊愈
   B. 脑血管意外之后，定时翻身以避免发生压疮
   C. 从青少年开始运动锻炼，预防心脑血管疾病的发生
   D. 通过职业咨询和训练，促使残疾者重返家庭和社会
   E. 脑血管意外之后被动活动预防关节挛缩

47. 肢体残疾分级中，双小腿截肢属于
   A. 一级   B. 二级
   C. 三级   D. 四级
   E. 五级

48. 不属于康复医学服务对象的是
   A. 脑卒中偏瘫患者   B. 下肢截瘫患者
   C. 九十岁高龄老人   D. 慢性阻塞性肺病患者
   E. 蛛网膜下腔出血未控制的患者

49. 下列不属于康复医学服务对象的是
   A. 急性期及恢复早期的患者 B. 残疾人
   C. 老年人   D. 慢性病患者
   E. 正在抢救的患者

50. 下列不属于康复医学服务对象的是
   A. 急性期及恢复早期的患者 B. 残疾人
   C. 老年人   D. 慢性病患者
   E. 1小时后需要进行手术的患者

51. 不属于康复医学服务对象的是
   A. 脑卒中后10天，病情稳定
   B. 脑外伤后运动正常但有认知障碍
   C. 小儿麻痹后遗症患者
   D. 心功能3级的心脏病患者
   E. 正在进行溶栓治疗的急性心肌梗死患者

52. 运动学属于
   A. 康复临床学   B. 康复机能评定
   C. 康复治疗学   D. 康复基础学
   E. 医用物理学

53. 康复治疗的五大支柱是
   A. 理疗、体疗、年龄、推拿、作业疗法
   B. 物理疗法、作业疗法、言语矫治、心理疗法、康复工程
   C. 理疗、体疗、矫形、外科、假肢与矫形器
   D. 医疗康复、教育康复、职业康复、心理康复、社会康复
   E. 理疗、体疗、心理、言语、社会服务

54. 康复医学的工作方式是
   A. 医患模式
   B. 一对一模式
   C. 评定－治疗－评定模式
   D. 专业化分工模式
   E. 团队模式

55. 康复医学科内团队成员不包括
   A. 康复医师   B. 康复治疗师
   C. 临床药师   D. 康复护士
   E. 心理治疗者

56. 康复服务包含一个多学科的团队，团队的任务主要不包括
   A. 与患者共同工作，实现共同目标
   B. 参与教育患者及家庭的活动与教育
   C. 解决患者的家庭问题
   D. 解决患者面临的共性问题
   E. 具有相关的知识和技能

57. 物理治疗的缩写是
    A. PT   B. OT
    C. ST   D. RT
    E. NS

58. 物理疗法的特点是
    A. 各种物理能对人体的穿透作用相同
    B. 物理能的强度与治疗作用无关
    C. 可以通过调节强度和时间来调节治疗剂量
    D. 多数物理治疗是有创治疗
    E. 应用物理疗法治疗疾病不需其他疗法配合

59. 运动疗法治疗效果的最关键是
    A. 个体化运动方案
    B. 累积式运动训练
    C. 患者持之以恒
    D. 患者的主动参与
    E. 保证运动的安全性

60. 运动疗法是
    A. 应用力的疗法   B. 应用热的疗法
    C. 应用电的疗法   D. 应用声的疗法
    E. 应用天然物理因子的疗法

61. 肌力训练属于
    A. 言语治疗   B. 作业治疗
    C. 运动疗法   D. 康复工程
    E. 传统康复治疗

62. 康复治疗中，OT 是指
    A. 作业治疗   B. 物理治疗
    C. 肌力训练   D. 有氧训练
    E. 关节活动训练

63. 属于作业治疗训练的是
    A. 磁疗
    B. 矫形器
    C. 言语训练
    D. 日常生活活动能力训练
    E. 吞咽训练

64. 属于作业治疗范畴的是
    A. 温热疗法   B. 假肢和矫形器
    C. 语言训练   D. 日常生活功能训练
    E. 针灸和推拿

65. 作业治疗的适应证不包括
    A. 抑郁症   B. 颅脑损伤
    C. 截肢后   D. 脑瘫
    E. 植物人

66. 针对功能障碍患者进行作业疗法时，其在治疗措施上特别注重患者哪些能力的训练
    A. 躯体运动   B. 独立生存
    C. 社会交往   D. 语言交流
    E. 职业劳动

67. 构音功能训练属于
    A. 物理治疗   B. 作业治疗
    C. 言语治疗   D. 心理治疗
    E. 康复工程

68. 脑卒中后床上良肢位处理属于
    A. 物理治疗   B. 作业治疗
    C. 职业治疗   D. 康复工程
    E. 康复护理

69. 康复评定的任务是对病伤残者
    A. 确定诊断
    B. 确定功能障碍的部位、性质、程度
    C. 鉴定劳动力
    D. 预测寿命
    E. 安排康复治疗方案

70. 社区康复的特点不包括
    A. 具有社会化的管理方式
    B. 康复对象主动参与
    C. 因地制宜，分类指导
    D. 具有先进完善的康复设备
    E. 低成本、广覆盖

第二章 解剖学

必做考题

1. 关于人体标准解剖姿势的描述，不正确的是
   A. 身体直立，两眼平视前方
   B. 两足并立 C. 足尖向前
   D. 上肢垂于躯干两侧 E. 手掌朝向股部

2. 人体标准解剖学姿势要求手掌朝向
   A. 前方 B. 后方
   C. 内侧 D. 外侧
   E. 上方

3. 以下姿势不符合人体标准解剖姿势的是
   A. 两足并立，足尖向前
   B. 身体垂直
   C. 上肢垂于躯干两侧
   D. 手掌朝向内侧（拇指在前方）
   E. 两眼平视前方

4. 关于解剖学姿势，描述不正确的是
   A. 上肢下垂 B. 下肢并拢
   C. 手掌相对 D. 足尖向前
   E. 双眼平视前方

5. 方位术语中小腿内侧常称为
   A. 腹侧 B. 外侧
   C. 内侧 D. 胫侧
   E. 腓侧

6. 身体器官的矢状面是指
   A. 与身体或肢体长轴相垂直，与地面平行的切面
   B. 与横断面相垂直，沿前后方将人体分为左右两半的纵切面
   C. 与横断面相垂直，沿左右方向将人体分为前后两部分的切面
   D. 在身体长轴中点与地面平行的切面
   E. 在身体重心与地面垂直的切面

7. 与横断面相垂直，沿前后方将人体分为左右两半的纵切面，且恰通过人体的正中线，则称为
   A. 矢状面 B. 正中矢状面
   C. 水平面 D. 冠状面
   E. 额状面

8. 与横断面相垂直，沿前后方将人体分为左右两半的纵切面是
   A. 额状面 B. 水平面
   C. 冠状面 D. 矢状面
   E. 横断面

9. 以解剖学姿势为准，前后平伸并与地平面互相平行的轴是
   A. 矢状轴 B. 额状轴
   C. 垂直轴 D. 冠状轴
   E. 纵轴

10. 左右平伸并与地面相平行的轴是
    A. 纵轴 B. 冠状轴
    C. 垂直轴 D. 前后轴
    E. 矢状轴

11. 临床上用于胸腔穿刺定位的垂直线标志是
    A. 胸骨线 B. 肩胛下角线
    C. 前正中线 D. 胸骨上切迹正
    E. 锁骨中线

12. 临床常用于衡量心界增大与否及其程度的常用的垂直线标志为
    A. 胸骨线 B. 肩胛下角线
    C. 前正中线 D. 胸骨上切迹
    E. 锁骨中线

（13～14题共用备选答案）
    A. 胸骨中线 B. 肋骨线
    C. 腋中线 D. 锁骨中线
    E. 肩胛线

13. 通过两侧第 10 肋最低点的横线是
14. 手臂垂直身体时通过两肩胛下角所做的垂线是
15. 位于两内眦之间的是
    A. 额窦   B. 筛窦
    C. 蝶窦   D. 上颌窦
    E. 下颌窦
16. 蝶窦位于
    A. 两眉之间
    B. 两内眦之间
    C. 两下眼眶与外耳道连线的后 1/3 处
    D. 两眼眶下 1.5 cm
    E. 两下眼眶与外耳道连线的前 1/3 处
17. 上颌窦的体表投影是
    A. 两下眼眶与外耳道连线后 1/3 处
    B. 两内眉之间   C. 两内眦之间
    D. 两眼眶下 1.5 cm   E. 上颌骨内
18. 面神经主要经
    A. 圆孔出颅   B. 卵圆孔出颅
    C. 棘孔出颅   D. 破裂孔出颅
    E. 乳突孔出颅
19. 颞下颌关节的体表投影相当于
    A. 外耳道孔前方 3 cm 处
    B. 外耳道孔前方 2.5 cm 处
    C. 外耳道孔前方 2 cm 处
    D. 外耳道孔前方 1.5 cm 处
    E. 外耳道孔前方 1.0 cm 处
20. 不属于颈部淋巴结的是
    A. 枕后淋巴结   B. 颈浅淋巴结
    C. 颌下淋巴结   D. 颏下淋巴结
    E. 锁骨上窝淋巴结

（21～22 题共用备选答案）
    A. 第 2 颈椎棘突   B. 第 3 颈椎棘突
    C. 第 4 颈椎棘突   D. 第 5 颈椎棘突
    E. 第 6 颈椎棘突
21. 乳突尖水平相当于
22. 环状软骨水平相当于
23. 颈膨大的中心点在
    A. 第 3 颈椎棘突   B. 第 5 颈椎棘突
    C. 第 7 颈椎棘突   D. 第 1 胸椎棘突
    E. 第 2 胸椎棘突
24. 一般情况下低头时颈椎最隆起的棘突是
    A. 颈 3   B. 颈 4
    C. 颈 5   D. 颈 6
    E. 颈 7
25. 肩部最高点的骨性标志是
    A. 锁骨   B. 关节盂
    C. 肩峰   D. 肱骨头
    E. 肩胛骨上角
26. 肩胛骨下角平对
    A. 第 5 肋   B. 第 6 肋
    C. 第 7 肋   D. 第 8 肋
    E. 第 9 肋
27. 胸骨角是胸部的重要标志，其位置水平于
    A. 第 1 肋   B. 第 2 肋
    C. 第 3 肋   D. 第 4 肋
    E. 第 5 肋
28. 上界为环状软骨，下界至剑突的器官是
    A. 心   B. 肺
    C. 肝   D. 食管
    E. 气管及支气管
29. 中心点位于剑突与脐连线中点的区域对应
    A. 颈膨大   B. 腰膨大
    C. 肋间神经   D. 腹腔神经丛
    E. 腰交感神经节
30. 患者男，25 岁，转移性右下腹疼痛 1 天，其最可能的腹部压痛点位于
    A. 脐与右髂前上棘连线中外 1/3 点
    B. 脐水平右侧中外 1/3 点
    C. 两侧髂前上棘连线右 1/3 点
    D. 右肋弓下缘中点下方约 3 cm 处
    E. 右腹股沟中点上方 5 cm 处
31. 对于急性阑尾炎患者进行体格检查时，常见的压痛点位于
    A. 脐与右髂前上棘连线外 1/3
    B. 脐与右髂前上棘连线内 1/3
    C. 脐与右髂嵴连线外 1/3
    D. 脐与右髂棘连线内 1/3
    E. 脐与右髂前线连线中点

32. 在人体体表标志中，腰膨大的中心点是哪个椎体棘突
   A. T_{12} B. L_1
   C. L_2 D. L_3
   E. L_4

33. 脊髓腰膨大的最宽处多在
   A. $L_1 \sim L_2$ B. $L_1 \sim L_3$
   C. $L_2 \sim L_4$ D. $T_{10} \sim L_1$
   E. $T_{11} \sim T_{12}$ 椎间盘至 L_1 椎体下 1/3

34. 眼的附属器的组成中不包括
   A. 泪器   B. 结膜
   C. 眼外肌   D. 眼睑
   E. 神经末梢

35. 睑板腺的解剖位置在
   A. 面部   B. 泪囊部
   C. 眼内眦角   D. 眼外眦角
   E. 睫毛根部

36. 关于耳郭的解剖特点，错误的是
   A. 由弹性纤维软骨构成
   B. 软骨外覆皮肤
   C. 皮下组织较多
   D. 皮肤与软骨膜粘连较紧
   E. 耳垂处无软骨

37. 关于外耳道的描述，正确的是
   A. 全部为软骨
   B. 全部为骨性结构
   C. 外 1/3 为软骨部，内 2/3 为骨部
   D. 内 1/3 为软骨部，外 2/3 为骨部
   E. 外 2/3 为软骨部，内 1/3 为骨部

38. 关于鼓膜的叙述，正确的是
   A. 构成整个鼓室的外侧壁
   B. 松弛部有一个三角形的光锥
   C. 小儿的鼓膜近水平位
   D. 上部为紧张部
   E. 外面有砧骨附着

39. 与鼓室相通的管道是
   A. 外耳道   B. 内耳道
   C. 咽鼓管   D. 半规管
   E. 鼻泪管

40. 构成骨性鼻中隔的是
   A. 犁骨、腭骨
   B. 上颌骨、犁骨
   C. 犁骨、筛骨正中板、鼻中隔软骨
   D. 下鼻甲、犁骨
   E. 犁骨、鼻骨

41. 鼻衄出血部位多发生于
   A. 鼻腔上壁
   B. 鼻中隔前下部
   C. 鼻腔下壁
   D. 鼻腔外壁
   E. 鼻腔顶壁

（42～44题共用备选答案）
   A. 前额及颞部
   B. 局限在内眦部或鼻根部
   C. 前额部呈周期性疼痛
   D. 头顶部及后枕部
   E. 乳突部

42. 蝶窦炎疼痛的部位在

43. 上颌窦炎引起头痛的部位在

44. 筛窦炎引起头痛的部位在

45. 喉腔最狭窄的部分为
   A. 喉口   B. 喉下部
   C. 声门裂   D. 前庭裂
   E. 声门下腔

46. 患儿女，2岁，突发呼吸困难30分钟入院。查体见喉腔黏膜红肿，声音嘶哑，诊断为急性喉炎，若进一步发展，最有可能发生喉部阻塞的是
   A. 喉前庭   B. 喉室
   C. 声门裂   D. 前庭裂
   E. 声门下腔

47. 喉结相当于
   A. 第1、第2颈椎水平
   B. 第2、第3颈椎水平
   C. 第3、第4颈椎水平
   D. 第4、第5颈椎水平
   E. 第5、第6颈椎水平

48. 称为智齿的是
   A. 第一磨牙   B. 第二磨牙

C. 第三磨牙　　　　　D. 第四磨牙
E. 以上都不是

49. 支配舌前 2/3 味觉的神经
    A. 面神经　　　　　B. 三叉神经
    C. 舌神经　　　　　D. 舌下神经
    E. 展神经

50. 股骨属于
    A. 长骨　　　　　　B. 短骨
    C. 扁骨　　　　　　D. 混合骨
    E. 不规则骨

51. 肋骨、顶骨、胸骨属于
    A. 长骨　　　　　　B. 短骨
    C. 扁骨　　　　　　D. 不规则骨
    E. 混合骨

52. 属于不规则骨的是
    A. 胸骨　　　　　　B. 肋骨
    C. 尺骨　　　　　　D. 腓骨
    E. 髋骨

53. 由多层紧密排列的骨板构成的组织是
    A. 骨密质　　　　　B. 骨松质
    C. 骨骺　　　　　　D. 骨膜
    E. 骨髓

54. 与造血有关的细胞是
    A. 骨髓细胞　　　　B. 神经干细胞
    C. 红细胞　　　　　D. 白细胞
    E. 血小板

55. 柔软、富于血管的造血组织是
    A. 骨密质　　　　　B. 骨松质
    C. 骨骺　　　　　　D. 骨膜
    E. 骨髓

56. 在少年期，骨干与骺之间的骺软骨在影像学上显示为
    A. 低密度网状影像　B. 高密度网状影像
    C. 低密度腔隙　　　D. 高密度腔隙
    E. 带状透亮区

57. 肩部最高点的骨性标志是
    A. 锁骨　　　　　　B. 关节盂
    C. 肩峰　　　　　　D. 肱骨头
    E. 肩胛骨上角

58. 桡神经沟一般位于肱骨干的
    A. 上 1/3　　　　　B. 中 1/3
    C. 上中 1/3 交界处　D. 下 1/3
    E. 中下 1/3 交界处

59. 肱骨内上髁后方的一浅沟是
    A. 桡神经沟　　　　B. 结节间沟
    C. 半月切迹　　　　D. 尺神经沟
    E. 冠突窝

60. 形成肘后三角的结构是
    A. 鹰嘴、肱骨内上髁、桡骨小头
    B. 鹰嘴、肱骨外上髁、桡骨小头
    C. 鹰嘴、肱骨外上髁、尺骨冠突
    D. 鹰嘴、肱骨外上髁、肱骨内上髁
    E. 肱骨内上髁、肱骨外上髁、桡骨小头

61. 在肘关节处可摸到
    A. 肱骨滑车　　　　B. 滑车切迹
    C. 肱骨大结节　　　D. 肱骨小结节
    E. 尺骨鹰嘴

62. 腕骨是由（　　　）组成
    A. 腕骨共 8 块，分远、近两列，由外向内，近侧列依次是手舟骨，月骨，三角骨和豌豆骨，远侧列依次为大多角骨，小多角骨，头状骨和钩骨
    B. 腕骨共 8 块，分远、近两列，由内向外，近侧列依次是，舟骨，月骨，三角骨，豌豆骨，远侧列依次为大多角骨，小多角骨，头状骨和钩骨
    C. 腕骨共 8 块，分远、近两列，由外向内，近侧列依次是大多角骨，小多角骨，头状骨和钩骨，远侧列依次是舟骨、月骨、三角骨、豌豆骨
    D. 腕骨共 8 块，分远、近两列，由内向外，近侧列依次是大多角骨，小多角骨，头状骨和钩骨，远侧列是舟骨、月骨、三角骨和豌豆骨

63. 患者女，75 岁，被自行车撞倒后右髋疼痛 1 天，但仍能行走，查体：右足外旋 50°。最可能的诊断是
    A. 软组织挫伤　　　B. 骨关节扭伤
    C. 大粗隆骨折　　　D. 股骨颈骨折

E. 髋关节脱位

64. 有关节盘的关节是
   A. 肩关节   B. 肘关节
   C. 膝关节   D. 髋关节
   E. 距小腿关节

65. 关节软骨的退变因素不包括
   A. 负荷过大   B. 过度使用
   C. 适量的跑步   D. 撞击
   E. 反复损伤

66. 滑膜关节中具有分泌滑液功能的结构是
   A. 关节面   B. 关节盘
   C. 支持韧带   D. 关节囊的滑膜层
   E. 关节囊的纤维层

67. 不属于关节的辅助结构的是
   A. 关节支持韧带   B. 关节盘
   C. 关节囊液   D. 关节面
   E. 关节唇

68. 属于双轴关节的是
   A. 滑车关节   B. 车轴关节
   C. 鞍状关节   D. 球窝关节
   E. 平面关节

69. 肩盂肱关节是
   A. 杵臼关节   B. 平面关节
   C. 单轴关节   D. 球窝关节
   E. 椭圆关节

70. 人体运动幅度最大的关节是
   A. 肘关节   B. 腕关节
   C. 膝关节   D. 肩关节
   E. 髋关节

71. 肩关节的生理活动不包括
   A. 前屈后伸   B. 分离
   C. 内收   D. 外展
   E. 旋转

72. 关于胸锁关节，下列描述正确的是
   A. 属于单轴关节
   B. 由锁骨的胸骨端和胸骨的锁切迹构成
   C. 关节内无关节盘
   D. 是上肢骨与躯干骨的唯一关节
   E. 锁骨只能做前、后运动

73. 髋关节属于
   A. 联合关节   B. 球窝关节
   C. 平面关节   D. 杵臼关节
   E. 鞍状关节

74. 髋关节脱位常见的方位是
   A. 前方   B. 上方
   C. 内侧   D. 外侧
   E. 后方

75. 具有囊内韧带的关节是
   A. 肩关节   B. 肘关节
   C. 腕关节   D. 膝关节
   E. 踝关节

76. 膝关节中具有缓和冲击和震荡作用的结构是
   A. 关节囊   B. 交叉韧带
   C. 关节腔   D. 胫骨平台
   E. 半月板

77. 髌骨位于
   A. 胫、腓骨上端的前面
   B. 胫骨上端的前面
   C. 腓骨上端的前面
   D. 股骨下端的前面
   E. 股骨下端和胫骨上端的前面

78. 组成肌肉的基本单位是
   A. 肌腹   B. 最小肌肉群
   C. 肌纤维   D. 肌腱
   E. 肌梭

(79～80题共用备选答案)
   A. 肌腱   B. 肌腹
   C. 肌纤维   D. 肌节
   E. 腱膜

79. 由平行的胶原纤维束构成的是

80. 肌肉的主体部分称为

81. 位于孔裂的周围，收缩时可以关闭孔裂的肌肉是
   A. 长肌   B. 短肌
   C. 阔肌   D. 轮匝肌
   E. 半羽状肌

82. 肌的辅助结构不包括
   A. 浅筋膜   B. 肌间隔
   C. 关节盘   D. 腱鞘

E. 屈（伸）肌支持带

83. 原动肌包括
   A. 主动肌、拮抗肌
   B. 主动肌、副动肌
   C. 主动肌、固定肌
   D. 主动肌、中和肌
   E. 副动肌、固定肌、中和肌

84. 配合原动肌，随其一同做非离心性收缩的是
   A. 被动肌   B. 主动肌
   C. 拮抗肌   D. 固定肌
   E. 协同肌

85. 完成耸肩动作的主要肌肉是
   A. 冈上肌   B. 冈下肌
   C. 斜方肌   D. 肩胛提肌
   E. 菱形肌

86. 肩关节水平外展的主要动作肌是
   A. 大圆肌   B. 斜方肌
   C. 三角肌   D. 冈下肌
   E. 肱二头肌

（87～89题共用备选答案）
   A. 肩关节屈曲   B. 肩关节伸展
   C. 肩关节内收   D. 肩关节外展
   E. 肩关节内旋

87. 三角肌前部纤维收缩可使

88. 三角肌中部纤维收缩可使

89. 三角肌后部纤维收缩可使

90. 连接肩带与上臂的肌肉不包括
   A. 三角肌   B. 肱三头肌
   C. 冈上肌   D. 肩胛下肌
   E. 大圆肌

91. 患者女，50岁，因网球肘需要治疗。超声波治疗需要针对的肌肉是
   A. 桡侧腕伸肌   B. 尺侧腕屈肌
   C. 指伸肌   D. 肱二头肌
   E. 肱三头肌

92. 腹外斜肌
   A. 肌纤维斜向上
   B. 腱膜构成腹股沟管后壁
   C. 腱膜下缘形成腹股沟韧带

   D. 腱膜分别是在腱直肌前、后
   E. 部分纤维形成腹直肌

93. 屈曲髋关节的主要肌肉是
   A. 阔筋膜张肌   B. 髂腰肌
   C. 臀大肌   D. 臀中肌
   E. 腰方肌

94. 屈曲髋关节的肌肉不包括
   A. 髂腰肌   B. 股直肌
   C. 缝匠肌   D. 股薄肌
   E. 阔筋膜张肌

95. 股外旋肌不包括
   A. 梨状肌   B. 闭孔内肌
   C. 闭孔外肌   D. 股四头肌
   E. 臀大肌

96. 维持膝关节于伸直位的肌肉为
   A. 臀大肌   B. 股四头肌
   C. 腘绳肌   D. 半膜肌
   E. 髂腰肌

97. 患者男，60岁，膝关节人工关节置换术后3周。进行康复训练时嘱其主动伸膝，主要训练的肌肉是
   A. 肱二头肌   B. 股二头肌
   C. 股四头肌   D. 肱三头肌
   E. 臀大肌

98. 膝关节伸展时的拮抗肌为
   A. 股四头肌   B. 股二头肌
   C. 股薄肌   D. 股中间肌
   E. 股外侧肌

99. 长期伸膝位制动萎缩的肌肉主要为
   A. 半腱肌   B. 半膜肌
   C. 阔肌膜张肌   D. 股四头肌
   E. 腘绳肌

100. 股二头肌是股四头肌的
   A. 原动肌   B. 拮抗肌
   C. 协同肌   D. 联合肌
   E. 固定肌

101. 踝跖屈的主动肌是
   A. 股二头肌   B. 股四头肌
   C. 腘绳肌   D. 胫骨前肌
   E. 小腿三头肌

102. 使足内翻的肌肉是
    A. 胫骨前肌　　　　B. 比目鱼肌
    C. 腓骨长肌　　　　D. 腓骨短肌
    E. 小腿三头肌
103. 足外翻的主要肌肉
    A. 踇长屈肌　　　　B. 趾长屈肌
    C. 胫骨长肌　　　　D. 腓骨长肌
    E. 胫骨后肌
104. 桡腕关节
    A. 由近侧列腕骨构成关节头
    B. 由桡骨下端的腕关节面构成关节窝
    C. 属椭圆关节
    D. 伸的幅度大于屈
    E. 外展的幅度大于内收
105. 指间关节属于
    A. 滑车关节　　　　B. 车轴关节
    C. 鞍状关节　　　　D. 球窝关节
    E. 平面关节
106. 屈肘时肩部肌肉属于
    A. 主动肌　　　　　B. 拮抗肌
    C. 固定肌　　　　　D. 协同肌
    E. 中和肌
107. 右侧胸锁乳突肌收缩时
    A. 头向左侧倾斜，面转向左侧
    B. 头向右侧倾斜，面转向左侧
    C. 头向右侧倾斜，面转向右侧
    D. 头向左侧倾斜，面转向右侧
    E. 头后仰，面转向右侧
108. 患者头侧屈，左转头，出现问题的肌肉为
    A. 左侧胸锁乳突肌
    B. 右侧胸锁乳突肌
    C. 左侧斜方肌
    D. 右侧斜方肌
    E. 三角肌
109. 骶管裂孔麻醉时皮下寻找骶管裂孔的标志是
    A. 骶正中嵴　　　　B. 骶外侧嵴
    C. 尾骨尖　　　　　D. 髂后上棘
    E. 骶角
110. 下列运动中属于闭链运动的是

    A. 踢腿运动　　　　B. 投掷运动
    C. 投篮运动　　　　D. 蹲起运动
    E. 击球运动
111. 正常颈椎椎体数为
    A. 1 节　　　　　　B. 4 节
    C. 5 节　　　　　　D. 7 节
    E. 12 节
112. 胸椎包括的椎体有
    A. 10 个　　　　　 B. 11 个
    C. 12 个　　　　　 D. 13 个
    E. 14 个
113. 腰椎的椎体数目为
    A. 3 个　　　　　　B. 4 个
    C. 5 个　　　　　　D. 6 个
    E. 7 个
114. 椎间盘的特点不包括
    A. 连结相邻椎体
    B. 由髓核、纤维环和透明软骨组成
    C. 髓核是胶状物质
    D. 有缓冲压力的作用
    E. 连结相邻椎板
115. 关于椎间盘的描述正确的是
    A. 所有椎体之间均有椎间盘
    B. 中央为髓核，周围为纤维环
    C. 纤维环由透明软骨构成
    D. 椎间盘与前纵韧带结合不紧密
    E. 椎间盘不参与脊柱运动
116. 患者男，30 岁，抬重物后出现腰腿痛，诊断为腰椎间盘突出症。引起神经刺激或压迫症状最可能的结构是
    A. 软骨板　　　　　B. 髓核
    C. 纤维环　　　　　D. 韧带
    E. 硬脊膜
117. 椎间盘的髓核和纤维环的营养来自
    A. 椎间盘的神经和血管供应
    B. 椎间盘的神经营养
    C. 椎间盘的血管营养
    D. 纤维环四周小血管及椎体内血管渗透而来的淋巴液
    E. 椎体内血管渗透的淋巴液

(118~119题共用备选答案)

A. 前纵韧带　　　　B. 后纵韧带
C. 棘间韧带　　　　D. 棘上韧带
E. 黄韧带

118. 位于椎体前侧的韧带是
119. 位于棘突间的韧带是
120. 神经系统的功能单位是

A. 神经元
B. 神经元胶质细胞
C. 神经元和神经胶质细胞
D. 神经元和效应器
E. 神经束

121. 神经系统执行反射的全部结构是

A. 神经细胞　　　　B. 神经干
C. 反射弧　　　　　D. 神经终末装置
E. 神经丛

122. 神经组织中的间质细胞是

A. 锥体细胞　　　　B. 脉络膜上皮细胞
C. 神经胶质细胞　　D. 神经元细胞
E. 浦肯野细胞

123. 实现神经元间信息传递的机能性接触单位是

A. 神经元　　　　　B. 神经纤维
C. 树突　　　　　　D. 突触
E. 轴突

124. 供应大脑的动脉是

A. 颈内动脉　　　　B. 股动脉
C. 冠状动脉　　　　D. 锁骨下动脉
E. 胫动脉

125. 进入颅内并营养颅内结构的动脉有

A. 颈内、外动脉及锁骨下动脉
B. 颈内动脉及锁骨下动脉
C. 颈内、外动脉
D. 颈动脉
E. 颈内动脉及椎动脉

126. 负责躯体运动的中枢主要位于

A. 中央前回　　　　B. 中央后回
C. 额下回　　　　　D. 颞上回
E. 角回

127. 大脑中央后回的功能定位区是

A. 躯体运动区　　　B. 躯体感觉区
C. 语言中枢　　　　D. 视觉区
E. 平衡区

128. 负责运动性语言的中枢主要位于

A. 中央前回　　　　B. 中央后回
C. 额下回　　　　　D. 颞上回
E. 角回

129. 感觉性语言中枢位于

A. 额下回后部　　　B. 额中回后部
C. 颞上回后部　　　D. 颞中回后部
E. 顶叶的角回

130. 导致命名性失语症的脑区损伤位于大脑

A. 左半球颞顶叶　　B. 右半球颞顶叶
C. 左半球额叶　　　D. 右半球额叶
E. 额叶

131. 内囊位于

A. 尾状核、丘脑外侧
B. 丘脑、豆状核外侧
C. 丘脑、豆状核内侧
D. 丘脑尾状核内侧、豆状核外侧
E. 丘脑尾状核外侧、豆状核内侧

132. 下丘脑的与背侧丘脑的分界线是

A. 丘脑髓纹　　　　B. 视交叉
C. 下丘脑沟　　　　D. 灰结节
E. 内髓板

133. 垂体窝位于下列哪个结构的上面

A. 筛骨　　　　　　B. 额骨
C. 蝶骨体　　　　　D. 上颌骨
E. 枕骨

134. 脑干包括

A. 间脑、中脑和延髓
B. 中脑、脑桥和延髓
C. 丘脑、中脑和脑桥
D. 下丘脑、丘脑和延髓
E. 端脑、脑桥和脊髓

135. 人体的平衡中枢位于

A. 脑干　　　　　　B. 间脑
C. 脊髓　　　　　　D. 小脑
E. 大脑

136. 小脑后叶的主要功能是
    A. 躯体感觉调节　　B. 协调随意运动
    C. 控制发音　　　　D. 参与调节体温
    E. 控制情绪行为
137. 下列哪项不属于小脑的功能
    A. 支配骨骼肌　　　B. 维持身体平衡
    C. 维持姿势　　　　D. 协调随意运动
    E. 协调肌紧张

（138～140题共用备选答案）
    A. 原始小脑　　　　B. 旧小脑
    C. 新小脑　　　　　D. 间脑
    E. 丘脑
138. 调节张力并维持身体姿势的是
139. 参与维持人体平衡的是
140. 对随意运动起重要的协调功能的是
141. 脊髓位于
    A. 椎管内　　　　　B. 椎管外
    C. 小脑下　　　　　D. 大脑下
    E. 中脑下
142. 成人脊髓下端平
    A. 第12胸椎下缘　　B. 第1腰椎下缘
    C. 第2腰椎下缘　　D. 第3腰椎下缘
    E. 第1骶椎下缘
143. 位于脊髓中央呈H形的结构为
    A. 白质　　　　　　B. 灰质
    C. 前角　　　　　　D. 后角
    E. 网状结构
144. 脊髓后柱所支配的功能主要是
    A. 运动　　　　　　B. 本体感觉
    C. 言语　　　　　　D. 心理
    E. 肌肉张力
145. 脊髓后角病变产生
    A. 交叉性感觉障碍
    B. 节段性深感觉和浅感觉障碍
    C. 节段性痛觉和温度觉障碍
    D. 节段性深感觉障碍
    E. 节段性精细触觉障碍
146. 躯干、四肢浅感觉递增的交叉部位在
    A. 脊髓外侧索内　　B. 脊髓白质后连合

C. 延髓中央灰质腹侧　D. 椎体交叉
E. 脊髓白质前连合
147. 急性脊髓灰质炎
    A. 累及前角细胞
    B. 累及锥体束
    C. 累及前角细胞和锥体束
    D. 累及后索和侧索
    E. 累及后根和后索
148. 感觉神经平面的关键点是指
    A. 感觉神经平面的皮肤标志性部位
    B. 运动神经平面的皮肤标志性部位
    C. 感觉神经平面的肌肉标志性部位
    D. 运动神经平面的肌肉标志性部位
    E. 感觉和运动神经平面的皮肤标志性部位
149. 乳头平面的感觉定位在
    A. T_2　　　　　　B. T_4
    C. T_6　　　　　　D. T_8
    E. T_{10}
150. 成人第一腰椎骨折会产生哪个节段的脊髓损伤
    A. L_1　　　　　　B. L_2
    C. $L_{3\sim4}$　　　　　D. $L_{4\sim5}$
    E. $S_1\sim S_5$
151. 颈节和上胸椎的脊髓节段平面为
    A. 椎骨数加1　　　B. 椎骨数加2
    C. 椎骨数加3　　　D. 椎骨数加4
    E. 椎骨数加5
152. 推算下胸段脊髓节段平面的方法为
    A. 椎体序数加1　　B. 椎体序数加2
    C. 椎体序数加3　　D. 椎体序数加4
    E. 椎体序数加5
153. 第3胸椎对应的脊髓节段是
    A. T_2　　　　　　B. T_3
    C. T_4　　　　　　D. T_5
    E. T_6
154. 第6胸椎对应的脊髓节段是
    A. T_4　　　　　　B. T_6
    C. T_7　　　　　　D. T_8
    E. T_9

(155～157题共用备选答案)

A. 立即窒息死亡

B. 四肢全瘫

C. 上肢屈肘动作存在，伸肘及手的功能丧失，下肢瘫

D. 下肢痉挛性瘫

E. 下肢弛缓性瘫

155. C_2～C_3骨折脱位合并脊髓严重损伤

156. C_4～C_5骨折脱位合并脊髓损伤

157. C_5～C_6骨折脱位合并脊髓损伤

158. 患者男，45岁，诊断为腰椎间盘突出，体检踝背屈肌力减弱，神经节段定位为

　　A. L_1～L_3　　　　B. L_3～L_4

　　C. L_5～S_1　　　　D. L_4～L_5

　　E. S_1～S_2

159. 患者女性，50岁，左侧肱二头肌肌力为5级，伸腕肌肌力为3级，则脊髓损伤的平面是

　　A. C_5　　　　　　B. C_6

　　C. C_7　　　　　　D. C_8

　　E. T_1

160. 震动觉的传导是通过

　　A. 本体感觉传导通路　B. 压觉传导通路

　　C. 视觉传导通路　　　D. 锥体系

　　E. 锥体外系

161. 属于痛觉传导束的是

　　A. 薄束　　　　　　B. 楔束

　　C. 视束　　　　　　D. 脊髓丘脑束

　　E. 锥体束

162. 患者女，50岁，双眼视力模糊，查双眼颞侧偏盲，其病变部位在

　　A. 视神经　　　　　B. 颞叶

　　C. 顶叶　　　　　　D. 视神经交叉部

　　E. 外侧膝状体

163. 脑神经共有

　　A. 10对　　　　　　B. 11对

　　C. 12对　　　　　　D. 13对

　　E. 14对

164. 下列属于感觉神经的是

　　A. 动眼神经　　　　B. 滑车神经

　　C. 展神经　　　　　D. 嗅神经

　　E. 三叉神经

165. 表情肌由下列哪对神经支配

　　A. 舌下神经　　　　B. 滑车神经

　　C. 舌咽神经　　　　D. 三叉神经的下颌神经

　　E. 面神经

166. 当患者出现口角歪斜时，是面神经的哪一分支受损

　　A. 颞支　　　　　　B. 颧支

　　C. 颊支　　　　　　D. 下颌缘支

　　E. 颈支

167. 下列关于三叉神经的描述，不正确的是

　　A. 为混合性神经，含一般躯体感觉和特殊内脏运动两种纤维

　　B. 三叉神经内躯体感觉神经纤维的胞体位于三叉神经节内

　　C. 三叉神经的三大分支为动眼神经、上颌神经和下颌神经

　　D. 三叉神经节由假单核神经元胞体组成

　　E. 传导触觉的纤维主要终止于三叉神经脑桥核

168. 脊髓发出的脊神经有

　　A. 29对　　　　　　B. 30对

　　C. 31对　　　　　　D. 32对

　　E. 33对

169. 脊神经的特点不包括

　　A. 由椎间孔穿出

　　B. 由椎孔穿出

　　C. 由感觉纤维和运动纤维组成

　　D. 与椎间盘相邻

　　E. 与关节突关节相邻

170. 胸神经有

　　A. 5对　　　　　　B. 8对

　　C. 12对　　　　　D. 31对

　　E. 35对

171. 神经根型颈椎病减轻神经根压力的治疗

　　A. 温热量超短波、干扰电疗

　　B. 微热量超短波、干扰电疗

　　C. 超声治疗

　　D. 牵引治疗

　　E. 干扰电疗、正弦调制中频电疗

(172～173题共用备选答案)

A. C_2～C_8 后支 　　B. C_1～C_4 前支
C. C_5～T_1 　　　　D. T_{12}～L_4
E. L_4～S_2

172. 颈丛的组成是

173. 腰丛的组成是

174. 臂丛神经来自

A. C_5～T_2 　　　B. C_5～T_1
C. C_4～T_1 　　　D. C_4～T_2
E. C_4～T_2

175. L_4 神经根穿出的椎间孔是

A. L_1 　　　　　　B. L_2
C. L_3～L_4 　　　D. L_4～L_5
E. L_5～S_1

176. 肩关节脱位常见的神经损伤是

A. 臂丛神经 　　　B. 桡神经
C. 尺神经 　　　　D. 腋神经
E. 正中神经

177. 患者男，40岁，因颈部疼痛3月余加重两天后入院，既往体健。查体：颈部压痛，臂丛神经牵拉试验阳性，颈椎MRI示 C_5～C_6 椎间盘突出，提示 C_5 神经根受压，其最可能出现的症状是

A. 肱三头肌无力 　B. 三角肌无力
C. 上臂内侧疼痛 　D. 桡骨膜反射减退
E. 小指麻木

178. 腋神经受损可导致

A. 猿手 　　　　　B. 爪形手
C. 垂腕 　　　　　D. 方肩
E. 翼状肩

179. 支配肱二头肌的周围神经是

A. 腋神经 　　　　B. 桡神经
C. 正中神经 　　　D. 尺神经
E. 肌皮神经

180. 肱二头肌反射的脊髓中枢在

A. C_2～C_3 　　　B. C_3～C_4
C. C_5～C_6 　　　D. C_7～C_8
E. C_8～T_1

181. 肱三头肌反射的脊髓中枢在

A. C_2～C_3 　　　B. C_3～C_4
C. C_5～C_6 　　　D. C_7～C_8
E. C_8～T_1

182. 肱骨中段骨折易损伤的神经是

A. 腋神经 　　　　B. 桡神经
C. 尺神经 　　　　D. 正中神经
E. 肱神经

183. 正中神经受损可导致

A. 猿手 　　　　　B. 爪形手
C. 垂腕 　　　　　D. 方肩
E. 翼状肩

184. 桡神经受损可导致

A. 猿手 　　　　　B. 爪形手
C. 垂腕 　　　　　D. 方肩
E. 翼状肩

185. 支配拇指内收的神经是

A. 腋神经 　　　　B. 桡神经
C. 尺神经 　　　　D. 正中神经
E. 肌皮神经

186. 髋关节后脱位易并发

A. 腘动脉损伤 　　B. 缺血性骨坏死
C. 坐骨神经损伤 　D. 异位骨化
E. 骨折

187. 支配臀大肌的神经是

A. 骶丛肌支 　　　B. 阴部神经
C. 股后部神经 　　D. 臀上神经
E. 臀下神经

188. 大腿前群肌肉的支配神经是

A. 闭孔神经 　　　B. 股神经
C. 坐骨神经 　　　D. 阴部神经
E. 胫神经

189. 足下垂常提示

A. 尺神经损伤 　　B. 桡神经损伤
C. 正中神经损伤 　D. 腓总神经损伤
E. 臂丛神经损伤

第三章 运动学

必做考题

1. 生物力学的研究对象是
   A. 热量和力
   B. 动量和力
   C. 能量和力
   D. 冲量和力
   E. 势能和力

2. 有关运动内力的描述，错误的是
   A. 人体内部各种组织器官相互作用的力
   B. 克服仪器的摩擦力
   C. 维持人体姿势的动力
   D. 产生运动的动力
   E. 各种组织器官的被动阻力

3. 下列的力，属于人体内力的是
   A. 重力
   B. 支撑反作用力
   C. 摩擦力
   D. 气体阻力
   E. 肌肉收缩力

4. 有关作用于人体的力的描述中，错误的是
   A. 作用于人体的力分为静力和动力
   B. 动力可分为内力和外力
   C. 外力包括重力、机械阻力和支撑反作用力
   D. 静力主要维持平衡
   E. 动力主要破坏平衡

5. 力矩的单位为
   A. $N·m^2$
   B. N/m
   C. $N·m$
   D. $N^2·m$
   E. N/m^2

6. 二力平衡的必要条件是
   A. 两力大小相等，方向相反且作用在同一平面上
   B. 两力大小相等，方向相同且作用在同一平面上
   C. 两力大小相等，方向相反且作用在不同直线上
   D. 两力大小相等，方向相同且作用在不同直线上
   E. 两力大小相等，方向相同且作用在同一直线上

7. 单腿站立时，与重力线无关的是
   A. 脊柱的姿势
   B. 负重腿
   C. 上肢的位置
   D. 骨盆的倾斜度
   E. 负重力量

8. 人体重心的位置在于
   A. 第4腰椎前缘
   B. 第2骶椎前缘
   C. 第3腰椎前缘
   D. 第2腰椎前缘
   E. 第3骶椎前缘

（9～10题共用备选答案）
   A. 弹性模量
   B. 应变
   C. 变形
   D. 应力
   E. 扭力

9. 物体受外力而发生的形状和大小改变

10. 单位面积上的作用力

11. 在脊柱运动中，被认为是刚体的组织结构为
    A. 椎间盘
    B. 前纵韧带
    C. 椎体
    D. 关节囊
    E. 黄韧带

12. 关于转移训练的生物力学原理的叙述，错误的是
    A. 帮助者注意搬移的正确姿势
    B. 较大的站立支撑面
    C. 在患者重心附近施加协助
    D. 在远离患者重心处施加协助
    E. 四肢瘫痪患者在上肢肌力不足时，可采用滑板完成辅助转移

13. 与骨再生无关的因素是
    A. 应力
    B. 季节
    C. 年龄
    D. 性别
    E. 激素水平

14. 软骨的生物力学特性不包括
    A. 渗透性   B. 黏弹性
    C. 剪切特性   D. 拉伸特性
    E. 扭转性

15. 软骨受压时粘弹力产生的主要原因是
    A. 软骨的渗透性下降
    B. 组织间隙液体流动产生吸引力
    C. 软骨与骨性界面产生的剪切应力
    D. 软骨内胶原网状结构受到拉伸
    E. 承重相由液相转为固相

16. 关节软骨的生物力学叙述不正确的是
    A. 软骨细胞对于压力-形变非常敏感
    B. 前交叉韧带切断可导致关节软骨表面出现骨赘
    C. 适量的跑步运动可增加未成熟关节软骨的厚度
    D. 反复损伤可增加软骨的分解代谢
    E. 反复损伤可增加软骨的合成代谢

17. 有利于增加关节稳定性的因素是
    A. 关节周围肌肉萎缩   B. 关节囊薄弱
    C. 关节周围韧带松弛   D. 关节内滑液减少
    E. 关节头与关节窝的面积差减小

18. 影响关节的稳定性和灵活性因素不包括
    A. 两关节面弧度差
    B. 关节囊薄厚及松紧度
    C. 关节韧带的强弱与多少
    D. 关节周围肌群的伸展性
    E. 构成关节的骨的数量

19. 脊柱运动的自由度有
    A. 2个   B. 3个
    C. 4个   D. 5个
    E. 6个

20. 脊柱活动度最大的部分是
    A. 颈椎   B. 胸椎
    C. 腰椎   D. 骶椎
    E. 尾椎

21. 脊柱各组韧带中抗张力能力最强的是
    A. 黄韧带   B. 后纵韧带
    C. 棘间韧带   D. 棘上韧带
    E. 前纵韧带

22. 刚度最弱的脊柱韧带是
    A. 前纵韧带   B. 后纵韧带
    C. 棘上韧带   D. 棘间韧带
    E. 黄韧带

23. 有关脊柱生理弯曲的正确描述是
    A. 颈曲凸向前，胸曲凸向后
    B. 颈曲凸向后，胸曲凸向前
    C. 腰曲凸向后，骶曲凸向前
    D. 腰曲凸向前，胸曲凸向前
    E. 胸曲凸向前，骶曲凸向前

24. 脊柱椎体承受的主要载荷是
    A. 冲击载荷   B. 压缩载荷
    C. 弯曲载荷   D. 扭转载荷
    E. 拉伸载荷

25. 正常成人颈1～2椎间前后平移的平均距离为
    A. 2 mm   B. 2.5 mm
    C. 3 mm   D. 3.5 mm
    E. 4 mm

26. 颈椎轴性旋转发生在
    A. C_1～C_2 B. C_2～C_3
    C. C_3～C_4 D. C_4～C_5
    E. C_5～C_6

27. 胸椎的活动范围从上而下逐渐减小发生在
    A. 矢状面   B. 冠状面
    C. 横断面   D. 轴性旋转
    E. 轴性上下

28. 最易引起腰椎间盘突出的姿势是
    A. 过度前屈   B. 过度后伸
    C. 过度扭转   D. 过度侧屈
    E. 前屈压迫追加扭转

29. 纤维环的同心圆环形结构有利于
    A. 分散应力   B. 水分吸收
    C. 水分排除   D. 抗扭转应力
    E. 抗压缩载荷

30. 腰部小关节承载90%的张应力时的体位是
    A. 最大前屈位   B. 最大后伸位
    C. 直立位   D. 坐位
    E. 旋转

31. 根据肌肉运动作用进行分类不包括
    A. 原动肌　　　　B. 收缩肌
    C. 拮抗肌　　　　D. 固定肌
    E. 协同肌

32. 有关肌肉运动的描述，错误的是
    A. 肌肉协同关系建立后即保持不变
    B. 副动肌、固定肌和中和肌统称为协同肌
    C. 原动肌包括主动肌和副动肌
    D. 原动肌为直接完成动作的肌群
    E. 拮抗肌作用与原动肌相反

33. 骨骼肌纤维一般分类为
    A. Ⅰ型、Ⅱ型、Ⅲ型
    B. Ⅰ型、Ⅱa型、Ⅱb型
    C. Ⅰ型、Ⅱ型、Ⅲ型、Ⅳ型
    D. Ⅰa型、Ⅰb型、Ⅱa型、Ⅱb型
    E. Ⅰ型、Ⅱ型、Ⅲ型、Ⅳ型、Ⅴ型

34. 关于肌纤维类型分类及作用的说法，不正确的是
    A. 人类骨骼肌存在Ⅰ型、Ⅱa型、Ⅱb型三种纤维
    B. Ⅰ型纤维又称红肌
    C. Ⅱ型纤维又称白肌
    D. 肌肉耐力训练时发生变化的肌纤维主要是红肌
    E. 肌肉耐力提高时肌纤维横截面积增大，线粒体数量减少

35. 运动单位是指
    A. 一个运动神经元
    B. 一组具有相同功能的运动神经元群
    C. 一组可产生某一动作的肌肉群
    D. 一束肌纤维
    E. 由一个α运动神经元及其所支配的全部肌纤维所组成的功能单位

36. 肌肉收缩的基本生理形式是
    A. 等长收缩
    B. 等张收缩
    C. 等长收缩和等张收缩
    D. 静力性收缩
    E. 动力性收缩

37. 关于肌肉等长收缩，正确的描述是
    A. 肌肉承受的负荷小于肌肉收缩力
    B. 对物体做了功
    C. 产生的张力很小
    D. 只有张力的增加而无长度的缩短
    E. 物体发生位移

38. 患者男，35岁，骨折后石膏固定。为防止失用性肌萎缩，进行肌肉训练常采用的方法是
    A. 等长收缩　　　　B. 等张收缩
    C. 离心收缩　　　　D. 向心收缩
    E. 混合收缩

39. 等张收缩是指
    A. 肌肉收缩时无关节的活动
    B. 肌肉收缩时只有长度的缩短而无张力的改变
    C. 肌肉承受的负荷大于肌肉收缩力
    D. 对物体未做功
    E. 主要作用是维持人体的位置和姿势

40. 等长收缩与等张收缩训练的共同特点为
    A. 增加肌力
    B. 维持关节活动度
    C. 能在关节活动受限时进行
    D. 训练效果慢
    E. 心理效果好

41. 肌肉收缩时只有长度的缩短而无张力的改变，并有关节运动的收缩为
    A. 离心收缩　　　　B. 等张向心收缩
    C. 等长收缩　　　　D. 静力性收缩
    E. 等速离心收缩

42. 上楼梯时的股四头肌收缩为
    A. 等张性向心收缩　　B. 等张性离心收缩
    C. 等长性收缩　　　　D. 等速性离心收缩
    E. 等速性向心收缩

43. 下坡行走时最易引起疲劳的肌群及其收缩形式为
    A. 股四头肌、向心性收缩
    B. 股四头肌、离心性收缩
    C. 腘绳肌、向心性收缩
    D. 腘绳肌、离心性收缩
    E. 股四头肌与腘绳肌、等速收缩

44. 下蹲时为了控制速度，股四头肌的收缩形式是
    A. 等长收缩　　　　B. 等张收缩
    C. 离心收缩　　　　D. 向心性收缩
    E. 等动收缩

（45～46题共用备选答案）
A. 等张收缩　　　　B. 等长收缩
C. 混合式收缩　　　D. 向心性收缩
E. 离心式收缩

45. 维持人体姿势位置主要的收缩形式是

46. 人体骨骼肌的收缩大多是

47. 有关力量运动对骨骼肌的影响，正确的是
A. 改变肌肉的初长度　　B. 节省糖原的利用
C. 改变肌纤维类型　　　D. 增加肌力
E. 较少乳酸形成

48. 正常肌张力的特征不包括
A. 具有完成某一肌群协同运动的能力
B. 具有保持姿势不变的能力
C. 能维持原动肌和拮抗肌间的平衡
D. 在运动过程中不能变为固定姿势
E. 被动运动时具有一定的弹性

49. 人体杠杆的正确分类为
A. 平衡杠杆、速度杠杆、省力杠杆
B. 速度杠杆、费力杠杆、省力杠杆
C. 平衡杠杆、速度杠杆、费力杠杆
D. 费力杠杆、省力杠杆
E. 平衡杠杆、速度杠杆

50. 人体中最普遍的杠杆为
A. 第一、第二类杠杆
B. 第二、第三类杠杆
C. 平衡杠杆和第二类杠杆
D. 平衡和省力杠杆
E. 平衡和速度杠杆

51. 具有杠杆平衡原理的是
A. 短骨　　　　　B. 椎骨
C. 扁骨　　　　　D. 不规则骨
E. 长骨

52. 骨杠杆上肌肉的附着点是
A. 支点　　　　　B. 力点
C. 阻力点　　　　D. 原点
E. 起点

53. 在骨杠杆中，关节运动支撑点是
A. 力点　　　　　B. 支点
C. 阻力点　　　　D. 力臂

E. 力矩

54. 屈肘是什么类型的杠杆
A. 平衡杠杆　　　B. 省力杠杆
C. 第一类杠杆　　D. 第二类杠杆
E. 速度杠杆（费力杠杆）

55. 人的屈肘动作符合杠杆原理，起支点作用的是
A. 骨骼肌　　　　B. 骨
C. 关节　　　　　D. 骨骼
E. 神经

56. 制动有利于
A. 重伤恢复　　　B. 残疾加重
C. 骨质疏松　　　D. 功能障碍
E. 肌肉萎缩

57. 制动对肌肉的影响不包括
A. 相对缺血缺氧
B. 无氧酵解活动加强
C. 蛋白质合成减少而分解增加
D. 影响糖代谢过程
E. 收缩功能增强

58. 制动对肌肉功能影响最明显的是
A. ATP储存减少　　B. 乳酸增加
C. 肌肉血流量下降　D. 耐力下降
E. 脂肪酸抗氧化能力减弱

59. 长期伸膝位制动萎缩的肌肉主要为
A. 半腱肌　　　　B. 半膜肌
C. 阔肌膜张肌　　D. 股四头肌
E. 腘绳肌

60. 制动后多长时间肌肉重量下降最明显
A. 1～3天　　　　B. 3～5天
C. 5～7天　　　　D. 7～9天
E. 9～12天

61. 制动对肌肉产生的影响，错误的是
A. 肌肉局部的血流量减少及运氧能力降低
B. 肌纤维变细，排列紊乱
C. 制动对骨骼肌肌力和耐力均有影响
D. 制动使肌肉的重量下降，但下降是线性的
E. 肌肉被拉长时，其萎缩要减轻一点

62. 制动后，肌肉重量下降的趋势是
A. 早期下降慢，后期下降增快

B. 早期下降最快,呈非线性指数下降

C. 早期下降快,后期下降慢,而后又增快

D. 早期下降快,后期下降慢

E. 始终保持线性下降趋势

63. 骨折患者石膏固定后肢体萎缩属于
    A. 压迫性萎缩　　　B. 营养不良性萎缩
    C. 失用性萎缩　　　D. 神经性萎缩
    E. 生理性萎缩

64. 防止制动后肌肉萎缩的根本方法为
    A. 神经肌肉电刺激
    B. 早期进行肌肉收缩活动
    C. 温热治疗
    D. 使用营养药物
    E. 生物反馈疗法

65. 有关制动的叙述,正确的是
    A. 可导致肌纤维间结缔组织减少
    B. 可引起骨质疏松
    C. 可引起关节炎
    D. 可导致高血压
    E. 可导致消化道溃疡

66. 当X线片显示有骨质疏松时,骨密度通常至少已降低
    A. 20%　　　　　　B. 25%
    C. 30%　　　　　　D. 35%
    E. 40%

67. 长期制动对骨关节系统的影响,错误的是
    A. 骨密度下降
    B. 关节韧带的强度下降
    C. 关节软骨含水量下降
    D. 关节内纤维连接组织减少
    E. 关节滑液扩散的营养物质减少

68. 制动对患侧骨关节产生的影响不包括
    A. 关节周围的韧带挛缩
    B. 关节僵硬　　　C. 骨钙流失
    D. 滑膜增生、粘连　E. 关节软骨增生

69. 制动后关节周围韧带的变化不包括
    A. 强度下降　　　B. 能量吸收减少
    C. 弹性模量增加　D. 附着点变脆
    E. 韧带刚度降低

70. 有关制动对运动系统影响的描述,错误的是
    A. 肌肉张力、肌力下降
    B. 韧带的刚度、强度增高
    C. 骨质疏松
    D. 出现关节挛缩
    E. 关节软骨退变

(71～73题共用备选答案)
    A. 肌肉萎缩　　　B. 关节挛缩
    C. 负氮平衡　　　D. 骨质疏松
    E. 高钙血症

71. 制动期间抗利尿激素的分泌减少,蛋白质摄入减少,出现低蛋白血症、水肿和体重下降。称为

72. 关节囊内和关节周围结缔组织重构,软骨变薄,血管增生,骨小梁吸收,会形成

73. 制动后肌纤维间结缔组织增生,肌纤维变细,排列紊乱。属于

74. 卧床对基础心率影响的是
    A. 冠状动脉的灌注减少
    B. 基础心率减慢
    C. 舒张期缩短
    D. 最大摄氧量下降
    E. 轻体力活动也可导致心动过速

75. 卧床对血流的早期影响是
    A. 回心血容量增加　B. 利尿素释放减少
    C. 尿量减少　　　　D. 血浆容积增加
    E. 基础心率减小

76. 长期卧床对血流的影响,错误的描述是
    A. 血小板聚集
    B. 动脉血流速度降低
    C. 下肢血流阻力减小
    D. 血液的黏滞度增高
    E. 易形成静脉血栓

77. 长期卧床对心血管系统的影响不包括
    A. 增加静脉血栓的概率
    B. 增加血液黏滞度　C. 血容量减少
    D. 降低血流速度　　E. 增加静脉顺应性

78. 长期卧床对心血管系统的影响不包括
    A. 增加静脉血栓的概率
    B. 增加血液黏滞度　C. 增加血容量

D. 降低血流速度　　E. 减少静脉顺应性

79. 长期卧床对心血管系统的影响不包括
　　A. 增加静脉血栓的概率
　　B. 增加血液黏滞度　　C. 增加血容量
　　D. 降低血流速度　　E. 基础心率增加

80. 患者男，69岁。长期卧床，坐起后出现面色苍白、出汗、头晕、收缩压下降、脉压下降等症状，提示患者最可能发生了
　　A. 贫血　　　　　　B. 失血性休克
　　C. 低血糖　　　　　D. 直立性低血压
　　E. 情绪烦躁

81. 直立位低血压的不常见表现是
　　A. 面色苍白　　　　B. 出汗头晕
　　C. 收缩压下降　　　D. 心率加快
　　E. 脉压增大

82. 患者男，30岁，肢体活动不能2月余。患者2个月前突然出现意识不清、肢体活动不能，诊断为脑干出血，系统治疗后生命体征平稳，四肢肌力1级。患者目前长期卧床，其呼吸系统可能出现的变化不包括
　　A. 呼吸肌力下降　　B. 弹性阻力下降
　　C. 肺的顺应性降低　D. 肺活量下降
　　E. 呼吸运动减小

83. 长期卧床致患者体重减少的原因不包括
　　A. 患者血容量减少
　　B. 患者肌肉萎缩，肌肉重量减少
　　C. 患者代谢率降低，患者摄食量减少
　　D. 患者胃液分泌增加，而吸收减少
　　E. 患者情绪抑郁，摄食意愿减低

84. 关于长期卧床对泌尿系统影响的描述，错误的是
　　A. 抗利尿激素分泌减少，排尿增多
　　B. 尿排出的钙磷增加，易形成尿石
　　C. 卧位有利于膀胱的排空
　　D. 尿潴留、尿路反复感染是形成尿石症的重要原因
　　E. 括约肌和逼尿肌的活动不协调是促成尿潴留的因素之一

85. 长期卧床患者泌尿系统会有哪些变化
　　A. 随尿排出的钾、钠氮减少
　　B. 抗利尿激素的分泌增加，排尿减少
　　C. 低钙血症、低尿血症
　　D. 尿路感染的概率增加
　　E. 不易形成尿潴留

86. 长期卧床对尿液的影响不包括
　　A. 尿排出的钙磷增加　B. 尿潴留
　　C. 膀胱排空快　　　　D. 尿路感染
　　E. 尿结石

87. 长期卧床休息和缺乏活动不会引起
　　A. 失用性肌萎缩　　B. 挛缩
　　C. 骨质疏松　　　　D. 有氧运动能力减退
　　E. 低钙血症

88. 长期制动最容易发生而容易忽略的
　　A. 高钙血症　　　　B. 低钙尿症
　　C. 高钙尿症　　　　D. 低钾血症
　　E. 高钾血症

89. 代谢当量是
　　A. 用能量代谢等级表示活动和运动相对强度的指标
　　B. 氧消耗量的同义词　C. 心肺功能的指标
　　D. 基础能耗的指标　　E. 脂肪代谢的指标

90. 合成代谢过程正确的是
　　A. 大分子分解为小分子的过程
　　B. 由不同酶催化
　　C. 分解代谢简单的逆向反应过程
　　D. 不需要消耗ATP
　　E. 不需要还原供氢体

91. 细胞可以直接利用的能源是
　　A. 糖　　　　　　　B. 脂肪
　　C. 蛋白质　　　　　D. ATP
　　E. 甘油三酯

92. 人体每天摄入最多的能量物质是
　　A. 蛋白质　　　　　B. 脂肪
　　C. 糖类　　　　　　D. 维生素
　　E. 矿物质

93. 葡萄糖三羧酸循环开始于乙酰CoA和草酰乙酸合成的
　　A. 顺乌头酸　　　　B. 延胡索酸
　　C. 柠檬酸　　　　　D. 乳酸
　　E. 苹果酸

94. 有氧氧化的三羧酸循环开始于
    A. 丙酮酸　　　　　B. 乙酰 CoA
    C. 乳酸　　　　　　D. 柠檬酸
    E. 氨基酸

（95～96题共用备选答案）
    A. ATP　　　　　　B. TG
    C. 乙酰 CoA　　　　D. NADPH
    E. CO_2

95. 运动中开始提供能量的是
96. 有氧氧化开始于
97. 体内 NADPH 的主要来源是
    A. 糖酵解　　　　　B. 三羧酸循环
    C. 糖异生　　　　　D. 丙酮酸羧化支路
    E. 磷酸戊糖途径
98. 糖在人体内的储存形式是
    A. 葡萄糖　　　　　B. 半乳糖
    C. 糖原　　　　　　D. 果糖
    E. 蔗糖
99. 脑组织消耗的能量主要来自
    A. 葡萄糖　　　　　B. 甘油
    C. 蛋白质　　　　　D. 胆固醇
    E. 氨基酸
100. 运动中的主要能量来源是
    A. 葡萄糖　　　　　B. 脂肪
    C. 氨基酸　　　　　D. 肌糖原
    E. 丙酮酸
101. 任何运动都可产生
    A. 葡萄糖　　　　　B. 蛋白质
    C. 脂肪酸　　　　　D. 乳酸
    E. 氨基酸
102. 短时间剧烈活动时，肌肉组织获能的主要方式是
    A. 有氧氧化　　　　B. 糖无氧酵解
    C. 糖异生　　　　　D. 糖原分解
    E. 脂肪分解
103. 乳酸循环不经过的途径是
    A. 糖酵解　　　　　B. 糖异生
    C. 磷酸戊糖途径　　D. 肝糖原分解
    E. 肌糖原合成

104. 糖原贮存量最多的组织器官是
    A. 肝脏　　　　　　B. 腺体
    C. 脑组织　　　　　D. 肌肉
    E. 结缔组织
105. 与血糖去路无关的是
    A. 氧化供能　　　　B. 转变为甘油
    C. 转变为脂肪　　　D. 生成糖原
    E. 糖异生
106. 下列不是血脂的是
    A. 甘油三酯　　　　B. 磷脂
    C. 胆固醇　　　　　D. 游离脂肪酸
    E. 酮体
107. 关于脂肪代谢过程的描述，错误的是
    A. 类脂包括磷脂、糖脂和胆固醇
    B. 类脂是生物膜的主要组成部分
    C. 运动时间小于 30 分钟时，以糖供能为主
    D. 胰岛素可抑制糖转变为甘油三酯
    E. 乙酰 CoA 是合成胆固醇的直接原料
108. 肥胖患者最有效消除脂肪的运动方式是
    A. 轻度运动，持续时间小于 30 min
    B. 轻度运动，持续时间 30～60 min
    C. 中度运动，持续时间小于 30 min
    D. 中度运动，持续时间 30～60 min
    E. 剧烈运动，持续时间 30～60 min
109. 当训练时间小于 30 min 或长于 30 min 时，各主要以什么方式供能
    A. 糖，脂肪　　　　B. 脂肪，糖
    C. 糖，类脂　　　　D. 糖，磷脂
    E. 脂肪，脂肪
110. 下面脂蛋白含胆固醇最高的是
    A. 高密度脂蛋白　　B. 中密度脂蛋白
    C. 低密度脂蛋白　　D. 极低密度脂蛋白
    E. 乳糜颗粒
111. 属于复合脂的是
    A. 动植物油　　　　B. 蜡
    C. 维生素 D　　　　D. 胆固醇
    E. 脂蛋白
112. 氨基酸的主要功能是
    A. 提供能量　　　　B. 合成蛋白质

C. 合成维生素　　D. 合成脂肪

E. 传递信息

113. 在糖、脂肪和蛋白质分解代谢产生 CO_2、水和 ATP 的过程中都会产生的中间物为

A. 丙酮酸　　B. 氨基酸

C. 胆固醇　　D. 乙酰 CoA

E. 甘油

114. 属于分解代谢中间产物的是

A. 糖　　B. 脂肪

C. 蛋白质　　D. 乙酰 CoA

E. CO_2

115. 下列物质中，不属于激素的是

A. 前列腺素　　B. 肝素

C. 胰岛素　　D. 生长激素

E. 维生素 D

116. "神经激素"指的是

A. 作用于神经细胞的激素

B. 神经细胞分泌的激素

C. 神经系统内存在的激素

D. 作用方式类似神经递质的激素

E. 具有酶功能的神经递质

117. 激素发挥作用是通过

A. 蛋白质　　B. 脂肪

C. 糖类　　D. 线粒体

E. 受体

118. 正常成人男性细胞内液占体重

A. 20%　　B. 30%

C. 40%　　D. 50%

E. 60%

119. 成年女性体液量约为体重的

A. 35%　　B. 40%

C. 55%　　D. 60%

E. 80%

120. 正常血液 pH 值保持在

A. 5.35～6.45　　B. 6.35～7.45

C. 7.35～7.45　　D. 7.35～8.45

E. 8.35～8.45

第四章 生理学

必做考题

1. 关于细胞膜功能的描述，不正确的是
   A. 提供细胞活动所需的能量
   B. 允许某些物质或离子选择性地通过
   C. 保持细胞内物质成分的稳定
   D. 传递信息
   E. 进行能量交换

2. 关于细胞膜的结构与功能的叙述，错误的是
   A. 细胞膜是具有特殊结构和功能的半透膜
   B. 细胞膜是细胞接受其他因素影响的门户
   C. 细胞膜的结构是以脂质双分子层为基架，镶嵌着具有不同生理功能的蛋白质
   D. 水溶性物质一般能自由通过细胞膜，而脂质不能
   E. 膜结构中的脂质分子层主要起屏障作用

3. 下列通过单纯扩散机制通过细胞膜的物质是
   A. 氨基酸   B. 葡萄糖
   C. 蛋白质   D. 氯离子
   E. 氧气

4. 葡萄糖进入红细胞属于
   A. 主动转运   B. 单纯扩散
   C. 易化扩散   D. 入胞作用
   E. 吞噬

5. 静息状态下，钾离子由细胞内向细胞外扩散属于
   A. 单纯扩散
   B. 载体介导易化扩散
   C. 通道介导易化扩散
   D. 原发性主动转运
   E. 被动转运

6. Na^+ 通过离子通道的跨膜转运过程属于
   A. 单纯扩散   B. 易化扩散
   C. 主动转运   D. 出胞作用
   E. 入胞作用

7. 钠离子进入细胞内的跨膜转运方式是
   A. 单纯扩散   B. 易化扩散
   C. 主动转运   D. 被动转运
   E. 入胞式物质转运

8. Ca^{2+} 通过细胞膜的转运方式主要是
   A. 单纯扩散和易化扩散
   B. 单纯扩散和主动转运
   C. 单纯扩散、易化扩散和主动转运
   D. 易化扩散和主动转运
   E. 易化扩散和受体介导式入胞

9. 正常人体生理状态下钙泵转运过程属于细胞膜跨膜物质转运中的哪种
   A. 单纯扩散   B. 易化扩散
   C. 主动转运   D. 被动转运
   E. 胞吞

10. 肠上皮细胞由肠腔吸收葡萄糖，是属于
    A. 单纯扩散   B. 易化扩散
    C. 主动转运   D. 入胞作用
    E. 吞噬

11. 消化腺细胞分泌消化液的形式是
    A. 单纯扩散   B. 主动转运
    C. 易化扩散   D. 出胞作用
    E. 以上都不是

12. 抗体等大分子蛋白质的向细胞膜外的转运的方式为
    A. 单纯扩散   B. 易化扩散
    C. 主动转运   D. 吞噬
    E. 出胞

13. 安静状态下能通过细胞膜的主要离子为
    A. 钠   B. 钾
    C. 钙   D. 氯
    E. 镁

14. 细胞膜内外的 Na^+ 和 K^+ 浓度差的形成和维持是由于
    A. 膜在安静时 K^+ 通透性大
    B. 膜在兴奋时 Na^+ 通透性增加
    C. Na^+、K^+ 易化扩散的结果
    D. 膜上 Na^+-K^+ 泵的作用
    E. 膜上 ATP 的作用

15. 静息状态下，与细胞膜上的 Na^+ 泵活动维持平衡电位的离子是
    A. K^+ B. Na^+
    C. Ca^{2+} D. Cl^-
    E. Mg^{2+}

16. 静息电位相当于哪种离子的平衡电位
    A. Na^+ B. K^+
    C. Ca^{2+} D. Cl^-
    E. Mg^{2+}

17. 细胞的生物电现象中，"人们常把静息电位存在时膜两侧所保持的内负外正状态"称为
    A. 复极化   B. 极化
    C. 反极化   D. 超极化
    E. 去极化或除极

18. 终板电位是
    A. 动作电位   B. 阈电位
    C. 局部电位   D. 后电位
    E. 静息电位

19. 组织对刺激发生反应的能力或特性称为
    A. 兴奋性   B. 抑制
    C. 兴奋   D. 反射
    E. 反应

20. 阈电位是
    A. 膜受刺激后在原有的电位基础上发生的一次膜两侧电位的快速而可逆的倒转和复原
    B. 膜内负电位必须去极化至能在整段膜引发一次动作电位的临界值
    C. 作用于标本时能使膜的静息电位去极化到阈电位的外加刺激的强度
    D. 细胞未受刺激时存在于细胞膜内外两侧的电位差
    E. 阈电位是单一通道属性

21. 能使膜的静息电位去极化到阈电位的最小外加刺激的强度为
    A. 静息电位   B. 动作电位
    C. 阈电位   D. 阈强度
    E. 锋电位

22. 作用于标本时能使膜的静息电位去极化到阈电位的外加刺激的强度为
    A. 静息电位   B. 动作电位
    C. 阈电位   D. 阈强度
    E. 峰电位

23. 判断组织兴奋性高低的常用指标是
    A. 阈电位   B. 刺激的阈强度
    C. 刺激的时间   D. 刺激的频率
    E. 刺激强度对时间的变化率

24. 阈强度减小意味着细胞兴奋性
    A. 增高   B. 降低
    C. 不变   D. 先降低后增高
    E. 先增高后降低

25. 阈强度增大意味细胞兴奋性
    A. 增高   B. 降低
    C. 不变   D. 先降低后增高
    E. 先增高后降低

26. 可兴奋组织处于绝对不应期时，其刺激阈值为
    A. 零   B. 无限大
    C. 大于正常   D. 小于正常
    E. 等于正常

27. 就单根纤维而言，与阈强度刺激相比较刺激强度增加一倍时，动作电位的幅度
    A. 增加一倍   B. 增加二倍
    C. 减至一半   D. 减至 1/3
    E. 保持不变

28. Na^+ 通道突然大量开放的临界膜电位是
    A. 静息电位   B. 后电位
    C. 阈电位   D. 局部电位
    E. 动作电位

29. 膜受刺激后在原有的电位基础上发生的一次膜两侧电位的快速而可逆的倒转和复原，此电位称为
    A. 静息电位   B. 动作电位
    C. 阈电位   D. 阈强度

E. 峰电位

30. 关于细胞的动作电位的描述，错误的是
   A. 动作电位的产生是细胞兴奋的标志
   B. 特定细胞的动作电位的大小由强度决定
   C. 刺激强度达到阈值才能产生动作电位
   D. 刺激强度越大，动作电位就越高
   E. 动作电位遵循"全或无"定律

31. 兴奋跳跃式传导的特点是
   A. 发生在无髓神经纤维
   B. 传导速度慢
   C. 耗能多
   D. 不沿郎飞结处传导
   E. 可以双向传导

32. 神经细胞动作电位上升支的离子机制是
   A. 钙离子内流　　B. 钾离子外流
   C. 钾离子内流　　D. 钠离子内流
   E. 钠离子外流

33. 细胞的动作电位上升支大致相当于
   A. Ca^{2+}平衡电位　　B. K^+平衡电位
   C. Na^+平衡电位　　D. Cl^-平衡电位
   E. Mg^{2+}平衡电位

34. 神经细胞动作电位的主要组成是
   A. 阈电位　　　　B. 锋电位
   C. 负后电位　　　D. 正后电位
   E. 局部电位

35. 细胞在一次兴奋后，无论在受到多么强的刺激都不能再产生的时期是
   A. 绝对不应期　　B. 相对不应期
   C. 超常期　　　　D. 低常期
   E. 静息期

36. 锋电位存在的时期为
   A. 绝对不应期　　B. 低常期
   C. 相对不应期　　D. 超常期
   E. 正常反应时期

37. 以下不属于局部兴奋基本特征的是
   A. 不是"全或无"的
   B. 不能在膜上做远距离传播
   C. 只有时间上的总和，没有空间上的总和
   D. 可以相互叠加

E. 随着阈下刺激的增大而增大

38. 神经系统实现其调节功能的基本方式是
   A. 兴奋与抑制
   B. 正反馈与负反馈
   C. 躯体反射与内脏反射
   D. 条件反射与非条件反射
   E. 神经内分泌调节与神经免疫调节

39. 神经元所需蛋白质的主要合成部位是
   A. 树突　　　　　B. 轴突
   C. 神经突触　　　D. 轴丘
   E. 胞体

40. 神经元兴奋时，首先产生动作电位的部位是
   A. 胞体　　　　　B. 树突
   C. 轴突　　　　　D. 树突始段
   E. 轴突始段

41. 神经元胞体与轴突之间物质运输依赖于
   A. 血液运输　　　B. 细胞外液流动
   C. 顺向轴浆流动　D. 反向轴浆流动
   E. 双向轴浆流动

（42～43题共用备选答案）
   A. 与其他神经元胞体，树突甚至轴突形成突触，或与效应细胞形成突触
   B. 与细胞间液一起构成神经元生存的内环境
   C. 合成蛋白质
   D. 产生电兴奋
   E. 构成突触

42. 轴突的基本功能是

43. 胶质细胞的功能是

44. 相邻细胞间直接电传递的结构基础是
   A. 缝隙连接　　　B. 紧密连接
   C. 突触连接　　　D. 终板连接
   E. 非突触连接

45. 两个神经元之间可传导信息的特化部位称为
   A. 细胞膜　　　　B. 突触
   C. 树突　　　　　D. 轴突
   E. 胞体

46. 神经元之间或神经元与效应器之间传递信息的机械性接触部位称为
   A. 胞体　　　　　B. 突触

C. 轴突
D. 树突
E. 棘突

47. 不属于突触前成分的基本结构是
    A. 突触前膜
    B. 线粒体
    C. 突触间隙
    D. 突触小泡
    E. 突触后膜

（48～49题共用备选答案）
    A. 化学性突触
    B. 混合性突触
    C. 电突触
    D. 突触后膜
    E. 突触前膜

48. 两侧结构不对称，传递是单向的突触是
49. 两侧结构对称，传递是双向的突触是
50. 不属于非突触性化学传递特点的是
    A. 一对一的支配关系
    B. 不存在突触前膜、后膜的特化结构
    C. 递质弥散的距离大
    D. 递质到达效应细胞时，是否发生效应取决于效应细胞上是否有相应受体
    E. 神经活性物质释放部位与效应细胞间的距离至少在 20 nm 以上

51. 神经递质的特点不包括哪一项
    A. 可在突触前神经元内合成
    B. 储存于突触小泡
    C. 可进入突触间隙作用于突触后膜特定受体
    D. 可被迅速灭活
    E. 不可被特异性药物阻断或增强

52. 化学性突触的传递特征不包括
    A. 单向传递原则
    B. 突触抑制
    C. 空间和时间的总和
    D. 突触传递的易疲劳性
    E. 对内环境变化的敏感性

（53～54题共用备选答案）
    A. 单向传递
    B. 突触延搁
    C. 传递的易疲劳性
    D. 突触易化
    E. 突触强化

53. 突触传递不准许逆向传递的特性为
54. 突触前末梢受刺激后引起较大突触后反应为

55. 兴奋性突触后电位是指突触后膜出现
    A. 极化
    B. 去极化
    C. 超极化
    D. 复极化
    E. 无极化

56. 突触前抑制产生是由于突触前膜
    A. 产生超极化
    B. 递质耗尽
    C. 释放抑制性递质
    D. 兴奋性递质释放减少
    E. 抑制性中间神经元兴奋

57. 动作电位到达突触前膜引起递质释放与哪种离子的跨膜移动有关
    A. Ca^{2+} 内流
    B. Ca^{2+} 外流
    C. Na^+ 内流
    D. Na^+ 外流
    E. K^+ 外流

58. 神经末梢兴奋与递质释放之间的耦联因子是
    A. Cl^-
    B. K^+
    C. Na^+
    D. Ca^{2+}
    E. Mg^{2+}

59. 神经-肌肉接头释放的兴奋性神经递质是
    A. 乙酰胆碱
    B. 多巴胺
    C. 肾上腺素
    D. 去甲肾上腺素
    E. 5-羟色胺

60. 神经-肌肉接头传递中，清除乙酰胆碱的酶是
    A. 磷酸二酯酶
    B. ATP酶
    C. 腺苷酸环化酶
    D. 胆碱酯酶
    E. 脂肪酶

61. 心脏的基本结构不包括
    A. 胸膜
    B. 左右心室
    C. 左右心房
    D. 心包
    E. 心脏传导系统

62. 心脏表面的冠状沟是
    A. 左、右心室分界标志
    B. 左、右心房分界标志
    C. 心室、心房分界标志
    D. 为心尖附近的环形沟
    E. 以上均错

（63～64题共用备选答案）
    A. 左侧第2肋软骨
    B. 左侧第3肋软骨

C. 左侧第 4 肋软骨
D. 左侧第 5 肋软骨
E. 左侧第 6 肋软骨

63. 心脏上界体表投影
64. 心脏下界体表投影
65. 心脏的营养血管
    A. 颈动脉　　　　　B. 内乳动脉
    C. 升主动脉　　　　D. 冠状动脉
    E. 降主动脉

66. 左、右冠状动脉起自
    A. 升主动脉　　　　B. 主动脉弓
    C. 胸主动脉　　　　D. 腹主动脉
    E. 降主动脉

67. 主动脉弓的分支有
    A. 右颈总动脉　　　B. 左颈总动脉
    C. 冠状动脉　　　　D. 肺动脉干
    E. 右锁骨下动脉

68. 主动脉弓向下的直接延续部位是
    A. 升主动脉　　　　B. 胸主动脉
    C. 腹主动脉　　　　D. 躯干动脉
    E. 左心室

69. 手部动脉血管主要有
    A. 桡动脉、掌浅弓、掌深弓
    B. 尺动脉、掌浅弓、掌深弓
    C. 尺动脉、背侧骨间动脉、指总动脉
    D. 桡动脉、背侧骨间动脉、指总动脉
    E. 桡动脉、尺动脉、掌、背侧骨间动脉

70. 下肢动脉不包括
    A. 髂总动脉　　　　B. 股动脉
    C. 腘动脉　　　　　D. 胫前动脉
    E. 胫后动脉

71. 收集心脏静脉血的冠状窦开口于
    A. 上腔静脉　　　　B. 右心房
    C. 下腔静脉　　　　D. 右心室
    E. 左心房

72. 肺静脉开口于
    A. 左心房　　　　　B. 左心室
    C. 右心房　　　　　D. 右心室
    E. 室间隔

73. 上腔静脉
    A. 由左锁骨下静脉与右头臂静脉汇合而成
    B. 注入右心房之前接受冠状窦静脉
    C. 注入左心房
    D. 由左、右两侧的头臂静脉汇合而成
    E. 注入右心房之前接受副奇静脉

74. 血管中相邻压力阶差最大的是
    A. 主动脉　　　　　B. 大动脉
    C. 微动脉　　　　　D. 毛细血管
    E. 静脉

75. 具有电兴奋传导功能的心脏结构是
    A. 心包　　　　　　B. 心肌
    C. 心瓣膜　　　　　D. 心内膜
    E. 心脏血管

76. 心脏的正常起搏点是
    A. 窦房结　　　　　B. 房室结
    C. 结间束　　　　　D. 房室束
    E. 左右束支

77. 多数人的窦房结滋养动脉起自
    A. 左冠状动脉　　　B. 前室间支
    C. 后室间支　　　　D. 右冠状动脉
    E. 旋支

78. 心脏的传导系统不包括
    A. 房室束　　　　　B. 窦房结
    C. 房室结　　　　　D. 颈上节
    E. 心房传导束

79. 以下组织传导速度最慢的是
    A. 房室结　　　　　B. 心房肌
    C. 心室肌　　　　　D. 浦氏纤维
    E. 室间隔

80. 有关胸导管的描述，错误的是
    A. 起始于乳糜池
    B. 注入左静脉角
    C. 穿膈肌的食管裂孔入胸腔
    D. 收纳约占全身 3/4 的淋巴
    E. 是全身最粗最长的淋巴导管

81. 人体内最大的淋巴器官为
    A. 脾脏　　　　　　B. 胸腺
    C. 腭扁桃体　　　　D. 舌扁桃体

E. 咽扁桃体

82. 卵圆窝位于
   A. 左心房的房间隔下部
   B. 右心房的室间隔下部
   C. 左心室的室间隔下部
   D. 右心房的房间隔下部
   E. 右心房前壁

83. 左房室口处的瓣膜是
   A. 三尖瓣　　　　B. 二尖瓣
   C. 主动脉瓣　　　D. 肺动脉瓣
   E. 肌性隔膜

84. 心室舒张时，防止血液逆流的装置有
   A. 二尖瓣和三尖瓣
   B. 主动脉瓣和二尖瓣
   C. 肺动脉瓣和三尖瓣
   D. 主动脉瓣和三尖瓣
   E. 主动脉瓣和肺动脉瓣

85. 阻止右心室血液在心脏收缩时向右心房反流的心脏瓣膜是
   A. 二尖瓣　　　　B. 三尖瓣
   C. 主动脉瓣　　　D. 肺动脉瓣
   E. 半月瓣

86. 右心室收缩时关闭的瓣膜是
   A. 主动脉瓣　　　B. 肺动脉瓣
   C. 二尖瓣　　　　D. 三尖瓣
   E. 肌性隔膜

87. 正常心脏内血液的定向循环是从左心房流向
   A. 左心室　　　　B. 右心室
   C. 右心房　　　　D. 主动脉
   E. 肺动脉

88. 二尖瓣的功能是
   A. 左心室收缩时，防止血液逆流入左心房
   B. 右心室收缩时，防止血液逆流入右心房
   C. 左心室舒张时，防止血液逆流入左心房
   D. 右心室舒张时，防止血液逆流入右心房
   E. 左心室舒张时，防止血液逆流入肺动脉

89. 肺循环起自
   A. 左心室　　　　B. 左心房
   C. 右心室　　　　D. 右心房

E. 主动脉

90. 骨科手术患者术后发生肺栓塞的主要原因为
   A. 应激反应引起的血流改变
   B. 手术创伤引起
   C. 术中发生凝血功能的异常
   D. 下肢深静脉血栓脱落
   E. 大量止血药的应用

91. 心动周期是指
   A. 心房收缩和舒张一次
   B. 心室收缩和舒张一次
   C. 心房或心室每舒张一次
   D. 心房和心室每收缩和舒张一次
   E. 心脏收缩一次

92. 健康成年人心率 75 次/min，其心动周期时间为
   A. 0.5 S　　　　　B. 0.6 S
   C. 0.7 S　　　　　D. 0.8 S
   E. 0.9 S

93. 心动周期中，左心室内压升高速率最快的时相是在
   A. 心房收缩期　　B. 等容收缩期
   C. 快速射血期　　D. 减慢射血期
   E. 快速充盈期

94. 每次心跳一侧心室射出的血液量称为
   A. 每搏输出量　　B. 每分输出量
   C. 心输出量　　　D. 心指数
   E. 射血分数

95. 心室射血的后负荷是指
   A. 心室内压　　　B. 颈动脉血压
   C. 降主动脉脉压　D. 总外周阻力
   E. 中心静脉压

96. 健康成年人心率 75 次/分，搏出量约 70 mL，心输出量约为
   A. 2 L/min　　　　B. 3 L/min
   C. 4 L/min　　　　D. 5 L/min
   E. 6 L/min

97. 健康成年男性静息状态下，心输出量约为
   A. 2～3 L/min　　 B. 4～6 L/min
   C. 7～8 L/min　　 D. 9～10 L/min
   E. 11～12 L/min

98. 正常人心率超过 180 次 / 分时，引起心输出量减少的主要原因是
   A. 心室充盈时间明显缩短，充盈量减少
   B. 心室舒张期过长，心室充盈早已接近限度
   C. 慢速射血期缩短
   D. 快速射血期缩短
   E. 迷走神经活动加强

99. 患者平素基础体温 36.5 ℃，基础心率 60 次 / 分。当体温 37.5 ℃时心率约为
   A. 50 次 / 分   B. 60 次 / 分
   C. 75 次 / 分   D. 85 次 / 分
   E. 95 次 / 分

100. 可引起心率加快的是
   A. 体温下降
   B. 交感神经活动减弱
   C. 迷走神经活动增强
   D. 交感神经活动增强
   E. 血中肾上腺素浓度降低

101. 患者男，40 岁，右股骨骨折术后 4 周，一直卧床。目前出现静息时心率增快，每搏输出量减少。此现象是心血管的
   A. 外周性效应   B. 中心性效应
   C. 延迟效应   D. 失健效应
   E. 代偿效应

102. 影响心肌耗氧的主要因素不包括
   A. 心率   B. 心肌收缩力
   C. 外周血管阻力   D. 回心血量
   E. 性别

103. 最适于衡量运动强度的指标是
   A. 心输出量   B. 每搏输出量
   C. 心率   D. 血压
   E. 心动周期

104. 心指数是指下列哪项计算的心输出量
   A. 单位体重
   B. 单位身高
   C. 单位能量消耗率
   D. 单位年龄
   E. 单位体表面积

（105～106 题共用备选答案）
   A. 容量血管   B. 分配血管
   C. 前阻力血管   D. 后阻力血管
   E. 弹性贮器血管

105. 静脉是
106. 主动脉是

107. 健康成年人安静状态下血压变动的范围是
   A. 收缩压 60～80 mmHg
   B. 收缩压 100～120 mmHg
   C. 收缩压 130～150 mmHg
   D. 舒张压 80～100 mmHg
   E. 舒张压 100～120 mmHg

（108～110 题共用备选答案）
   A. 收缩压   B. 舒张压
   C. 脉压差   D. 平均动脉压
   E. 循环系统平均充盈压

108. 心动周期中主动脉血压的最高值称为
109. 心动周期中主动脉血压的最低值称为
110. 收缩压和舒张压的差值称为

111. 减压反射的最终效应是
   A. 降低动脉血压
   B. 升高动脉血压
   C. 减弱心血管活动
   D. 维持动脉血压相对稳定
   E. 增强心血管活动

112. 中心静脉压主要取决于
   A. 平均动脉压   B. 血管容量
   C. 外周阻力   D. 呼吸运动
   E. 静脉回流量和心脏的射血能力

113. 动脉血压调节的主要相关因素是
   A. 抗利尿激素
   B. 肾素－血管紧张素－醛固酮系统
   C. 肾血流量
   D. 肾小球功能
   E. 肾小管功能

114. 影响动脉血压的因素不包括
   A. 心肌收缩能力   B. 心率
   C. 大动脉的弹性   D. 呼吸运动
   E. 循环血量和血管容积

115. 直接影响血压的因素不包括
    A. 心脏每搏输出量
    B. 心律
    C. 外周血管阻力
    D. 主动脉和大动脉的弹性贮器作用
    E. 循环血量和血管系统容量的比例

116. 影响血压的因素不包括
    A. 心率
    B. 淋巴回流速度
    C. 外周阻力
    D. 心脏每搏输出量
    E. 主动脉和大动脉的弹性

117. 对血压变化没有明显影响的是
    A. 动脉硬化
    B. 血流缓慢
    C. 心率加快
    D. 循环血量增加
    E. 外周阻力减小

118. 患者男，50岁，晨起血压150/90 mmHg，既往病史无特殊，在行耐力训练时，突然出现头晕症状，测压170/100 mmHg。根据上述情况，该患者可能是
    A. 运动时，心排出量增加和血管阻力因素，使其血压升高引起
    B. 运动时，患者呼吸增快，引起呼吸衰竭，导致脑供氧不足
    C. 运动时，无氧代谢增强，引起患者疲劳，诱发头晕
    D. 运动诱发患者动脉型颈椎，从而使患者出现头晕症状
    E. 患者运动前未进行准备活动，运动时运动强度过大

119. 高血压适量运动后舒张压降低的原因不包括
    A. 运动训练时活动肌肉的血管扩张
    B. 毛细血管的密度或数量增加
    C. 血液循环和代谢改善
    D. 总外周阻力降低
    E. 总外周阻力增大

120. 影响外周阻力最主要的因素是
    A. 血液黏滞度
    B. 红细胞数目
    C. 血管长度
    D. 小动脉口径
    E. 小静脉直径

121. 使静脉回流量减少的因素是
    A. 体循环平均充盈压升高
    B. 心脏收缩力量加强
    C. 由卧位转为立位时
    D. 有节律的慢跑
    E. 吸气时相

122. 呼吸道的结构不包括
    A. 鼻
    B. 咽
    C. 喉
    D. 气管和支气管
    E. 肺泡

123. 呼吸道不包括
    A. 口腔
    B. 鼻腔
    C. 咽
    D. 喉
    E. 气管

124. 上呼吸道是指
    A. 鼻腔至肺
    B. 鼻腔至喉腔下界
    C. 鼻腔至气管分叉
    D. 喉腔至肺
    E. 喉腔至气管

（125～126题共用备选答案）
    A. 鼻
    B. 喉
    C. 咽
    D. 口腔
    E. 支气管

125. 属于下呼吸道的是

126. 呼吸道和消化道的共同通道是

127. 气管和支气管的构成中不包括
    A. 软骨
    B. 骨
    C. 肌肉
    D. 结缔组织
    E. 黏膜

128. 正常情况下气管位于
    A. 胸骨线
    B. 肩胛下角线
    C. 前正中线
    D. 胸骨上切迹正
    E. 锁骨中线

129. 右主支气管的叙述，正确的是
    A. 细而长
    B. 粗较陡直
    C. 前方有下腔静脉
    D. 不易落入异物
    E. 可在体表摸到

130. 有关支气管解剖结构特点的描述，正确的是
    A. 在右支气管从支气管升出后斜向下后方进入肺门

B. 两支气管之间的夹角为45°～65°
C. 右支气管细长比较倾斜
D. 左支气管短粗较为陡直
E. 异物易落入右支气管

131. 没有肺泡的最小的呼吸道是
    A. 终末支气管　　B. 肺泡管
    C. 肺泡囊　　　　D. 细支气管
    E. 支气管

132. 出入肺门的组织不包括
    A. 肺泡　　　　　B. 血管
    C. 淋巴管　　　　D. 神经
    E. 支气管

133. 构成肺叶的支气管属于
    A. 一级支气管　　B. 二级支气管
    C. 三级支气管　　D. 四级支气管
    E. 五级支气管

（134～135题共用备选答案）
    A. 肺门　　　　　B. 肺叶
    C. 肺根　　　　　D. 肺泡
    E. 肺段

134. 第二级支气管及其分支所辖的范围
135. 第三级支气管及其分支所辖的范围

136. 关于呼吸系统解剖，错误的是
    A. 胸膜是一层光滑的浆膜
    B. 贴在肺表面的胸膜叫脏胸膜
    C. 贴在胸廓内表面的胸膜叫壁胸膜
    D. 呼吸时胸膜腔容积不变化
    E. 吸气时胸膜腔内负压增大

（137～139题共用备选答案）
    A. 胸膜顶　　　　B. 肋胸膜
    C. 膈胸膜　　　　D. 纵隔
    E. 肋膈隐窝

137. 高出锁骨内侧1/3上方2～3 cm的是
138. 两侧纵隔胸膜之间所有的结构总称
139. 胸膜腔的最低部位是

140. 维持胸内负压的必要条件是
    A. 吸气肌收缩　　B. 呼气肌收缩
    C. 胸膜腔密闭　　D. 胸廓扩张
    E. 呼吸道存在一定阻力

141. 关于胸膜内的压力叙述错误的是
    A. 吸气时胸膜腔内负压增大
    B. 呼气时胸膜腔内变成正压
    C. 胸膜腔内保持负压状态
    D. 胸膜腔内压经常低于大气压
    E. 胸膜腔内负压有利于静脉血回流

142. 关于胸膜腔的叙述，错误的是
    A. 平静吸气时为正压
    B. 呼气时为负值减少
    C. 平静呼气时为负压
    D. 无论呼气还是吸气总为负值
    E. 深吸气时负值增大

143. 下列关于胸膜腔的描述错误的是
    A. 胸膜腔是一个潜在的开放腔隙
    B. 胸膜腔内为持续负压
    C. 吸气时胸膜腔内负压增大
    D. 正常人胸膜腔内也有少量液体起润滑作用
    E. 胸膜腔内压力是促进胸腔内静脉血和淋巴液回流的重要因素

144. 胸膜和胸膜腔的描述，错误的是
    A. 壁胸膜可分为肋胸膜、膈胸膜、纵隔胸膜和胸膜顶
    B. 胸膜腔呈负压
    C. 左右两侧胸膜腔之间是相通的
    D. 肋膈隐窝是坐立位时胸膜腔最低点
    E. 脏胸膜除覆于肺表面外，并伸入肺裂内与肺实质紧密连接

145. 呼吸时组织位移所产生的摩擦力称为
    A. 黏滞阻力　　　B. 惯性阻力
    C. 气道阻力　　　D. 肺弹性阻力
    E. 胸廓弹性阻力

146. 平静呼吸时的通气阻力主要来自
    A. 气道阻力　　　B. 惯性阻力
    C. 非弹性阻力　　D. 组织的黏滞阻力
    E. 肺和胸廓的弹性阻力

147. 男性，19岁，搬重物时突发左胸痛伴呼吸困难，体查：左肺叩诊鼓音，呼吸音消失，最可能的诊断是
    A. 急性心肌梗死　B. 左侧支气管病变

C. 肺大疱 D. 左侧浸润性肺结核

E. 自发性气胸

148. 红细胞的主要功能是

　A. 运输氧气　　　B. 消耗氧气

　C. 运输能量物质　D. 运输激素

　E. 血液凝聚

149. 氧气运输的主要载体是

　A. 白细胞　　　　B. 血红蛋白

　C. 血浆　　　　　D. 血小板

　E. 血细胞

150. 氧气在血液中存在的主要形式是

　A. 物理溶解

　B. 与水结合成可逆物质

　C. 与血红蛋白进行的化学结合

　D. 与球蛋白结合为可逆物质

　E. 与白蛋白结合为可逆物质

151. 血液中 CO_2 的主要运输形式是

　A. HCO_3^-

　B. H_2CO_3

　C. 氨基甲酸血红蛋白

　D. 物理溶解 CO_2

　E. CO_3^{2-}

152. 肺通气的过程指

　A. 鼻部呼吸过程

　B. 气管内气体出入过程

　C. 支气管内气体出入过程

　D. 肺和外界的气体交换的过程

　E. 肺泡内外的气体交换过程

153. 肺换气是指

　A. 外界空气与肺泡之间的气体交换

　B. 肺泡与肺毛细血管血液之间的气体交换

　C. 气体在血液中的运输

　D. 细胞通过组织液与血液之间的气体交换

　E. 静脉血液通过肺循环更换为动脉血液

154. 内呼吸是指

　A. 细胞器之间的气体交换

　B. 肺泡之间的气体交换

　C. 组织细胞和毛细血管血液之间的气体交换

　D. 肺换气

E. 肺通气

155. 决定肺内气体交换的主要因素是

　A. 气体的分压差　B. 气体的溶解度

　C. 气体的分子量　D. 气体的扩散系数

　E. 呼吸膜通透性

（156～159题共用备选答案）

　A. 动脉血液　　　B. 静脉血液

　C. 毛细血管血液　D. 组织液

　E. 细胞内液

156. 氧分压最低的是

157. 氧分压最高的是

158. 二氧化碳分压最低的是

159. 二氧化碳分压最高的是

160. 平静呼吸时，参与呼吸运动的肌肉是

　A. 肋间外肌　　　B. 肋间内肌

　C. 膈肌和胸大肌　D. 膈肌和肋间外肌

　E. 肋间外肌和肋间内肌

161. 主要的吸气肌是

　A. 腹肌　　　　　B. 膈肌

　C. 胸大肌　　　　D. 肋间内肌

　E. 肋间外肌

162. 主要的用力呼气肌是

　A. 腹肌　　　　　B. 膈肌

　C. 胸大肌　　　　D. 肋间外肌

　E. 肋间内肌

163. 正常人平静呼吸的频率约为

　A. 6～8次　　　　B. 8～10次

　C. 10～12次　　　D. 12～18次

　E. 20～25次

164. 平静呼吸时的通气阻力主要来自

　A. 气道阻力　　　B. 惯性阻力

　C. 非弹性阻力　　D. 组织的黏滞阻力

　E. 肺和胸廓的弹性阻力

165. 呼吸运动时，驱使气体进出肺的直接动力是

　A. 肺内压与大气压之差

　B. 肺内压与胸膜腔内压之差

　C. 肺内压与胸腔跨壁压之差

　D. 胸膜腔内压与大气压之差

　E. 胸膜腔内压与胸腔跨壁压之差

166. 肺表面活性物质的主要性质和作用
    A. 是磷脂，提高肺泡表面张力
    B. 是磷脂，降低肺泡表面张力
    C. 是糖蛋白，提高肺泡表面张力
    D. 是糖蛋白，降低肺泡表面张力
    E. 是糖脂，保护肺泡上皮

167. 下列关于肺泡表面活性物质的描述错误的是
    A. 维持肺泡的扩张状态
    B. 维持大小肺泡的容积恒定
    C. 降低肺泡表面张力
    D. 主要成分是二棕榈酰卵磷脂
    E. 由肺泡Ⅰ型细胞分泌

（168～170题共用备选答案）
    A. 潮气量   B. 残气量
    C. 深吸气量   D. 肺活量
    E. 时间肺活量

168. 最大吸气后呼出的最大气量是

169. 每次呼吸时吸入或呼出的气量是

170. 最大呼气末存留于肺中不能再呼出的气量是

171. 患者女，70岁，慢性咳嗽、咳痰3年余，双肺叩诊呈过清音，支气管镜检可见肺泡壁变薄，肺泡腔扩大，弹性纤维网破坏。该患者呼吸功能检查可能出现的结果是
    A. 潮气量大   B. 吸气储备大
    C. 呼气储备大   D. 残气量大
    E. 肺活量大

172. 患者女，75岁。反复咳嗽、咳痰10余年。查体：视诊肋间隙增宽，双侧语音震颤减弱。肺功能检查结果显示吸入支气管舒张药后，FEV1/FVC为60%，FEV1占预计值的50%。其可能出现的肺容量改变是
    A. 潮气量增加   B. 残气量增加
    C. 吸气储备量增加   D. 呼气储备量增加
    E. 深吸气量增加

173. 肺总量等于
    A. 潮气量 + 肺活量
    B. 潮气量 + 功能残气量
    C. 余气量 + 补气量
    D. 余气量 + 肺活量
    E. 肺活量 + 功能余气量

174. 肺容量最大的状态是
    A. 开放性气胸时   B. 胸廓自然位置时
    C. 平静呼气末   D. 深呼气末
    E. 深吸气末

175. 正常呼气末，肺内气体量相当于
    A. 余气量   B. 呼气储备量
    C. 功能残气量   D. 潮气量
    E. 肺总量

176. 反映通气功能潜力的指标是
    A. 肺活量   B. 时间肺活量
    C. 每分通气量   D. 肺泡通气量
    E. 最大通气量

177. 单位时间呼出的气量占肺活量的百分数称为
    A. 潮气量   B. 残气量
    C. 肺活量   D. 第一秒用力呼气量
    E. 时间肺活量

178. 正常成年人时间肺活量的第一秒应为
    A. 64%   B. 73%
    C. 83%   D. 93%
    E. 98%

179. 成年人呼吸解剖无效腔的容量为
    A. 70 mL   B. 90 mL
    C. 110 mL   D. 130 mL
    E. 150 mL

180. 呼吸频率15次/分，潮气量500 mL，解剖无效腔150 mL。则1分钟肺泡通气量是
    A. 7500 mL   B. 6750 mL
    C. 5250 mL   D. 4250 mL
    E. 3950 mL

181. 小儿呼吸运动的生理特点，错误的是
    A. 肺容量较成人大
    B. 潮气量较成人小
    C. 幼儿胸腹式呼吸
    D. 婴儿腹膈式呼吸
    E. 年龄越小呼吸越快

182. 老年患者肺功能改变的特点不包括
    A. 时间肺活量减少
    B. 功能残气量及呼吸储备功能减少

C. 肺总顺应性明显降低

D. 肺弹性回缩能力减弱

E. 解剖和生理死腔无明显改变

183. 每分钟吸入肺泡的新鲜空气量是

　　A. 余气量　　　　B. 肺活量

　　C. 功能余气量　　D. 用力肺活量

　　E. 肺泡通气量

184. 正常成年人安静时，通气/血流比值的正常值是

　　A. 0.48　　　　　B. 0.58

　　C. 0.64　　　　　D. 0.84

　　E. 8.4

185. 调节呼吸运动的基本中枢位于

　　A. 脊髓　　　　　B. 延髓

　　C. 脑桥　　　　　D. 下丘脑

　　E. 大脑皮层

186. 初级呼吸中枢是

　　A. 大脑　　　　　B. 间脑

　　C. 脑桥　　　　　D. 脊髓

　　E. 延髓

187. 下面不属于内分泌系统的是

　　A. 甲状腺　　　　B. 松果体

　　C. 垂体　　　　　D. 胰腺

　　E. 乳腺

188. 对内分泌系统的描述，错误的是

　　A. 由内分泌腺和内分泌组织构成

　　B. 内分泌腺和内分泌组织都有排泄管

　　C. 分泌的物质称为激素

　　D. 分泌的物质作用于特定的器官

　　E. 内分泌腺的功能亢进将影响机体的正常功能

189. 成对的内分泌腺是

　　A. 垂体　　　　　B. 甲状腺

　　C. 松果体　　　　D. 胰岛

　　E. 肾上腺

190. 成人手指、脚趾末端肥大，是哪项激素异常

　　A. 生长激素　　　B. 甲状腺激素

　　C. 甲状旁腺激素　D. 去甲肾上腺素

　　E. 肾上腺素

191. 生长激素的自然分泌量何时最高

　　A. 进餐后　　　　B. 清晨

　　C. 晚间入睡后　　D. 体力活动前

　　E. 以上均不是

192. 甲状腺的解剖哪项错误

　　A. 甲状腺位于颈前区，呈H型

　　B. 分为左右两个侧叶和中间的峡部

　　C. 甲状腺峡部多位于第2～第4气管软骨环前面

　　D. 两侧叶贴附在喉和气管的侧面，上达甲状软骨中部，下抵第6气管软骨环

　　E. 甲状腺有一层被膜

193. 影响神经系统发育的最重要的激素是

　　A. 肾上腺素　　　B. 甲状腺激素

　　C. 生长激素　　　D. 胰岛素

　　E. 醛固酮

194. 甲状旁腺的功能是

　　A. 分泌甲状腺激素，参与调节钙磷代谢

　　B. 调节新陈代谢

　　C. 分泌不足时，易发生骨折

　　D. 分泌亢进时，可导致手足抽搐症

　　E. 升高钙浓度

195. 甲状旁腺分泌不足时可引起

　　A. 黏液性水肿　　B. 呆小症

　　C. 手足抽搐　　　D. 突眼

　　E. 易发生骨折

196. 属于肾上腺皮质激素的是

　　A. 醛固酮　　　　B. 胰岛素

　　C. 胰高血糖素　　D. 甲状腺激素

　　E. 降钙素

197. 由肾上腺皮质球状带细胞分泌的是

　　A. 盐皮质激素　　B. 肾上腺素

　　C. 糖皮质激素　　D. 雄激素

　　E. 甲状腺素

198. 由肾上腺皮质网状带细胞分泌的

　　A. 盐皮质激素　　B. 肾上腺素

　　C. 糖皮质激素　　D. 雄激素

　　E. 甲状腺素

199. 主要分泌糖皮质激素的是

　　A. 甲状旁腺

　　B. 肾上腺髓质

　　C. 肾上腺皮质球状带

D. 肾上腺皮质束状带

E. 肾上腺皮质网状带

200. 醛固酮的主要作用是

A. 保钾排钠　　　B. 保钠排钾

C. 保钠保钾　　　D. 保钠排氢

E. 保钾排氢

201. 对钠离子和钾离子的影响最大的激素是

A. 皮质酮　　　　B. 胰岛素

C. 醛固酮　　　　D. 甲状腺素

E. 甲状旁腺素

202. 患者出现向心性肥胖的特殊体形,提示

A. 甲状腺激素分泌过多

B. 生长素分泌过多

C. 肾上腺素分泌过多

D. 肾上腺糖皮质激素分泌过多

E. 胰岛素分泌不足

203. 下列关于应激反应的叙述正确的是

A. 应激反应发生时,血中的 ACTH 浓度和糖皮质激素浓度会增加

B. 应激反应发生时,血中的 ACTH 浓度和糖皮质激素浓度会减少

C. 应激反应发生时,血中的 ACTH 浓度会增加,糖皮质激素浓度会减少

D. 应激反应发生时,血中的 ACTH 浓度会减少,糖皮质激素浓度会增加

204. 具有降低血糖作用的激素是

A. 生长素　　　　B. 皮质醇

C. 胰高血糖素　　D. 胰岛素

E. 肾上腺素

205. 胰腺中分泌胰岛素的细胞是

A. α 细胞　　　　B. β 细胞

C. PP 细胞　　　　D. D 细胞

E. D1 细胞

206. 胰岛素分泌最主要的调节因素是

A. 副交感神经功能

B. 交感神经功能

C. 血糖浓度

D. 血压

E. 食欲

207. 运动过程中降低血糖的激素

A. 皮质醇　　　　B. 胰高血糖素

C. 肾上腺素　　　D. 生长激素

E. 胰岛素

208. 产生精子和分泌男性激素的器官为

A. 卵巢　　　　　B. 子宫

C. 前庭大腺　　　D. 睾丸

E. 前列腺

209. 关于前列腺的位置与毗邻的描述,不正确的是

A. 位于膀胱和尿生殖膈之间

B. 前面距耻骨联合后面约 2 cm,二者间有阴部静脉丛等

C. 后面与直肠毗邻,故活体通过直肠指诊可触及

D. 底与精囊腺,输精管壶腹相接触

E. 肛门指检无法摸到

210. 女性内生殖器不包括

A. 前庭大腺　　　B. 阴道

C. 子宫　　　　　D. 输卵管

E. 卵巢

211. 产生卵子和分泌女性激素的器官为

A. 卵巢　　　　　B. 子宫

C. 输卵管　　　　D. 阴道

E. 前庭大腺

212. 女性内生殖器不包括

A. 卵巢　　　　　B. 子宫

C. 阴道　　　　　D. 输卵管

E. 输尿管

213. 女性结扎部位是

A. 输卵管子宫部　B. 输卵管峡部

C. 输卵管壶腹　　D. 输卵管漏斗

E. 输卵管伞

214. 输卵管受精的部位是

A. 输卵管子宫部　B. 输卵管壶腹

C. 输卵管漏斗　　D. 输卵管峡

E. 以上都是

215. 有关女性尿道的描述,错误的是

A. 长约 4 cm,直径 6 mm

B. 前方为耻骨联合

C. 后方为阴道前壁

D. 开口于阴道前庭

E. 较男性尿道短但较之弯曲

216. "子宫附件"是指

　　A. 输卵管和卵巢　　B. 子宫和卵巢

　　C. 子宫和输卵管　　D. 阴道和子宫

　　E. 子宫、输卵管和卵巢

（217～218题共用备选答案）

　　A. 子宫圆韧带　　B. 子宫主韧带

　　C. 子宫阔韧带　　D. 盆骨漏斗韧带

　　E. 骶子宫韧带

217. 限制子宫向两侧运动的韧带是

218. 维持子宫前倾的韧带是

219. 左肾上端平的椎体是

　　A. 第11胸椎　　B. 第12胸椎

　　C. 第1腰椎　　D. 第2腰椎

　　E. 第3腰椎

220. 右肾下端平的椎体是

　　A. 第11胸椎　　B. 第12胸椎

　　C. 第1腰椎　　D. 第2腰椎

　　E. 第3腰椎

221. 右肾位于

　　A. $T_{10} \sim T_{11}$　　B. $T_{11} \sim L_2$

　　C. $T_{12} \sim L_3$　　D. $T_{12} \sim L_4$

　　E. $L_2 \sim L_3$

222. 肾炎叩痛的位置

　　A. 竖脊肌外侧缘和第10肋的夹角处

　　B. 竖脊肌外侧缘和第11肋的夹角处

　　C. 竖脊肌外侧缘和第12肋的夹角处

　　D. 竖脊肌外侧缘和第9肋的夹角处

　　E. 以上全错

223. 关于肾脏功能的叙述，错误的是

　　A. 排除大部分代谢终产物以及异物

　　B. 调节细胞外液量和渗透压

　　C. 保留重要电解质，排出氢离子，维持酸碱平衡

　　D. 抗利尿作用

　　E. 具有内分泌功能

224. 在排尿过程中，副交感神经兴奋可引起

　　A. 排尿减少

　　B. 膀胱逼尿肌收缩

　　C. 膀胱逼尿肌舒张

　　D. 尿道内括约肌收缩

　　E. 膀胱颈平滑肌收缩

225. 调节尿液生成的因素不包括

　　A. 抗利尿激素

　　B. 胰岛素

　　C. 肾素 – 血管紧张素 – 醛固酮系统

　　D. 心房利尿钠肽

　　E. 血钠水平

226. 肾小球滤过的直接动力是

　　A. 动脉血压

　　B. 入球小动脉血压

　　C. 肾小球毛细血管血压

　　D. 血浆胶体渗透压

　　E. 肾小囊内压

227. 能使肾小球滤过率减少的因素是

　　A. 肾小球毛细血管的血浆流量增加

　　B. 肾小球毛细血管血压升高

　　C. 肾小球出球小动脉扩张

　　D. 肾小球有效滤过压降低

　　E. 肾小球入球小动脉扩张

228. 在尿液生成过程中，重吸收作用主要发生在肾小管的

　　A. 近曲小管　　B. 髓袢降支细段

　　C. 髓袢升支细段　　D. 远端小管直部

　　E. 远端小管曲部

229. 正常成人的膀胱容量通常是

　　A. 200～250 mL　　B. 250～300 mL

　　C. 350～500 mL　　D. 800～900 mL

　　E. 900～1000 mL

230. 膀胱功能训练患者每次尿量大约控制在多少为宜

　　A. 200 mL　　B. 300 mL

　　C. 400 mL　　D. 600 mL

　　E. 700 mL

231. 与膀胱控制无关的因素是

　　A. 膀胱收缩和舒张功能

　　B. 肾脏功能

　　C. $S_2 \sim S_4$ 神经

　　D. $T_{11} \sim L_1$ 交感神经

　　E. 尿道长度

232. 膀胱控制的相关因素不包括
   A. 自主神经支配　　B. 中枢神经支配
   C. 膀胱括约肌功能　D. 膀胱逼尿肌功能
   E. 尿道功能

233. 排尿反射的高位中枢位于
   A. 大脑皮质　　　　B. 脑干
   C. 大脑皮质和脑干　D. 延髓
   E. 丘脑

234. 患者男，48岁，多饮、多尿10天。患者10天前出现饮水明显增多，尿量增多，每天尿量可达6~7L，化验示抗利尿激素明显降低。则该患者发生病变的部位最可能位于
   A. 脑桥　　　　B. 脑干
   C. 大脑半球　　D. 垂体
   E. 小脑

235. 关于运动对机体的影响，不正确的是
   A. 肌细胞丧失水分
   B. 活动时肌细胞内 Na^+ 浓度升高
   C. 血浆中 Na^+ 升高
   D. 运动后尿中 Na^+ 排出降低
   E. 从汗中排出的 Na^+ 浓度升高

236. 关于消化和吸收的概念，叙述错误的是
   A. 消化是食物在消化道内被分解为小分子的过程
   B. 消化可分为机械性和化学性两种
   C. 小分子物质透过消化道黏膜进入血液循环的过程称为吸收
   D. 消化与吸收是两个相关的过程
   E. 化学性消化不需要消化酶的参与

237. 食物通过消化道黏膜，进入血液和淋巴循环的过程为
   A. 吸收　　　　B. 化学性吸收
   C. 消化　　　　D. 机械消化
   E. 化学性消化

238. 胃排空的原动力是
   A. 胃运动
   B. 胃内容物的体积
   C. 幽门括约肌的活动
   D. 食物理化性质对胃黏膜刺激
   E. 胃内压与十二指肠内压差

239. 胃炎发作时的疼痛属于
   A. 表层疼痛　　B. 深层疼痛
   C. 内脏疼痛　　D. 中枢疼痛
   E. 放射性疼痛

240. 上消化道出血最常见的病因是
   A. 全身性疾病
   B. 消化性溃疡
   C. 门脉肝硬化致食管静脉曲张
   D. 急性单纯性胃炎
   E. 胆结石合并感染

241. 十二指肠球部溃疡疼痛部位的体表定位，中心点在
   A. 两肋弓最下缘连线之中点
   B. 两肋弓最下缘连线之中点右侧约3 cm
   C. 两肋弓最下缘连线之中点左侧约3 cm
   D. 左锁骨中线与肋弓的交点
   E. 右锁骨中线与肋弓的交点

242. 小肠特有的运动形式是
   A. 紧张性收缩　B. 容受性舒张
   C. 分节运动　　D. 蠕动
   E. 多袋推进运动

243. 小肠是吸收的主要部位，与此项功能有关的特征是
   A. 长度长　　B. 壁厚
   C. 面积大　　D. 通透性大
   E. 有缝隙连接

244. 结肠吸收的物质主要是
   A. 糖　　　　B. 脂肪
   C. 蛋白质　　D. 水分
   E. 矿物质

245. 营养物消化吸收最重要的部位是
   A. 胃　　　　B. 十二指肠
   C. 小肠　　　D. 大肠
   E. 直肠

246. 患者男，55岁，右侧肢体活动不灵1月余，吞咽功能障碍，持续鼻饲。与正常人相比，患者体内未参与消化进入胃部食物的酶是
   A. 胃蛋白酶　　B. 胰蛋白酶
   C. 胰脂肪酶　　D. 唾液淀粉酶
   E. 胰淀粉酶

247. 激活胰蛋白酶原的物质是
    A. 盐酸   B. 组织液
    C. 肠激活酶   D. 胰蛋白酶本身
    E. 糜蛋白酶

248. 胆汁中与消化有关的是
    A. 胆固醇   B. 胆色素
    C. 胆盐   D. 胆绿素
    E. 胆黄素

249. 不属于唾液的功能的是
    A. 消化蛋白质   B. 消化淀粉
    C. 湿润和溶解食物 D. 杀菌
    E. 消化作用

250. 儿童在大量进食汉堡、可乐后，进行中等强度运动，可导致胃的排空
    A. 加速   B. 延缓
    C. 先加速后延缓 D. 不排空
    E. 停止

251. 由伤害性感受器本身释放的致痛物质是
    A. 组胺   B. P物质
    C. ATP   D. 缓激肽
    E. 白三烯

252. 局部损伤的细胞的酶促合成的致痛物质是
    A. 钙离子   B. 氢离子
    C. 内啡肽   D. 缓激肽
    E. P物质

253. 闸门学说用以解释
    A. 疼痛的调控机制 B. 痉挛的发生机制
    C. 运动的控制机制 D. 本体感觉的调节机制
    E. 反射的发生机制

254. 关于疼痛的调控机制的叙述，错误的是
    A. 闸门学说
    B. γ-氨基丁酸能和阿片肽能神经元的节段性调控
    C. 上行调控通路
    D. 内源性镇痛机制
    E. 认知调控

255. 痛觉的初级中枢是
    A. 脊髓背角   B. 脊髓前角
    C. 脊髓第1～5胸段 D. 延髓的迷走神经背核
    E. 下丘脑

256. 属于痛觉传导束的是
    A. 薄束   B. 楔束
    C. 视束   D. 脊髓丘脑束
    E. 锥体束

257. 引起定位明确的痛觉整合中枢是位于
    A. 脊髓背角
    B. 脊髓前角
    C. 丘脑内外侧核群神经元
    D. 下丘脑视前区
    E. 延髓的迷走神经背核

258. 关于痛觉的叙述，错误的是
    A. 痛觉是一种复杂的感觉，常伴有不愉快的情绪活动和防卫反应
    B. 内脏病变可引起牵涉痛
    C. 内脏痛与快痛都是伤害性刺激作用的结果
    D. 内脏痛与慢痛不同，前者发生时没有情绪变化
    E. 中枢性疼痛多数是严重的顽固性疼痛

259. 镇痛注射疗法常用的注射部位是
    A. 血管内   B. 疼痛部位
    C. 蛛网膜下腔   D. 神经干周围
    E. 臂丛神经周围

260. 患者男，28岁，转移性右下腹疼痛半天。查体：腹肌紧张，麦氏点压痛（+）。该患者腹痛性质属于
    A. 表层疼痛   B. 深层疼痛
    C. 内脏疼痛   D. 中枢疼痛
    E. 幻痛

261. 肩周炎肩周疼痛的性质属于
    A. 深部疼痛   B. 躯体疼痛
    C. 内脏疼痛   D. 神经病理性疼痛
    E. 中枢疼痛

262. 内脏痛的主要特点是
    A. 刺痛   B. 钝痛
    C. 牵涉痛   D. 定位不精确
    E. 对尖锐刺激敏感

263. 关于内脏痛的特点，描述正确的是
    A. 尖锐的刺痛
    B. 潜伏期和持续时间短
    C. 定位不准确

D. 不伴有情绪和心血管反应

E. 对牵拉性刺激不敏感

264. 患者男，39岁，长期上腹部疼痛，钡餐检查可见十二指肠球部影。关于其疼痛的特点叙述不正确的是

A. 定位不准确   B. 较为弥散

C. 周期性疼痛   D. 牵拉可缓解疼痛

E. 多在空腹时发生

265. 患者女，30岁，头面部烧伤，疼痛难忍。参与其疼痛传导的神经纤维是

A. 三叉神经   B. 面神经

C. 视神经   D. 动眼神经

E. 嗅神经

266. 内脏疼痛主要以____纤维传导

A. Aα   B. Aβ

C. Aγ   D. Aδ

E. C

267. 传导躯体疼痛的主要神经纤维属于

A. Ia 纤维   B. Ib 纤维

C. Aβ 纤维   D. Aγ 纤维

E. Aδ 纤维

268. 皮肤和躯体黏膜的痛觉是

A. 表层疼痛   B. 深层疼痛

C. 内脏疼痛   D. 中枢疼痛

E. 心理性疼痛

269. 关于慢痛的特点，叙述不正确的是

A. 感觉比较模糊

B. 定位不准确

C. 常无明显的情绪反应

D. 痛阈较高

E. 由 C 类无髓鞘纤维传导

270. 患者男，25岁，转移性右下腹疼痛2小时，B超检查显示：阑尾区炎性包块，此种疼痛的主要传导神经纤维是

A. Aα 纤维   B. Aβ 纤维

C. Aδ 纤维   D. B 纤维

E. C 纤维

271. 第二痛觉阶段的标志性感觉是

A. 压觉   B. 振动觉

C. 烧灼觉   D. 锐痛

E. 钝痛

(272～273题共用备选答案)

A. 表层疼痛

B. 深层疼痛

C. 内脏疼痛

D. 中枢疼痛

E. 神经病理性疼痛

272. 定位准确、分辨清晰，多属于快痛或锐痛的痛觉常常是

273. 神经系统原发和（或）继发性损害、功能障碍或短暂性紊乱引起的疼痛为

第五章 物理学基础

必做考题

1. 电场的含义是
   A. 电压
   B. 电流
   C. 电力
   D. 电荷周围电力作用所及的空间
   E. 电流所流过的空间

2. 电流按什么方向流动
   A. 从正到负
   B. 从负到正
   C. 先正后负
   D. 先负后正
   E. 双相

3. 电荷周围电力作用所及的空间称为
   A. 磁场
   B. 电场
   C. 电磁场
   D. 电流
   E. 电磁波

4. 变化的电场及与其密切联系的磁场称为
   A. 电流
   B. 电场
   C. 磁场
   D. 电磁场
   E. 电磁波

5. 1GHz 等于多少 Hz
   A. 100 Hz
   B. 1000 kHz
   C. 10 MHZ
   D. 100 MHZ
   E. 1000 MHz

6. 波长的概念是
   A. 从一个波峰至下一个波峰之间的距离长度
   B. 从一个波峰至下一个波峰之间的时间长度
   C. 从一个波峰至下一个波谷之间的距离长度
   D. 从一个波峰至下一个波谷之间的时间长度
   E. 从一个波峰至这一个波止点的距离长度

7. 电压的计量单位为
   A. MHz
   B. μs
   C. mA
   D. V
   E. m/s

8. 电阻的计量单位为
   A. 伏特
   B. 欧姆
   C. 安培
   D. 瓦特
   E. 赫兹

9. 电流、电压和电阻的正确关系是
   A. 电流 = 电压 × 电阻
   B. 电压 = 电流 × 电阻
   C. 电阻 = 电压 × 电流
   D. 电压 = 电流 / 电阻
   E. 电压 = 电阻 / 电流

10. nm 的中文是
    A. 微米
    B. 纳米
    C. 毫米
    D. 厘米
    E. 米

11. 1 nm 等于
    A. 千分之一厘米
    B. 千分之一毫米
    C. 千分之一微米
    D. 百分之一微米
    E. 百分之一毫米

12. 正离子是
    A. 中子失去电子
    B. 中子获得电子
    C. 原子失去电子
    D. 原子获得电子
    E. 质子

（13～14 题共用备选答案）
   A. 电学上呈中性
   B. 带正电荷
   C. 带负电荷
   D. 一端带正电荷，另一端带负电荷
   E. 正负电荷位置互相重叠

13. 关于电子的叙述，正确的是

14. 关于无极分子的叙述，正确的是

15. 关于人体对电流强度的分级排列中，正确的是
   A. 感觉阈 – 耐受阈 – 运动阈
   B. 运动阈 – 感觉阈 – 耐受阈
   C. 感觉阈 – 运动阈 – 耐受阈
   D. 运动阈 – 耐受阈 – 感觉阈
   E. 耐受阈 – 感觉阈 – 运动阈

16. 电的导体的确切定义是
   A. 电容体   B. 电解质
   C. 电介质   D. 能传导热的物体
   E. 能传导电流的物体

17. 能够传导电流的物体称为
   A. 电解质   B. 电介质
   C. 导体   D. 偶极子
   E. 绝缘体

18. 下列人体组织中，属于优导体的是
   A. 淋巴液   B. 神经
   C. 脂肪   D. 指甲
   E. 骨

19. 下列属于良导体的人体部位是
   A. 指甲   B. 肌肉
   C. 牙齿   D. 干皮肤
   E. 干头发

20. 人体组织中导电性属于绝缘体的是
   A. 皮肤   B. 脂肪
   C. 肌肉   D. 神经
   E. 牙齿

（21～23题共用备选答案）
   A. 血清   B. 肌肉
   C. 脂肪   D. 头发
   E. 骨

21. 属于优导体的是
22. 属于绝缘体的是
23. 属于良导体的是

24. 在干燥的情况下，交流电的安全电压一般不应超过
   A. 100 V   B. 200 V
   C. 65 V   D. 36 V
   E. 12 V

25. 有关电疗法的安全操作规范，不正确的是
   A. 操作者手足、皮肤和衣服应保持干燥
   B. 植有心脏起搏器者不得进行高频电疗，也不得接近高频电疗室
   C. 手表、助听器、移动电话均应远离高频电疗仪
   D. 患者接受治疗时必须保持安静，可以看书、报或入睡
   E. 使用仪器前应先检查仪器及其各部件是否完整无损，能否正常工作，不得使用有故障、破损、接触不良的仪器

26. 设备导致电伤的原因不包括
   A. 导线破损   B. 电压过大
   C. 电流过强   D. 设备地线接地
   E. 设备安装错误

27. 有关触电伤致心跳呼吸骤停的紧急处理，错误的是
   A. 迅速切断电源
   B. 迅速用手将伤者拉离电源
   C. 就地人工呼吸
   D. 体外心脏按压
   E. 呼叫急救医生

28. 患者男，36岁。工作中不慎触电，昏倒在地，现场的急救首先是
   A. 迅速切断电源   B. 人工呼吸
   C. 体外心脏按摩   D. 立即电除颤
   E. 肾上腺素静推

29. 电荷流动方向不随时间而改变的电流为
   A. 干扰电   B. 感应电
   C. 直流电   D. 高频电
   E. 中频电

30. 不属于直流电对人体的理化作用基础的是
   A. 两电极之间存在不稳定的电势差
   B. 组织内各离子向一定方向移动
   C. 组织内离子移动形成电流
   D. 组织内离子移动形成体液中离子浓度的对比变化
   E. 直流电引起体内酸碱度发生局部改变

31. 关于交流电的定义，正确的是
   A. 大小和方向不停地变化的电流、电压
   B. 按正弦或余弦规律变化的电流、电压
   C. 大小和方向随时间作周期变化的电流、电压
   D. 导线在磁场中切割磁线所得的电流、电压
   E. 线圈在磁场中转动所得的电流、电压

32. 直流电通过 NaCl 溶液时，阴极下产生的气体是
    A. O_2　　　　　B. H_2
    C. H_2O　　　　D. HCl
    E. CO_2

33. 关于离子水化的概念，正确的是
    A. 水溶液中的离子
    B. 水与离子相
    C. 在水溶液中离子被水包围
    D. 在电解质溶液中离子被水偶极子所包围
    E. 在电解质溶液中水偶极子被离子所包围

34. 关于低频电疗法的叙述，错误的是
    A. 刺激神经、肌肉引起肌肉收缩，是一种被动运动
    B. 与高频一样产生热
    C. 有促进骨成长愈合的作用
    D. 正弦波较为舒适，不易引起疼痛
    E. 具有促进血液循环的功效

35. 神经肌肉电刺激疗法一般不用于
    A. 下运动神经元损伤或疾病所致肌肉失神经支配
    B. 失用性肌萎缩
    C. 习惯性便秘
    D. 宫缩无力
    E. 痉挛性瘫痪

36. 下列哪种情况不可以用 TENS 治疗
    A. 腰痛　　　　　B. 骨关节炎
    C. 癌痛　　　　　D. 网球肘
    E. 局部感觉缺失

37. 患者男，45岁，因脑出血入院，进行相应治疗，现处于软瘫期。卧床期为防止肌肉萎缩，首选的治疗是
    A. FES　　　　　B. NMES
    C. 超声波　　　D. 超短波
    E. 蜡疗

38. 脉冲电流持续时间与脉冲间歇时间的比值指的是
    A. 脉冲上升时间　B. 脉冲下降时间
    C. 占空比　　　　D. 通断比
    E. 脉冲周期

39. 三角波的有效波宽等于
    A. 脉冲上升时间（t升）
    B. 脉冲下降时间（t降）
    C. 脉冲上升时间（t升）与脉冲下降时间（t降）之和
    D. 脉冲上升时间（t升）与脉冲间歇时间（t止）之和
    E. 脉冲上升时间（t升）、脉冲下降时间（t降）、脉冲间歇时间（t止）之和

40. 医学上把中频电流频率规定为
    A. 100～1000 Hz　　　B. 100～100000 Hz
    C. 1000～100000 Hz　D. 1000～1000000 Hz
    E. 10000～100000 Hz

41. 调制中频电流中载波是指起什么作用的什么电流
    A. 载送传递低频信号的等幅中频电流
    B. 载送传递中频信号的低频电流
    C. 经过调制的中频电流
    D. 经过调制的低频电流
    E. 经过调制的低中频电流

42. 关于中频脉冲电治疗时应注意的事项，错误的是
    A. 注意治疗部位有无金属异物
    B. 注意不要任意挪动体位
    C. 治疗时可睡眠休息
    D. 患者身体与金属物间应绝缘
    E. 治疗前注意检查设备是否完好

43. 患者男，65岁，反复咳嗽咳痰 10 年，加重 3 天。为改善症状可以选用的理疗方式是
    A. 超短波疗法　　B. 中频电疗法
    C. 低周波疗法　　D. 高压氧
    E. 超声波

44. 患者女，1个月前因车祸致左前臂尺桡骨中段骨折，已行钢板内固定术，绝对禁忌的理疗是
    A. 短波疗法　　　B. 蜡疗
    C. 偏振光　　　　D. 小剂量超声波
    E. 磁疗

45. 患者男，20岁，打篮球时不慎扭伤致踝关节肿痛，经治疗半月后，肿痛消失，但行走时踝关节局部仍疼痛，触诊局部有硬块，轻度压痛。进一步最适宜的治疗是
    A. 超短波疗法　　B. 直流电疗法
    C. 超声波疗法　　D. 磁疗法
    E. 冷疗法

46. 短波、超短波电容场法治疗时，应注意
   A. 导线应打圈
   B. 两电极板应尽量靠近
   C. 机器应调谐
   D. 导线应交叉
   E. 电极与治疗部位表面紧贴，无间隙

47. 强度—时间曲线检查结果为正常曲线表示
   A. 最短反应时正常，曲线无弯折，时值小于 1 ms
   B. 最短反应时明显延长，曲线无弯折
   C. 最短反应时正常，曲线无弯折，时值大于 1 ms
   D. 最短反应时延长，曲线有弯折，时值可能不正常，但不大于 10 ms
   E. 最短反应时缩短，曲线有弯折

48. 人最大用力收缩时，插入针电极电位波正常是
   A. 单纯相   B. 混合型
   C. 干扰型   D. 正锐波
   E. 巨大电位

49. 带电荷的物体本身不做运动，其所带的电荷也静止不作定向运动，称为
   A. 静电感应   B. 静电场
   C. 静电   D. 极化
   E. 超极化

（50～52题共用备选答案）
   A. 直流电   B. 正弦电流
   C. 交流电   D. 方波
   E. 脉冲电流

50. 方向和强度随时间作周期性变化的电流是
51. 电流或电压按一定规律反复地由某一电位水平上瞬间出现，然后又瞬间消失的电流是
52. 电流强度呈正弦波形变化的电流是

（53～55题共用备选答案）
   A. 等幅振荡电流   B. 减幅振荡电流
   C. 脉冲等幅振荡电流 D. 脉冲减幅振荡电流
   E. 等幅正弦中频电流

53. 振荡幅度不变的电流是
54. 呈现有规律的脉冲波组的等幅振荡电流是
55. 振荡幅度逐步减少至消失的电流是

（56～59题共用备选答案）
   A. 静电   B. 传导电流
   C. 位移电流   D. 介电常数
   E. 脉冲减幅振荡电流

56. 电荷在导体中流动传导所产生的电流，称为
57. 偶极子内束缚电荷位置移动所产生的电流，称为
58. 某介质加入电场后对电场特性影响的程度，称为
59. 带电荷的物体本身不做运动，其所带的电荷也静止不做定向运动，称为

60. 可见七色光的组成包括
   A. 红、橙、黄、绿、蓝、靛、紫
   B. 红、橙、黄、绿、蓝、褐、紫
   C. 蓝、靛、褐、红、橙、粉、绿
   D. 红、橙、黄、白、蓝、靛、紫
   E. 红、橙、黄、白、蓝、青、紫

61. 光波按波长由长到短的排列为
   A. 红外线、可见光、紫外线
   B. 紫外线、可见光、红外线
   C. 紫外线、红外线、可见光
   D. 紫外线、无线电、可见光
   E. 紫外线、X 射线、可见光

62. 光波波谱可以分为
   A. 光波、可见光
   B. 光波、不可见光
   C. 可见光与不可见光
   D. 红外线、可见光、紫外线
   E. 红外线与紫外线

63. 关于光谱的描述，错误的是
   A. 光谱位于无线电波和 X 线之间
   B. 红外线的波长最长，位于红光之外
   C. 紫外线的波长最短，位于紫光之外
   D. 红外线和紫外线为可见光线
   E. 光谱分为红外线、可见光、紫外线

64. 患者男，双臀部广泛脓肿形成，已经行脓肿切开引流并抗生素治疗。复查 B 超，显示仍有较多脓肿存在。此时首选的理疗是
   A. 红外线   B. 磁疗
   C. 干扰电   D. 抗生素直流电离子导入
   E. 超声波

65. 针对表面不新鲜的溃疡，紫外线照射的剂量应为
   A. 亚红斑量   B. 阈红斑量

C. 弱红斑量   D. 强红斑量
E. 超强红斑量

66. 患儿男，5岁，出现发热、咽痛，经检查诊断为化脓性扁桃体炎。欲行紫外线治疗，应首选的剂量是
    A. 亚红斑量   B. 弱红斑量
    C. 红斑量   D. 强红斑量
    E. 超强红斑量

67. 影响紫外线生物剂量的因素不包括
    A. 部位   B. 年龄
    C. 性别   D. 肤色
    E. 遗传

68. 紫外线色素沉着最有效的波长为
    A. 180 nm＞280 nm＞380 nm
    B. 254 nm＞297 nm＞340 nm
    C. 260 nm＞310 nm＞350 nm
    D. 220 nm＞290 nm＞360 nm
    E. 270 nm＞320 nm＞340 nm

69. 紫外线杀菌作用最强的是
    A. 224～247 nm   B. 254～257 nm
    C. 264～277 nm   D. 274～287 nm
    E. 297～300 nm

70. 紫外线致红斑作用最强的是
    A. 224～247 nm   B. 254～257 nm
    C. 264～277 nm   D. 274～287 nm
    E. 297～300 nm

71. 身体的各部位对紫外线的敏感性不同，敏感性最高的部位是
    A. 颈、面、背、腰
    B. 手足、胸、腹
    C. 肢体、胸、腹
    D. 胸、腹、背、腰
    E. 手足、腰、背

72. 患者男，30岁，左股骨干中下段开放性骨折，钢板内固定术后2周，刀口部位有红肿，有液体渗出，此时可以选择的理疗方法是
    A. 超短波疗法   B. 紫外线疗法
    C. 磁疗法   D. 微波疗法
    E. 干扰电疗法

73. 患者初次进行紫外线治疗前应先测定生物剂量，窗孔暴露的固定时间间隔通常为
    A. 4秒   B. 5秒
    C. 6秒   D. 7秒
    E. 8秒

74. 划分短波紫外线与中波紫外线的波长是
    A. 180 nm   B. 253 nm
    C. 280 nm   D. 320 nm
    E. 400 nm

（75～77题共用备选答案）
    A. 180～280 nm   B. 280～320 mn
    C. 320～400 nm   D. 760～1500 nm
    E. 15 nm～1.5 μm

75. 短波紫外线的波长是

76. 中波紫外线的波长是

77. 长波紫外线的波长是

78. 医学常用的光波波长计量单位是
    A. 米   B. 分米
    C. 厘米   D. 毫米
    E. 纳米

79. 光从一种媒质进入另一种媒质时，其传播方向改变的现象称为
    A. 反射   B. 折射
    C. 散射   D. 透过
    E. 吸收

80. 光的传播中
    A. 入射角＝折射角
    B. 入射角＝反射角
    C. 入射能量＝折射能量
    D. 入射能量＝反射能量
    E. 入射能量＝吸收能量

81. 光的传播的正确说法是
    A. 光从一种媒质进入另一种媒质时，传播方向改变
    B. 反射的光能与投射的光能相同
    C. 不同材质的反射罩反射系数相同
    D. 光的吸收越多，穿透越深
    E. 紫外线的有效穿透深度大于红外线

82. 关于光的传播，正确的是
    A. 反射的光能与投射的光能相同

B. 折射角等于入射角

C. 光的吸收越多,穿透越浅

D. 不同材质的反射罩反射系数相同

E. 紫外线的有效穿透深度大于红外线

83. 被照物体单位面积上所受的光的能量是

    A. 亮度   B. 强度

    C. 深度   D. 照度

    E. 功率

84. 光的平方反比定律指

    A. 点状光源垂直照射时,物体表面接收的照度与光源强度成正比,与光源距离的平方成反比

    B. 点状光源垂直照射时,物体表面接收的照度与光源强度成反比,与光源距离的平方成正比

    C. 被照物体表面的照度与光线入射角的正弦成比

    D. 被照物体表面的照度与光线入射角的余弦成比

    E. 被照物体表面的照度与光线入射角的余弦成反比

85. 根据光的照度定律,点状光源垂直照射物体时,照度与

    A. 光源距离的平方成反比

    B. 光源距离成反比

    C. 光源距离成正比

    D. 光源距离的平方成正比

    E. 距离无关

86. 关于光照的正确叙述是

    A. 与距离有关,与角度无关

    B. 与距离无关,与角度有关

    C. 与距离、角度都有关

    D. 与温度有关,与湿度无关

    E. 与温度无关,与湿度有关

87. 光的照度余弦定律指

    A. 点状光源垂直照射时,物体表面接收的照度与光源强度成正比,与光源距离的平方成反比

    B. 点状光源垂直照射时,物体表面接收的照度与光源强度成反比,与光源距离的平方成正比

    C. 被照物体表面的照度与光线入射角的正弦成正比

    D. 被照物体表面的照度与光线入射角的余弦成正比

    E. 被照物体表面的照度与光线入射角的余弦成反比

(88~89题共用备选答案)

    A. 点状光源照射物体时,物体表面的照度与光源距离的平方成反比

    B. 点状光源垂直照射物体时,物体表面的照度与光源距离的平方成反比

    C. 被照物体表面的照度与光源投射照射面上的入射角的正弦成反比

    D. 被照物体表面的照度与光源投射照射面上的入射角的余弦成正比

    E. 被照物体表面的照度与光源投射照射面上的入射角的余弦成反比

88. 光的平方反比定律是指

89. 光的照度余弦定律是指

90. 受激辐射可产生

    A. 长波红外线   B. 短波红外线

    C. 激光   D. 可见光

    E. 紫外线

91. 原子受辐射后产生的能量最高、频率最高的是

    A. 紫光   B. 紫外线

    C. 红光   D. 红外线

    E. 激光

92. 患者男,32岁,诊断为肾结石,医生建议行激光碎石治疗。这是利用了激光的

    A. 热效应   B. 压强效应

    C. 光化效应   D. 相干效应

    E. 电磁场效应

93. 激光的特点不包括

    A. 亮度高   B. 方向性好

    C. 单色性好   D. 非相干光

    E. 受激辐射产生

94. 激光的特性不包括

    A. 定向性高   B. 亮度高

    C. 单色性好   D. 相干性好

    E. 波动性好

95. 激光的正确概念是

    A. 激光是自发辐射产生的

    B. 激光是粒子流,不是电磁波

    C. 激光的方向性好

    D. 激光的颜色丰富

    E. 激光的工作物质只能是固体

96. 激光防护面罩实际上是带有激光防护眼镜的面

罩，主要用于防

A. 紫外激光　　　B. 可见光

C. 红外线　　　　D. 蓝光

E. 红光

97. 在光作用下碘化钾析出碘原子的过程是

A. 光分解效应　　B. 光合作用

C. 光聚合作用　　D. 光敏作用

E. 荧光作用

98. 紫外线照射时，空气中的臭氧含量增加，是利用紫外线的

A. 光分解效应　　B. 光合作用

C. 光敏作用　　　D. 光聚合作用

E. 荧光

99. 食用含光感性物质的植物后接受日光照射平素正常的皮肤出现了日光性皮炎，是由于

A. 光合作用　　　B. 光敏作用

C. 光聚合作用　　D. 光分解作用

E. 光化学作用

100. 人耳可以听到的声波频率范围是

A. 5～16 Hz　　　B. 16～20 kHz

C. 1～10 kHz　　 D. 1～20 kHz

E. 10～22 kHz

101. 超声波的物理特性中，"在单位时间内声波在介质中传播的距离"属于

A. 声速　　　　　B. 声阻

C. 反射　　　　　D. 折射

E. 穿透

102. 超声波治疗的剂量单位是

A. g/（cm²·s）　 B. W/cm²

C. m/s　　　　　 D. KPa

E. W

103. 超声波在单一介质中的传播方向是

A. 四周球面传播

B. 曲线传播

C. 直线传播

D. 发散角很小的近乎直线传播

E. 双向传播

104. 超声波反射最强的界面是

A. 骨－骨膜　　　B. 骨膜－韧带

C. 肌肉－脂肪　　D. 颅骨－空气

E. 石英－空气

105. 关于超声波的说法，正确的是

A. 是一种电磁波

B. 频率比普通声波高

C. 频率为16～20 kHz

D. 只能以纵波的方式传播

E. 在真空的传播速度最快

106. 超声波的温热效应是

A. 组织外生热　　B. 组织外传热

C. 组织内生热　　D. 组织内传热

E. 组织内外传热

107. 超声波的频率取决于

A. 晶体所处的交变电场的频率

B. 晶体所处的介质的密度

C. 晶体的长度

D. 晶体的宽度

E. 晶体的体积

108. 超声波在介质中传播速度的影响因素不包括

A. 超声波的频率　B. 介质弹性

C. 介质温度　　　D. 介质密度

E. 介质压力

109. 超声波的特性正确的是

A. 真空传播　　　B. 纵波传播

C. 电磁波　　　　D. 辐射波

E. 横向传播

110. 超声波雾化吸入治疗的适应证不包括

A. 老年慢性支气管炎　B. 肺炎

C. 咽峡炎　　　　D. 眩晕

E. 肺气肿

111. 关于超声波的特点，不正确的是

A. 频率越低，声压越小

B. 频率越高，声强越大

C. 频率越低，发散角越大

D. 频率越低，传播速度越慢

E. 频率越高，介质吸收越多

112. 关于超声波声强的描述，不正确的是

A. 声强是单位时间内通过单位面积的声能

B. 声强与振幅的平方成反比

C. 声强与声阻成反比

D. 声强与声压的平方成正比

E. 声强与介质密度成正比

113. 影响声强的因素不包括

　　A. 声波的振幅　　B. 声波的频率

　　C. 声压　　D. 介质的体积

　　E. 介质的密度

114. 关于超声波的声压与频率振幅声阻的关系，说法正确的是

　　A. 与频率、振幅、声阻均成正比

　　B. 与频率、振幅、声阻均成反比

　　C. 与频率成正比，与振幅、声阻成反比

　　D. 与频率、振幅成正比，与声阻成反比

　　E. 与振幅、声阻成正比，与频率成反比

115. 声波在界面被反射的程度决定于两种介质的声阻，下列描述错误的是

　　A. 声阻相差愈大，反射程度愈大

　　B. 声阻相差愈小，反射程度愈小

　　C. 声阻相差愈大，反射程度愈小

　　D. 声阻相同，反射程度最小

　　E. 声波很难由空气进入液体

116. 一患者因 3 天前突然出现左肘外侧疼痛及屈腕疼痛，诊断为急性网球肘，应选择的治疗是

　　A. 超声波；连续波；1.5 W/cm² 10 min

　　B. 超声波；间歇波；0.5 W/cm² 5 min

　　C. 短波连续波 15 min

　　D. 红外线 15 min

　　E. 热敷 20 min

117. 半价层是超声波在某一介质中传播时

　　A. 到达该介质厚度的一半时的能量

　　B. 能量衰减至一半时的距离

　　C. 到达该介质厚度一半时的速度

　　D. 速度衰减至一半时的距离

　　E. 到达该介质厚度一半时的声阻

118. 超声波的物理特性中，"超声能量衰减至原有能量的一半时，超声波在介质中穿行的距离"属于

　　A. 驻波　　B. 声压

　　C. 声强　　D. 半价层

　　E. 干涉现象

(119～120 题共用备选答案)

　　A. 骨骼　　B. 脑

　　C. 肝　　D. 肾

　　E. 空气

119. 超声波在其中传播速度最快的是

120. 超声波在其中传播速度最慢的是

(121～122 题共用备选答案)

　　A. 横波　　B. 纵波

　　C. 驻波　　D. 正弦波

　　E. 指数曲线波

121. 超声波在介质中的主要传播方式是

122. 两列频率和振幅相同的声波在同一直线沿相反方向传播时，可产生

123. 跟骨骨折超声波治疗用什么法

　　A. 接触法　　B. 固定法

　　C. 移动法　　D. 旋转法

　　E. 水下法

124. 体外冲击波叙述错误的是

　　A. 压力瞬间变化　　B. 高能量电磁波

　　C. 声学特性　　D. 光学特性

　　E. 力学特性

125. 关于体外冲击波的说法中错误的是

　　A. 是一种压力瞬间急剧变化的高能量声波

　　B. 脉冲声波频谱范围广（16～20 MHz）

　　C. 脉冲声波峰值压力高（500 bar 或 0～100 MPa）

　　D. 脉冲声波周期短（10 ms）

　　E. 脉冲声波压力上升时间短（< 10 ns）

126. 哪一项属于脉冲声波的特性

　　A. 峰值压力高

　　B. 周期短（10 ms）

　　C. 压力上升时间短 < 10 ns

　　D. 频谱范围广

　　E. 以上皆正确

127. 哪一项属于冲击波的产生方式

　　A. 液电式　　B. 电磁式

　　C. 压电式　　D. 气压弹道式

　　E. 以上皆正确

128. 属于发散式冲击波的是

　　A. 液电式　　B. 电磁式

C. 压电式 D. 气压弹道式
E. 以上皆正确

129. 磁感应强度是
   A. 电场强度
   B. 垂直通过单位面积的磁场
   C. 垂直通过单位面积的磁通量
   D. 磁性最强的部位
   E. 磁体的导磁性

130. 磁感应强度与方向不随时间而发生变化的磁场称为
   A. 动磁场 B. 恒定磁场
   C. 脉动磁场 D. 脉冲磁场
   E. 交变磁场

131. 磁感应强度的计量单位是
   A. 焦耳 B. 毫伏
   C. 特斯拉 D. 千克
   E. 瓦特

132. 磁感应强度与方向随时间而变化的磁场称为
   A. 静磁场 B. 动磁场
   C. 交变磁场 D. 脉冲磁场
   E. 脉动磁场

133. 磁体中磁性最强的部分称为
   A. 磁力 B. 磁感应强度
   C. 磁场 D. 磁极
   E. 磁导

134. 常用于磁疗的材料是
   A. 铜 B. 镍
   C. 铝 D. 锑
   E. 镁

135. 铁磁性物质的特点是
   A. 在磁场中被磁化后总磁场强度减弱
   B. 在磁场中不能被磁体吸引
   C. 磁导率远远大于1
   D. 磁导率略大于1
   E. 磁导率小于1

136. 钴属于
   A. 铁磁性物质，磁导率远大于1
   B. 顺磁性物质，磁导率远大于1
   C. 顺磁性物质，磁导率略大于1
   D. 抗磁性物质，磁导率小于1
   E. 抗磁性物质，磁导率小于1

137. 属于铁磁性物质的是
   A. 镍 B. 铜
   C. 镁 D. 铝
   E. 铅

(139～139题共用备选答案)
   A. 钴 B. 镁
   C. 铜 D. 锑
   E. 铋

138. 属于铁磁性物质的是
139. 属于顺磁性物质的是
140. 下列属于抗磁性材料的是
   A. 铁 B. 铜
   C. 锰 D. 铬
   E. 铝

141. 抗磁性物质的磁导率为
   A. 0 B. 小于1
   C. 等于1 D. 略大于1
   E. 远大于1

142. 关于静磁疗法，不属于间接贴磁法的是
   A. 磁疗帽 B. 磁疗背心
   C. 磁疗腰带 D. 磁疗水杯
   E. 磁疗鞋垫

143. 不适宜做磁疗的疾病是
   A. 高血压 B. 神经性疼痛
   C. 白血病 D. 支气管炎
   E. 外伤性血肿

144. 恒定磁场又称
   A. 交变磁场 B. 静磁场
   C. 脉动磁场 D. 脉冲磁场
   E. 动磁场

145. 热容量的国际单位是
   A. 焦/开 B. 焦/千克
   C. 焦耳 D. 瓦特
   E. 卡

146. 关于热的特性，正确的是
   A. 物体通过接触而传递热的方式是热对流
   B. 通过物体本身流动而传递热的方式是热传导

C. 热源直接向空间发散热的方式是热辐射

D. 反射是热的传递方式

E. 单位质量物质的热容量是熔点

147. 人体对热的生理效应不包括

　　A. 增加胶原蛋白的延展性

　　B. 增加新陈代谢

　　C. 提高痛阈

　　D. 降低血管通透性

　　E. 增加血管通透性

148. 人体最主要的散热途径是

　　A. 呼吸　　　　B. 皮肤

　　C. 排尿　　　　D. 粪便

　　E. 肌肉

149. 热的传递方式有

　　A. 传导、辐射、对流

　　B. 反射、折射、散射

　　C. 辐射、散射、对流

　　D. 传导、对流、反射

　　E. 辐射、反射、折射

150. 依靠物体本身流动传递热的方式是

　　A. 热辐射　　　B. 热对流

　　C. 热传导　　　D. 热平衡

　　E. 热放散

151. 水的热传递方式属于

　　A. 热传导　　　B. 热辐射

　　C. 热对流　　　D. 热传导与热对流

　　E. 热对流与热辐射

152. 太阳向地球传递热的方式是

　　A. 热传导　　　B. 热辐射

　　C. 热对流　　　D. 热传导与热对流

　　E. 热传导与热辐射

153. 热源直接向空间发散热的方式是

　　A. 热辐射　　　B. 热对流

　　C. 热传导　　　D. 热平衡

　　E. 热放散

154. 蒸发属于

　　A. 溶解　　　　B. 凝固

　　C. 汽化　　　　D. 氧化

　　E. 升华

（155～157题共用备选答案）

　　A. 热发散　　　B. 热对流

　　C. 热辐射　　　D. 热传导

　　E. 热平衡

155. 物体流动而传递热的方式是

156. 红外线的传导方式是

157. 蜡疗的传导方式是

158. 常用的传导热疗法是

　　A. 超短波疗法

　　B. 超声波疗法

　　C. 脉冲磁场疗法

　　D. 湿热袋敷疗法

　　E. 红外线疗法

159. 属于温热疗法的是

　　A. 蓝紫光疗法　　B. 脉冲超声波疗法

　　C. 厘米波疗法　　D. 毫米波疗法

　　E. 石蜡疗法

160. 有关蜡疗的作用，错误的是

　　A. 加快血液循环　B. 增加组织通透性

　　C. 使机体脱水　　D. 消炎消肿

　　E. 温热作用

161. 蜡疗时，所利用的蜡的特性不包括

　　A. 热容量大　　　B. 可塑性强

　　C. 导热性差　　　D. 黏滞性强

　　E. 气化性差

162. 石蜡疗法的热传递方式是

　　A. 热传导　　　B. 热辐射

　　C. 热对流　　　D. 热对流与热辐射

　　E. 热传导与热辐射

163. 一患者因用力不当造成肌肉拉伤，现明显血肿，下列绝对禁忌的治疗是

　　A. 弹性绷带　　B. 冰敷

　　C. 深部按摩　　D. 脉冲短波

　　E. 超声波

164. 医用石蜡的熔点是

　　A. 40～49℃　　B. 50～60℃

　　C. 60～69℃　　D. 70～79℃

　　E. 80℃以上

（165～166题共用备选答案）

A. 35～40 ℃   B. 40～45 ℃
C. 45～50 ℃   D. 50～55 ℃
E. 55～65 ℃

165. 浸蜡法的温度是
166. 蜡饼法的温度是

（167～169题共用备选答案）

A. 蜡疗   B. 超短波
C. 冰敷   D. 紫外线
E. 红外线

167. 带状疱疹宜用的物理治疗是
168. 踝部扭伤后立即发现踝外侧肿胀，疼痛明显，应立即采取的措施是
169. 对于有腰肌疼痛的孕妇，绝对禁忌的治疗是

170. 水疗的优点是
   A. 治疗中不可清楚观察治疗部位
   B. 治疗剂量容易掌控
   C. 治疗中患者可自由活动
   D. 治疗室较为潮湿
   E. 治疗部位多采用下垂姿势，易引起水肿

171. 水疗的适应证为
   A. 严重动脉硬化
   B. 大小便失禁
   C. 恶性肿瘤
   D. 关节活动障碍
   E. 出血性疾病

172. 凉水浴的水温是
   A. 水温 26 ℃以下   B. 水温 26～33 ℃
   C. 水温 34～36 ℃   D. 水温 37～38 ℃
   E. 水温 39 ℃以上

173. 温水浴时，水温范围是
   A. 低于 26 ℃   B. 26～33 ℃
   C. 34～36 ℃   D. 37～38 ℃
   E. 39 ℃以上

174. 水疗法中，中压淋浴水压为
   A. 低于 1 个大气压
   B. 1～2 个大气压
   C. 2～3 个大气压
   D. 3～4 个大气压
   E. 高于 4 个大气压

175. 患者男，30 岁，膝关节交叉韧带重建术后 6 周。应用水疗法进行功能锻炼，可选用的水疗方法不包括
   A. 气泡浴   B. 药物浴
   C. 漩涡浴   D. 冷水浴
   E. 步行浴

176. 在水疗中对压力变化最敏感的部位是
   A. 颈部   B. 胸部
   C. 腹部   D. 面部
   E. 手指

177. 水疗法不包括
   A. 冷水浴   B. 凉水浴
   C. 不感温水浴   D. 温水浴
   E. 气水浴

178. 水的物理性质中正确的是
   A. 水在 4 ℃时密度最大
   B. 水的热容量较小
   C. 水的比热较小
   D. 水的导热性较差
   E. 水的比重较大

第六章　人体发育学

必做考题

1. 在胎儿期，最早发育的是
   A. 骨骼系统
   B. 中枢神经系统
   C. 消化系统
   D. 生殖系统
   E. 视觉系统

2. 判断小儿身体生长发育的主要指标是
   A. 运动功能的发育
   B. 对外界反应能力的发育
   C. 体重、身长、头围的测量
   D. 语言发育
   E. 牙齿的发育

3. 出生时小儿平均身长
   A. 75 cm
   B. 85 cm
   C. 50 cm
   D. 90 cm
   E. 65 cm

4. 关于正常小儿身长增长规律的描述，错误的是
   A. 1 岁内前半年平均每月增长 2.5 cm
   B. 1 岁内后半年平均每月增长 1.5 cm
   C. 第一年平均增加 25 cm
   D. 第二年平均增加 10 cm
   E. 2～12 岁平均身高（cm）= 年龄 × 8+85

5. 小儿体格发育的特点，错误的是
   A. 年龄越小头围增长越快
   B. 年龄越小身长增长越慢
   C. 头顶至耻骨联合的长度反映扁骨生长
   D. 头、脊柱及下肢的发育速度不平衡
   E. 2 岁以后胸围超过头围

6. 小儿前囟闭合的时间约在
   A. 3～4 个月
   B. 4～6 个月
   C. 6～12 个月
   D. 12～18 个月
   E. 24 个月

7. 小儿上部量是指
   A. 头顶至耻骨联合上缘的距离
   B. 头顶至耻骨联合下缘的距离
   C. 头顶至坐骨结节的距离
   D. 头顶至耻骨联合中点的距离
   E. 头顶至尾骨的距离

8. 下列属于正常小儿脑发育特点的是
   A. 在胎儿期中枢神经系统的发育落后于其他各系统
   B. 儿童 4 岁时脑重量接近成人
   C. 儿童 8 岁时神经细胞分化接近成人
   D. 神经髓鞘的发育和形成在 3 岁左右完成
   E. 出生时新纹状体发育已经基本成熟

9. 小儿脑发育过程的正确叙述是
   A. 胚胎时形成的第一个系统是神经系统
   B. 5 岁时神经细胞分化基本完成
   C. 锥体束的髓鞘约在 4 岁时形成
   D. 新生儿时的活动主要由大脑皮层调节
   E. 出生时脑的重量约为体重的 15%

10. 小儿注意力不集中，容易疲劳，是由于（　　）发育不完全
    A. 神经细胞
    B. 神经树突
    C. 神经髓鞘
    D. 神经皮质
    E. 神经轴突

11. 4 岁时，脊髓下端上移至
    A. 第 1 腰椎
    B. 第 2 腰椎
    C. 第 3 腰椎
    D. 第 4 腰椎
    E. 第 5 腰椎

12. 不属于原始反射的是
    A. 拥抱反射
    B. 吸吮反射

C. 手持握反射 D. 跟腱反射
E. 紧张性颈反射

13. 原始反射不包括
    A. 降落伞反射 B. 紧张性颈反射
    C. 握持反射 D. 觅食反射
    E. 吸吮反射

14. 患儿女，2岁，检查者双手托住患儿胸腹部，面部朝下，悬空位，然后将其头部向前下方俯冲一下，此时患儿出现的反射称为
    A. 放置反射 B. 紧张性迷路反射
    C. 降落伞反射 D. 平衡反射
    E. 颈立直反射

15. 属于立直反射的是
    A. 拥抱反射 B. 吸吮反射
    C. 觅食反射 D. 手握持反射
    E. 降落伞反射

（16～17题共用备选答案）
    A. 巴宾斯基征阳性 B. 内收肌角90°
    C. 踏步反射阳性 D. 踝阵挛阳性

16. 1岁正常婴幼儿的表现是

17. 正常新生儿的表现不包括

18. 正常婴儿运动发育过程中，能够独坐的年龄为
    A. 3个月 B. 6个月
    C. 8个月 D. 10个月
    E. 12个月

19. 正常小儿在运动发育过程中，开始出现主动翻身的时期是生后
    A. 20天 B. 3个月
    C. 6个月 D. 7个月
    E. 8个月

20. 正常婴儿，体重7.2kg能独坐一会，能手摇玩具，能辨认熟人和生人，不会爬，其最可能月龄段为
    A. 2～3个月 B. 3～5个月
    C. 5～7个月 D. 7～9个月
    E. 9～12个月

21. 按照人体运动发育规律，正确的运动训练顺序是
    A. 坐位平衡、单膝立位平衡、双膝立位平衡、站位平衡
    B. 单膝立位平衡、双膝立位平衡、坐位平衡、站位平衡
    C. 坐位平衡、双膝立位平衡、单膝立位平衡、站位平衡
    D. 坐位平衡、站位平衡、单膝立位平衡、双膝立位平衡
    E. 单膝立位平衡、坐位平衡、双膝立位平衡、站位平衡

22. 王某某，男，操作能力为能用手抓球，用线穿珠子，握笔熟练，用铅笔模仿画三角形，其年龄
    A. 3～4岁 B. 4～5岁
    C. 5～6岁 D. 6～7岁
    E. 7～8岁

23. 有关正常小儿视觉发育的错误描述是
    A. 新生儿对强光有瞬目动作
    B. 1个月可凝视光源
    C. 15个月可区分各种形状
    D. 2岁可区别垂直线与横线
    E. 5岁可区别各种颜色

24. 正常儿童感知发育到1个月时
    A. 凝视光源，开始有头眼协调
    B. 目光可随上下移动的物体垂直方向转动
    C. 区分各种形状
    D. 临摹几何图形
    E. 区分各种颜色

25. 正常儿童感知发育到4岁时
    A. 凝视光源，开始有头眼协调
    B. 目光可随上下移动的物体垂直方向转动
    C. 区分各种形状
    D. 临摹几何图形
    E. 区分各种颜色

26. 几岁是小儿语言发育的关键时期
    A. 1～2岁 B. 2～3岁
    C. 3～4岁 D. 4～5岁
    E. 5～6岁

27. 下列有关情绪情感发育的说法中不正确的是
    A. 情绪情感发育是一个分化的过程
    B. 愉快系列的情感常常先于不愉快系列的情感
    C. 2岁左右已具备了与成人相同的情感种类

D. 情绪情感发育是从表达方法、眷念行为、社会游戏、自我概念等方面来分的

E. 情绪情感发育阶段可分7个阶段

（28～29题共用备选答案）

A. 1～2岁　　　　B. 2～3岁
C. 3～6岁　　　　D. 6～12岁
E. 12～18岁

28. 学龄前期是指
29. 学龄期是指
30. 从记忆发生发展的顺序看，儿童最晚出现的记忆是

A. 运动记忆　　　B. 情绪记忆
C. 形象记忆　　　D. 言语记忆

31. 患儿女，2月龄，不会拥抱、吸吮。此种情况属于

A. 倾斜反射异常
B. 立位平衡反射异常
C. 原始反射异常
D. 视性立直反射异常
E. 降落伞反射异常

32. 患儿女，3岁，全身肌张力低下。肌张力低下呈现的异常姿势不包括

A. 蛙位姿势　　　B. 头前垂姿势
C. 翼状肩姿势　　D. 折刀状姿势
E. W字姿势

33. 属于先天性运动功能障碍的疾病是

A. 颅脑损伤　　　B. 急性脊髓灰质炎
C. 脑瘫　　　　　D. 多发性周围神经病
E. 脑炎后遗症

34. 导致儿童先天性运动功能障碍的疾病是

A. 臂丛神经损伤　B. 脊柱裂
C. 脑炎　　　　　D. 脊髓损伤
E. 多发性周围神经炎

35. 属于儿童后天性运动功能障碍的疾病是

A. 急性脊髓灰质炎
B. 脑性瘫痪
C. 脊柱裂
D. 遗传性髓性肌萎缩症
E. 肌营养不良

36. 患儿男，2岁半，早产、窒息，生后运动发育迟缓，至今仍不能独行。查体：神清，不会讲话，坐位不稳，爬行困难，扶站尖足，扶行剪刀步，双下肢肌张力高，腱反射亢进，踝阵挛阳性。自1岁进行康复训练，有一定效果。可能的诊断为

A. 精神发育迟滞　B. 肌营养不良
C. 脊柱裂　　　　D. 遗传性脊髓性肌萎缩
E. 脑瘫

37. 属于暂时性运动功能障碍的是

A. 脑瘫　　　　　B. 脊柱裂
C. 吉兰-巴雷综合征　D. 肌营养不良
E. 胶原血管病

38. 脊髓损伤后导致的运动功能障碍，一般为

A. 渐进性功能障碍　B. 稳定性功能障碍
C. 暂时性功能障碍　D. 进展性功能障碍
E. 永久性功能障碍

39. 患儿男，3岁，仅能讲少数几个词，不主动与人说话，不愿与其他小孩玩，经常自己一个人玩，固定玩一种玩具，大人和他讲话时，他低头反复搓手，目光不对视，有时需求未得到满足时会剧烈哭闹，甚至出现呼吸暂停。该患儿可能患有

A. 选择性缄默症　B. 屏气发作
C. 儿童孤独症　　D. 儿童恐惧症
E. 精神分裂症

40. 人体维生素D_3的主要来源是

A. 植物中麦角固醇
B. 皮肤合成的维生素D
C. 蛋黄中的维生素D
D. 猪肝中的维生素D
E. 母乳中的维生素D

41. 儿童的身高低于同年龄、同性别参照人群值的正常范围，属于营养不良中的

A. 体重低下　　　B. 生长迟缓
C. 消瘦　　　　　D. 营养性水肿
E. 脑瘫

42. 属于构音异常的是

A. 音调、响度的异常
B. 音质、共鸣的异常
C. 省略音

D. 说话中有停顿

E. 说话中有阻塞现象

43. 遗尿，遗便，多梦，睡眠不安，夜惊，食欲缺乏，过分挑剔，这些问题属于

A. 生物功能行为问题

B. 运动行为问题

C. 社会行为问题

D. 性格行为问题

E. 人格问题

44. 患儿男，3岁，出现吸吮手指、咬指甲、咬衣服等行为3月余。这种行为异常属于

A. 生物功能行为问题

B. 运动行为问题

C. 社会行为问题

D. 性格行为问题

E. 人格问题

45. 下列不是运动行为问题的是

A. 儿童擦腿综合征　B. 咬指甲

C. 磨牙　　　　　　D. 遗尿

E. 挖鼻孔

46. 性格行为异常不包括

A. 遗尿　　　　　　B. 惊恐

C. 害羞　　　　　　D. 交往不良

E. 嫉妒

第七章　微生物和免疫基础

必做考题

1. 属于非细胞型微生物的是
   A. 真菌　　　　　B. 细菌
   C. 支原体　　　　D. 病毒
   E. 放线菌

2. 影响传染发展与结局的因素不包括
   A. 环境因素　　　B. 机体的免疫状况
   C. 致病菌的毒力　D. 致病菌的数量
   E. 致病菌的大小

3. 人体正常的菌群分布不包括
   A. 皮肤　　　　　B. 口腔黏膜
   C. 胃肠道　　　　D. 呼吸道
   E. 血液

4. 湿热灭菌法中效果最好的是
   A. 巴氏消毒法　　B. 流通蒸汽法
   C. 间歇灭菌　　　D. 高压蒸汽灭菌法
   E. 煮沸法

5. 传染过程的发展与结局取决于病原菌的毒力、数量和
   A. 环境因素的影响
   B. 机体的免疫状况，抗生素的作用
   C. 患者的体质，环境因素的影响
   D. 机体的免疫状况
   E. 机体的免疫状况，环境因素的影响

6. 最常见的肺炎病原体是
   A. 病毒　　　　　B. 细菌
   C. 支原体　　　　D. 真菌
   E. 其他病原体

7. 引起疖、痈等皮肤软组织感染的细菌是
   A. 葡萄球菌　　　B. 淋球菌
   C. 链球菌　　　　D. 肺炎球菌
   E. 大肠埃希菌

8. 溶血性链球菌感染常引起
   A. 蜂窝织炎　　　B. 脓肿
   C. 表面化脓性炎　D. 出血性炎
   E. 假膜性炎

9. 化脓性骨髓炎常见的致病菌为
   A. 大肠杆菌　　　B. 绿脓杆菌
   C. 结核杆菌　　　D. 金黄色葡萄球菌
   E. 肺炎双球菌

10. 患者男，30岁，进食后出现发热、恶心、呕吐、腹痛、腹泻。其最常见的致病微生物为
    A. 金黄色葡萄球菌　B. 绿脓杆菌
    C. 沙门杆菌　　　　D. 真菌
    E. 柯萨奇病毒

11. 对外界抵抗力最强的细菌结构是
    A. 细胞壁　　　　B. 荚膜
    C. 芽孢　　　　　D. 核质
    E. 细胞膜

12. 属于条件致病菌的是
    A. MRSA　　　　　B. A群链球菌
    C. 铜绿假单胞菌　D. 淋病奈瑟菌
    E. 脑膜炎奈瑟菌

13. 条件致病菌，某些血清型菌株致病性强，可引起腹泻
    A. 葡萄球菌　　　B. 链球菌
    C. 大肠埃希菌　　D. 沙门菌
    E. 白色念珠菌

14. 存在于菌体内，是菌体的结构成分。细菌在生活状态时不释放，只有当菌体自溶或用人工方法使细菌裂解后才释放
    A. 外毒素　　　　B. 内毒素
    C. 抗毒性免疫　　D. 细菌的荚膜
    E. 细菌的胞外酶

15. 有些细菌在生长过程中产生的，并从菌体扩散到环境中
   A. 外毒素　　　　B. 内毒素
   C. 抗毒性免疫　　D. 细菌的荚膜
   E. 细菌的胞外酶

16. 临床上造成急性呼吸道感染最常见的病原体是
   A. 细菌　　　　　B. 呼吸道病毒
   C. 支原体　　　　D. 衣原体
   E. 立克次体

17. 肠道杆菌是一大群寄居于人和动物肠道中的
   A. 革兰氏阳性芽孢内杆菌
   B. 革兰氏阳性无芽孢内杆菌
   C. 革兰氏阴性芽孢内杆菌
   D. 革兰氏阴性无芽孢内杆菌
   E. 革兰氏阴性甲型链球菌

18. 可引起菌血症的细菌是
   A. 破伤风杆菌　　B. 肉毒杆菌
   C. 白喉杆菌　　　D. 伤寒杆菌
   E. 霍乱弧菌

19. 机体识别"自己"，排除"异己"的生物学过程称为
   A. 免疫　　　　　B. 排斥
   C. 传导　　　　　D. 激活
   E. 易化

20. 免疫应答的最终效应是
   A. 排异效应　　　B. 中和效应
   C. 调理效应　　　D. 细胞溶解效应
   E. 细胞毒性作用

21. 中枢性免疫器官包括
   A. 胸腺　　　　　B. 淋巴结
   C. 脾脏　　　　　D. 肝脏
   E. 膜相关淋巴组织

22. 抗原进入体内，诱导产生的物质是
   A. 受体　　　　　B. 抗体
   C. 补体　　　　　D. 白蛋白
   E. 淋巴细胞

23. 不属于抗体的物质是
   A. 抗毒素血清　　B. 胎盘球蛋白
   C. 淋巴细胞抗血清　D. 白喉抗毒素
   E. 本周蛋白

24. 下列物质不属于抗体的是
   A. 干扰素　　　　B. 抗毒素
   C. 凝集素　　　　D. 免疫球蛋白

25. 乙肝患者有保护作用的抗体是
   A. 抗-HBs　　　　B. 抗-HBc
   C. 抗-HBe　　　　D. 以上3个都是
   E. 抗-HBcIgM

26. 关于IgG，下列说法错误的是
   A. 出生后半年开始合成
   B. 是唯一能够通过胎盘的Ig
   C. 具有活化补体的能力
   D. 参与Ⅱ型、Ⅲ型超敏反应
   E. 多数抗体属于IgG类

27. 非特异性免疫的特点不包括
   A. 后天获得　　　B. 先天具有
   C. 无特异性　　　D. 无记忆性
   E. 作用快而弱

28. 属于特异性免疫细胞的是
   A. M细胞　　　　B. T淋巴细胞
   C. 单核细胞　　　D. 巨噬细胞
   E. 中性粒细胞

29. 介导细胞免疫的细胞
   A. T细胞　　　　B. B细胞
   C. NK细胞　　　　D. 巨噬细胞
   E. 皮肤/黏膜细胞

30. 破伤风抗毒素在体内发生免疫的特点不包括
   A. 后天获得　　　B. 有特异性
   C. 有记忆性　　　D. 作用慢而强
   E. 遗传可获得

31. 患者男，20岁，2小时前右足被生锈的螺丝钉扎伤后急诊入院，护士遵循医嘱首先为患者行破伤风抗毒素注射。该毒素在人体内发生免疫反应的特点不包括
   A. 后天获得　　　B. 有特异性
   C. 有记忆性　　　D. 作用慢而强
   E. 作用快而弱

32. B细胞发育成熟场所
   A. 骨髓　　　　　B. 脾脏
   C. 淋巴结　　　　D. 扁桃体
   E. 胸腺

第八章 心理学基础

必做考题

1. 外部感觉是个体对外部刺激的觉察，外部感觉不包括
   A. 视觉　　　　　B. 听觉
   C. 嗅觉　　　　　D. 触觉
   E. 平衡觉

2. 关于知觉特性的描述，错误的是
   A. 片面性　　　　B. 恒常性
   C. 选择性　　　　D. 理解性
   E. 适应性

3. 属于感觉特殊状态的是
   A. 视觉　　　　　B. 听觉
   C. 嗅觉　　　　　D. 味觉
   E. 错觉

4. 下列有关心理实质叙述错误的是
   A. 心理是对客观现实主观的能动的反映
   B. 心理是脑的功能
   C. 脑是心理的器官
   D. 心理是脑对客观事物的反映
   E. 心理是主观认识的反映

5. 关于知觉的描述，错误的是
   A. 知觉是人脑对直接作用于感觉器官的客观事物的各种属性的整体反映
   B. 知觉是多种感觉的统合
   C. 错觉是知觉的一种特殊形态
   D. 根据人脑所认识的事物特性，可以把知觉分成空间知觉、时间知觉和位置知觉
   E. 错觉是在特定条件下，对客观事物所产生的带有某种倾向的歪曲知觉

6. 记忆的基本过程不包括
   A. 保持　　　　　B. 回忆
   C. 识记　　　　　D. 验证
   E. 再认

7. 以记忆表象为基础的是
   A. 想象　　　　　B. 注意
   C. 记忆　　　　　D. 感觉
   E. 知觉

8. 人们对外界事物或对象的指向和集中的心理活动是
   A. 思维　　　　　B. 推理
   C. 注意　　　　　D. 知觉
   E. 想象

9. 注意的基本特征是
   A. 指向性和集中性
   B. 计划性和集中性
   C. 指向性和逻辑性
   D. 逻辑性和计划性
   E. 综合性和抽象性

10. 人类个体对客观事物是否符合自身需要而产生的态度体验称为
    A. 意志　　　　　B. 需要
    C. 情绪　　　　　D. 性格
    E. 气质

11. 关于情绪和情感的叙述，正确的是
    A. 情感出现较早，情绪出现较晚
    B. 情绪具有深刻性和稳定性
    C. 情感具有情境性和暂时性
    D. 只有人才会有情绪
    E. 情绪具有冲动性和明显的外部表现

12. 关于意志的描述，错误的是
    A. 意志对行为有发动的调节作用
    B. 意志对行为有抑制的调节作用
    C. 意志行动有明确的目的性
    D. 意志行动是认识的前提
    E. 意志行动以随意动作为基础

13. 由目标所引导、激发、维持个体活动的内部动力称为
    A. 需要　　　　　　B. 动机
    C. 意志　　　　　　D. 感觉
    E. 性格

14. 有机体对内部环境或外部生活条件的一种稳定性要求称
    A. 动机　　　　　　B. 需要
    C. 气质　　　　　　D. 性格
    E. 能力

15. 关于需要的特点，不正确的是
    A. 需要是人的个体行为积极性的源泉
    B. 需要永远和人的活动相关联
    C. 人的意志力推动了需要的发展
    D. 需要永远不会完全满足
    E. 需要是个体倾向性的基础

16. 关于需要的特点，错误的是
    A. 是人的个性行为积极性的源泉
    B. 是可以得到完全满足的
    C. 和人的活动相联系
    D. 具有永久的动力性
    E. 是个性倾向性的基础

17. 内在的、不以活动的目的和内容而转移的，稳定而持久的心理活动和行为方面的动力特征是指
    A. 态度　　　　　　B. 性格
    C. 兴趣　　　　　　D. 动机
    E. 气质

18. 小李善解人意，外向风趣，这种个体对现实的稳定态度和习惯的行为方式的描述是
    A. 人格　　　　　　B. 性格
    C. 能力　　　　　　D. 气质
    E. 意志

19. 人的性格会影响人的健康，下列人格的人中最容易得冠心病的是
    A. 依赖型　　　　　B. 顺从型
    C. A 型　　　　　　D. C 型
    E. D 型

20. 直接影响活动效率，使活动顺利进行的个性心理特征指的是
    A. 能力　　　　　　B. 性格
    C. 气质　　　　　　D. 动机
    E. 需要

21. 以下哪一项不是影响能力形成和发展的因素
    A. 遗传　　　　　　B. 人种
    C. 环境和教育　　　D. 勤奋与爱好
    E. 实践活动

22. 用来描述个性心理特征总和的是
    A. 情绪　　　　　　B. 意志
    C. 思维　　　　　　D. 能力
    E. 人格

23. 以下有关人格特征的描述，哪项是错误的
    A. 人格具有整体性
    B. 人格具有组织性
    C. 人格具有纪律性
    D. 人格具有差异性
    E. 人格具有相对稳定性

（24～26题共用备选答案）
    A. 注意　　　　　　B. 记忆
    C. 感觉与知觉　　　D. 思维与想象
    E. 情感与情绪

24. 通过综合分析，判断事物的本质及其发生、发展的规律是

25. 人对客观事物是否符合自身需要而产生的态度体验是

26. 人脑对直接作用于感官的客观事物的个别属性的反映是

27. 不利于减弱心理应激负面影响的方法为
    A. 学会放松技术
    B. 保持乐观的心情
    C. 坚持面对严酷的现实
    D. 增强自己的应对能力
    E. 取得社会支持

28. 以下不属于心理疾病的是
    A. 抑郁症
    B. 焦虑症
    C. 失眠症
    D. 精神分裂症
    E. 强迫症

29. 以心境低落为主的精神状态，称为
    A. 焦虑　　　　B. 恐惧
    C. 抑郁　　　　D. 应激
    E. 妄想

30. 有关心理发展过程的叙述，正确的是
    A. 包括感觉阶段、知觉阶段、思维阶段
    B. 包括感觉阶段、知觉阶段、思维的萌芽阶段
    C. 包括感知觉阶段、记忆阶段、思维阶段
    D. 包括注意阶段、感知觉阶段、思维阶段
    E. 包括注意阶段、记忆阶段、思维阶段

31. 灵长类动物能够认识事物之间的外部联系，因此它们的心理发展到了
    A. 感觉的阶段
    B. 知觉的阶段
    C. 思维萌芽的阶段
    D. 思维的阶段
    E. 无正确答案

32. 正常心理开始成长和发育的阶段是
    A. 儿童期　　　　B. 青少年期
    C. 中年期　　　　D. 更年期
    E. 老年期

33. 不容易患上精神分裂症、神经症的时期为
    A. 儿童期　　　　B. 青少年期
    C. 中年期　　　　D. 更年期
    E. 老年期

34. 孩子体验到成功的喜悦时，家长应
    A. 立即警告不要沾沾自喜
    B. 马上表扬、肯定
    C. 强调他还存在许多不足
    D. 不加理睬，让他自己认识到是小题大做
    E. 给他讲自己骄傲失败的故事

35. 心理活动活跃而容易波动，处于心理卫生保健最关键阶段的是
    A. 儿童期　　　　B. 青少年期
    C. 中年期　　　　D. 更年期
    E. 老年期

36. 常感抑郁、焦虑、不与人交往、空想，多见于
    A. 儿童期　　　　B. 青少年期
    C. 中年期　　　　D. 更年期
    E. 老年期

37. 患者男，60岁，确诊原发性高血压病10年。多年来，一直与主管医生主动沟通，询问用药量及注意事项，不适情况的处理等，主管医生对其病情亦十分了解，此种医患关系为
    A. 主动－被动模式　　B. 指导－合作模式
    C. 共同参与模式　　　D. 主动模式
    E. 被动模式

38. 康复治疗师和患者间的关系属于
    A. 指导－合作型　　B. 主动参与型
    C. 共同参与型　　　D. 上下级型
    E. 依赖型

39. 一位来访者单位的领导要求了解当事人心理治疗，心理治疗师予以婉言谢绝，原因是
    A. 出于对当事人的尊重
    B. 保持客观中立的立场
    C. 不认识当事人的领导
    D. 心理治疗的关系限定原则
    E. 心理治疗的保密原则

40. 在某医院的化验室前，放有一个存放化验单的箱子。无论谁想看，只要打开箱子所有患者的化验结果便一目了然。当然，为了方便查找不同的病理结果箱都有不同的标识。诸如"大小便、胸腹水、前列腺常规、白带常规、防癌普查"等。医院的做法不符合医德规范要求的
    A. 救死扶伤，实行社会主义的人道主义
    B. 尊重患者的人格
    C. 文明礼貌服务
    D. 为患者保守秘密，实行保护性医疗
    E. 严谨求实

41. 以下说法不属于医疗机构从业人员基本行为规范的是
    A. 以人为本，践行宗旨
    B. 遵纪守法，依法执业
    C. 尊重患者，关爱生命
    D. 优质服务，医患和谐
    E. 遵循公平、公正、公开原则

42. 某医疗机构从业人员，利用上班空闲时间为外地就诊患者挂号，插队检查，收取患者一定的费

用，该行为违背了

   A. 尊重患者，维护患者合法权益

   B. 尊重患者被救治的权利

   C. 廉洁自律，恪守医德

   D. 利用职业之便谋取正当利益

   E. 为他人片区套取提供便利

43. 不利于建立和谐医患关系的是

   A. 使用开放式谈话方式

   B. 善于使用恰当的语言

   C. 在交往的过程中避免使用伤害性语言

   D. 谈及患者的诊断治疗和预后时要有充分的科学依据

   E. 夸大患者病情

44. 改善医患关系的对策不包括

   A. 增加医生数量，提高业务能力

   B. 增加卫生资金投入，缓解医疗供需矛盾

   C. 深化卫生改革，加强科学管理

   D. 加强医德医风建设，落实医德规范

   E. 切实用卫生法规规范医患双方行为

45. 患者女，54岁，间断性咳痰、咯血2月余。患者2个月前无明显诱因出现间断性咳嗽、咯血，行肺部CT检查显示：右肺下野可见多个不规则、模糊状高密度影；考虑肺癌可能性大。与患者进行沟通的方法，不恰当的是

   A. 言语性交往时态度要认真

   B. 可以向患者直接讲明病情

   C. 交谈时使用恰当的言语

   D. 避免使用伤害性的词语

   E. 与患者交谈时保持积极的面部表情，尽量与患者目光接触

46. 影响遵医行为的因素不包括

   A. 患者对医生的信任和满意程度

   B. 患者需要支付的医疗费用

   C. 患者对医嘱内容的理解和记忆程度

   D. 患者所患疾病的程度

   E. 患者的主观愿望同医生的诊疗措施之间的差距

47. 现在有些医院已采取了一些隔离措施，使体格检查置于一个相对封闭的环境，这项措施最能反映医院和医生的

   A. 服务意识   B. 管理意识

   C. 隐私保护意识   D. 有利于患者的意识

   E. 热爱医学事业的意识

48. 有关医务人员与患者言语交往的注意事项，错误的是

   A. 使用具有科学性，针对性的语言

   B. 避免使用伤害性语言

   C. 要善于使用恰当的语言

   D. 尽量使用一对一封闭式谈话方式

   E. 交谈时态度要认真

49. 首次提出为病家保密的道德要求是在哪部书中

   A.《伤寒杂病论》

   B.《千金方》

   C.《外科正宗》

   D.《希波克拉底誓言》

   E.《妙闻集》

50.《大医精诚》云"见彼苦恼，若己有之……一心赴救，无作功夫形迹之心。"体现了下列哪项临床基本道德原则

   A. 生命至上原则

   B. 知情同意原则

   C. 最优化原则

   D. 医疗保密原则

   E. 双重效益原则

51. "医乃至精至微之事"，医疗卫生职业的内在要求是

   A. 严谨求实，精益求精

   B. 廉洁自律，恪守医德

   C. 爱岗敬业，团结协作

   D. 优质服务，医患和谐

   E. 乐于奉献，热心公益

52. 患者的特殊心理需要不包括

   A. 被认识和受尊重的需要

   B. 被接纳和归属的需要

   C. 接受医疗服务的需要

   D. 适当活动与寻求刺激的需要

   E. 安全和早日康复的需要

53. 患者的特殊心理需要不包括

   A. 被认识和受尊重的需要

B. 被接纳和归属的需要

C. 接受信息的需要

D. 安全和早日康复的需要

E. 经济上得到支持的需要

54. 患者的权利不包括

A. 享受医疗服务

B. 受到社会保护

C. 免除或部分免除正常的社会责任

D. 得到别人的理解和关怀

E. 要求医生接受自己的治疗建议

55. 下列符合医技人员行为规范的是

A. 设备超出使用期限后继续使用

B. 为求检查速度催促患者配合自己

C. 为保证检查准确尽量多取标本

D. 为促进医学科学发展，将使用后的标本交科研机构

E. 检查前向患者告知已知的检查风险

56. 下列有关医技工作的说法中，不恰当的是

A. 辅助临床诊断

B. 协助临床治疗

C. 为临床医生提供数据

D. 参与临床医生的综合判断

E. 全程主导诊断、治疗和康复

57. 检验科室可以将患者的检验结果报告给

A. 检验的申请者

B. 不负责该患者的临床医生

C. 未经患者同意的其他人员

D. 依据法律不可知悉的人员

E. 认识该患者的其他人员

58. 医技人员发现检查检验结果达到危急值时，应及时通知

A. 院长　　　　B. 医务处

C. 护士　　　　D. 临床医师

E. 科室主任

59. 患者男，65岁，有高血压病史25年，因一侧肢体偏瘫进行影像学检查。检查过程中患者小便失禁，作为技术人员应该

A. 立即终止检查

B. 训斥患者

C. 停止检查搞卫生

D. 安慰患者，尽快完成检查

E. 叫家属帮助搞卫生

（60～62题共用备选答案）

A. 主动-被动模式

B. 指导-合作模式

C. 共同参与模式

D. 生物医学模式

E. 生物-心理-社会医学模式

60. 目前最常见的医患关系模式为

61. 最值得倡导的医患关系模式为

62. 对大多数慢性疾病所采取的医患关系模式为

63. 残疾人的心理变化过程依次为

A. 震惊期、无知期、否认期、抑郁期、反对独立期、适应期

B. 无知期、震惊期、否认期、抑郁期、反对独立期、适应期

C. 无知期、震惊期、抑郁期、否认期、反对独立期、适应期

D. 无知期、震惊期、否认期、反对独立期、抑郁期、适应期

E. 无知期、震惊期、否认期、抑郁期、适应期、反对独立期

64. 患者男，18岁，1周前不慎从4楼摔下，当即感双下肢无力，胸椎MRI提示：T_{12}椎体骨折，脊髓损伤。患者认为自己的病情不重，治疗一段时间就可以痊愈，对病情预后没有太多忧虑。患者此时处于疾病心理变化过程时期为

A. 无知期

B. 震惊期

C. 否认期

D. 抑郁期

E. 适应期

65. 患者男，28岁，外伤致颈髓损伤后2天。患者思维反应迟钝，表情淡漠，行为上不知所措，沉默不语，对周围的人和事无感觉，无反应。该心理适应阶段是

A. 无知期

B. 震惊期

C. 否认期

D. 抑郁期

E. 适应期

66. 患者经过一定阶段的治疗和训练，已经完全了解病情，能接受现实，认为康复的意义不大，不愿再积极训练，这时患者的心理处于
   A. 休克期　　　　　B. 适应期
   C. 退让期　　　　　D. 冲突期
   E. 抑郁期

67. 关于残疾人心理特点的叙述，错误的是
   A. 固执　　　　　　B. 依赖
   C. 过分关心康复　　D. 充满信心
   E. 偏见偏信

68. 残疾认同过程中的心理问题不包括
   A. 依赖性加重
   B. 猜疑心加重
   C. 易激惹、情绪易波动
   D. 对他人的攻击行为
   E. 自卑感加重

第二门

相关专业知识

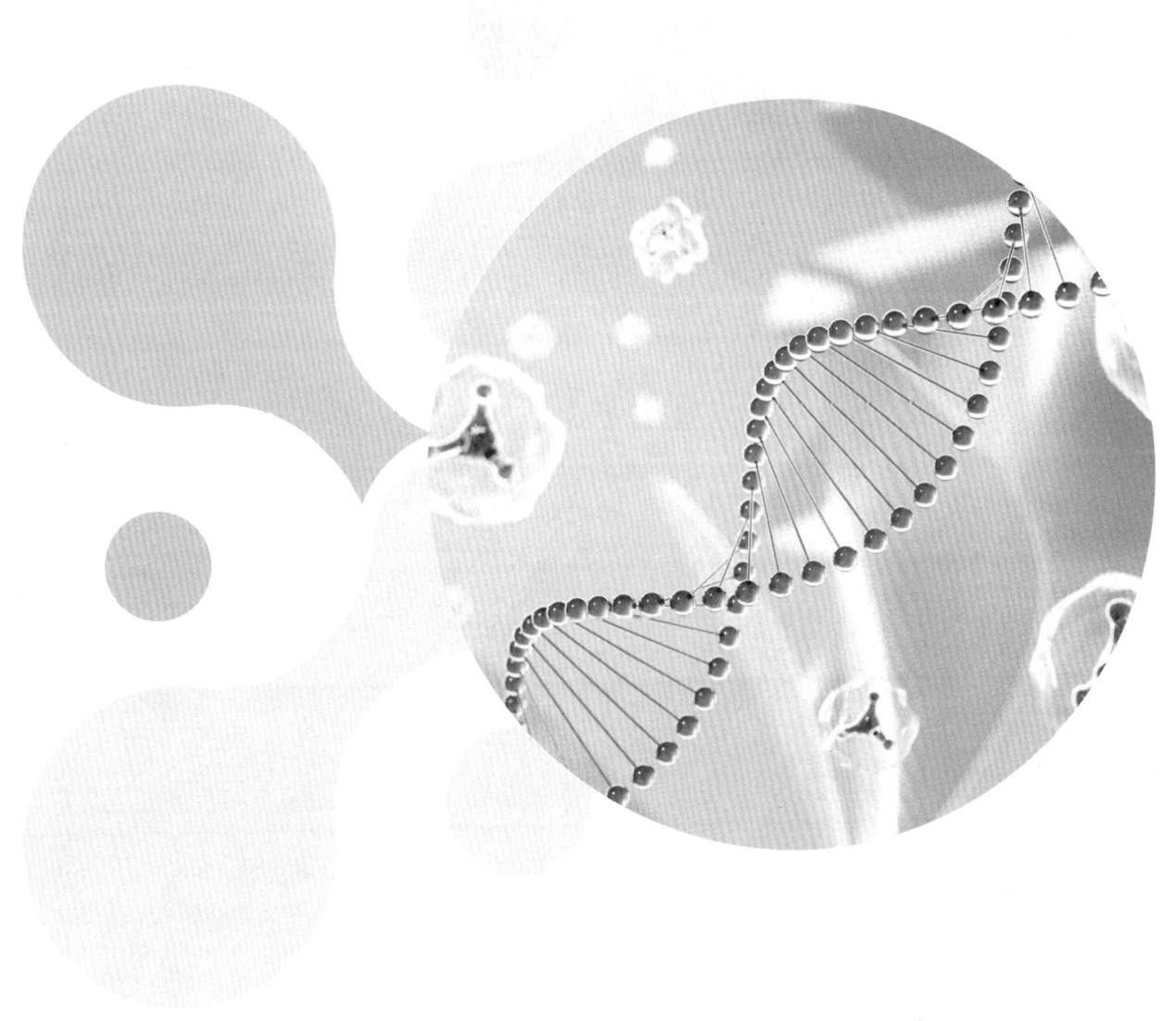

第一章 影像学

必做考题

1. X线成像的基础是
   A. 穿透性　　　　　B. 荧光效应
   C. 感光效应　　　　D. 电离效应
   E. 生物效应

2. X线摄影是利用X线的
   A. 穿透性　　　　　B. 荧光效应
   C. 反光效应　　　　D. 电离效应
   E. 感光效应

3. X线检查需要防护的原因是其具有
   A. 穿透性　　　　　B. 共振效应
   C. 荧光效应　　　　D. 感光效应
   E. 电离效应

4. 与X线的波长有关的是
   A. 穿透性　　　　　B. 荧光效应
   C. 感光效应　　　　D. 电离效应
   E. 横向弛豫

5. 在X线片上显影呈白色的组织是
   A. 肋骨　　　　　　B. 肌肉
   C. 软骨　　　　　　D. 胃肠道
   E. 鼻窦

6. 在X线片上显示为灰黑色和深黑色
   A. 骨骼和钙化　　　B. 肌肉和内脏
   C. 结缔组织　　　　D. 软骨
   E. 脂肪和气体

7. 骨干的骺软骨影像学显示为
   A. 带状透亮区　　　B. 高密度网状影
   C. 低密度网状影　　D. 中密度网状影
   E. 低密度腔隙

8. 骨的X线诊断时，易误认为是骨折线的结构是
   A. 骨膜　　　　　　B. 骨髓腔
   C. 骨松质　　　　　D. 骨密质
   E. 骺线

9. 骨折后拍摄X线片的目的不包括
   A. 了解骨折类型　　B. 了解骨折端移位情况
   C. 指导治疗　　　　D. 判断是否存在骨折
   E. 判断功能障碍程度

10. 特殊检查不包括
    A. 透视　　　　　　B. 体层摄影
    C. 记波摄影　　　　D. 高千伏摄影
    E. 荧光摄影

11. 计算机X线成像（CR）的优点不包括
    A. 接受X线的剂量小
    B. 与胶片相比，空间分辨率高
    C. 具有多种图像后处理功能
    D. 可高保真储存、再现及传输图像
    E. 与胶片相比，可省大量的存储空间

12. X线计算机断层扫描的英文缩写是
    A. OT　　　　　　　B. PPT
    C. PET　　　　　　D. CT
    E. MRI

13. 慢性阻塞性肺疾病患者，剧烈咳嗽后突然出现呼吸困难，临床高度怀疑"气胸"，为明确诊断，首选的检查方法是
    A. X线胸片
    B. 纤维支气管镜检查
    C. 动脉血气分析
    D. 支气管碘剂造影
    E. CT检查

14. CT成像原理中像素与矩阵的关系是
    A. 像素的大小由矩阵的大小决定，矩阵越大，像素越小
    B. 像素的大小由矩阵的大小决定，矩阵越大，像

素越大

C. 矩阵的大小由像素的大小决定，像素越大，矩阵越大

D. 矩阵的大小由像素的大小决定，像素越大，矩阵越小

E. 二者无关系

15. CT扫描与普通体层摄影相比较，最大的优点是
    A. 空间分辨率高　　B. 显像功能全
    C. 密度分辨率高　　D. 可进行多方位重建
    E. 解剖分辨率高

16. 为清楚显示颅骨骨折，首选的检查方法是
    A. 放射性核素检查　B. CT检查
    C. MRI检查　　　　D. 脑血管造影检查
    E. 超声检查

17. 电子束CT又称
    A. 高分辨率CT　　B. 常规CT
    C. 螺旋CT　　　　D. 多层螺旋CT
    E. 超高速CT

18. CT检查中，血管内注射对比剂后，根据被扫描脏器的血供特点，在不同延迟时间内进行的扫描属于
    A. 平扫　　　　　B. 增强扫描
    C. 造影扫描　　　D. 高分辨率CT扫描
    E. 时相扫描

19. 利用滑环技术使X线管和探测器一起不停地旋转并进行连续扫描，同时扫描床连续平移，使X线的扫描轨迹呈螺旋形的CT检查技术是
    A. 电子束CT　　　B. 螺旋CT
    C. 普通CT　　　　D. ECT
    E. PET

20. 与MRI相比，CT检查的优点不包括
    A. 无痛苦　　　　B. 无放射性损伤
    C. 可早期发现脑出血　D. 安全快捷
    E. 价格低廉

21. 不属于MRI特点的是
    A. 多参数成像　　B. 多方位成像
    C. 荧光效应　　　D. 流动效应
    E. 对比增强

22. MRI的特点不包括
    A. 多层螺旋　　　B. 多参数成像

C. 多方位成像　　D. 对比增强
E. 流动效应

23. MRI图像的对比是依赖
    A. 自然对比　　　B. 双重对比
    C. 弛豫时间差异　D. 组织密度
    E. 人工对比

24. 对于同一种组织，能够获得两种图像的影像检查技术是
    A. X线　　　　　B. CT
    C. MRI　　　　　D. SPECT
    E. 超声

25. T_2加权像是选用
    A. 短TR（<500 ms）和短TE（<30 ms）
    B. 短TR（>500 ms）和长TE（>80 ms）
    C. 长TR（>1500 ms）和短TE（<30 ms）
    D. 长TR（>1500 ms）和长TE（>80ms）
    E. 中TR（500 ms～1500 ms）和长TE（>80 ms）

（26～28题共用备选答案）
    A. 白色　　　　　B. 灰白色
    C. 黑色　　　　　D. 灰黑色
    E. 无色

26. 脂肪组织在T_1加权像（T_1WI）的信号是
27. 空气在T_1加权像（T_1WI）的信号是
28. 脑脊液在T_1加权像（T_1WI）的信号是

（29～30题共用备选答案）
    A. 摄影　　　　　B. 透视
    C. X线　　　　　D. CT
    E. MRI

29. 没有阴影的X线摄影成像技术的是
30. 软组织最佳的检查技术是
31. 可将器官及病变的组织的解剖结构、代谢、功能有机结合的检查是
    A. 核医学影像　　B. CT
    C. B超　　　　　D. X线
    E. MRI

32. 下列不属于放射性核素显像特点的是
    A. 较高特异性的功能显像
    B. 可动态定量显示脏器，组织和病变的血流和功能信息

C. 提供脏器病变的代谢信息
D. 精确显示脏器，组织，病变的细微结构
E. 为无创性检查

33. 既能反映解剖结构，又能观察代谢现象的影像学检查是
A. B 超　　　　　　B. CT
C. X 线　　　　　　D. MRI
E. PET

34. SPECT 的中文全称是
A. 核磁共振
B. 放射性核素计算机断层显像
C. 正电子放射扫描
D. 断层扫描
E. 心肌显像

35. 患者男，47 岁。肝癌患者，为进一步确定是否有全身癌转移应首选的检查项目是
A. CT　　　　　　B. DR
C. MRI　　　　　D. PET
E. ECT

36. 应用于肿瘤手术前后病期分类，鉴别良性、恶性肿瘤的检查是
A. MRA　　　　　B. MRI
C. CT　　　　　　D. ECT
E. PET

（37～38 题共用备选答案）
A. 动态显像
B. 扫描机
C. 静态显像
D. 将器官与病变组织的解剖结构代谢功能相结合
E. 局部显像

37. 属于核医学检查设备的是
38. 核医学检查的成像特点是
39. 超声检查成像的基础是
A. 组织间密度的差别
B. 组织中原子序数的差别
C. 组织间声抗阻和衰减的差别
D. 组织间弛豫的差别
E. 组织中水分子弥散的差别

40. 超声检查必须使用
A. 耦合剂　　　　　B. 胶水
C. 显影剂　　　　　D. 麻醉剂
E. 镇静剂

41. 以灰度显示回声强弱，构成声束方向的二维图像是
A. A 型超声仪　　　B. B 型超声仪
C. M 型超声仪　　　D. D 型超声仪
E. 能量多普勒

42. 超声诊断检查一般不用于
A. 检查心血管系统血流动力学状态
B. 判断胸腔、腹腔的积液量
C. 检查实质或空腔脏器的形态
D. 检查肺、胃、肠道等含气丰富的器官
E. 鉴定脏器内占位病变的有无与数

43. 胆囊结石临床上首选的影像学检查方法是
A. 超声检查　　　　B. MRI 检查
C. MRCP 检查　　　D. X 线摄片检查
E. CT 检查

44. 腹部近脐痛，后疼痛转移至右下腹，腹膜刺激征阳性，确诊所需要的检查
A. 核医学　　　　　B. 胃镜
C. 胃食管钡餐　　　D. CT
E. B 超

45. 超声检查真正无回声的组织不包括
A. 脂肪组织　　　　B. 尿液
C. 胆汁　　　　　　D. 囊肿液
E. 胸腹腔漏出液

46. 脉冲回声式 B 超中图像为强回声，此组织可能是
A. 尿液　　　　　　B. 骨骼
C. 肝脾　　　　　　D. 脂肪组织
E. 胆汁

（47～49 题共用备选答案）
A. 含气肺　　　　　B. 胰实质
C. 脂肪组织　　　　D. 肝
E. 尿液

47. 超声检查示无回声组织的是
48. 超声检查示低回声组织的是
49. 超声检查示强回声组织的是

第二章 临床检验

必做考题

1. 男性血红蛋白的正常参考范围是
   A. 170～210 g/L
   B. 120～160 g/L
   C. 90～110 g/L
   D. 55～80 g/L
   E. 35～50 g/L

2. 血红蛋白降低，最先考虑是
   A. 急性感染
   B. 疼痛
   C. 骨质疏松
   D. 贫血
   E. 长期制动

3. 符合缺铁性贫血的血象的是
   A. 可见大量幼稚粒细胞
   B. 球形细胞＞30%
   C. 红细胞呈大细胞低色素
   D. 红细胞呈小细胞低色素
   E. 粒细胞分叶过多

4. 女性红细胞计数正常参考值的范围
   A. $(3.5～5.0)×10^{12}/L$
   B. $(3.5～5.0)×10^{11}/L$
   C. $(3.5～5.0)×10^{10}/L$
   D. $(3.5～5.0)×10^{9}/L$
   E. $(3.5～5.0)×10^{8}/L$

5. 成年男性红细胞（RBC）计数正常参考值区间是
   A. $(4.0～5.5)×10^{11}/L$
   B. $(4.0～5.5)×10^{12}/L$
   C. $(4.0～5.5)×10^{13}/L$
   D. $(4.0～5.5)×10^{14}/L$
   E. $(4.0～5.5)×10^{15}/L$

6. 关于红细胞生理变化的描述，下列哪项是不正确的
   A. 新生儿红细胞比成人高，出生2周后开始下降
   B. 正常男性在6～7岁时最低
   C. 女性在儿童期随年龄处于下降趋势
   D. 高原居民和运动员红细胞可增多
   E. 妊娠期相对减少

7. 正常成人白细胞计数正常参考区间是
   A. $(4～10)×10^{9}/L$
   B. $(15～20)×10^{9}/L$
   C. $(3～5)×10^{9}/L$
   D. $(4.5～5.5)×10^{9}/L$
   E. $(6～7)×10^{12}/L$

8. 正常成人白细胞分类中性粒细胞占
   A. 10%～30%
   B. 20%～30%
   C. 30%～40%
   D. 50%～70%
   E. 70%～80%

9. 患者男，30岁。白细胞计数及分类的范围应该是
   A. 白细胞总数（3.0～3.9）×10⁹
   B. 单核细胞（M）0.5%～5%
   C. 淋巴细胞（L）20%～40%
   D. 嗜酸性粒细胞（E）3%～8%
   E. 中性粒细胞（N）0.40～0.50

10. 淋巴细胞属于
    A. 红细胞
    B. 白细胞
    C. 血小板
    D. 血红蛋白
    E. 血沉

11. 单核细胞属于
    A. 红细胞
    B. 白细胞
    C. 血小板
    D. 淋巴细胞
    E. 神经干细胞

12. 白细胞与中性粒细胞比例增高，最可能的原因是
    A. 感染
    B. 疼痛
    C. 骨质疏松
    D. 挛缩
    E. 长期制动

13. 中性粒细胞增多，最常见的原因是
    A. 急性感染和化脓性炎症

B. 中毒

C. 急性出血

D. 恶性肿瘤

E. 急性溶血

14. 链球菌感染，血液中什么细胞增多
    A. 中性粒细胞　　B. 嗜酸性粒细胞
    C. 嗜碱性粒细胞　D. 淋巴细胞
    E. 单核细胞

15. 粒细胞减少症是指
    A. 白细胞总数 $< 4.0 \times 10^9/L$
    B. 中性粒细胞数 $< 0.5 \times 10^9/L$
    C. 中性粒细胞数 $< 1.0 \times 10^9/L$
    D. 中性粒细胞数 $< 1.5 \times 10^9/L$
    E. 中性粒细胞数 $< 2.0 \times 10^9/L$

16. 急性白血病诊断的主要手段是
    A. 外周血检查　　B. 骨髓涂片检查
    C. 骨髓细胞培养　D. 血细胞基因检测
    E. 血细胞染色体分析

17. 患者女，50岁，慢性支气管炎10年，近1周咳嗽咳痰加重，伴轻微喘息，体检双肺散在干啰音，应优先检查
    A. 结核菌素试验
    B. 胸透及血白细胞计数及分类
    C. 痰涂片
    D. 痰细菌培养及药敏试验
    E. 肺功能检查

18. 肺炎球菌性肺炎最常见的临床表现不包括
    A. 高热
    B. 咳嗽、胸痛
    C. 痰少，呈铁锈色
    D. X线胸片示大片实变阴影
    E. 血白细胞计数减少

19. 寄生虫疾病时，最可能增高的白细胞为
    A. 中性粒细胞　　B. 嗜酸性粒细胞
    C. 嗜碱性粒细胞　D. 淋巴细胞
    E. 单核细胞

20. 阴道分泌物检查：杆菌细胞（++），白细胞7/HP，现清洁度判断为
    A. I　　　　　　B. II

C. III　　　　　　D. IV

E. V

21. 疾病血沉不增快的是
    A. 多发性骨髓瘤　B. 胃癌
    C. 活动性肺结核　D. 风湿热
    E. 真性红细胞增多症

22. 对凝血时间影响最明显的因素是
    A. 血小板数量　　B. 血小板功能
    C. 血浆凝血因子　D. 血管壁的完整性
    E. 血管壁的收缩功能

23. 能降低血液黏稠度，改善微循环的溶液是
    A. 5%葡萄糖溶液　B. 0.9%氯化钠
    C. 中分子右旋糖酐　D. 低分子右旋糖酐
    E. 5%葡萄糖氯化钠溶液

24. 出血时间延长，毛细血管脆性试验阳性，则
    A. 凝血活酶形成障碍
    B. 凝血酶形成障碍
    C. 纤维蛋白形成障碍
    D. 血小板质或量的异常
    E. 血管壁的异常

25. 尿液检查正常的项目是
    A. 成人大于 2500 mL/24 h
    B. pH值多在 7.0～7.5
    C. 尿比重总是小于1
    D. 尿蛋白定性试验阴性
    E. 尿酮体试验阳性

26. 24小时尿量病理性增多可见于
    A. 休克　　　　　B. 脱水
    C. 尿崩症　　　　D. 严重烧伤
    E. 尿毒症

27. 镜下血尿是指，玻片法检查时，每个高倍视野（HP）红细胞数
    A. > 3 个　　　B. > 5 个
    C. > 8 个　　　D. > 10 个
    E. > 20 个

28. 区别血红蛋白尿与血尿的主要方法是
    A. 尿比重　　　　B. 尿胆红素
    C. 尿蛋白电泳　　D. 尿镜检
    E. 尿蛋白定性试验

29. 怀疑泌尿系感染，尿液检查最有诊断价值的指标是
    A. 比重　　　　　　B. 红细胞数
    C. 尿管型　　　　　D. 白细胞数
    E. 胆红素

30. 下列检查对尿路感染的诊断最有意义的是
    A. 尿蛋白定量
    B. 白细胞尿
    C. 亚硝酸盐试验
    D. 清洁中段尿细菌定量培养
    E. 血尿

31. 可疑泌尿系感染，最常见的异常病变主要在
    A. 尿比重　　　　　B. 尿中红细胞数
    C. 尿红细胞位相　　D. 尿中白细胞
    E. 尿胆红素

32. 患者女，57岁，双下肢反复水肿4年余，确诊为肾病综合征，24小时尿蛋白6 g/L。若该患者行尿沉渣检查，最有可能检查到的管型尿类型是
    A. 颗粒管型　　　　B. 细胞管型
    C. 蜡样管型　　　　D. 复合性透明红细胞管型
    E. 复合性透明脂肪管型

33. 关于管型的叙述，不正确的是
    A. 白细胞管型可见于肾盂肾炎
    B. 红细胞管型可见于肾小球肾炎
    C. 复合性透明脂肪管型可见于肾病综合征
    D. 蜡样管型可见于急性肾盂肾炎
    E. 上皮细胞管型可见于肾小管损伤

34. 蜡样管型可见于
    A. 慢性肾小球肾炎晚期
    B. 急性肾盂肾炎
    C. 间质性肾炎
    D. 急性肾小管坏死
    E. 肾脓肿

35. 蜡样管型提示
    A. 慢性肾炎　　　　B. 膀胱结石
    C. 急性肾炎　　　　D. 肾衰竭
    E. 慢性肾盂肾炎

36. 关于尿糖的叙述，正确的是
    A. 尿糖阳性肯定有血糖升高
    B. 尿糖阳性是肾小管不能将管腔液中葡萄糖全部吸收的结果
    C. 尿糖阳性肯定有糖代谢异常
    D. 根据尿糖阳性可诊断为糖尿病
    E. 尿糖阴性者可除外糖尿病

37. 瘦高体型青少年出现直立位发生卧位消失的轻度蛋白尿，最可能的诊断是
    A. 生理性蛋白尿　　B. 体位性蛋白尿
    C. 混合性蛋白尿　　D. 组织性蛋白尿
    E. 溢出性蛋白尿

38. 正常粪便的组成部分不包括
    A. 易消化但未吸收的食物残渣
    B. 未消化的食物残渣
    C. 消化道分泌物
    D. 巨噬细胞
    E. 大量细菌

39. 引起化学法隐血试验结果假阴性的是
    A. 维生素C　　　　B. 生理性失血
    C. 大量生食蔬菜　　D. 食用动物食品
    E. 消化道大出血

40. 黏液脓血便常见于
    A. 感染性腹泻　　　B. 溃疡性结肠炎
    C. 上消化道出血　　D. 下消化道出血
    E. 结肠息肉

41. 霍乱时，粪便呈
    A. 米泔样便　　　　B. 黏液脓血便
    C. 稀汁样便　　　　D. 柏油便
    E. 白陶土样便

42. 溃疡性结肠炎的大便特点为
    A. 细条状便　　　　B. 黏液便
    C. 黏液脓血便　　　D. 脓性便
    E. 稀糊状

43. 黏液脓血便最常见于
    A. 霍乱、副霍乱　　B. 细菌性痢疾
    C. 假膜性肠炎　　　D. 结肠肿瘤
    E. 肠易激综合征

44. 出现鲜血便，应高度怀疑
    A. 阿米巴痢疾　　　B. 溃疡性结肠炎
    C. 上消化道溃疡　　D. 直肠、结肠息肉或肿瘤
    E. 克罗恩病

（45～46题共用备选答案）

A. 白陶土样便　　B. 黏液脓血便

C. 柏油样便　　　D. 鲜血便

E. 米泔水样便

45. 细菌性痢疾常见

46. 下消化道出血常见

47. 化脓性脑膜炎

　　A. 脑脊液呈无色透明液体

　　B. 脑脊液呈红色

　　C. 脑脊液呈黄色

　　D. 脑脊液呈毛玻璃样混浊

　　E. 脑脊液呈乳白色脓样混浊

48. 脑脊液呈褐色，提示可能存在

　　A. 溶血性链球菌引起的化脓性脑膜炎

　　B. 脑膜黑色素肉瘤

　　C. 急性肺炎双球菌性脑膜炎

　　D. 脊髓灰质炎

　　E. 轻型结核性脑膜炎

49. 第一管脑脊液标本用于

　　A. 理学检查　　　B. 病原生物学检查

　　C. 免疫学检查　　D. 显微镜检查

　　E. 化学检查

50. 脑脊液采集的第一管一般用做什么检查

　　A. 细菌培养　　　B. 化学定性检查

　　C. 化学定量检查　D. 免疫学检查

　　E. 外观检查

51. 可作为判断肝病活动性的指标是

　　A. 单胺氧化酶

　　B. 血清5'-核苷酸酶

　　C. 碱性磷酸酶

　　D. γ-谷氨酰基转移酶

　　E. 腺苷脱氨酶

52. 患者男，28岁自感乏力，厌油，食欲减退，畏寒高热3天，体温39℃，巩膜黄染，拟诊断为急性病毒性肝炎，反映急性肝细胞损伤最敏感的指标是

　　A. ALT　　　　　B. AST

　　C. LDH　　　　　D. GGT

　　E. ALP

53. 慢性乙肝活动期的主要生化指标变化为

　　A. 血清转氨酶和胆红素升高

　　B. 血清白蛋白升高

　　C. 血清球蛋白降低

　　D. 凝血酶原时间缩短

　　E. 血白细胞升高

54. 骨骼疾病的重要酶学指标为

　　A. 丙氨酸氨基转移酶

　　B. 天门冬氨酸氨基转移酶

　　C. γ-谷氨酰基转移酶

　　D. 碱性磷酸酶

　　E. 腺苷脱氨酶

55. 对嘌呤代谢紊乱所致痛风具有诊断价值的生化指标是

　　A. 谷氨酰基转移酶　　B. 单胺氧化酶

　　C. 尿酸　　　　　　　D. 肌酸激酶

　　E. 肌酸激酶同工酶

56. 尿淀粉酶增高，最常见于

　　A. 急性胃肠炎　　B. 胰腺瘤

　　C. 急性阑尾炎　　D. 流行性腮腺炎

　　E. 急性胰腺炎

57. 能分解尿素的病原体是

　　A. 支原体　　　　B. 大肠埃希菌

　　C. 解脲脲原体　　D. 肺炎支原体

　　E. 粪肠球菌

58. 患者女，56岁，中午休息时突发心慌，胸闷，出汗，含服硝酸甘油片不能缓解，有心绞痛病史，心电图示：ST段弓背向上抬高。下列哪项实验检查的特异性最高

　　A. 血清AST升高

　　B. 血清LDH升高

　　C. 血清C反应蛋白升高

　　D. 血清肌酸激酶的同工酶（CK-MB）升高

　　E. 血清肌酸激酶（CK）升高

59. 诊断心肌梗死的特异性最高的指标

　　A. CK　　　　　　B. CK-MB

　　C. LDH　　　　　D. AST

　　E. 肌红蛋白

60. 心肌梗死诊断特异的、高灵敏的标志物是

　　A. CK　　　　　　B. CK-MB

C. LDH   D. AST

E. 肌钙蛋白 T、肌钙蛋白 I（cTnT 和 cTnI）

61. 冠心病的保护因子是

    A. 甘油三酯

    B. 胆固醇脂

    C. 高密度脂蛋白胆固醇

    D. 极低密度脂蛋白胆固醇

    E. 低密度脂蛋白胆固醇

62. 心、脑血管动脉硬化的危险因子是

    A. 血清载脂蛋白

    B. 血清载脂蛋白

    C. 高密度脂蛋白胆固醇

    D. 低密度脂蛋白胆固醇

    E. 高密度脂蛋白

63. 高血钾症是指血钾浓度高于

    A. 3.5 mmol/L   B. 4 mmol/L

    C. 4.5 mmol/L   D. 5 mmol/L

    E. 5.5 mmol/L

64. 血液的含量最少的元素是

    A. 钙   B. 钾

    C. 钠   D. 氯

    E. 磷

65. 葡萄糖耐量试验，服糖后 2 小时血糖正常参考区间为

    A. ≤ 7.0 mmol/L   B. ≤ 7.8 mmol/L

    C. ≤ 8.0 mmol/L   D. ≤ 8.8 mmol/L

    E. ≤ 9.0 mmol/L

66. 患者女，52 岁，双手近端指间关节肿痛 2 个月，ESR 30 mm/h，CRP 10 mg/L，WBC 10×10^9/L，血红蛋白 100 g/L，RF（+）。该患者最可能诊断是

    A. 强直性脊柱炎

    B. 骨性关节炎

    C. 风湿性关节炎

    D. 类风湿性关节炎

    E. 系统性红斑狼疮

67. 抗"O"试验测定的是

    A. A 族溶血性链球菌的抗原

    B. A 族溶血性链球菌的溶血素

    C. A 族溶血性链球菌溶血毒素抗体

    D. 溶血毒素的溶细胞毒性

    E. O 型链球菌抗体

68. 放射免疫测定的缺点是

    A. 灵敏度低

    B. 特异性差

    C. 核素具有放射性，对人和环境有危害

    D. 样本和试剂的用量很大

    E. 重复性差

69. 免疫金是哪种物质的简称

    A. 四氯金酸溶液

    B. 胶体金

    C. 具有金原子的抗原性物质

    D. 胶体金与蛋白质的结合物

    E. 胶体金与免疫活性物质的结合物

70. CH50 试验方法又称为

    A. 补体 5% 溶血试验

    B. 抗体 5% 溶血试验

    C. 补体 50% 溶血试验

    D. 抗体 50% 溶血试验

    E. 补体 100% 溶血试验

71. 患者男，28 岁。为预防感染乙肝，注射乙肝疫苗半年后查体，做病毒学检查可能出现的情况是

    A. HBsAg 阳性   B. 抗 HBs 阳性

    C. HBeAg 阳性   D. 抗 HBe 阳性

    E. 抗 HBc 阳性

72. HBsAg（−）、抗 –HBs（+）、HBeAg（−）、抗 –HBe（−）、抗 –HBc（−）表明

    A. 急性肝炎初期

    B. 慢性活动性肝炎

    C. 乙肝恢复并产生免疫力

    D. 既往乙肝病毒感染

    E. 慢性迁延性肝炎

73. 患者男，60 岁，体检 B 超发现肝右叶有 3 cm × 3 cm 实质性占位，查甲胎蛋白（AFP）结果为 1000 ng/mL，肝功能正常。最佳处理方案是

    A. 观察随访   B. 手术治疗

    C. 肝动脉栓塞   D. 化疗

    E. 放疗

74. 患者男，45 岁，进行性右上腹痛 2 个月，食欲

减退，巩膜黄染，肝肋下 2.0 cm，质中等，未触及结节；肝放射性核素检查示有大小不等的斑块状放射性缺损区，边缘不整齐；AFP 560 μg/L，HBsAg（+）。该病例最可能的诊断是

A. 乙型肝炎

B. 阿米巴肝脓肿

C. 肝硬化

D. 原发性肝癌

E. 肝海绵状血管瘤

（75～79 题共用备选答案）

A. AFP B. PSA
C. CA199 D. CA153
E. CA125

75. 常作为诊断卵巢癌和子宫内膜癌首选的标志物是

76. 常用于前列腺癌的标志物是

77. 用于检测原发性肝癌的肿瘤标志物是

78. 常用于诊断乳腺癌的标志物是

79. 常用于诊断胰腺癌及某些消化系统肿瘤的标志物是

第三章 药理基础

必做考题

1. 可作用于机体，用于预防、治疗、诊断疾病或计划生育的化学物质称为
   A. 生药　　　　　B. 药物
   C. 制剂　　　　　D. 剂型
   E. 剧药

2. 药物代谢的主要器官是
   A. 肠黏膜　　　　B. 血液
   C. 肌肉　　　　　D. 肾
   E. 肝

3. 血脑屏障的作用是
   A. 加速药物从体内的清除速率
   B. 使药物不易穿透，保护大脑
   C. 保持大脑内较高的药物浓度
   D. 阻止所有细菌进入大脑
   E. 没有特别作用

4. 停药后，血药浓度降至阈浓度以下残留的生物效应是
   A. 停药反应　　　B. 过敏反应
   C. 后遗效应　　　D. 耐受性
   E. 毒性反应

5. 某患者服用可乐定降压一段时间后，停药次日血压剧烈回升，最可能的原因是
   A. 副反应　　　　B. 毒性反应
   C. 后遗效应　　　D. 停药反应
   E. 特异质反应

6. 产生作用最快的给药途径是
   A. 肌肉注射　　　B. 呼吸道吸入
   C. 口服　　　　　D. 皮下注射
   E. 静脉注射

7. 关于给药途径药物的吸收速度的说法，错误的是
   A. 肌内注射＞皮下注射
   B. 口服＞直肠
   C. 静脉注射＞吸入
   D. 皮下注射＞吸入
   E. 直肠＞贴皮

8. 关于不同给药途径对药物吸收速度的影响，说法正确的是
   A. 吸入＞肌肉注射　B. 口服＞皮下注射
   C. 直肠＞口服　　　D. 吸入＞静脉注射
   E. 贴皮＞皮下注射

9. 受体激动剂的特点是
   A. 具有亲和力
   B. 具有内在活性
   C. 具有亲和力而无内在活性
   D. 兼有亲和力和内在活性
   E. 不具有亲和力和内在活性

（10～12题共用备选答案）
   A. 苏醒作用　　　B. 兴奋作用
   C. 镇静作用　　　D. 局部作用
   E. 抑制作用

10. 使机体功能活动加强的药物作用称为

11. 使机体功能活动减弱的药物作用称为

12. 药物吸收之前在用药部位呈现的作用称为

13. 属于钙拮抗剂的抗高血压药是
    A. 卡托普利　　　B. 氯沙坦
    C. 缬沙坦　　　　D. 硝苯地平
    E. 美托洛尔

14. 属于血管紧张素Ⅱ受体阻滞剂的是
    A. 硝苯地平　　　B. 阿替洛尔
    C. 氯沙坦　　　　D. 卡托普利
    E. 可乐定

15. 能防止甚至逆转血管壁增厚和心肌肥大的抗高血

压药是
A. 利尿降压药
B. β 受体阻断药
C. 钙离子通道阻滞药
D. 血管紧张素转换酶抑制剂
E. α 受体阻断药

16. ACEI 类药物的不良反应有
A. 刺激性干咳 B. 低血钾
C. 高血糖   D. 长期低血压
E. 白细胞增殖

17. 治疗高血压，各类心绞痛和慢性心功能不全的
A. 硝苯地平   B. 氨氯地平
C. 尼莫地平   D. 维拉帕米
E. 地尔硫䓬

18. 患者男，45 岁，糖尿病病史 5 年，近期确诊为 1 级高血压。口服卡托普利治疗后经常出现咳嗽，夜间尤重，影响工作、休息。给予更换降压药物，最佳的选择是
A. 氢氯噻嗪   B. 美托洛尔
C. 氯沙坦   D. 可乐定
E. 肼屈嗪

19. 在钙通道阻滞剂中最常用于治疗高血压的药物是
A. 尼莫地平   B. 桂利嗪
C. 氟桂利嗪   D. 维拉帕米
E. 氨氯地平

20. 有较强脑血管扩张作用，增加脑血流量的钙拮抗药是
A. 硝苯地平   B. 尼群地平
C. 维拉帕米   D. 尼莫地平
E. 地尔硫䓬

21. 患者男，48 岁，既往高血压病史 5 年余，该患者长期服用卡托普利 12.5 mg，每日两次，血压控制尚可，该患者可能出现的不良反应不包括
A. 咳嗽   B. 高血糖
C. 肾功能损害 D. 血管神经性水肿
E. 高血钾

22. 利尿药的特点不包括
A. 易经肾小球滤过
B. 容易被肾小管再吸收

C. 在体内不被代谢
D. 不易从血管渗入组织
E. 须静脉给药

23. 患者男，49 岁，有高血压病史 10 年，拟给予利尿药进行降压治疗，最常用的药物是
A. 呋塞米   B. 甘露醇
C. 螺内酯   D. 氢氯噻嗪
E. 氨苯蝶啶

24. 属于高效利尿药的是
A. 氢氯噻嗪   B. 螺内酯
C. 氨苯蝶啶   D. 噻嗪类
E. 呋塞米

25. 关于呋塞米，哪一项是错误的
A. 利尿作用强，同时能增加肾血流量
B. 也可用于治疗高血压危象
C. 利尿作用机制是抑制髓袢升支髓质段的 Na^+、Cl^- 共同转运
D. 不应当与氨基糖苷类抗生素同时应用
E. 可用于治疗急性肾功能衰竭

26. 患者女，56 岁，最近原发性高血压加剧，应用氢氯噻嗪降血压，患者尿液中浓度不会增高的是
A. K^+ B. Cl^-
C. Ca^{2+} D. Na^+

27. 治疗脑水肿的首选药是
A. 甘露醇   B. 螺内酯
C. 呋塞米   D. 氯噻嗪
E. 氢氯噻嗪

28. 用于抢救高血压危象及难治性心衰的是
A. 卡托普利   B. 氯沙坦
C. 美托洛尔   D. 硝普钠
E. 氨氯地平

(29～30 题共用备选答案)
A. 硝酸甘油
B. 长期钙离子通道阻滞剂 + β 受体阻滞剂
C. 卡托普利 + 长期钙离子通道阻滞剂
D. 双氢克尿噻 + 美托洛尔 +ACEI
E. 硝普钠

29. 患者男，55 岁，高血压 8 年，3 个月前起自觉心悸，活动后气促，心率 130 次 / 分，心律规整，

心尖区可闻及2/6级收缩期吹风样杂音。双肺底无湿啰音，应给予

30. 患者女，60岁，剧烈头痛，呕吐，视物不清3小时，高血压病史6年，血压270/124 mmHg，心率95次/分，心律规整，肢体无异常，病理症阴性，应给予

31. 高剂量使用可引起全身性红斑性狼疮综合征的是
    A. 卡托普利　　　　B. 氯沙坦
    C. 美托洛尔　　　　D. 肼屈嗪
    E. 氨氯地平

32. 中枢性降压药是
    A. 普萘洛尔　　　　B. 卡托普利
    C. 可乐定　　　　　D. 硝普钠
    E. 哌唑嗪

33. 患隐性糖尿病的高血压患者，不宜选用
    A. 硝普钠　　　　　B. 氢氯噻嗪
    C. 利血平　　　　　D. 卡托普利
    E. 硝苯地平

34. 下列哪类药物用于镇静催眠
    A. 吗啡类生物碱　　B. 乙酰水杨酸类
    C. 苯二氮䓬类　　　D. 大环内酯类
    E. β内酰胺类

35. 地西泮的药理作用不包括
    A. 镇静催眠作用
    B. 麻醉作用
    C. 抗惊厥抗癫痫作用
    D. 小剂量抗焦虑作用
    E. 中枢性肌肉松弛作用

36. 卡马西平是治疗哪类癫痫的首选药
    A. 癫痫持续状态
    B. 癫痫小发作
    C. 单纯局限性发作和大发作
    D. 癫痫部分性发作
    E. 癫痫局限性发作继发泛化

37. 癫痫持续发作，首选
    A. 地西泮　　　　　B. 丙戊酸钠
    C. 乙琥胺　　　　　D. 新斯的明
    E. 促肾上腺皮质激素泼尼松

38. 对癫痫大发作和局限性发作疗效好的药物是
    A. 苯妥英钠　　　　B. 乙琥胺
    C. 地西泮　　　　　D. 卡马西平
    E. 丙戊酸钠

39. 乙琥胺
    A. 治疗癫痫持续状态
    B. 控制子痫发作
    C. 对精神运动性发作效果好
    D. 对小发作效果好
    E. 长期治疗出现齿龈增生

40. 治疗三叉神经痛的首选药物是
    A. 卡马西平　　　　B. 苯妥英钠
    C. 维生素 B_{12}　　D. 布洛芬
    E. 谷维素

41. 属于三环类抗抑郁症的药物是
    A. 苯妥英钠　　　　B. 卡马西平
    C. 苯巴比妥　　　　D. 丙米嗪
    E. 尼可刹米

42. 治疗帕金森病的最佳药物是
    A. 多巴胺　　　　　B. 左旋多巴
    C. 毒扁豆碱　　　　D. 利舍平
    E. 乙酰胆碱

43. 长期服用左旋多巴的副作用不包括
    A. 厌食　　　　　　B. 恶心呕吐
    C. 直立性低血压　　D. 白细胞减少
    E. 肾功能损伤

44. 巴氯芬的副作用主要表现为
    A. 中枢系统抑制作用　B. 镇静作用
    C. 抑制呼吸　　　　D. 影响认知功能
    E. 呕吐

（45～46题共用备选答案）
    A. 阿托品　　　　　B. 二甲双胍
    C. 头孢拉定　　　　D. 巴氯芬
    E. 地塞米松

45. 脊髓损伤后双下肢痉挛，可选用的药物是

46. 脊髓损伤后排尿困难、大汗，可选用的药物是

47. 肉毒毒素注射常用的注射方法不包括
    A. 徒手定位法
    B. 肌电图引导定位法

C. 电刺激引导定位法

D. 超声下引导定位法

E. 皮下注射

48. 吗啡对中枢神经系统的作用是

A. 镇痛，镇静，催眠，呼吸抑制，止吐

B. 镇痛，镇静，镇咳，缩瞳，致吐

C. 镇痛，镇静，镇咳，呼吸兴奋

D. 镇痛，镇静，止吐，呼吸抑制

E. 镇痛，镇静，扩瞳，呼吸抑制

49. 作用于中枢神经系统的止痛药物是

A. 吗啡
B. 洛索洛芬

C. 美洛昔康
D. 阿司匹林

E. 对乙酰氨基酚

50. 兼有缓解心源性哮喘的镇痛药为

A. 吗啡
B. 哌替啶

C. 氢埃托啡
D. 延胡索乙素

E. 罗通定

51. 解热镇痛抗炎药的作用不包括

A. 退烧
B. 镇痛

C. 呼吸抑制
D. 抗风湿

E. 控制关节红肿

52. 非甾体类抗炎药的作用机制主要抑制的物质是

A. 白三烯
B. P 物质

C. 5-羟色胺
D. 前列腺素

E. 胆碱酯酶

53. 抑制前列腺素合成

A. 泼尼松

B. 阿司匹林

C. 环磷酰胺

D. 血管紧张素转换酶抑制剂

E. 地塞米松

54. 下列药物中，属于非甾体抗炎药的是

A. 吗啡
B. 哌替啶

C. 二氢埃托啡
D. 乙酰水杨酸

E. 罗通定

55. 下列镇痛药物中，属于非甾体抗炎药的是

A. 吗啡
B. 芬太尼

C. 哌替啶
D. 可待因

E. 阿司匹林

56. 阿司匹林最常见的并发症是

A. 水杨酸反应
B. 凝血障碍

C. 过敏反应
D. 瑞夷综合征

E. 胃肠道反应

57. 患者男，27 岁，溜冰时脚踝扭伤，肿痛明显，X线检查未见骨折，应用解热镇痛抗炎药治疗后，体内减少的活性物质是

A. 组胺
B. 可的松

C. 缓激肽
D. 前列腺素

E. 尿酸

58. 下列哪种药物的作用机理和其他选项不是一类

A. 哌替啶
B. 吲哚美辛

C. 阿司匹林
D. 乙酰水杨酸

E. 对乙酰氨基酚

59. 胰岛素不适于治疗

A. 1 型糖尿病

B. 酮症酸中毒

C. 糖尿病合并重度感染

D. 高渗性昏迷

E. 细胞内钾过多者

60. II 型糖尿病最基本的药物治疗是

A. 口服降糖药物
B. 胰岛素

C. 降血脂药物
D. 神经营养药物

E. 血管扩张药物

61. 患者男，68 岁，发现血糖升高 3 年。患者拒绝注射胰岛素治疗，可选用的药物不包括

A. 格列苯脲
B. 格列吡嗪

C. 格列齐特
D. 阿昔洛韦

E. 二甲双胍

62. 肥胖或超重的 2 型糖尿病患者，首选的治疗药物是

A. 磺脲类
B. 双胍类

C. 短效胰岛素
D. 中效胰岛素

E. 长效胰岛素

63. 可适用于尿崩症的降糖药是

A. 二甲双胍
B. 胰岛素

C. 氯磺丙脲
D. 格列喹酮

E. 格列本脲

64. 1 型糖尿病患者不能使用下列哪种降糖药

A. 米格列醇
B. 二甲双胍

C. 阿卡波糖　　　　　D. 吡格列酮

E. 瑞格列奈

65. 引起乳酸血症的药物是

A. 格列吡嗪　　　　　B. 甲苯磺丁脲

C. 二甲双胍　　　　　D. 氯磺丙脲

E. 阿卡波糖

（66～67题共用备选答案）

A. 格列本脲　　　　　B. 二甲双胍

C. 曲格列酮　　　　　D. 阿卡波糖

E. 瑞格列奈

66. 属于胰岛素增敏剂的是

67. 适用于轻症、尤适于肥胖的2型糖尿病患者的是

68. 最低杀菌浓度（MBC）是指能够杀灭培养基内细菌或使细菌数减少（　）的最低药物浓度

A. 80%　　　　　　　B. 85%

C. 90%　　　　　　　D. 95%

E. 99.9%

69. 青霉素类抗生素属于

A. 大环内酯类　　　　B. β-内酰胺类

C. 喹诺酮类　　　　　D. 磺胺类

E. 抗病毒类

70. 对β-内酰胺酶最稳定的是

A. 头孢唑林　　　　　B. 头孢克洛

C. 头孢噻肟　　　　　D. 青霉素

E. 拉氧头孢

71. 患者女，30岁，发热3天。患者3天前出现体温增高，最高达39.8℃，伴有胸痛、咳嗽、咳痰，且为黄色脓性痰。给予青霉素治疗，其抗菌机制是

A. 抑制细菌细胞壁的合成

B. 改变胞浆膜的通透性

C. 抑制蛋白质的合成

D. 影响核酸代谢

E. 影响叶酸代谢

72. 属于大环内酯类的药物是

A. 头孢唑啉　　　　　B. 阿莫西林

C. 红霉素　　　　　　D. 青霉素

E. 吡哌酸

73. 支原体肺炎首选的抗生素是

A. 青霉素类

B. 第三代头孢菌素

C. 氨基糖苷类

D. 大环内酯类

E. 万古霉素

74. 新生儿/早产儿用药应特别注意药物的不良反应，下列哪种药物能引起小儿"灰婴综合征"

A. 青霉素　　　　　　B. 氯霉素

C. 红霉素　　　　　　D. 庆大霉素

E. 卡那霉素

75. 属于抑菌药的是

A. 青霉素　　　　　　B. 四环素

C. 灰黄霉素　　　　　D. 两性霉素B

E. 制霉菌素

76. 喹诺酮类药物对铜绿假单胞菌最有效的是

A. 诺氟沙星　　　　　B. 环丙沙星

C. 左氧氟沙星　　　　D. 依诺沙星

E. 洛美沙星

77. 氨基糖苷类抗生素所致的耳聋，属于

A. 副作用　　　　　　B. 毒性反应

C. 过度作用　　　　　D. 继发反应

E. 变态反应

78. 肺部支原体感染可用的药物是

A. 阿莫西林　　　　　B. 红霉素

C. 头孢曲松　　　　　D. 林可霉素

E. 万古霉素

79. 支气管肺炎严重的激素使用，使用指征不包括

A. 脑水肿

B. 胃肠道出血

C. 呼吸衰竭

D. 全身中毒症状明显

E. 高热

80. 患者女，60岁，突发尿频、尿急、尿痛并发热。在尿培养结果出来之前，首选用药为

A. 青霉素　　　　　　B. 红霉素

C. 氯霉素　　　　　　D. 林可霉素

E. 头孢他啶

81. 患者女，19岁，有结核病，欲行药物治疗。可诱导肝微粒体酶的药物是
    A. 异烟肼　　　　B. 利福平
    C. 吡嗪酰胺　　　D. 乙胺丁醇
    E. 维生素 B_6

82. 可以静脉应用的抗凝药物是
    A. 低分子肝素　　B. 华法林
    C. 双香豆素　　　D. 醋硝香豆素
    E. 阿司匹林

83. 关于肝素，哪项错误
    A. 肝素过量能引起骨质疏松
    B. 肝素不能口服
    C. 肝素是通过抗凝血酶Ⅲ起作用
    D. 肝素用量越大，其抗凝活性 t1/2 越长
    E. 肝素只在体外有抗凝血作用

第四章 内科疾病

必做考题

1. 高血压的定义是指
   A. 肺循环动脉压增高为主要表现的临床综合征
   B. 体循环动脉压增高为主要表现的临床综合征
   C. 所有动脉血压增高为主要表现的临床综合征
   D. 动脉压和静脉压增高的现象
   E. 血压一过性增高的现象

2. 原发性高血压病的危险因素不包括
   A. 年龄　　　　　B. 吸烟
   C. 高血脂　　　　D. 心脏瓣膜病
   E. 高盐饮食

3. 高血压的主要病理改变是
   A. 大动脉痉挛、收缩
   B. 中动脉痉挛、收缩
   C. 大、中动脉硬化、痉挛
   D. 细小动脉痉挛及透明样变性
   E. 毛细血管痉挛、狭窄，血栓形成

4. 关于高血压的治疗方法，描述错误的是
   A. 危险因素控制　　B. 行为治疗
   C. 适当运动　　　　D. 钙拮抗剂
   E. 补充水钠

5. 原发性高血压的病因是
   A. 慢性肾小球肾炎　B. 糖尿病性肾病
   C. 妊娠中毒症　　　D. 甲状腺功能亢进
   E. 原因不明

6. 高血压病患者的正确康复治疗措施是
   A. 一旦血压恢复正常，便可停止锻炼
   B. 连续2周血压正常便可停止血压监测
   C. 强调较高强度的运动锻炼，以提高心脏收缩力
   D. 停止药物治疗
   E. 终身坚持，才能维持疗效

7. 关于高血压治疗目标以下正确的是
   A. 有效的治疗必须使血压降至130/80 mmHg以下
   B. 脑卒中患者因危险性增高，血压控制水平宜更严格，小于125/75 mmHg
   C. 中青年患者（＜60岁），因危险性较低，血压控制水平可适量放宽至160/100 mmHg
   D. 高血压合并糖尿病或肾脏病变的患者，治疗应使血压降至130/80 mmHg以下
   E. 老年高血压病患者，血压控制水平为160/100 mmHg

8. 世界卫生组织和国际高血压学会（WHO/ISH）制定的高血压诊断标准是
   A. BP＞130/85 mmHg　B. BP＞120/80 mmHg
   C. BP＞140/90 mmHg　D. BP≥140/90 mmHg
   E. BP≥150/90 mmHg

9. 患者男，78岁，未服药状态下多次测血压平均值为160/105 mmHg，有糖尿病病史20余年，无心血管病家族史。该患者高血压分级及危险度分级为
   A. Ⅰ级，低度危险　　B. Ⅱ级，中度危险
   C. Ⅱ级，高度危险　　D. Ⅲ级，中度危险
   E. Ⅲ级，高度危险

10. 患者男，60岁，"突发左肢活动不灵2小时"入院，测血压185/110 mmHg，神志清，左肢肌力3级，头颅CT未见高密度影，诊断应考虑
    A. 脑梗死，高血压病3级，极高危险组
    B. 脑出血，高血压病3级，极高危险组
    C. 脑梗死，高血压病2级，高危险组
    D. 脑梗死，高血压病3级，高危险组
    E. 脑出血，高血压病2级，高危险组

11. 患者男，45岁，头部胀痛1天。患者1天前出现头胀痛，无恶心、呕吐，无头晕，无感觉及运动功能障碍。既往高血压病史5年余，未曾口服

药物控制入院测血压示 178/113 mmHg，则该患者高血压诊断分级为
A. 正常血压　　　B. 正常高值
C. 1 级　　　　　D. 2 级
E. 3 级

12. 某女，高血压多年，近 3 年肌无力，多饮，多尿，周期性麻痹，低血钾。诊断首选考虑是
A. 高血压脑病　　B. 恶性高血压
C. 肾性高血压　　D. 原发性醛固酮增多症
E. 肾动脉狭窄

13. 高血压联合用药的原则应是
A. 当第一种药物效果不满意时，可加用第二种药
B. 第 1～3 天用第一种药，第 4 天应加用第二种药
C. 同类药物的两种药物合用可以增效
D. 为了有效，不论何种高血压，首先考虑两种药合用
E. 首先用两种不同类药物，如无效需加用第三种药

14. 患者男，30 岁，大面积烧伤 6 小时，转送途中输液 1000 ml，入院后监测 CVP4 cmH₂O（0.39 kPa），血压 80/60 mmHg，尿量 20ml/h，四肢厥冷。正确的处理是
A. 减慢输液速度加升压药
B. 维持原输液速度
C. 减慢输液，加利尿剂
D. 减慢输液速度
E. 加快输液速度

15. 冠心病是指
A. 冠状动脉畸形　　B. 冠状动脉窦心脏病
C. 心肌肥厚　　　　D. 冠状动脉粥样硬化性心脏病
E. 心脏瓣膜疾病

16. 我国目前最常见的心血管疾病是
A. 先天性心脏病　　B. 冠心病
C. 心肌病　　　　　D. 心瓣膜病
E. 心肌炎

17. 冠心病的主要病理改变是
A. 心绞痛　　　　　B. 冠状动脉狭窄
C. 心功能减退　　　D. 胸闷
E. 心律失常

18. 冠心病的危险因素不包括
A. 年龄、性别　　　B. 血压
C. 血脂异常　　　　D. 糖尿病和糖耐量异常
E. 慢性肾盂肾炎

19. 冠心病的主要危险因素不包括
A. 高血压　　　　　B. 高血脂
C. 吸烟　　　　　　D. 空气污染
E. 缺乏运动

20. 预防冠状动脉粥样硬化斑块进展最有证据的药物是
A. 阿司匹林　　　　B. 低分子肝素
C. 血管紧张素转换酶抑制剂
D. 他汀类　　　　　E. 钙通道阻滞剂

21. 有关冠心病的描述，错误的是
A. 冠状动脉狭窄或管腔闭塞
B. 心肌供血相对或绝对不足
C. 血脂检查示高密度脂蛋白增高、低密度脂蛋白降低
D. 心肌供氧与耗氧失去平衡
E. 心肌酶谱检查异常

22. 在风湿病侵犯的器官中，病变最多见且严重的是
A. 心　　　　　　　B. 关节
C. 血管　　　　　　D. 皮肤
E. 脑

23. 冠心病患者过度卧床休息，循环血容量会
A. 大幅度增加　　　B. 少量增加
C. 减少　　　　　　D. 不变
E. 因人而异发生改变

24. 循环血液中的异常物质随血流运行堵塞血管腔的过程为
A. 栓塞　　　　　　B. 栓子
C. 血栓　　　　　　D. 梗死
E. 血栓形成

25. 在意外事故现场，确诊心搏骤停最迅速、可靠的依据是
A. 肱动脉无脉搏、无血压
B. 无心音，无血压
C. 意识突然丧失，颈动脉无搏动
D. 瞳孔散大，对光反射消失

E. 呼吸停止，口唇发绀

26. 引起胸闷症状最常见的疾病是
    A. 胸膜炎　　　　B. 支气管疾病
    C. 冠心病　　　　D. 血液病
    E. 神经病

27. 对心绞痛的描述，不正确的是
    A. 常发生于冠状动脉狭窄的患者
    B. 冠状动脉无狭窄者，不会导致心肌缺血而出现心绞痛
    C. 可发生于瓣膜性心脏病者
    D. 可发生于肥厚型心肌病者
    E. 可发生于控制不良的高血压者

28. 属于稳定型心绞痛的是
    A. 休息时发作的心绞痛
    B. 近一个月刚发生的心绞痛
    C. 以前曾有心绞痛发作，但近两个月来发作较前频繁
    D. 以前曾有心绞痛发作，但近两个月来发作持续的时间较前明显延长
    E. 近半年常因劳累而引起心绞痛，但疼痛程度和每次持续的时间一样

29. 心前区刺痛持续2 s后消失，常见于
    A. 带状疱疹　　　　B. 心绞痛
    C. 气胸　　　　　　D. 肋间神经痛
    E. 胸膜炎

30. 日常活动轻度受限，快步行走和登梯时可出现心绞痛，此时心绞痛的级别为
    A. Ⅰ级　　　　　　B. Ⅱ级
    C. Ⅲ级　　　　　　D. Ⅳ级
    E. Ⅴ级

31. 冠状动脉突然阻塞40分钟，最常见的结局
    A. 心肌梗死　　　　B. 心绞痛
    C. 心律失常　　　　D. 心力衰竭
    E. 胸痛

32. 急性心肌梗死最早、最突出的症状是
    A. 心功能衰竭　　　B. 休克
    C. 胸骨后疼痛　　　D. 心律失常
    E. 恶心呕吐

33. 急性心肌梗死早期（24小时内）死亡的主要原因是
    A. 心源性休克　　　B. 严重心律失常
    C. 心脏破裂　　　　D. 肺栓塞
    E. 心力衰竭

34. 急性心肌梗死最常见的病因为
    A. 冠状动脉栓塞　　B. 冠状动脉炎
    C. 冠状动脉先天畸形　D. 冠状动脉痉挛
    E. 冠状动脉粥样硬化

35. 抗心律失常药不包括
    A. 阿司匹林
    B. 钠通道阻滞剂
    C. β肾上腺素受体拮抗剂
    D. 延长动作电位时程药
    E. 钙通道阻滞剂

36. 提示易患冠心病的指标为
    A. 血清总胆固醇 2.95 mmol/L
    B. 甘油三酯 0.7 mmol/L
    C. 高密度脂蛋白胆固醇 0.11 mmol/L
    D. 低密度脂蛋白胆固醇 3.0 mmol/L
    E. 血清载脂蛋白 A_1 1.19 g/L

37. 冠心病与肺心病的主要鉴别点是
    A. 是否有心绞痛或心肌梗死病史
    B. 心脏是否肥大
    C. 是否为中老年人
    D. 是否有肝肿大
    E. 心律失常或心率增快

38. 不会引起慢性充血性心力衰竭的疾病是
    A. 风湿性瓣膜病　　B. 急性心肌梗死
    C. 失血性休克　　　D. 先天性心脏病
    E. 高血压性心脏病

39. 增强心肌收缩力、减慢心率
    A. 硝普钠　　　　　B. 多巴胺
    C. 去甲肾上腺素　　D. 酚妥拉明
    E. 西地兰

40. 可引起心率减慢的药物是
    A. 硝苯地平　　　　B. 氢氯噻嗪
    C. 哌唑嗪　　　　　D. 普萘洛尔
    E. 卡托普利

41. 长期半卧位的心源性水肿患者，最易引起皮肤溃

疡的部位是
A. 背部　　　　　B. 骶尾部
C. 踝部　　　　　D. 枕后部
E. 足跟部

42. 关于心力衰竭的描述，错误的是
A. 心肌收缩力减弱　B. 舒张功能增强
C. 心排血量减少　　D. 组织细胞缺血缺氧
E. 静脉系统瘀血

43. 为诊断患者是否存在慢性充血性心力衰竭，最有价值的检查是
A. 胸片　　　　　B. 心电图
C. 心脏彩超　　　D. 24小时动态心电图
E. 血气分析

44. 充血性心力衰竭的主要特征是
A. 肺循环和（或）体循环缺血
B. 肺循环和（或）体循环瘀血
C. 肺动脉和（或）主动脉压力降低
D. 肺循环缺血，体循环淤血
E. 肺动脉和（或）主动脉压力增高

45. 体循环瘀血的最可靠体征为
A. 静脉压升高　　B. 肝脏肿大及压痛
C. 胸、腹腔积液　D. 双下肢水肿
E. 颈静脉曲张

46. 左心衰竭的主要临床症状是
A. 颈静脉怒张　　B. 肝大
C. 水肿　　　　　D. 呼吸困难
E. 头晕

47. 急性左心衰时的主要临床表现为
A. 面部潮红　　　B. 肺部哮鸣音
C. 咳粉红色泡沫痰　D. 肝脏肿大
E. 双下肢水肿

48. 慢性充血性心力衰竭的病理生理表现不包括
A. 水钠潴留　　　B. 自主神经功能紊乱
C. 肺功能障碍　　D. 大血管顺应性增加
E. 心室肥厚

49. 慢性充血性心力衰竭最主要的临床表现是
A. 肝大　　　　　B. 心动过速
C. 夜间咳嗽　　　D. 第三心音呈奔马律
E. 夜间阵发性呼吸困难

50. 患者，60岁。6分钟步行试验中步行距离小于150米，提示
A. 轻度心功能不全　B. 重度心功能不全
C. 中度心功能不全　D. 心功能正常
E. 极重度心功能不全

51. 慢性充血性心力衰竭患者休息时正常，但一般的体力活动可引起疲劳、心悸、呼吸困难或心绞痛，按NYHA心功能临床分级为
A. Ⅰ级　　　　　B. Ⅱ级
C. Ⅲ级　　　　　D. Ⅳ级
E. Ⅴ级

52. 引起慢性支气管炎发生发展最重要而常见的病因是
A. 气候变化　　　B. 吸烟
C. 呼吸道感染　　D. 大气污染
E. 劳累

53. 慢性支气管炎的主要病因不包括
A. 感染　　　　　B. 有害气体和颗粒
C. 高血糖　　　　D. 冷空气
E. 香烟

54. 易引发慢性支气管炎急性发作的理化因素不包括
A. 冷空气　　　　B. 粉尘
C. 刺激性气体　　D. 烟雾
E. 细菌蛋白

55. 慢性支气管炎的定义，要求咳嗽咳痰连续2年以上，且每年发作的时间不少于
A. 2个月　　　　B. 3个月
C. 4个月　　　　D. 5个月
E. 6个月

56. 患者男，62岁，咳嗽、咳痰5年余，反复发作。每年发病持续5个月，急性发作时双肺可闻及干湿啰音，最可能的诊断是
A. 肺结核　　　　B. 慢性支气管炎
C. 支气管肺癌　　D. 支气管哮喘
E. 慢性咽炎

57. 患者男，70岁，慢性咳嗽，咳痰，每年发病持续3个月以上，连续7年。本病常规药物治疗方法不包括
A. 抗感染药　　　B. 镇咳药

C. 平喘药　　　　　D. 呼吸兴奋药物

E. 祛痰药

58. 患者女，59岁，慢性咳嗽、咳痰3年，每年冬季发作，多持续3~4个月。近1周再次出现咳嗽、咳痰，为白黏痰，无发热及呼吸困难。辅助检查：血常规 WBC 7.0×10^9/L，中性粒细胞 0.68×10^9/L；尿常规正常；胸部 X 线片显示双肺纹理增多、紊乱。肺功能：FVC 正常，FEV1/FVC 正常，FEV1 正常。最恰当的诊断是

A. 慢性阻塞性肺疾病（COPD）

B. 肺结核

C. 支气管哮喘

D. 支气管扩张

E. 慢性支气管炎

59. 下列支气管肺炎的治疗中，属对症治疗的是

A. 保持室内空气流通

B. 抗生素治疗　　　C. 抗病毒治疗

D. 物理降温　　　　E. 激素治疗

（60～61题共用备选答案）

A. 声音嘶哑　　　　B. 频繁干咳

C. 呼吸困难　　　　D. 咳嗽、咳脓痰

E. 咯血

60. 急性病毒性喉炎常见的症状

61. 急性气管-支气管炎常出现

62. 关于慢性阻塞性肺病的说法，正确的是

A. 气流受限是完全可逆的

B. 多为发作性咳嗽、呼吸困难，常突发突止

C. 可伴有气道低反应性

D. 包括具有气流阻塞特征的慢性支气管炎以及合并的肺气肿

E. 经适当治疗，症状体征可完全消失而获痊愈

63. 慢性阻塞性肺病最常见的肺实质病理改变是

A. 小叶中央型肺气肿　B. 全小叶型

C. 混合型　　　　D. 肺血管壁破坏

E. 肺毛细血管床破坏

64. 关于慢性阻塞性肺疾病病理改变的描述，错误的是

A. 炎症细胞浸润气管、支气管及细支气管的表层上皮

B. 黏液分泌腺增大和杯状细胞减少使黏液分泌减少

C. 慢性炎症导致小支气管和细支气管气道壁损伤和修复过程反复循环发生

D. 修复过程导致气道壁结构重构

E. 胶原含量增加及瘢痕组织形成，造成气道狭窄，引起阻塞

65. 以"桶状胸"为主要临床体征的疾病是

A. 心肌梗死　　　　B. 肺炎

C. 支气管炎　　　　D. 阻塞性肺疾病

E. 限制性肺病

66. 慢性阻塞性肺疾病的主要症状不包括

A. 咳嗽　　　　　　B. 咳痰

C. 呼吸困难　　　　D. 呕吐

E. 体力活动能力减退

67. 慢性阻塞性肺病的主要症状不包括

A. 反复发作慢性咳嗽　B. 呼吸困难

C. 运动耐受力下降　　D. 焦虑、抑郁

E. 伴有哮鸣音的呼气性呼吸困难

68. 患者男，70岁，慢性咳嗽、咳痰20余年，吸烟史40余年，近年来时有气急气促。查体：双肺呼吸音减弱，肺下界下移，双肺底有细小湿啰音。最可能的诊断是

A. 大叶性肺炎　　　B. 慢性阻塞性肺气肿

C. 胸腔积液　　　　D. 支气管哮喘

E. 气胸

69. 肺气肿的胸廓呈

A. 局部内陷　　　　B. 桶状胸

C. 鸡胸　　　　　　D. 局限性膨隆

E. 扁平胸

70. 慢性阻塞性肺疾病急性发作宜选用

A. 沙丁胺醇　　　　B. 茶碱

C. 白三烯调节剂　　D. 异丙托溴铵

E. 吸入糖皮质激素

71. 患者男，60岁，慢性阻塞性肺病15年，近1周咳喘加重，发绀明显，烦躁，血气分析pH值7.4、PaO_2 40 mmHg、$PaCO_2$ 70 mmHg，进行氧疗应采用

A. 立即纯氧吸入

B. 持续低流量给氧

C. 间断高浓度高流量吸氧

D. 持续高浓度高流量吸氧

E. 间断低流量给氧

72. 支气管哮喘诊断的最主要依据是

　　A. 动脉血氧分压降低，二氧化碳分压升高

　　B. 血液中嗜酸性粒细胞增加

　　C. 胸部透视，肺透光度增加，横膈下降

　　D. 有反复发作，呼气型呼吸困难和肺部有哮鸣音，可自行缓解或应用支气管解痉剂得以缓解

　　E. 肺功能检测有阻塞通气障碍

73. 支气管哮喘的诊断方法中，最便利、最有意义的是

　　A. 血气分析　　　　B. 血常规检查

　　C. 临床症状和体征　D. 呼吸功能检查

　　E. 胸部X线检查

74. 患者男，22岁，发作性胸闷、呼吸困难5年，每年多在3～4月发生，可自行缓解。查体：血压120/60 mmHg，两肺满布哮鸣音，心率110次/分，律齐，无杂音，肝脾无肿大，血常规正常。最可能的诊断是

　　A. 慢性支气管炎　　B. 支气管哮喘

　　C. 心源性哮喘　　　D. 肺心病

　　E. 肺炎

75. 患者女，34岁，进入刚装修好的房屋，突然心慌、胸闷、大汗、呼吸困难。既往曾有类似情况发生。根据患者情况初步诊断为

　　A. 支气管哮喘

　　B. 急性肺炎

　　C. 变态反应吸入性肺炎

　　D. 慢性支气管炎

　　E. 支气管炎

76. 哮喘急性发作，可选用的药物不包括

　　A. 钙拮抗剂　　　B. β受体阻滞剂

　　C. 拟肾上腺素药　D. 茶碱类

　　E. 激素

77. 中度哮喘的诊断标准是

　　A. FEV1≥80%预测值，PEF变异率≤20%

　　B. FEV1≥80%预测值，PEF变异率20%～30%

　　C. FEV1：60%～80%预测值，PEF变异率>30%

　　D. FEV1≤60%预测值，PEF变异率30%

　　E. FEV1≤60%预测值，PEF变异率≥40%

78. 支气管哮喘患者肺功能改变的特点是

　　A. 阻塞性肺通气功能障碍

　　B. 限制性肺通气功能障碍

　　C. 支气管平滑肌松弛

　　D. 肺弥散功能障碍

　　E. 肺泡有效通气面积增加

79. 肺通气功能评定采用6级制的主观呼吸功能障碍程度评定，其中，慢走即有气短属于几级

　　A. 1　　　　　B. 2

　　C. 3　　　　　D. 4

　　E. 5

80. 一肺气肿患者登2楼及上坡时出现气短。据六级制主观呼吸功能障碍程度评定，该患者主观呼吸功能障碍程度为

　　A. 1级　　　　B. 2级

　　C. 3级　　　　D. 4级

　　E. 5级

81. 正常人第1秒钟的用力呼气量约为肺活量的

　　A. 50%　　　　B. 60%

　　C. 70%　　　　D. 83%

　　E. 99%

82. VC是指

　　A. 用力肺活量

　　B. 第一秒最大用力呼气容积

　　C. 最大通气量

　　D. 肺活量

　　E. 时间肺活量

（83～85题共用备选答案）

　　A. 慢性阻塞性肺气肿　B. 变态反应性肺浸润

　　C. 心源性哮喘　　　　D. 支气管肺癌

　　E. 喘息型慢性支气管炎

83. 咳出大量粉红泡沫样痰，两肺可闻及广泛的水泡音和哮鸣音，临床诊断是

84. 有慢性咳嗽史，常年存在喘息，两肺常可闻及水泡音，临床诊断是

85. 无诱因的呼吸困难及肺部哮鸣音进行性加重，咳痰带血，临床诊断是

86. 关于糖尿病的叙述，错误的是

　　A. 糖尿病是以高血糖为特征的内分泌疾病

B. 特点为胰岛素绝对或相对不足

C. 靶细胞对胰岛素的敏感性降低

D. 引起碳水化合物、蛋白质、脂肪、电解质和水的代谢紊乱

E. 胰腺缺血是发病诱因之一

87. 关于糖尿病的叙述，错误的是

A. 本病特点为胰岛素绝对或相对不足和靶细胞对胰岛素的敏感性降低

B. 妊娠期糖尿病包括孕前已诊断或已患糖尿病的患者

C. 糖尿病是以高血糖为特征的内分泌疾病

D. 多数患者全身小血管和微血管出现病变

E. 遗传因素和环境因素共同作用发病

88. 糖尿病的基本病理生理改变是

A. 肾上腺皮质激素分泌过多

B. 生长激素分泌过多

C. 胰高血糖素分泌过多

D. 肾上腺素分泌过多

E. 胰岛素分泌不足

89. 对糖尿病的诊断较有价值的是

A. 多饮多尿

B. 并发症出现

C. 尿糖阳性

D. 空腹血糖≥7.0 mmol/L

E. 眼底动脉硬化

90. 糖尿病的诊断标准（静脉全血）是

A. 随机血糖 11.1 mmol/L，空腹血糖≤7.8 mmol/L，餐后2小时血糖≥7.8 mmol/L

B. 空腹血糖≥7.0 mmol/L，餐后2小时血糖≥11.11 mmol/L

C. 随机血糖≥11.1 mmol/L，空腹血糖≥7.8 mmol/L，餐后2小时血糖≥7.8 mmol/L

D. 随机血糖≥11.1 mmol/L，空腹血糖≥6.7 mmol/L，餐后2小时血糖≥7.8 mmol/L

E. 随机血糖≥10.0 mmol/L，空腹血糖≥6.7 mmol/L，餐后2小时血糖≥11.11 mmol/L

91. 糖尿病常见的并发症或伴发症不包括

A. 感染   B. 皮肤瘙痒

C. 骨关节病变   D. 血管病变

E. 神经病变

92. 糖尿病的微血管病变主要有糖尿病肾脏病及

A. 心肌组织   B. 视网膜

C. 冠状动脉   D. 神经

E. 脑

93. 酮症酸中毒特征为

A. 胰岛素绝对不足

B. 胰岛素相对不足

C. 呼吸带烂苹果味

D. 多尿、多饮、多吃、消瘦

E. 饥饿感、心慌、手抖、出汗、头晕

94. 口服降糖药不包括

A. 胰岛素   B. 甲苯磺丁脲

C. 氯磺丙脲   D. 格列本脲

E. 格列吡嗪

95. 患者男，45岁，肥胖多年，口渴多饮3月，伴餐后3～5小时心悸，多汗，饥饿感，进餐后缓解，空腹血糖10.2 mmol/L，尿糖（−），最可能的诊断是

A. 糖尿病

B. 胰岛素瘤

C. 胰岛素性低血糖

D. 2型糖尿病，反应性低血糖

E. 胰岛细胞增多症

96. 属于2型糖尿病的表现为

A. 发病年龄＜30岁   B. 常出现酮症

C. 病情急重   D. 多消瘦

E. 常有胰岛素抵抗现象

97. 1型糖尿病的典型症状不包括

A. 多饮   B. 多食

C. 多尿   D. 体重减轻

E. 呼吸困难

（98～99题共用备选答案）

A. 胰岛素分泌绝对不足

B. 合并症较多

C. 常发生于妊娠期

D. 发病年龄在30～40岁

E. 以胰岛素抵抗为主要缺陷

98. 1型糖尿病的主要特点是

99. 2型糖尿病的主要特点是

100. 慢性胃炎的主要病因是

　　A. 十二指肠液反流　　B. 心肺功能不全

　　C. 幽门螺杆菌感染　　D. 糖尿病

　　E. 服用非甾体抗炎药

101. 慢性胃炎最主要的随访措施是

　　A. 胃镜检查及胃黏膜活检

　　B. 大便隐血试验

　　C. 胃肠X线钡餐检查

　　D. 胃液分析

　　E. 血清胃泌素测定

102. 关于慢性萎缩性胃炎的叙述，不正确的是

　　A. 按组织学不同分为萎缩性胃炎和非萎缩性胃炎

　　B. 胃体胃炎消化道症状多

　　C. 有胆汁反流的胃窦胃炎胸骨后疼痛明显

　　D. 可使用解痉、抗酸、胃黏膜保护剂

　　E. 理疗可采用温热疗法、改善血液循环治疗

103. 消化性溃疡最常见的并发症是

　　A. 消化道大出血　　B. 穿孔

　　C. 幽门梗阻　　　　D. 癌变

　　E. 水、电解质紊乱

104. 与消化性溃疡致病原因无关的是

　　A. 幽门螺杆菌（Hp）感染

　　B. 胃酸分泌失调

　　C. 长期应用非甾体抗炎药物（NSAIDs）

　　D. 高脂血症

　　E. 大量饮酒

105. 消化性溃疡患者出现哪种情况需要紧急手术处理

　　A. 有反复上消化道出血史

　　B. 年龄较大，病程长，疼痛反复发作

　　C. 合并幽门梗阻

　　D. 胃酸减少

　　E. 大出血停止后，一天内又有大量出血

106. 十二指肠的解剖特点不包括

　　A. 长度相当于12个手指长

　　B. 分为上部、降部、下部、升部4个部分

　　C. 呈C形，包绕胰头

　　D. 上部上接幽门

　　E. 上部又称球部

107. 治疗消化性溃疡药物不包括

　　A. 抗酸药　　　　　B. 抑制胃酸分泌药

　　C. 抗胆碱药　　　　D. 增强胃黏膜屏障功能药

　　E. 抗幽门螺杆菌药

108. 胃溃疡患者宜选用的解热镇痛药是

　　A. 对乙酰氨基酚　　B. 吲哚美辛

　　C. 布洛芬　　　　　D. 保泰松

　　E. 阿司匹林

109. 患者男，36岁，反复上腹痛6年，多出现于餐前，进餐后可缓解。近2日疼痛再发，伴反酸。查体：剑突下压痛。辅助检查：血常规Hb80 g/L，粪便隐血（+++）。首先应采取的治疗是

　　A. 紧急输血

　　B. 6-氨基己酸静脉滴注

　　C. 质子泵抑制剂静脉滴注

　　D. 生长抑素静脉滴注

　　E. 血管加压素静脉滴注

110. 雷尼替丁治疗消化性溃疡的机制为

　　A. 中和胃酸　　　　B. 阻断H_2受体

　　C. 抑制质子泵　　　D. 阻断M胆碱受体

　　E. 增强胃黏膜屏障功能

111. 碳酸钙治疗消化性溃疡的机制为

　　A. 中和胃酸　　　　B. 阻断H_2受体

　　C. 抑制质子泵　　　D. 阻断M胆碱受体

　　E. 增强胃黏膜屏障功能

112. 胃癌的好发部位

　　A. 胃大弯　　　　　B. 胃体

　　C. 贲门部　　　　　D. 胃底

　　E. 胃窦

113. 胃溃疡疼痛多出现在

　　A. 餐前1小时　　　B. 餐后半小时

　　C. 餐后1小时　　　D. 餐后1.5小时

　　E. 餐后2小时

114. 胃溃疡的疼痛节律为

　　A. 餐前30分钟疼痛进餐缓解

　　B. 餐后即痛持续2小时缓解

　　C. 餐后半小时至1小时开始痛至下餐前缓解

　　D. 餐后2小时痛进餐缓解

　　E. 夜间痛

115. 腹腔内脏周围粘连的原因不包括
    A. 腹腔内炎症   B. 内脏、腹膜损伤休克
    C. 腹腔手术   D. 肠炎
    E. 胃穿孔

116. 十二指肠溃疡急性穿孔最重要的临床表现是
    A. 腹水   B. 板状腹
    C. 腹胀   D. 墨菲征阳性
    E. 阵发性腹痛并肠鸣音亢进

117. 一患者诊断为胃、十二指肠溃疡急性穿孔。在送往医院途中，患者体位应为
    A. 平卧位   B. 左侧卧位
    C. 俯卧位   D. 右侧卧位
    E. 半卧位

118. 急性肾性肾功能衰竭主要病理损害形式是
    A. 急性肾小球坏死 B. 急性肾小管坏死
    C. 急性肾髓质坏死 D. 急性肾缺血
    E. 以上都不是

119. 急性肾盂肾炎最常见的感染途径是
    A. 血性感染   B. 上行感染
    C. 淋巴道感染   D. 邻近组织感染
    E. 直接感染

120. 急性肾盂肾炎常见的压痛点是
    A. 肋腰点
    B. 腰椎棘突
    C. 麦氏点
    D. 反麦氏点
    E. 海氏三角

121. 膀胱区叩击的作用是
    A. 诱发排尿反射
    B. 增加膀胱压力
    C. 扩大膀胱容量
    D. 缓解膀胱痉挛
    E. 提高括约肌张力

122. 男性，50岁，骑跨在树干上，会阴部受伤。伤后排尿困难及尿潴留，会阴部及阴囊肿胀，瘀斑伴剧痛，可能的最大诊断是
    A. 会阴部软组织损伤
    B. 尿道球部损伤
    C. 尿道膜部损伤
    D. 膀胱破裂
    E. 前尿道损伤

第五章 外科疾病

必做考题

1. 在日常生活中，预防感染最重要的环节是
   A. 使用有效抗生素与 TAT
   B. 无菌操作与及时清创
   C. 增强机体抵抗力及减少细菌入侵机会
   D. 适当休息与锻炼
   E. 加强劳动保护与营养

2. 不属于外科感染的是
   A. 急性阑尾炎　　　　B. 肝脓肿
   C. 急性化脓性蜂窝织炎　D. 菌痢
   E. 膈下脓肿

3. 不属于外科感染的疾病是
   A. 疖　　　　　　　　B. 丹毒
   C. 破伤风　　　　　　D. 气性坏疽
   E. 外痔

4. 关于外科感染较重的治疗要点中，错误的是
   A. 患部制动　　　　　B. 物理治疗
   C. 手术治疗　　　　　D. 使用大量激素
   E. 全身支持疗法

5. 非特异性感染不包括
   A. 疖　　　　　　　　B. 痈
   C. 气性坏疽　　　　　D. 急性乳腺炎

6. 下列属于特异性感染的是
   A. 疖　　　　　　　　B. 痈
   C. 丹毒　　　　　　　D. 结核
   E. 蜂窝织炎

7. 导致破伤风的病菌是
   A. 革兰染色阳性厌氧芽孢杆菌
   B. 革兰染色阳性厌氧梭形芽孢杆菌
   C. 革兰染色阴性大肠杆菌
   D. 革兰染色阴性厌氧拟杆菌
   E. 革兰染色阴性变形杆菌

8. 不属于化脓性感染典型症状的是
   A. 红　　　　　　　　B. 肿
   C. 痛　　　　　　　　D. 皮温降低
   E. 功能障碍

9. 化脓性关节炎感染途径不包括
   A. 血源性传播　　　　B. 邻近化脓性病灶蔓延
   C. 开放性关节损伤　　D. 经呼吸道传播
   E. 关节腔内注射

10. 常见的由 A 族溶血性链球菌感染引起的疾病是
    A. 阑尾炎　　　　　　B. 扁桃体炎
    C. 睑腺炎　　　　　　D. 痈
    E. 慢性咽炎

11. 慢性扁桃体炎急性发作的治疗措施中，错误的是
    A. 多饮水　　　　　　B. 解热镇痛剂
    C. 使用抗生素　　　　D. 局部理疗
    E. 积极手术切除

12. 溶血性链球菌化脓性感染的特点是
    A. 脓液稠厚　　　　　B. 脓液黄色
    C. 脓液不臭　　　　　D. 感染容易扩散
    E. 不易引起败血症

（13～15题共用备选答案）
   A. 溶血性链球菌　　　B. 绿脓杆菌
   C. 金黄色葡萄球菌　　D. 变形杆菌
   E. 大肠杆菌

13. 脓液稀薄，淡红色，量较多，感染的细菌是
14. 脓液淡绿色，有特殊的甜腥臭，感染的细菌是
15. 脓液稠厚，有恶臭或粪臭，感染的细菌是

（16～18题共用备选答案）
   A. 大肠杆菌　　　　　B. 溶血性链球菌
   C. 绿脓杆菌　　　　　D. 金黄色葡萄球菌
   E. 绿色链球菌

16. 引起急性蜂窝织炎的细菌是
17. 最常引起阑尾炎脓肿的细菌是
18. 最常引起大面积烧伤创面感染的细菌是
19. 疖、痈常见致病菌为

   A. 金黄色葡萄球菌　　B. 粪链球菌

   C. 白色念珠菌　　　　D. 变形杆菌

   E. 类杆菌

20. 疖的临床特点，错误的是

   A. 多发生于面、颈、背部

   B. 红、肿、热、痛

   C. 后期形成脓栓或破溃

   D. 多个毛囊受损

   E. 多由金黄色葡萄球菌引起

21. 疖肿治疗时禁忌

   A. 用碘酒、酒精消毒　B. 物理治疗

   C. 挤出脓汁与脓栓　　D. 切开排脓

   E. 酒精湿敷

22. 患者女，17岁，近两日出现鼻部红肿痛的小结，逐渐增大，抓破后很快出现结膜充血，眼周围红肿、硬结、疼痛，伴高热、寒战。其诊断可能为

   A. 颜面部脓肿　　　　B. 颜面部淋巴管炎

   C. 化脓性海绵窦炎　　D. 败血症

   E. 面部蜂窝织炎

23. 多个相邻毛囊及其所属皮脂腺或汗腺的急性化脓性感染为

   A. 疖　　　　　　　　B. 痈

   C. 丹毒　　　　　　　D. 气性坏疽

   E. 蜂窝织炎

24. 关于痈的说法，错误的是

   A. 痈是多个相邻的毛囊及其所属皮脂腺的急性化脓性感染

   B. 痈可由多个疖融合而成

   C. 一般不伴有全身症状

   D. 痈破溃坏死后可留下大量瘢痕

   E. 糖尿病患者较易患痈

25. 蜂窝织炎的特点不包括

   A. 是软组织的急性化脓性感染

   B. 病变不易局限，扩散迅速

   C. 与正常组织分界明显

   D. 由软组织损伤后感染引起

   E. 由局部化脓性感染灶经淋巴、血液传播引起

26. 关于蜂窝织炎的叙述，不正确的是

   A. 致病菌主要是金黄色葡萄球菌，其次是溶血性链球菌

   B. 是皮下、筋膜下、肌间隙或深部蜂窝组织的急性弥漫性化脓性炎症

   C. 特点是不易局限，扩散迅速，与正常组织无明显界限

   D. 炎症可由皮肤或软组织损伤后感染引起，也可由局部化脓性感染灶直接扩散引起

   E. 有时可引起败血症

27. 急性蜂窝织炎患者应用抗生素治疗，选择抗生素最理想的依据是

   A. 感染发生部位　　　B. 感染的严重程度

   C. 药物敏感试验结果　D. 患者的抵抗力

   E. 病菌的类型

28. 丹毒的常见病原菌是

   A. 金黄色葡萄球菌　　B. 溶血性链球菌

   C. 梭状芽孢杆菌　　　D. 大肠杆菌

   E. 变形杆菌

29. 患者男，老年，因左小腿疼痛1周就诊。查体发现患者左下肢皮肤见一条"红线"，硬且有压痛，左侧腹股沟淋巴结肿大。最可能的诊断是

   A. 下肢静脉炎　　　　B. 皮肤疖肿

   C. 下肢蜂窝织炎　　　D. 丹毒

   E. 急性淋巴管炎

30. 患者男，25岁，左足癣处红肿伴脓性分泌物5天，2天前开始左小腿出现3条红线，有压痛最可能的诊断为

   A. 急性浅静脉炎　　　B. 气性坏疽

   C. 急性管状淋巴管炎　D. 急性网状淋巴管炎

   E. 急性蜂窝织炎

31. 关于急性淋巴结炎的治疗，错误的是

   A. 应及时治疗原发病

   B. 可早期进行物理治疗

   C. 不需要给予抗生素

   D. 形成脓肿后应切开引流

   E. 伴全身症状时应给予抗生素

32. 明确深部脓肿诊断，较可靠的方法是
    A. 局部深压痛　　　B. 白细胞升高
    C. 有波动感　　　　D. 功能障碍
    E. 穿刺化验

33. 关于脓肿的描述，错误的是
    A. 继发于各种化脓性感染
    B. 发生在局部损伤的血肿处
    C. 可从远处感染灶经血流转移形成
    D. 浅部脓肿局部红、肿、痛明显
    E. 深部脓肿呈弥漫性肿胀，波动感明显

34. 患者男，42岁，10天前右大腿外伤，当时X线检查未见骨折，超声检查未见血肿，3天后右腿疼痛加重并有发热，体温38.5℃，2天后体温上升到39℃，并伴有寒战，拟诊为右大腿深部脓肿。下列描述中，哪项不符合
    A. 局部红肿不明显　　B. 有全身症状
    C. 局部压痛明显　　　D. 局部波动
    E. 穿刺有脓

35. 患者男，双臀部广泛脓肿形成，已经行脓肿切开引流并抗生素治疗。复查B超，显示仍有较多脓肿存在。此时首选的理疗是
    A. 红外线　　　　　　B. 磁疗
    C. 干扰电　　　　　　D. 抗生素直流电离子导入
    E. 超声波

36. 患者男，24岁，指甲下脓肿1个月，采取最佳的措施是
    A. 冷疗　　　　　　　B. 热敷
    C. 抗生素　　　　　　D. 拔除指甲
    E. 在甲沟处切开引流

37. 患儿男，2岁，因左拇指肿痛3小时入院。查体：左拇指外侧甲沟处皮肤红肿，皮温高，压痛（+）。应首选的物理治疗是
    A. 紫外线　　　　　　B. 蜡疗
    C. 冷疗　　　　　　　D. TENS
    E. TDP

38. 急性阑尾炎的主要临床表现是
    A. 恶心　　　　　　　B. 呕吐
    C. 四肢无力　　　　　D. 转移性右下腹部疼痛
    E. 发热

39. 静脉血栓的形成因素不包括
    A. 静脉壁损伤　　　　B. 静脉血流缓慢
    C. 静脉血流不通畅　　D. 静脉血高凝状态
    E. 静脉补液

40. 关于下肢深静脉血栓形成的描述，正确的是
    A. 髂股静脉血栓形成不会逆行扩散
    B. 小腿肌肉静脉丛血栓形成不会顺行扩展
    C. 髂股静脉血栓形成不会累及下肢深静脉系统
    D. 髂股静脉血栓形成可逆行扩散
    E. 深静脉血栓形成不会引发心血管系统异常

41. 关于下肢静脉血栓形成，不正确的说法为
    A. 可发生在下肢深静脉的任何部位
    B. 分为周围型和中央型及混合型
    C. 周围型适合手术治疗
    D. 病期在3日内的中央型者需手术治疗
    E. 抗凝血疗法是手术后的后续治疗重要手段

42. 关于下肢深静脉血栓形成，正确的是
    A. 髂股静脉血栓形成后，临床症状并不明显，只能借助辅助检查明确
    B. 髂股静脉血栓形成后，起病较缓，常有小腿部位痛、发胀感
    C. 髂股静脉血栓形成后，血栓不易脱落
    D. 髂股静脉血栓的形成，与邻近的动脉压迫无关
    E. 髂股静脉血栓形成，起病急，全身症状重，易出现栓子脱落

43. 深静脉血栓最常见于
    A. 上肢深静脉　　　　B. 上腔静脉
    C. 下腔静脉　　　　　D. 肠系膜静脉
    E. 下肢深静脉

44. 最易引起肺栓塞的血管疾病为
    A. 四肢血栓性浅静脉炎
    B. 血栓闭塞性脉管炎
    C. 下肢深静脉血栓形成
    D. 下肢静脉曲张
    E. 下肢动脉粥样硬化

45. 下肢深静脉血栓形成最严重的并发症是
    A. 下肢浅静脉曲张　　B. 脑栓塞
    C. 肢体溃疡　　　　　D. 肺栓塞
    E. 患肢萎缩

46. 诊断肺栓塞最可靠的检查方法是
    A. 胸片   B. VP
    C. MRI   D. CT
    E. 肺动脉造影

47. 患者男，50岁，行盆腔手术后卧床第8天下床，自觉左小腿后方疼痛，足部、踝部有水肿，用手压迫小腿肌肉两侧或将足部向背侧屈曲时，引起腓肠肌疼痛。应考虑的诊断是
    A. 大隐静脉血栓性静脉炎
    B. 小腿肌肉静脉血栓形成
    C. 髂股静脉血栓形成
    D. 血栓性闭塞性脉管炎
    E. 下肢静脉、动脉反应性痉挛

48. 患者男，56岁，右腹股沟疝修补术后第5天，卧床。既往有脑血栓病史，体温38℃，右下肢皮温偏低，自股部以下较左下肢明显增粗，无明显触痛。最可能的诊断是
    A. 切口感染
    B. 右下肢深静脉血栓形成
    C. 右下肢蜂窝织炎
    D. 右下肢丹毒
    E. 右股动脉栓塞

49. 对于髂股静脉丛血栓形成患者，开始起床活动时，应用弹力绷带的时间是
    A. 3～6个月   B. 小于3个月
    C. 大于6个月   D. 6～8个月
    E. 8～12个月

50. 周围型及超过3日的中央型和混合型下肢深静脉血栓患者的治疗方法不包括
    A. 卧床休息   B. 抬高患肢
    C. 穿弹力袜   D. 溶栓治疗
    E. 手术治疗

51. 下肢深静脉血栓形成急性期应避免
    A. 卧床休息   B. 抬高患肢
    C. 加压治疗   D. 溶栓治疗
    E. 抗凝治疗

52. 下肢深静脉血栓处理方法中，错误的是
    A. 手术治疗   B. 抬高患肢
    C. 加强运动   D. 抗凝治疗
    E. 溶栓治疗

53. 有关下肢深静脉血栓的治疗要点错误的是
    A. 需卧床休息1～2周
    B. 垫高患肢，使患者高于心脏平面
    C. 开始起床活动时，穿弹力袜或用弹力绷带
    D. 避免加压治疗
    E. 可用力排便

54. 静脉曲张最常见的部位是
    A. 上肢   B. 大腿
    C. 小腿   D. 手部
    E. 头部

55. 在外科临床中最常见的栓塞是
    A. 空气栓塞   B. 血栓栓塞
    C. 脂肪栓塞   D. 细菌栓塞
    E. 羊水栓塞

56. 下列不是四肢血栓性浅静脉炎的危险因素的是
    A. 静脉内留置插管12小时
    B. 静脉内注射高渗溶液和硬化剂
    C. 长期卧床的患者
    D. 血液凝固性增高
    E. 手术后恢复期的患者

57. 静脉穿刺后，右前臂疼痛，出现红肿索条状物，局部皮温升高、压痛，考虑诊断为
    A. 丹毒   B. 蜂窝织炎
    C. 淋巴管炎   D. 浅静脉炎
    E. 深静脉炎

58. 血栓闭塞性脉管炎错误的是
    A. 为一种慢性、持续性、进行性疾病
    B. 病变局限于中、小动脉
    C. 病变以下肢为多
    D. 是由于血栓形成而导致的血管闭塞
    E. 间歇性跛行为早期症状之一

59. 血栓闭塞性脉管炎的治疗原则不包括
    A. 促进侧支循环   B. 重建血流
    C. 改善血液高凝状态 D. 减轻疼痛
    E. 促进溃疡愈合和防止感染

60. 关于血栓闭塞性脉管炎，错误的是
    A. 常见于老年吸烟者
    B. 绝大多数为下肢受累
    C. 可有间歇性跛行
    D. 可伴游走性浅静脉炎

E. 肢体位置试验阳性
61. 早期血栓闭塞性脉管炎的临床表现主要是
    A. 患肢发冷　　　　B. 患肢剧痛
    C. 间歇性跛行　　　D. 静息痛
    E. 足背动脉搏动消失
62. 主要累及四肢中、小动脉和静脉
    A. 四肢血栓性浅静脉炎
    B. 梅毒
    C. 类风湿性关节炎
    D. 血栓性闭塞性脉管炎
    E. 特发性血小板减少性紫癜
63. 患者男，60岁，吸烟30年，左下肢发凉、麻木、间歇性跛行10年。诊断为
    A. 四肢血栓性浅静脉炎
    B. 丹毒
    C. 类风湿性关节炎
    D. 特发性血小板减少性紫癜
    E. 血栓性闭塞性脉管炎
64. 引起血栓闭塞性脉管炎的常见原因为
    A. 大量饮酒　　　　B. 缺乏锻炼
    C. 低盐饮食　　　　D. 长期吸烟
    E. 高糖饮食
65. 膀胱炎的感染途径主要是
    A. 上行感染、下行感染和局部直接感染
    B. 血行感染、淋巴感染和局部直接感染
    C. 局部损伤、邻近病变波及和血行感染
    D. 局部损伤、长时间压迫和尿路梗阻
    E. 邻近感染病灶波及、血行感染和尿路不畅
66. 泌尿系感染最常见的感染途径为
    A. 上行性　　　　　B. 血行性
    C. 直接感染　　　　D. 淋巴管感染
    E. 全身感染
67. 最常见的膀胱炎的感染途径是
    A. 上行性感染　　　B. 血流传播感染
    C. 下行性感染　　　D. 局部直接感染
    E. 混合感染
68. 患者女，38岁，尿频、尿急、尿痛2天。查体：体温37.2℃；尿细菌培养示，白细胞计数>10万/mL，肾区叩击痛（-）。应首先考虑的诊断是
    A. 急性阑尾炎　　　B. 肾结石
    C. 急性膀胱炎　　　D. 急性肾盂肾炎
    E. 附件炎
69. 患者女，28岁，3天来出现尿频，尿急，终末尿痛，灼热感，现有轻度畏寒，下腹隐痛，无腰部及输尿管走行区压痛，下腹未触及肿块，无压痛，辅助检查：尿红细胞（++）/HP，尿白细胞（++）/HP。最可能的诊断是
    A. 急性肾盂肾炎　　B. 急性细菌性膀胱炎
    C. 泌尿系结核　　　D. 肾脓肿
    E. 肾周围炎
70. 急性膀胱炎的实验室确诊依据为
    A. 脓性尿
    B. 肉眼血尿
    C. 尿常规检查有白细胞和红细胞
    D. 尿细菌培养每毫升尿细菌计数超过10万
    E. 尿液镜检有上皮细胞
71. 关于急性膀胱炎的治疗措施，错误的是
    A. 适当休息，多饮水，注意营养
    B. 短波或超短波疗法
    C. 根据尿细菌培养、药敏试验结果选用有效的抗菌药物
    D. 热水坐浴
    E. 症状好转后立即停药
72. 患者女，29岁，月经干净1天后出现尿频、尿急、尿痛和肉眼血尿，无发热、腰痛；血白细胞和尿白细胞均增高，尿红细胞满视野。不需要的治疗是
    A. 多饮水　　　　　B. 勤排尿
    C. 复方磺胺甲噁唑　D. 利巴韦林
    E. 碱化尿液
73. 与慢性前列腺炎治疗无关的是
    A. 节制性欲　　　　B. 手术治疗
    C. 前列腺按摩　　　D. 抗生素药物治疗
    E. 局部物理治疗
74. 目前诊断慢性前列腺炎简单、最有用的办法是
    A. 尿常规　　　　　B. 前列腺液镜检
    C. 尿培养　　　　　D. B超检查
    E. 直肠指检
75. 关于慢性前列腺炎的临床表现，叙述正确的是
    A. 尿频、尿急、尿痛
    B. 镜下血尿

C. 睾丸肿痛

D. 会阴小腹胀痛、尿道灼热、病程冗长、反复不愈

E. 恶寒、发热

76. 患者男，56岁，高热、尿频、尿急、尿痛，会阴部疼痛，排尿困难。最可能的诊断为

A. 急性肾炎　　　　B. 急性膀胱炎

C. 急性前列腺炎　　D. 输尿管结石

E. 急性阑尾炎

77. 患者男，30岁，突发尿急，尿频，尿痛2小时。患者近期劳累，2小时前突发上述症状伴体温升高，诊断为急性前列腺炎，其可能致病菌不包括

A. 鲍氏不动杆菌　　B. 大肠杆菌

C. 葡萄球菌　　　　D. 变形杆菌

E. 链球菌

78. 烧伤程度评估的最常用的办法是

A. 二度法　　　　　B. 三度法

C. 三度四分法　　　D. 四度法

E. 六度法

79. 烧伤分度不包括

A. Ⅰ度烧伤　　　　B. 浅Ⅱ度烧伤

C. 深Ⅱ度烧伤　　　D. Ⅲ度烧伤

E. Ⅳ度烧伤

80. Ⅰ度烧伤的局部深度为

A. 达表皮浅层，基底层健在

B. 达皮下全层

C. 达真皮浅层

D. 达真皮深层

E. 达肌层

81. Ⅰ度烧伤的局部表现是

A. 皮肤红斑，无水疱，干燥

B. 水疱较大，创底红润，水肿

C. 表皮下积薄液，创面微湿

D. 创面苍白干燥，皮革样

E. 皮肤改变不明显，似正常皮肤

82. 浅Ⅱ度烧伤如无感染，愈合时间为

A. 1周左右　　　　B. 2周左右

C. 3~4周　　　　 D. 5~6周

E. 需植皮愈合

83. 烧伤后表皮内有大面积的水疱，真皮浅层组织坏死，应属于

A. Ⅰ度烧伤　　　　B. 浅Ⅱ度烧伤

C. 深Ⅱ度烧伤　　　D. Ⅲ度烧伤

E. 深度烧伤

84. 烧伤后表皮和真皮大部分凝固、坏死，3~4周愈合，残留瘢痕者为几度烧伤

A. Ⅰ度　　　　　　B. 浅Ⅱ度

C. 深Ⅱ度　　　　　D. Ⅲ度

E. 浅Ⅲ度

85. 愈后皮肤、肌肉多发生萎缩并产生功能障碍的是

A. Ⅰ度烧伤　　　　B. 浅Ⅱ度烧伤

C. 深Ⅱ度烧伤　　　D. Ⅲ度烧伤

E. Ⅱ度烧伤和Ⅲ度烧伤

86. 危重烧伤患者功能恢复期的治疗要点不包括

A. 防止外源性感染

B. 预防和治疗多脏器衰竭

C. 预防和治疗低血容量性休克

D. 预防和治疗脑出血

E. 康复治疗

87. 手背部烧伤早期创面修复过程中，预防手部瘢痕形成的方法是

A. 抓握练习　　　　B. 放松舒适位

C. 被动屈指运动　　D. 戴弹力手套加压

E. 屈掌指关节，伸指间关节夹板固定

88. 患者男，35岁，右上肢及右下肢烧伤，烧伤面积约占体表面积的

A. 10%　　　　　　B. 18%

C. 27%　　　　　　D. 36%

E. 37%

89. 烧伤双上臂、前臂和双手，烧伤面积是多少

A. 9%　　　　　　 B. 18%

C. 27%　　　　　　D. 36%

E. 45%

90. 烧伤后21天以上才愈合的伤口

A. 必须预防性加压治疗

B. 不需要任何治疗

C. 部分需要压力治疗

D. 需先观察3个月

E. 需先观察6个月

第六章　神经疾病

必做考题

1. 脑卒中不包括以下哪种疾病
   A. 脑梗死　　　　　B. 脑萎缩
   C. 脑出血　　　　　D. 蛛网膜下腔出血
   E. 脑栓塞

2. 下面疾病不属于脑血管意外的是
   A. 高血压脑病　　　B. 脑出血
   C. 脑栓塞　　　　　D. 蛛网膜下腔出血
   E. 脑血栓形成

3. 高血压脑病是指
   A. 血压过高引起的头痛
   B. 脑血管破裂出血
   C. 脑血栓形成
   D. 普遍而剧烈的脑血管痉挛引起脑水肿
   E. 肢体偏瘫

4. 急进型高血压病死因多为
   A. 脑卒中　　　　　B. 心肌梗死
   C. 心力衰竭　　　　D. 尿毒症
   E. 休克

5. 脑血管意外的康复治疗中最重要的疗法是
   A. 运动疗法　　　　B. 临床药物治疗
   C. 作业疗法　　　　D. 物理因子疗法
   E. 传统医学疗法

6. 最重要的脑卒中危险因素是
   A. 高胆固醇和高脂血症
   B. 高血糖
   C. 吸烟
   D. 高血压
   E. 高血粘稠度

7. 脑卒中最常见的死因为
   A. 脑出血　　　　　B. 肺栓塞
   C. 心功能不全　　　D. 脑疝
   E. 肺炎

8. 脑血管意外需防范的主要危险不包括
   A. 心血管并发症　　B. 支气管炎
   C. 中风复发　　　　D. 摔倒致骨折
   E. 情绪低落、抑郁

9. 脑血管意外的恢复机制中不包括
   A. 病损区水肿消退
   B. 病损区血肿吸收
   C. 半暗区细胞"休克期"过去
   D. 病损区神经元再生
   E. 病损同侧脑细胞代偿

10. 不属于脑血管意外的发病特点是
    A. 大多发生于中老年人
    B. 发病率高
    C. 多发于女性
    D. 死亡率高
    E. 致残率高

11. 不属于脑卒中危险因素的是
    A. 高同型半胱氨酸血症
    B. 高胆固醇血症
    C. 生活工作紧张
    D. 低盐饮食
    E. 气候

12. 我国高血压病死因多为
    A. 脑卒中　　　　　B. 心肌梗死
    C. 心力衰竭　　　　D. 尿毒症
    E. 休克

13. 栓子进入颅内动脉引起脑组织缺血、坏死称为
    A. 脑外伤　　　　　B. 脑栓塞
    C. 脑梗死　　　　　D. 脑血栓形成
    E. 短暂脑缺血发作

14. 下肢深静脉血栓形成患者卧床1周，突然出现肢体活动不灵，言语不清应首先考虑
    A. 脑血栓形成　　　　B. 心肌梗死
    C. 肺栓塞　　　　　　D. 下肢动脉栓塞
    E. 肾动脉栓塞

15. 局灶性脑缺血导致的突发短暂性、可逆性神经功能障碍为
    A. 脑出血　　　　　　B. 脑血栓形成
    C. TIA　　　　　　　 D. 脑卒中
    E. 脑血栓

16. 患者近日发生过好几次短暂性脑缺血发作。最应该做什么检查
    A. CT　　　　　　　　B. MRI
    C. EEG　　　　　　　 D. TCD（经颅多普勒）
    E. 心电图检查

17. 脑卒中偏瘫患者感觉运动功能障碍的部位是
    A. 两侧上下肢　　　　B. 一侧上下肢
    C. 两侧上肢　　　　　D. 两侧下肢
    E. 全身

18. 一侧面瘫及对侧上、下肢瘫痪称为
    A. 偏瘫　　　　　　　B. 交叉性瘫痪
    C. 四肢瘫　　　　　　D. 单瘫
    E. 截瘫

19. 以下哪项疾病表现为一致性双眼同侧偏盲
    A. 视束病变　　　　　B. 外侧膝状体病变
    C. 视网膜病变　　　　D. 枕叶病变
    E. 视交叉病变

20. 关于脑卒中患者良姿位摆放的说法错误的是
    A. 预防和减轻上肢屈肌、下肢伸肌的典型痉挛模式
    B. 患侧卧位和增加局部知觉刺激输入，促进恢复
    C. 仰卧位简单方便，可尽量多用
    D. 摆放的原则是保持患侧上肢伸直、下肢屈曲，保证舒适
    E. 仰卧位时需在患侧肩胛下垫一软枕

21. 适于早期发现脑梗死的检查是
    A. MRI　　　　　　　 B. CT
    C. 血管造影　　　　　D. 腰穿检查
    E. 生化检查

22. 急性脑梗死的脑水肿高峰期在
    A. 24 h 内　　　　　 B. 24～48 h
    C. 2～5 d　　　　　　D. 7～14 d
    E. 10 d

23. 脑缺血的常用治疗方法不包括
    A. 溶栓治疗　　　　　B. 抗凝治疗
    C. 扩容药物治疗　　　D. 抗血小板聚集治疗
    E. 钙拮抗剂治疗

24. 脑缺血的常用治疗不包括
    A. 溶栓治疗　　　　　B. 抗凝治疗
    C. 活血化瘀中药治疗　D. 抗菌消炎
    E. 抗血小板治疗

25. 在脑缺血治疗中，一般在发病后多长时间内进行溶栓疗法比较好
    A. 8 小时　　　　　　B. 6 小时
    C. 12 小时　　　　　 D. 24 小时
    E. 48 小时

26. 脑动脉闭塞后脑组织发生不可逆变化的最短时间是
    A. 30 分钟　　　　　 B. 1 小时
    C. 6 小时　　　　　　D. 24 小时
    E. 48 小时

27. 患者女，48岁，既往有风湿性心脏病病史20年。患者1小时前做家务时突然出现左侧肢体瘫痪，不能动，言语不清，伴头痛呕吐。头颅CT未见明显异常，最可能的诊断是
    A. 脑出血　　　　　　B. 脑血栓形成
    C. 脑栓塞　　　　　　D. 蛛网膜下腔出血
    E. 短暂性脑缺血发作

28. 脑血栓形成的常见病因是
    A. 房颤　　　　　　　B. 风湿性心脏病
    C. 动脉粥样硬化　　　D. 脑动脉瘤
    E. 高血压病

29. 患者，60岁，安静时缓慢起病，意识清楚，偏瘫，失语，颅脑CT示有低密度影，最可能的诊断是
    A. 短暂性脑缺血发作　B. 脑出血
    C. 脑栓塞　　　　　　D. 蛛网膜下腔出血
    E. 脑血栓形成

30. 患者男，76岁。脑梗死后饮水呛咳，进食困难，

近5天来发热不退，咳嗽加重，咳多量黄痰，查体温38.6℃，双肺底湿啰音。最应进行的检查是

A. 超声检查　　　　B. X线检查

C. 心电图检查　　　D. 尿常规检查

E. 核素扫描检查

31. 脑出血最常见的病因是

A. 高血压　　　　　B. 高血糖

C. 高血脂　　　　　D. 房颤

E. 呼吸道感染

32. 引起脑出血最常见的病因是

A. 脑血管畸形

B. 脑动脉瘤

C. 高血压合并动脉硬化

D. 血液病

E. 抗凝治疗

33. 非创伤性颅内出血最常见的病因是

A. 高血压　　　　　B. 糖尿病

C. 动静脉畸形　　　D. 动脉瘤

E. 动脉粥样硬化

34. 高血压性脑出血最常见的部位是

A. 颞叶　　　　　　B. 额叶

C. 枕叶　　　　　　D. 基底节

E. 额叶

35. 对急性脑出血的观察，首选的检查是

A. 头颅X线　　　　B. 头颅CT

C. 脑电图　　　　　D. 脑脊液检查

E. 经颅多普勒

36. 患者男，69岁，晨起后发现右侧肢体活动不灵，言语不清3小时。查体：右上下肢肌力Ⅲ级，Babinski征（－），既往有高血压病史10余年，药物控制可。为确诊首选辅助检查是

A. 颅脑CT　　　　B. 颅脑MRI

C. 腰穿　　　　　　D. 脑电图

E. 颈椎CT

37. 关于急性脑出血患者的注意事项，错误的是

A. 绝对卧床　　　　B. 防止肺部感染

C. 吸氧　　　　　　D. 头部置冰袋

E. 头低脚高位

38. 在脑出血的治疗中，错误的是

A. 积极控制血压　　B. 抬高头部

C. 维持呼吸通畅　　D. 控制脑水肿

E. 控制体温

39. 下列关于脑出血，说法错误的是

A. 常发生在中老年患者

B. 常起病急剧

C. 常有高血压病史

D. 常有短暂性脑缺血发作

E. 常有神志障碍

40. 患者女，24岁，左侧肢体无力半年余，加重1周。患者半年前无明显诱因出现左侧肢体无力，给予营养神经等药物治疗，基本恢复正常。1周前无明显诱因复发，且肢体无力较前加重。患者目前最应做的检查是

A. 颅脑CT　　　　B. 颅脑MRI

C. TCD　　　　　　D. 脑电图

E. 肌电图

41. 高血压病患者出现偏瘫，最常见的原因是

A. 脑供血不足　　　B. 短暂性脑缺血

C. 心肌梗死　　　　D. 高血压危象

E. 脑出血

42. 小脑出血患者，出现呼吸深大，瞳孔不等大，以下处理错误的是

A. 快速静脉输注高渗降颅压药物

B. 静脉使用甘露醇

C. 去除病因

D. 尽快姑息性手术治疗

E. 大量补液

（43～44题共用备选答案）

A. 脑出血　　　　　B. 蛛网膜下腔出血

C. 脑血栓形成　　　D. 脑栓塞

E. 脑外伤

43. 发病时头颅CT显示脑内椭圆形高密度影，最可能的诊断为

44. 发病时无明显头痛和意识障碍，常见于

45. 患者行走中突然剧烈头痛伴恶心呕吐，双侧肢体活动好，头颅CT示脑沟及外侧裂中可见高密度影，诊断考虑

A. 脑梗死　　　　　B. TIA

C. 脑出血　　　　　D. 脑栓塞

E. 蛛网膜下腔出血

46. 蛛网膜下腔出血的常见病因是
    A. 房颤　　　　　　B. 风湿性心脏病
    C. 动脉粥样硬化　　D. 脑动脉瘤
    E. 高血压病

47. 患者女，25岁，突然出现异常的头痛，短暂意识丧失，伴有呕吐、畏光、下肢疼、偏瘫、脑脊液呈血性。可能的诊断为
    A. 脑血栓形成　　　B. TIA
    C. 脑栓塞　　　　　D. 蛛网膜下腔出血
    E. 小脑出血

48. 关于蛛网膜下腔出血，错误的处理是
    A. 绝对卧床休息　　B. 头低脚高位
    C. 防治血压增高　　D. 避免颅内压增高
    E. 止血药物应用

（49～50题共用备选答案）
    A. 脑出血　　　　　B. 蛛网膜下腔出血
    C. 脑血栓　　　　　D. 脑栓塞
    E. 脑外伤

49. 脑膜刺激征阳性最常见于

50. 风湿性心脏瓣膜病变最易导致

51. 患者男，40岁。车祸后神志不清1小时。查体：昏迷状态，右侧肢体肌力减弱，病理反射阳性。最可能的诊断是
    A. 脊髓损伤　　　　B. 脑外伤
    C. 脑血栓形成　　　D. 脑栓塞
    E. 周围神经损伤

52. 脑外伤中，表现为生命体征紊乱的损伤部位多为
    A. 大脑　　　　　　B. 小脑
    C. 脑干　　　　　　D. 锥体束
    E. 颅神经

53. 患者男，20岁，被人用钝器击中头顶部，局部出现血肿，诉头痛、恶心、肢体活动好。应首选的检查为
    A. 头颅 CT　　　　B. 头颅 MRI
    C. 头部 X 线检查　 D. 脑血流检查
    E. 血生化化验

54. 脑挫伤与脑裂伤的区别在于
    A. 意识障碍　　　　B. 局灶症状与体征
    C. 头痛与恶心呕吐　D. 软脑膜破裂与否
    E. 颅内压增高

55. 闭合性脑损伤是指
    A. 头皮完整　　　　B. 帽状腱膜完整
    C. 颅骨完整　　　　D. 硬脑膜完整
    E. 板障完整

56. 治疗严重颅脑外伤综合征最好的办法是
    A. 病因治疗　　　　B. 药物治疗
    C. 心理治疗　　　　D. 运动疗法
    E. 综合疗法

57. 脑外伤患者出现"熊猫眼"征常见于
    A. 颅盖骨折　　　　B. 凹陷性骨折
    C. 颅前窝骨折　　　D. 颅中窝骨折
    E. 颅后窝骨折

（58～60题共用备选答案）
    A. 嗅神经　　　　　B. 动眼神经
    C. 滑车神经　　　　D. 面神经
    E. 舌咽神经、迷走神经、副神经、舌下神经

58. 颅前窝骨折最可能累及的脑神经是

59. 颅中窝骨折最可能累及的脑神经是

60. 颅后窝骨折可能累及的脑神经是

（61～62题共用备选答案）
    A. 死亡　　　　　　B. 持续性植物状态
    C. 中度残疾　　　　D. 恢复良好
    E. 重度残疾

61. 系统、规范的康复治疗应争取使重型脑外伤患者的结局达到

62. 系统、规范的康复治疗应争取使轻中型脑外伤患者的结局达到

63. 脑组织损害和脑功能障碍最轻的脑外伤类型为
    A. 脑震荡　　　　　B. 颅内血肿
    C. 弥漫性轴索损伤　D. 原发性脑干损伤
    E. 脑挫裂伤

64. 脑震荡的主要临床表现为
    A. 一过性偏瘫
    B. 一过性偏盲
    C. 一过性偏身感觉障碍
    D. 短暂意识障碍
    E. 短暂失语

65. 患者骑自行车不慎跌倒，头部着地，被人扶起后

对受伤当时情况不能回忆，约 15 分钟后神志转清，主诉头痛恶心，无明显肢体活动障碍考虑诊断为
A. 脑挫裂伤　　　　B. 脑干损伤
C. 脑震荡　　　　　D. 外伤性脑出血
E. 外伤性蛛网膜下腔出血

66. 颅内压增高的"三主征"是
A. 头痛、呕吐、视乳头水肿
B. 头痛、呕吐、意识障碍
C. 头痛、休克、意识障碍
D. 头痛、意识障碍、视乳头水肿
E. 意识障碍、偏瘫、视乳头水肿

67. 颅内压增高"三联征"为头痛，呕吐和
A. 昏迷　　　　　　B. 偏瘫
C. 失语　　　　　　D. 大小便失禁
E. 视神经水肿

68. 颅内血肿不包括
A. 硬膜外血肿　　　B. 硬膜下血肿
C. 脑内血肿　　　　D. 脑室内血肿
E. 头皮血肿

69. 脑损伤后腰椎穿刺压力明显升高提示
A. 脑震荡　　　　　B. 脑挫伤
C. 脑裂伤　　　　　D. 脑干损伤
E. 颅内血肿

70. 脑水肿常见于
A. 脑性瘫痪　　　　B. 颅脑损伤
C. 老年性痴呆　　　D. 脑白质营养不良
E. 颅内动脉瘤

71. 血肿位于脑实质内的是
A. 脑室出血　　　　B. 蛛网膜下腔出血
C. 硬膜外血肿　　　D. 硬膜下血肿
E. 脑内血肿

72. 原发性脑损伤不包括
A. 脑水肿　　　　　B. 脑震荡
C. 脑挫伤　　　　　D. 脑裂伤
E. 脑干损伤

73. 以下不属于原发性脑损伤的是
A. 脑震荡　　　　　B. 脑挫裂伤
C. 颅内血肿　　　　D. 下丘脑损伤

E. 弥漫性轴索损伤

74. 颅脑外伤后，患者先有短暂意识障碍，然后清醒，继而又出现昏迷，硬膜外穿刺液呈血性。初步诊断为
A. 硬膜下血肿　　　B. 硬膜外血肿
C. 内囊血肿　　　　D. 丘脑血肿
E. 小脑血肿

75. 患者男，46 岁，外伤后意识不清 3 小时。查体：四肢肌力检查不能配合，双侧 Babinski 征 (+)，颅脑 CT 示左颞侧颅骨内板与脑表面之间有双凸镜形高密度影。最可能的诊断是
A. 脑震荡　　　　　B. 硬膜外血肿
C. 硬膜下血肿　　　D. 脑挫裂伤
E. 蛛网膜下腔出血

76. 颅内压增高的后果不包括
A. 脑水肿　　　　　B. Cushing 反应
C. 消化道出血　　　D. 神经源性肺水肿
E. 脑出血

77. 意识模糊患者出现躁动，可能原因不包括
A. 疼痛　　　　　　B. 颅内压增高
C. 尿潴留　　　　　D. 环境嘈杂
E. 病情好转

78. 颅内压增高所致的最严重后果为
A. 头痛　　　　　　B. 脑疝
C. 肢体瘫痪　　　　D. 视乳头水肿
E. 逆行性遗忘

79. 急性脑疝的处理应首选
A. 侧脑室体外引流术　B. 高渗降颅压药物
C. 脑脊液分流术　　D. 激素类药物
E. 去骨瓣减压术

80. 减轻脑水肿、降低颅内压的药物不包括
A. 抗生素　　　　　B. 高渗利尿药物
C. 甘露醇　　　　　D. 血清白蛋白
E. 激素

81. 患者男，23 岁，脑外伤术后 3 个月康复训练中突然出现肢体抽搐，双眼上视，口吐白沫，考虑为癫痫大发作。首选的药物是
A. 安定 20 mg，静脉缓慢注射
B. 安定 20 mg，加入 10% 葡萄糖溶液中缓慢滴注

C. 苯妥英钠 0.1 g，口服

D. 苯妥英钠 1 g，口服

E. 丙戊酸钠 1 g，口服

82. 下列哪项不是癫痫发作的影响因素
    A. 遗传因素 B. 年龄
    C. 睡眠   D. 吸烟
    E. 饮酒

83. 患者男，20岁，近半年来常无诱因出现短暂意识丧失，伴左上肢节律性抽动及口角抽动，持续2分钟。最可能的癫痫类型是
    A. 肌阵挛发作   B. 强直阵挛发作
    C. 单纯部分发作 D. 复杂部分发作
    E. 失神发作

84. 帕金森震颤麻痹源于什么部位变性
    A. 纹状体 B. 黑质
    C. 红核   D. 小脑
    E. 脑干

85. 帕金森病康复治疗的目的不包括
    A. 防止挛缩   B. 治愈疾病
    C. 增强耐力   D. 加大关节活动范围
    E. 提高日常生活活动能力

86. 帕金森病的临床表现不包括
    A. 肢体震颤   B. 肌肉僵直
    C. 运动迟缓或减少 D. 肌肉瘫痪
    E. 慌张步态

87. 帕金森病的临床表现不包括
    A. 呼吸急促   B. 肌强直
    C. 慌张步态   D. 静止性震颤
    E. 书写困难

88. 帕金森病的病理表现是
    A. 多巴胺能神经递质的减少
    B. 多巴胺能神经递质的增多
    C. 乙酰胆碱能神经递质的减少
    D. 乙酰胆碱能神经递质的增多
    E. 肾上腺素能神经递质的增多

89. 患者男，66岁，双手抖动伴动作缓慢7年。查体：记忆力稍差，拇指与示指呈搓丸样静止性震颤，"铅管样肌强直"，手指扣纽扣、系鞋带等困难，慌张步态。该患者最可能的诊断为

    A. 特发性震颤 B. 肝豆状核变性
    C. 抑郁症   D. 帕金森病
    E. Alzheimer病

90. 帕金森病的高发年龄为
    A. 婴儿 B. 幼儿
    C. 青年 D. 中年
    E. 老年

91. 帕金森病早期的常见表现是
    A. 震颤   B. 肌肉僵直
    C. 慌张步态 D. 关节挛缩
    E. 平衡障碍

92. 伴有静止性震颤的帕金森病患者肌张力增高的特点是
    A. 折刀样强直 B. 铅管样强直
    C. 痉挛性强直 D. 齿轮样强直
    E. 以上均不是

93. 帕金森病是一种中老年人常见的中枢神经系统变性疾病，下列不属于该病的特征是
    A. 肌肉僵直   B. 姿势不稳
    C. 动作缓慢   D. 意向性震颤
    E. 静止性震颤

94. 帕金森病的病理改变部位不包括
    A. 脊髓   B. 丘脑底核
    C. 苍白球 D. 尾状核
    E. 壳核

95. 治疗帕金森病，首选的药物是
    A. 阿司匹林 B. 维生素B
    C. 左旋多巴 D. 肝素
    E. 西比灵

96. 关于帕金森病患者的叙述，不正确的是
    A. 面具脸 B. 冷冻足
    C. 大写症 D. 慌张步态
    E. 认知障碍

97. 老年性痴呆智力衰退的特点是
    A. 最早最突出的症状是记忆障碍
    B. 最早最突出的症状是定向障碍
    C. 理解力减退，判断力差
    D. 联想困难
    E. 工作无计划性与创造性

98. 患者，56岁，主诉"渐进性智力减退，记忆力下降3个月"。既往有高血压病史，半年前有脑梗死病史。头颅磁共振示：颅内多发梗死灶，皮层下动脉硬化。诊断考虑为

    A. 路易体痴呆 B. 血管性痴呆

    C. 帕金森病痴呆 D. 老年性痴呆

    E. 额颞叶痴呆

99. 老年性痴呆患者最常见的死亡原因是

    A. 心力衰竭 B. 心肌梗死

    C. 脑水肿 D. 肺炎或尿路感染

    E. 肺动脉栓塞

100. AD 的临床表现不包括

    A. 进行性记忆力障碍

    B. 分析判断能力衰退

    C. 情绪改变及行为失常

    D. 失用、失认

    E. 肢体运动功能障碍

101. 关于 AD 患者的描述，不正确的是

    A. 是一种老年神经系统退行性疾病

    B. 主要病理基础是大脑弥漫对称性萎缩

    C. 以高级认知功能衰退为特征

    D. NFT、神经炎性斑、脑皮质神经元增多

    E. 逐渐加重的记忆障碍

102. 老年性痴呆的临床表现中，最早出现的是

    A. 记忆障碍 B. 肌肉萎缩

    C. 意识不清 D. 肢体瘫痪

    E. 头痛

103. 老年性痴呆患者头颅 CT 或 MRI 检查的主要变化是

    A. 脑沟变浅和皮质增厚

    B. 脑室扩大和皮质萎缩

    C. 脑室变小和皮质增厚

    D. 脑室变大和皮质增厚

    E. 脑室变小和皮质萎缩

104. 老年性痴呆患者的病理特征不包括

    A. 老年斑和神经纤维缠结

    B. 神经元增多及轴索和突触异常

    C. 海马锥体细胞颗粒空泡变性

    D. 血管壁淀粉样变

    E. 胶质细胞增生

105. 目前治疗老年性痴呆症最常用的药物是

    A. 拟胆碱药

    B. 抗胆碱药

    C. 拟多巴胺药

    D. 多巴胺受体阻断药

    E. 肾上腺素受体激动药

106. 以下不属于神经系统变性病的是

    A. 阿尔茨海默病 B. 帕金森病

    C. 多系统萎缩 D. 进行性核上性麻痹

    E. 肝豆状核变性

107. 脊髓损伤最主要的病因是

    A. 外伤 B. 肿瘤

    C. 血管疾病 D. 感染

    E. 脊柱结核

108. 脊髓损伤的主要病因不包括

    A. 外伤 B. 感染

    C. 血管疾病 D. 药物中毒

    E. 肿瘤

109. 脊髓损伤早期临床救治最重要的是

    A. 尽早背送到医院 B. 手术固定

    C. 脊柱固定板制动 D. 手法复位

    E. 牵引

110. 患者男，25岁，高空坠地，现场见：患者清醒，胸10~11压痛，剑突以下感觉运动障碍。最恰当的急救搬运方法是

    A. 一人搂抱 B. 一人抬头，一人抬足

    C. 一人背运 D. 二人扶架而走

    E. 患者平卧木板搬运

111. 患者男，41岁，高处坠下致 C_5~C_6 椎体开放性骨折并脊髓损伤。予手术治疗后可选用的药物不包括

    A. 甘露醇 B. 强的松

    C. 二甲双胍 D. 神经节苷脂

    E. 头孢拉定

112. 患者女，19岁，在做体操时不慎跌倒，四肢不能活动，没有知觉，大小便失禁。查体：患者意识清醒，语言理解、表达正常，四肢感觉运动消失，病理反射阳性。最可能的诊断是

    A. 脑外伤 B. 周围神经损伤

C. 脊髓灰质炎　　　D. 脑卒中

E. 脊髓损伤

113. 颈胸段脊柱最易受损伤的部位是

　　A. $C_1 \sim C_3$　　　B. $C_3 \sim C_5$

　　C. $C_5 \sim C_7$　　　D. $C_7 \sim T_1$

　　E. $T_1 \sim T_3$

114. 关于脊髓休克的说法，错误的是

　　A. 损伤平面以下所有神经反射消失

　　B. 括约肌功能丧失

　　C. 不能正确评价损伤严重程度

　　D. 有组织病理损害

　　E. 休克时间越长预后越差

115. 脊髓休克的正确描述是

　　A. 非弛缓性瘫痪

　　B. 于脊髓损伤后数周后出现

　　C. 出现的早晚与预后无关

　　D. 选择性的反射、感觉和括约肌功能丧失

　　E. 脊髓休克持续时间越长预后越差

116. 关于脊髓休克描述，正确的是

　　A. 脊髓受伤平面以下无感觉，但括约肌功能存在

　　B. 脊髓受伤平面以下无反射，但感觉存在

　　C. 脊髓受伤平面以下有反射，且感觉及括约肌功能存在

　　D. 脊髓受伤平面以下无反射，感觉运动及括约肌功能丧失

　　E. 脊髓受伤平面以下有反射，但感觉及括约肌功能丧失

117. 脊髓休克时仍能引出的反射是

　　A. 膝腱反射　　　B. 跟腱反射

　　C. 肛门反射　　　D. 球海绵体肌反射

　　E. 肛指诊反射

118. 属于创伤性脊髓损伤的是

　　A. 脊柱骨折脱位　　　B. 格林巴利综合征

　　C. 脊髓空洞症　　　D. 脊髓前角灰质炎

　　E. 肌萎缩性侧索硬化症

119. 下列属于创伤性脊髓损伤的是

　　A. 脊髓动脉炎　　　B. 脊髓空洞症

　　C. 脊髓挥鞭型损伤　　D. 脑脊膜瘤

　　E. 吉兰巴雷综合征

120. 颈段脊髓损伤引起的最常见瘫痪类型是

　　A. 偏瘫　　　B. 截瘫

　　C. 交叉性瘫痪　　　D. 脑瘫

　　E. 四肢瘫

121. 完全性截瘫最多发生于

　　A. 腰椎骨折脱位

　　B. 腰椎结核伴腰大肌脓肿

　　C. 马尾肿瘤

　　D. 类风湿脊柱炎

　　E. 颈椎病或颈椎间盘突出症

122. 脊髓损伤后原发性功能障碍为

　　A. 关节强直　　　B. 肌肉瘫痪

　　C. 尿路感染　　　D. 痔疮

　　E. 疼痛

123. 不属于脊髓损伤的并发症的是

　　A. 压疮　　　B. 深静脉血栓

　　C. 幻肢痛　　　D. 泌尿系感染

　　E. 呼吸道感染

124. 患者男，32岁，外伤致 $C_3 \sim C_4$ 脊髓损伤，可能出现的并发症不包括

　　A. 呼吸道感染　　　B. 泌尿系感染

　　C. 深静脉血栓　　　D. 痉挛

　　E. 胃溃疡

125. ASIA 损伤分级为 B 级的脊髓损伤是指

　　A. 完全性损伤，损伤水平以下运动和感觉完全丧失

　　B. 不完全性损伤，损伤水平以下无运动功能，但感觉保留

　　C. 不完全性损伤，损伤水平以下有运动功能，但感觉丧失

　　D. 不完全性损伤，有随意的运动功能

　　E. 完全恢复，运动和感觉完全恢复，但仍有异常反射

126. 关于中央束周围综合征，正确的是

　　A. 多见于胸腰段脊髓

　　B. 损害初发于外周

　　C. 损害从外周向中央发展

　　D. 上肢运动神经偏于脊髓外周

　　E. 上肢重于下肢

127. 患者男，27岁，背部刀伤后致右下肢活动障碍，左下肢麻木2个月。查体 T_8 平面以下右侧深感觉减退，肌力减退，左侧痛温触觉减退。其损伤类型为
   A. 中央束综合征　　B. 脊髓横贯综合征
   C. 脊髓半切综合征　D. 前束综合征
   E. 后束综合征

128. 患者男，39岁，近3个月逐渐出现左下肢无力、关节位置觉障碍，右下肢痛温觉障碍。诊断应该考虑
   A. 脊髓中央束综合征
   B. 脊髓震荡
   C. 脊髓圆锥综合征
   D. 脊髓半切综合征
   E. 脊髓休克

（129～131题共用备选答案）
   A. 中央束综合征　　B. 半切综合征
   C. 前束综合征　　　D. 后束综合征
   E. 脊髓震荡

129. 暂时性和可逆性脊髓或马尾神经生理功能丧失的脊髓损伤类型是

130. 损伤平面以下运动和感觉丧失，而本体感觉存在的脊髓损伤类型是

131. 损伤同侧肢体感觉和运动丧失，对侧温痛觉丧失的脊髓损伤类型是

132. 脐平面以下感觉运动消失，对应的脊髓平面是
   A. C_5　　　　　B. T_4
   C. T_{10}　　　　D. T_{12}
   E. L_5

133. 脊髓损伤运动神经平面关键肌的肌力应达到
   A. 1级　　　　　B. 2级
   C. 3级　　　　　D. 4级
   E. 5级

134. C_5 平面脊髓完全损伤患者具有的能力为
   A. 使用手杖
   B. 独立进食
   C. 独立从床到轮椅转移
   D. 在床上翻滚或由卧位转为坐位
   E. 采用辅助装置在平地上可驱动轮椅

135. 脊髓损伤后影响排便过程的关键是
   A. 骶反射弧是否完整
   B. 肛门括约肌是否受损
   C. 直肠是否受损
   D. 损伤平面
   E. 盆底肌肌肉力量

136. 脊髓休克期排尿障碍的类型表现为
   A. 无张力性神经源性膀胱
   B. 自动性膀胱
   C. 反射性膀胱
   D. 自主性膀胱
   E. 非反射性膀胱

137. 排尿障碍早期的治疗方法，不包括
   A. 留置导尿　　　B. 膀胱冲洗
   C. 间歇性导尿　　D. 膀胱排尿训练
   E. 耻骨上膀胱造瘘

138. 残余尿少于多少时，可以不采用导尿
   A. 50 mL　　　　B. 100 mL
   C. 150 mL　　　 D. 200 mL
   E. 250 mL

139. 患者男，31岁，脊柱外伤后双下肢瘫痪伴大小便功能障碍2个月，为预防泌尿道感染和结石形成，应鼓励患者采取的措施为
   A. 少饮水
   B. 无菌导尿
   C. 长期留置导尿管
   D. 间断清洁导尿
   E. 控制残余尿量在 200 mL 以下

140. 脊髓损伤患者泌尿系统结石形成的影响因素不包括
   A. 长期留置导尿管　B. 长期卧床
   C. 泌尿系统感染　　D. 高胆固醇饮食
   E. 负氮平衡

141. 下列有关脊髓灰质炎的描述，正确的是
   A. 病变部位在大脑
   B. 细菌感染性疾病
   C. 不能预防接种
   D. 脊髓灰质炎病毒引起的急性传染病
   E. 近年发病率明显增高

142. 脊髓灰质炎临床表现中最典型的是
    A. 对称性弛缓性瘫痪
    B. 对称性进行性瘫痪
    C. 非对称性弛缓性瘫痪
    D. 非对称性进行性瘫痪
    E. 二便失禁

143. 脊髓灰质炎后遗症期患者进行矫形手术后，能取得较好康复效果的措施是
    A. 正确选择矫形手术即可
    B. 手术与运动功能训练
    C. 手术与必要的矫形器
    D. 手术与针灸
    E. 手术、运动功能训练和必要的矫形器

144. 脊髓灰质炎可能出现的临床表现不包括
    A. 肌张力降低   B. 腱反射亢进
    C. 关节畸形   D. 患肢短小
    E. 肌萎缩

145. 脊髓灰质炎后遗症的典型表现是
    A. 肌萎缩、骨关节畸形
    B. 感觉异常
    C. 发热消退后，瘫痪逐渐加重
    D. 对称性弛缓型瘫痪
    E. 智力异常

146. 脊髓灰质炎最典型的中后期临床表现是
    A. 发热   B. 头痛
    C. 二便失禁   D. 抽搐
    E. 肢体瘫痪

147. 关于脊髓灰质炎的叙述，不正确的是
    A. 人是脊髓灰质炎病毒的唯一天然宿主
    B. 主要的传播途径是输血途径
    C. 必须严格确认患儿的疫苗接种史
    D. 常规进行大便培养、病毒分离
    E. 主要采用对症和支持疗法

148. 脊髓灰质炎的主要传播方式
    A. 粪–口传播   B. 飞沫呼吸道传播
    C. 血液传播   D. 母婴传播
    E. 虫媒传播

149. 以左侧下肢迟缓性瘫痪和畸形为主的脊髓灰质炎后遗症，其受损部位主要为相应脊髓节段的
    A. 左侧前角细胞   B. 左侧后角细胞
    C. 右侧前角细胞   D. 右侧后角细胞
    E. 右侧侧角细胞

150. 视神经脊髓炎的疼痛部位是
    A. 球内   B. 球后
    C. 球上   D. 球下
    E. 全部都有

151. 球后视神经炎的临床表现不包括
    A. 视力下降   B. 视野改变
    C. 流泪   D. 瞳孔改变
    E. 视盘水肿

152. 视神经脊髓炎的病变特点是
    A. 病变主要累及视神经、脑干和脊髓
    B. 常有脑脊液蛋白–细胞分离现象
    C. 脊髓病灶长于3个椎体节段
    D. 主要累及小脑
    E. 主要是静脉周围出现炎性脱髓鞘，病变散布于大脑、脑干、小脑和脊髓的灰质和白质，以灰质为主

153. 上运动神经元损伤较少出现的体征是
    A. 肌萎缩明显   B. 深反射亢进
    C. 出现病理性反射 D. 痉挛性瘫痪
    E. 肌张力增高

154. 下运动神经元损伤的特点是
    A. 腱反射增强
    B. 肌张力增高，出现痉挛
    C. 浅反射减弱或消失
    D. 肌萎缩不明显
    E. Babinski 征阳性

155. 2周前，突发四肢肌肉力量下降，四肢肌力2级，不伴感觉功能障碍，诊断为
    A. 运动神经元病   B. 重症肌无力
    C. 急性脊髓炎   D. 吉兰巴雷综合征

(156～158题共用备选答案)
    A. 肌萎缩侧索硬化 B. 脊肌萎缩症
    C. 进行性延髓麻痹 D. 原发性侧索硬化
    E. 进行性肌萎缩

156. 上、下运动神经元都受累的是
157. 只累及上运动神经元的是

158. 只累及下运动神经元的是
159. 周围神经损伤累及的成分不包括
    A. 神经细胞体   B. 结缔组织
    C. 施万细胞   D. 神经外膜
    E. 神经束膜
160. 周围神经损伤后轴索再生，损伤区生长速度约为
    A. 0.01 mm   B. 0.25 mm
    C. 2.5 mm   D. 5 mm
    E. 10 mm
161. 1968年Sunerland将神经损伤的程度分为
    A. 1度   B. 2度
    C. 3度   D. 4度
    E. 5度
162. 由外力作用引起的周围神经损伤，常见病因不包括
    A. 牵拉损伤   B. 切割伤
    C. 火器伤   D. 出血性损伤
    E. 缺血性损伤
163. 周围神经损伤后用于判断感觉神经再生的检查为
    A. 骨盆分离试验   B. "4"字试验
    C. Tinel征   D. 直腿抬高试验
    E. 抽屉试验
164. 患者男，30岁，施工时砸伤右臂后手指活动不灵活2个月。查体：右上肢肌张力低，手指对指困难，大鱼际肌萎缩。最可能的诊断是
    A. 多发性硬化   B. 脊髓灰质炎
    C. 重症肌无力   D. 周围神经损伤
    E. 脊髓损伤
165. 周围神经损伤后神经再生或恢复的最早表现是
    A. 运动功能恢复   B. 神经远端痛觉敏感
    C. 腱反射出现   D. 局部皮温升高
    E. 皮肤出汗
166. 由周围神经损伤造成的感觉功能障碍表现中，属于主观感觉障碍的是
    A. 幻痛   B. 感觉过度
    C. 感觉过敏   D. 感觉减退
    E. 感觉丧失
167. 患者男，27岁，打斗中被人用刀砍伤左小腿，手术探查中发现左腓神经断裂。神经损伤后首先出现的恢复是
    A. 痛觉功能
    B. 神经远端敏感，弹扣现象阳性
    C. 运动功能
    D. 自主神经功能
    E. 温度觉
168. 周围神经损伤后的运动功能障碍不包括
    A. 肌力减退   B. 肌肉痉挛
    C. 肌肉萎缩   D. 功能性活动受限
    E. 肌张力低下
169. "神经纤维横断，而神经束膜完整"按照Sunerland周围神经损伤程度分级法应为
    A. Ⅰ度   B. Ⅱ度
    C. Ⅲ度   D. Ⅳ度
    E. Ⅴ度
170. 周围神经损伤的原因不包括
    A. 牵拉   B. 压迫
    C. 缺血   D. 过敏
    E. 切割
171. 周围神经损伤后的运动功能障碍不包括
    A. 肌肉肿胀   B. 肌肉瘫痪
    C. 肌肉萎缩   D. 肌张力低下
    E. 肢体姿势异常
172. 周围神经损伤的后期表现是
    A. 肌张力增高   B. 肢体肿胀
    C. 出现病理征   D. 感觉减退
    E. 反射亢进
173. 周围神经损伤的临床表现不包括
    A. 肌张力低下   B. 腱反射减弱
    C. 痛温觉减退或消失 D. 浅反射减弱
    E. 病理反射阳性
174. 整个沃勒变性过程需要的时间大约为
    A. 一周左右   B. 两周左右
    C. 三周左右   D. 四周左右
    E. 五周左右
175. 腓总神经损伤后不会出现
    A. 足下垂
    B. 内翻畸形
    C. 外翻畸形
    D. 小腿外侧皮肤感觉减退或消失
    E. 足背皮肤感觉减退或消失

176. 因左小腿后部刺伤致胫神经完全断裂2周，左下肢的阳性体征是
    A. 足不能背屈　　　B. 足跟不能上提
    C. 足背感觉消失　　D. 膝反射消失
    E. 跟腱反射亢进

177. 以下关于吉兰－巴雷综合征的说法中错误的是
    A. 表现为对称性肢体和脑细胞支配肌肉无力
    B. 四肢腱反射正常，无病理反射
    C. 呈急性起病，进行性加重，多在2周左右达高峰
    D. 常有前驱感染史
    E. 脑脊液出现蛋白－细胞分离现象

178. 某患者感冒后突发四肢对称性瘫痪1周，肌张力减低，腱反射减弱，全身深浅感觉正常，大小便正常，电生理检查示神经传导速度减慢。最可能的诊断是
    A. 急性脊髓炎
    B. 急性吉兰－巴雷综合征
    C. 急性脊髓灰质炎
    D. 进行性脊肌萎缩症
    E. 周期性瘫痪

179. 脑脊液蛋白－细胞分离出现在
    A. 脊髓炎　　　　　B. 周期性麻痹
    C. 吉兰－巴雷综合征　D. 蛛网膜下腔出血
    E. 脑外伤

180. 多发性硬化好发于
    A. 儿童　　　　　　B. 少年
    C. 青壮年　　　　　D. 中年
    E. 老年

181. 多发性硬化临床分型中不包括
    A. 脊髓型　　　　　B. 视神经脊髓型
    C. 脑干小脑型　　　D. 大脑型
    E. 周围神经型

182. 多发性硬化可能出现的表现不包括
    A. 运动障碍　　　　B. 感觉障碍
    C. 循环障碍　　　　D. 认知障碍
    E. 自主神经障碍

183. 多发性硬化最具诊断价值的是
    A. 症状多样化、病程缓解与复发的特点
    B. 脑脊液检查　　　C. 脑组织病理切片
    D. MRI　　　　　　E. 诱发电位

184. 多发性硬化症的发病部位不包括
    A. 脊髓　　　　　　B. 脑干
    C. 小脑　　　　　　D. 丘脑
    E. 周围神经

185. 部分多发性硬化患者会出现"头部前屈时引起自上背向下肢发散性电击样麻木或疼痛"，这一现象称为
    A. Babinski 征　　　B. Sulcus 征
    C. Lhermitte 征　　 D. Tomas 征
    E. Burden 征

186. 多发性神经根炎急性期的康复治疗方案不包括
    A. 卧床休息为主
    B. 瘫痪肢体置于功能位
    C. 加强心理治疗
    D. 瘫痪肢体的肌力训练
    E. 有肌肉疼痛者可用红外线

187. 有关多发性硬化的表现哪项是错误的
    A. 常累及脑室周围白质、视神经、脊髓、脑干和小脑
    B. 半数以上可有疼痛和异常感觉
    C. 共济失调的发生率为50%
    D. 中枢神经系统白质脱髓鞘为主要病理特点的自身免疫性疾病
    E. 好发于20～40岁的青壮年，男性发病率高于女性

188. MRI 显示，在侧脑室旁、半卵圆中心、胼胝体与脑室之间可见类圆形或融合性斑块，T_1WI低信号，T_2WI高信号，下列哪项符合此特征
    A. 脑挫裂伤　　　　B. 多发性硬化
    C. 吉兰－巴雷综合征　D. 视神经脊髓炎
    E. 蛛网膜下腔出血

（189～190题共用备选答案）
    A. 磁共振成像
    B. 诱发电位检查
    C. 头颅 CT
    D. CSF-IgG 指数，CSF-OB 测定
    E. 血生化检测

189. 多发性硬化最可靠的实验室诊断方法是

190. 多发性硬化敏感性最高的辅助检查方法是

第七章 骨科疾病

必做考题

1. 患儿男，14岁，股骨远端骨折，经病理检查确诊为骨肉瘤。该患者造成骨折的原因是
   A. 直接暴力　　　　B. 间接暴力
   C. 肌肉拉伤　　　　D. 积累性劳损
   E. 病理性骨折

2. 跟腱附着点的跟骨骨折，是由于小腿三头肌的强力收缩对跟骨产生异常大的（　）引起的
   A. 剪切载荷　　　　B. 拉伸载荷
   C. 压缩载荷　　　　D. 复合载荷
   E. 无正确答案

3. 不属于青枝骨折的特征的是
   A. 多发生于儿童
   B. 为不完全性骨折
   C. 无压痛及纵向叩击痛
   D. 无明显功能障碍
   E. 畸形不明显

4. 髌骨横断骨折属于
   A. 病理性骨折　　　B. 开放性骨折
   C. 关节内骨折　　　D. 陈旧性骨折
   E. 粉碎性骨折

5. 开放性骨折体温升高时应考虑有
   A. 疼痛刺激　　　　B. 感染
   C. 休克　　　　　　D. 失血
   E. 组织液丢失

6. 属于不稳定骨折的是
   A. 裂缝骨折　　　　B. 青枝骨折
   C. 嵌插骨折　　　　D. 螺旋骨折
   E. 横形骨折

7. 下列类型的骨折中最不稳定的是
   A. 嵌入型骨折　　　B. 斜型骨折
   C. 青枝骨折　　　　D. 横行骨折
   E. 裂缝骨折

8. 脊椎骨折中，属于稳定型骨折的是
   A. 椎体粉碎性骨折
   B. 第一颈椎脱位或半脱位
   C. L_5 的爆裂骨折
   D. 椎体压缩少于 1/3 的单纯压缩骨折
   E. 椎体压缩 1/3 以上的单纯压缩骨折

9. 粉碎性骨折是指碎骨片超过
   A. 2 块以上　　　　B. 3 块以上
   C. 4 块以上　　　　D. 5 块以上
   E. 6 块以上

10. 确诊骨折的特有体征是
    A. 功能障碍　　　　B. 疼痛与压痛
    C. 局部皮肤发热　　D. 假关节的异常活动
    E. 局部肿胀与瘀斑

11. 骨折的专有特征是
    A. 肿胀、疼痛、活动受限
    B. 畸形、异常活动、骨摩擦音
    C. 疼痛、肿胀、感觉异常
    D. 瘀斑、疼痛、肿胀
    E. 压痛、活动受限、肿胀

12. 骨折的专有体征是
    A. 畸形　　　　　　B. 麻木
    C. 功能障碍　　　　D. 痒痛、压痛
    E. 肿胀、瘀斑

13. 左下肢被车撞伤，最能支持骨折诊断的是
    A. 压痛　　　　　　B. 肿胀
    C. 高热　　　　　　D. 骨擦音
    E. 活动受限

14. 不属于骨折早期并发症的是
    A. 休克　　　　　　B. 周围神经损伤

C. 感染 D. 脊髓损伤
E. 缺血性肌挛缩

15. 骨折后早期并发症不包括
    A. 休克 B. 感染
    C. 内脏及血管损伤 D. 压疮
    E. 周围神经损伤

16. 严重骨盆骨折早期并发症有
    A. 休克、感染、脏器等损伤
    B. 压疮、僵硬、感染
    C. 坠积性肺炎、压疮、骨化性肌炎
    D. 肿胀、感觉异常、功能障碍
    E. 肌萎缩、血栓、泌尿系感染

17. 骨折后早期并发症不包括
    A. 休克 B. 感染
    C. 血管损伤 D. 关节强直
    E. 周围神经损伤

18. 不属于骨折晚期并发症的是
    A. 骨化性肌炎 B. 创伤性关节炎
    C. 关节僵硬 D. 脂肪栓塞
    E. 缺血性肌挛缩

19. 关节内骨折最常见的并发症是
    A. 骨化性肌炎 B. 缺血性骨坏死
    C. 创伤性关节炎 D. 骨生成异常
    E. 骨折不愈合

（20~21题共用备选答案）
    A. 脂肪栓塞综合征 B. 损伤性骨化
    C. 关节僵硬 D. 急性骨萎缩
    E. 压疮

20. 关节损伤最为常见的并发症是

21. 属于骨折后早期并发症的是

22. 青年男性，胫骨平台骨折切开复位金属内固定术后3个月。X线示骨折对位对线良好，胫骨平台粗糙。该患者运动不当最有可能导致
    A. 关节感染 B. 骨化性肌炎
    C. 创伤性关节炎 D. 缺血性肌挛缩
    E. 缺血性骨坏死

23. 最易发生缺血性骨坏死的是
    A. 股骨干骨折
    B. 股骨颈骨折

C. 肱骨髁上骨折
D. 肱骨干骨折
E. 胫骨骨折

24. 骨折最容易造成缺血的是
    A. 股骨颈骨折 B. 股骨外科颈
    C. 股骨干骨折 D. 髌骨骨折
    E. 胫骨骨折

25. 肱骨中下1/3骨折容易并发
    A. 动静脉损伤 B. 桡神经损伤
    C. 缺血性肌肉痉挛 D. 缺血性骨坏死
    E. 损伤性骨化

26. 老年人股骨颈骨折伤及旋股内侧动脉，易导致
    A. 骨缺血性坏死 B. 骨畸形愈合
    C. 关节僵硬 D. 肌肉萎缩
    E. 肿胀

27. 老年人最常见的骨折部位是
    A. 骶骨 B. 踝骨
    C. 脊柱 D. 肩部
    E. 髋部

28. 股骨颈骨折愈合前，禁忌患肢
    A. 完全负重、内收、旋转
    B. 完全负重、外展、内旋
    C. 部分负重、外展、外旋
    D. 负重、外展、内旋
    E. 负重、内收、外旋

29. 股骨髁上骨折及膝关节脱位易损伤
    A. 胫神经 B. 坐骨神经
    C. 腓总神经 D. 桡神经
    E. 正中神经

30. 腓骨小头骨折易损伤的神经为
    A. 股神经 B. 坐骨神经
    C. 腓总神经 D. 胫神经
    E. 腓浅神经

31. 患者男，48岁，因"摔伤后右肩上肢疼痛、活动受限半小时"入院。查体：右上肢外展45°，右锁骨压痛（+），右锁骨远端上翘，Dugas征（+）。最可能的诊断为
    A. 肩锁关节脱位
    B. 肩关节脱位

C. 肱骨外科颈骨折

D. 肱骨中段骨折

E. 锁骨骨折合并肩关节脱位

32. 伸直型桡骨下端骨折的畸形是

　　A. 垂腕型　　　　B. 餐叉型

　　C. 尺偏型　　　　D. 爪型

　　E. 僵硬型

33. 骨折的解剖复位要求是

　　A. 骨折恢复正常的解剖关系，对位线完全良好

　　B. 骨折对位好，骨折对线差

　　C. 骨折对位差，骨折对线好

　　D. 骨折对位 1/3，骨折对线成角畸＞30°

　　E. 骨折对线良好，骨折对位 1/4

34. 干骺端骨折侧方移位经复位后，骨折断端对位至少达

　　A. 1/5　　　　　　B. 2/5

　　C. 3/4　　　　　　D. 1/4

　　E. 1/3

35. 长骨干横骨折经复位后，对位至少应达

　　A. 1/2　　　　　　B. 1/3

　　C. 2/3　　　　　　D. 3/4

　　E. 3/5

（36～37 题共用备选答案）

　　A. 侧方移位小于 2/3

　　B. 旋转移位小于 20°

　　C. 短缩移位小于 2 cm

　　D. 对位对线均好

　　E. 侧方移位小于 1/4

36. 前臂双骨折的复位要求是

37. 下肢长骨干骺端骨折的功能复位要求是

38. 骨折治疗原则中，除复位、固定外，还应包括

　　A. 言语训练　　　B. 认知能力训练

　　C. 功能锻炼　　　D. 生物反馈训练

　　E. 耐力训练

39. 骨折后肢体制动或固定后早期防止肌肉萎缩和恢复肌肉功能的锻炼方法是

　　A. 等速运动练习　　B. 等长练习

　　C. 抗阻练习　　　　D. 等张练习

　　E. 牵伸或伸展练习

40. 患者男，27 岁因车祸导致左胫腓骨下 1/3 以下部位损伤，拟行截肢术，为最大限度保留功能，适宜的截肢选择平面是

　　A. 小腿下 1/3　　　B. 小腿中下 1/3 交界处

　　C. 髌韧带附着点以下　　D. 胫骨结节以下

　　E. 膝关节平面

41. 影响骨折愈合的因素不包括

　　A. 年龄　　　　　B. 健康状况

　　C. 骨折类型　　　D. 骨折部位血液供应

　　E. 性别

42. 骨折愈合的最重要条件是

　　A. 患者早期活动

　　B. 年龄因素

　　C. 良好的复位及固定

　　D. 有无软组织嵌入骨折断端

　　E. 骨质缺损程度

43. 骨折愈合过程大致分为

　　A. 纤维连接期、原始骨痂期和骨痂塑性期

　　B. 血肿炎症期、软骨形成期和骨化期

　　C. 血肿机化期、原始骨痂期和骨痂改造塑形期

　　D. 血肿炎症期、纤维愈合期和骨痂形成期

　　E. 血肿期、软骨化骨期和膜内成骨期

44. 骨折愈合的血肿机化期大约需要

　　A. 3 天　　　　　　B. 1 周

　　C. 10 天　　　　　D. 2～3 周

　　E. 4～5 周

45. 骨折愈合过程中，肉芽修复期完成时间需

　　A. 1～2 周　　　　B. 2～3 周

　　C. 3～4 周　　　　D. 4～5 周

　　E. 5～6 周

46. 原始骨痂形成，能抗拒由肌肉收缩而引起的各种应力，此时为

　　A. 血肿机化期　　B. 骨痂塑形期

　　C. 原始骨痂期　　D. 骨折愈合期

　　E. 骨折连接期

47. 在应力轴线上的骨痂，不断地得到加强和改造。此时为

　　A. 血肿机化期　　B. 骨折愈合期

　　C. 骨折连接期　　D. 原始骨痂期

　　E. 骨痂塑形期

（48～49题共用备选答案）

A. 肉芽修复期　　B. 原始骨痂期
C. 成熟骨板期　　D. 矫形期
E. 塑形期

48. 新生骨小梁逐渐增加，排列渐趋规则，经死骨吸收，新骨爬行替代，原始骨小梁被改造。此期属于骨折愈合分期中的

49. 骨折端附近的外骨膜增生，新生血管长入其深层，开始膜内骨化，髓腔内的内质膜也产生新骨，但较慢。此期属于骨折愈合分期中的

50. 急性骨髓炎的抗生素治疗至少应连续使用

　　A. 1周　　　　B. 2周
　　C. 3周　　　　D. 4周
　　E. 5周

51. 关于慢性骨髓炎的物理治疗，错误的是

　　A. 微热量高频治疗　　B. 红外线
　　C. 紫外线　　　　　　D. 低强度激光
　　E. 高强度激光

（52～53题共用备选答案）

A. 骨折期　　　　B. 肉芽修复期
C. 原始骨痂期　　D. 成熟骨板期
E. 塑型期

52. 在骨折后6～8周完成软骨内骨化的过程属于

53. 骨折的临床愈合期是指

54. 原发性骨质疏松的定义不包括

　　A. 骨基质减少　　B. 骨小梁数量减少
　　C. 骨的脆性降低　　D. 易发生骨折
　　E. 全身骨代谢障碍疾病

55. 原发性骨质疏松症的特征为

　　A. 骨量减少
　　B. 骨的微观结构不变
　　C. 骨的脆性降低
　　D. I型为老年性骨质疏松症
　　E. II型为高转换型骨质疏松症

56. 关于骨质疏松的描述，错误的是

　　A. 65岁以上老年人骨质疏松发病率高
　　B. 更年期后对钙的需要量为正常人的2倍
　　C. 骨质疏松好发部位为松质骨
　　D. 椎体出现扁平椎，楔形椎

E. 老年骨脆性较大

57. 正常成年人（30～40岁）的骨量

　　A. 不断增加　　B. 不断减少
　　C. 处于动态平衡　　D. 骨的生成加速
　　E. 骨的吸收增加

58. 患者男，71岁，腰背部疼痛10余年。查体：腰部无明显压痛点，双下肢无放射痛。腰椎X线检查示：骨密度明显降低，脊柱生理性弯曲存在。既往体健，该患者最可能的诊断是

　　A. 骨结核　　　　B. II型骨质疏松
　　C. 强直性脊柱炎　　D. 腰椎间盘突出
　　E. 腰背肌筋膜炎

59. 患者女，53岁，停经3年，身体健康，服用活性维生素D类药物的最终目的是

　　A. 防止骨钙丢失
　　B. 防止发展成骨质疏松
　　C. 避免发生第一次骨折
　　D. 增加肌肉力量
　　E. 避免跌倒风险

60. 骨质疏松患者最重要的临床表现为

　　A. 疼痛　　　　B. 骨含量下降
　　C. 关节僵硬　　D. 骨折
　　E. 身高变矮

61. 退行性骨质疏松症最重的并发症是

　　A. 疼痛　　　　B. 驼背
　　C. 骨折　　　　D. 身长缩短
　　E. 呼吸功能下降

62. 骨质疏松患者发生骨折的最常见部位是

　　A. 椎体　　　　B. 髋
　　C. 前臂远端　　D. 骨盆
　　E. 肱骨

63. 骨质疏松症患者X线开始有阳性表现时的骨量丢失量为

　　A. 10%　　　　B. 20%
　　C. 30%　　　　D. 40%
　　E. 50%

64. 有关骨质疏松症的X线表现，错误的是

　　A. 骨皮质变薄　　B. 骨结构模糊
　　C. 骨小梁间隙变窄　　D. 椎体双凹变形

E. 椎体楔形变

65. 世界卫生组织推荐的诊断骨质疏松症的标准检查方法为
   A. 单光子吸收测定　　B. 超声波测定
   C. 双能 X 线吸收测定　D. 定量 CT 检查
   E. X 线检查

66. 患者女，65 岁，半年前开始出现腰背部酸胀疼痛不适，无下肢发麻、发凉，疼痛与体位变化无明显关系，查体：驼背，腰背部压痛（-），双侧直腿抬高试验（-），脊柱叩击痛（-），腰椎 X 线片示：腰椎退行性改变，骨质疏松。为进一步明确患者骨质疏松症的诊断，需进行的检查是
   A. 腰椎 C　　　　　　B. 腰椎 MRI
   C. 双能 X 线检查　　　D. 超声波
   E. 放射性核素检查

67. 患者女，52 岁，腰背部疼痛 1 年余。腰部 X 线可见椎体双凹状改变，骨皮质变薄，其可选用的药物不包括
   A. 维生素 D　　　　　B. 钙制剂
   C. 糖皮质激素　　　　D. 降钙素
   E. 维生素 K

68. 患者女，54 岁，腰背部疼痛半年余。半年前无明显诱因出现腰背部疼痛，无双下肢放射痛，X 线示腰椎体骨皮质变薄，呈双凹形改变。该患者可选用治疗的药物不包括
   A. 双膦酸盐　　　　　B. 维生素
   C. 钙制剂　　　　　　D. 降钙素
   E. 钙离子拮抗剂

69. 可促进钙质沉着及镇痛的物理疗法是
   A. 碘离子导入疗法　　B. 局部按摩
   C. 局部紫外线照射　　D. 蜡疗、红外线
   E. 超短波治疗

70. 关节脱位是指
   A. 关节出现畸形
   B. 关节韧带断裂
   C. 关节囊破裂
   D. 组成关节诸骨的关节面失去接触关系
   E. 关节分离

71. 关节脱位最常见的原因是
   A. 发育异常　　　　　B. 骨病变
   B. 习惯性脱位　　　　D. 外伤
   E. 关节病变

72. 关节脱位的特有体征
   A. 疼痛与压痛　　　　B. 反常活动
   C. 运动消失　　　　　D. 关节面外露
   E. 弹性固定

73. 发生脱位率最高的关节是
   A. 肩关节　　　　　　B. 肘关节
   C. 髋关节　　　　　　D. 膝关节
   E. 骶髂关节

74. 患者男，32 岁，外伤致右肩关节疼痛 1 小时。查体：右肩关节活动受限。X 线检查示右肩关节前脱位。该患者最可能出现的体征是
   A. 翼状肩
   B. 触诊肩峰下空虚
   C. 右上臂内旋内收
   D. 右手不能触及左肩
   E. 右手握力差

75. 肘关节后脱位的典型体征是
   A. 疼痛　　　　　　　B. 皮下瘀斑
   C. 关节周围肿胀　　　D. 功能活动丧失
   E. 肘伸直时 Huter 线改变

76. 髋关节脱位最常见的类型是
   A. 前脱位　　　　　　B. 后脱位
   C. 上脱位　　　　　　D. 下脱位
   E. 中心性脱位

77. 患者出现下肢呈屈曲、内收、内旋畸形并有弹性固定，应考虑
   A. 肩关节前脱位　　　B. 肘关节后脱位
   C. 桡骨小头半脱位　　D. 髋关节后脱位
   E. 髋关节前脱位

78. 患者女，73 岁，乘公交车时，公交车紧急刹车，她的左膝关节撞于前排椅背上，当时感左髋关节疼痛。查体：左下肢呈外展、外旋和屈曲畸形。此患者最可能的诊断是
   A. 左髋关节后脱位
   B. 左髋关节前脱位

C. 左髋关节中心脱位

D. 左侧股骨颈骨折

E. 左侧股骨转子间骨折

79. 肩关节周围炎的主要症状是

A. 肩关节疼痛和活动障碍

B. 颈肩部疼痛

C. 上肢麻木

D. 偏头痛

E. 步态不稳

80. 肩周炎的病理过程可分为

A. 疼痛期、缓解期、僵硬期和恢复期

B. 炎症水肿期、亚急性期、炎症消散期

C. 凝结期、冻结期、解冻期

D. 急性期、亚急性期、缓解期

E. 疼痛期、冻结期、缓解期、恢复期

81. 关于肩关节周围炎的正确叙述是

A. 多见于青少年

B. 发病急，病程约数周

C. 晚间疼痛减轻

D. 可见典型疼痛弧

E. 肩关节外展受限

82. 肩关节周围炎患者检查阳性的是

A. 肩内收试验　　B. 上臂直尺试验

C. 肩三角试验　　D. 耸肩试验

E. 梳头试验

83. 患者男，50岁，因右肩部疼痛1个月来诊，无明确外伤史，疼痛呈钝痛，夜间为重，外展、前屈、外旋和内旋皆受限，三角肌轻度萎缩。最可能的诊断是

A. 肩周炎　　　　B. 颈椎病

C. 肩部肿瘤　　　D. 肩关节不稳定

E. 肩部软组织损伤

84. 肩关节周围炎粘连期处理不恰当的是

A. 手术切开松解　　B. 运动疗法

C. 理疗　　　　　　D. 推拿

E. 针灸

85. 患者男，50岁，肩部疼痛，僵硬，活动受限，颈部无症状。最可能的诊断是

A. 颈椎病

B. 胸廓出口综合征

C. 臂丛神经炎

D. 肩关节周围炎

E. 脊髓空洞症

86. 肩周炎最主要的治疗方法是

A. 制动　　　　　　B. 理疗

C. 推拿按摩　　　　D. 针灸

E. 功能锻炼

87. 患者女，53岁，右肩关节疼痛、活动受限1月余。X线检查示骨质未见明显异常。该患者可选用的物理治疗不包括

A. 超短波治疗　　　B. 红外线治疗

C. 紫外线治疗　　　D. 磁疗

E. 中频电疗

88. 患者男，21岁，投掷标枪时突发右肩部疼痛5小时，初步判断为"右肩袖损伤"。为明确肩袖是否完全断裂，可采取的检查是

A. 普鲁卡因局部痛点封闭后，嘱患者做患侧肩关节主动前屈动作

B. 普鲁卡因局部痛点封闭后，嘱患者做患侧肩关节主动后伸动作

C. 普鲁卡因局部痛点封闭后，嘱患者做患侧肩关节主动外展动作

D. 普鲁卡因局部痛点封闭后，嘱患者做患侧肩关节主动内收动作

E. 普鲁卡因局部痛点封闭后，嘱患者做患侧肩关节主动外旋动作

89. 肩关节不稳的特征不包括

A. 多无创伤史　　　B. 肩部疼痛

C. 活动受限　　　　D. 肩部松弛

E. 半脱位

90. 冈上肌肌腱炎其疼痛弧为

A. 0～60°　　　　　B. 60～120°

C. 120～180°　　　D. 0～90°

E. 90～180°

91. 肩关节的功能位为

A. 屈曲45°，外展30°，外旋

B. 屈曲45°，外展30°，内旋

C. 屈曲45°，外展60°，外旋

D. 屈曲20°，外展50°，内旋25°

E. 屈曲45°，外展60°，无外旋或内旋

92. 膝关节疾病与有关试验中，错误的是

A. 浮髌试验（+）：膝关节积液

B. 前抽屉试验（+）：后交叉韧带断裂

C. 侧方应力试验（+）：侧副韧带断裂

D. 麦氏（McMurray）试验（+）：半月板损伤

E. 髌骨摩擦试验（+）：髌骨软骨软化症

93. 膝关节后抽屉试验阳性见于

A. 髌韧带损伤　　B. 后交叉韧带损伤

C. 内侧副韧带损伤　D. 外侧副韧带损伤

E. 前交叉韧带损伤

94. 内侧半月板损伤的试验

A. 内外翻应力试验

B. 前抽屉试验

C. 麦氏征（McMurray）

D. 后抽屉试验

E. Apleys研磨试验

95. 对交叉韧带损伤合并严重半月板损伤的骨关节炎患者，应尽早选择

A. 运动疗法　　　B. 物理治疗

C. 抗炎药物　　　D. 手术修复

E. 药物疗法

（96～98题共用备选答案）

A. 内外翻应力试验　　B. 前抽屉试验

C. 麦氏征（McMurray）D. 后抽屉试验

E. Apley研磨试验

96. 检查后交叉韧带（PCL）的试验是

97. 检查前交叉韧带（ACL）的试验是

98. 检查侧副韧带的试验是

99. 膝关节半月板损伤的诊断要点不包括

A. 均有明确外伤史

B. 多为运动员及体力劳动者

C. 膝关节疼痛

D. 慢性期可有关节弹响

E. 慢性期可有交锁现象

100. 下列哪一项不是造成半月板损伤的因素

A. 半蹲　　　　B. 内收外展

C. 挤压　　　　D. 旋转

E. 直立

101. 引起膝关节半月板损伤最主要的原因是

A. 外伤　　　　B. 营养不良

C. 长期负重　　D. 缺血

E. 退行性改变

102. 患者男，32岁，右膝外伤后疼痛半年余，上下楼梯时尤甚。查体：膝屈曲时弹响，关节间隙压痛，麦氏征阳性。此时应考虑的诊断是

A. 膝关节退行性改变

B. 髌骨骨折

C. 风湿性关节炎

D. 半月板损伤

E. 韧带损伤

103. 膝关节肿胀时，下列何种体征阳性

A. 回旋挤压试验　　B. 股四头肌抗阻试验

C. 膝关节侧向试验　D. 抽屉试验

E. 浮髌试验

104. 右膝关节皮温升高3个月，X线检查：混合破坏，可见Codman三角，下列正确的是

A. 术前大剂量化疗

B. 根据肿瘤浸润范围可作保肢手术或截肢术

C. 手术治疗+术后化疗

D. 术后无需化疗

E. 以手术为主的综合治疗

105. 患者男，51岁，以"蹲厕后突发左膝关节疼痛，行走受限1天"为主诉就诊，目前左膝前区疼痛明显，上下楼困难。查体：左髌骨压痛阳性，左髌骨可触及摩擦音，向侧方推动左髌骨时，疼痛加剧，左膝关节主动屈伸困难，左股四头肌抗阻试验阳性。X线检查提示：左髌骨关节间隙变窄，左髌骨边缘可见骨赘形成。该患者最可能的临床诊断是

A. 膝半月板损伤　　B. 髌骨骨折

C. 膝关节韧带损伤　D. 髌骨软化症

E. 膝关节骨关节炎

106. 髌骨软化症，不会出现的表现为

A. 膝前区不适和疼痛，局限在髌骨后方

B. 膝关节半蹲位疼痛加剧

C. 早期疼痛为间歇性，时轻时重，晚期为持续性

D. 髌骨处有压痛及叩击痛，向侧方推动髌骨时，疼痛加重

E. 股四头肌抗阻试验阴性

107. 急性踝关节扭伤后的正确处理为
    A. 立即热敷　　　　B. 推拿治疗
    C. 温热量超短波　　D. 制动
    E. 关节活动度训练

108. 习惯性外踝扭伤，需加强训练的肌群是
    A. 踝旋转肌力训练
    B. 踝外翻肌力训练
    C. 踝跖屈肌力训练
    D. 踝内翻肌力训练
    E. 踝背屈肌力训练

109. 影响足背屈的原因不包括
    A. 胫前肌肌力弱
    B. 跟腱短缩
    C. 踝关节韧带挛缩
    D. 疼痛
    E. 足弓缺失

110. 下列有关原发性骨性关节炎的致病原因描述正确的是
    A. 畸形　　　　B. 创伤
    C. 感染　　　　D. 结核
    E. 积累劳损

111. 关于继发性骨性关节炎的论述，正确的是
    A. 是在全身多发性疾病的基础上发生的
    B. 是在局部的原有疾病的基础上发生的
    C. 肢体的畸形一般不会继发性关节炎
    D. 骨折不会继发骨性关节炎
    E. 软组织挛缩不会继发骨性关节炎

112. 骨性关节炎发生关节畸形的主要原因是
    A. 软组织变性
    B. 关节囊增厚
    C. 关节内韧带挛缩
    D. 关节软骨磨损以及骨质增生
    E. 关节内大量积液的产生，滑膜增生肥厚

113. 骨性关节炎的病理改变主要见于
    A. 上下关节面及关节囊
    B. 关节软骨、滑膜和周围肌肉
    C. 关节软骨、软骨下骨、滑膜及关节囊
    D. 关节软骨、滑膜、关节囊和周围肌肉
    E. 关节软骨、滑膜、关节囊、关节韧带、周围肌肉

114. 骨性关节炎急性期的处理原则不包括
    A. 休息制动　　　B. 缓解疼痛
    C. 消炎消肿　　　D. 尽早手术
    E. 恢复和保持关节功能

115. 脊柱骨性关节炎的 X 线片显示不包括
    A. 椎间隙变窄
    B. 椎体边缘尖锐
    C. 唇形骨赘形成
    D. 晚期关节面平整
    E. 软骨下骨质可硬化

116. 腰 5～骶 1 脊椎骨性关节炎后由于椎间隙狭窄、骨赘增生会导致
    A. 胫神经症状　　B. 腓总神经症状
    C. 隐神经症状　　D. 坐骨神经症状
    E. 股神经症状

117. 脊柱骨关节炎患者椎间隙的 X 线片表现是
    A. 正常　　　　B. 变宽
    C. 变窄　　　　D. 融合
    E. 消失

118. 手指骨性关节炎多见于
    A. 远侧指间关节　　B. 近侧指间关节
    C. 掌指关节　　　　D. 腕关节

119. 关于指间关节骨性关节炎的描述，错误的是
    A. 多见于远侧指间关节
    B. 常有多数关节受累
    C. 可见骨端粗大
    D. 受累关节常有轻度屈曲畸形
    E. 类风湿因子阳性

120. 患者女，55 岁，钢琴演奏员。诉"右手关节酸痛，活动受限 3 月余"。查体见：右手第 2、第 3、第 4 指远端指间关节膨大伴轻度屈曲畸形，主动活动困难，被动活动时可闻及摩擦音，右手掌指关节无肿胀，主动活动正常。实验室检查无异常，最可能的诊断是
    A. 手指腱鞘炎　　B. 右手腱鞘囊肿

C. 类风湿关节炎　　D. 指间关节骨关节炎
E. 痛风

121. 髋骨性关节炎最常见的临床表现是
    A. 疼痛　　　　　B. 关节渗液
    C. 关节弹响　　　D. 无力
    E. 关节挛缩

122. 髋关节骨关节炎患者在活动或承重时的主要疼痛部位及疼痛性质是
    A. 腹股沟、臀部周围及大转子处剧烈疼痛，伴有高热
    B. 低热乏力数周后出现腹股沟、臀部周围及大转子处疼痛
    C. 腹股沟、臀部周围及大转子处疼痛，伴有乏力、盗汗、贫血
    D. 腹股沟、臀部周围及大转子处剧烈疼痛，夜间疼痛为重，伴有血沉明显增快
    E. 腹股沟处酸胀痛向大腿或膝关节前、内侧放射；臀部周围及大转子处酸胀痛并向大腿后、外侧放射

123. 膝关节退行性改变的X线表现不包括
    A. 关节间隙变窄
    B. 软骨下骨质硬化
    C. 关节边缘尖锐
    D. 骨端松质骨内可见不规则高密度影
    E. 关节面凹凸不平

124. 膝骨关节炎早期最常见的临床表现是
    A. 关节疼痛　　　B. 弹响
    C. 交锁　　　　　D. 股外侧肌萎缩
    E. 关节内积液

125. 膝骨关节炎的疼痛最主要的特点是
    A. 运动后酸胀痛　B. 久坐后起身痛
    C. 不定时痛　　　D. 阴雨天痛
    E. 寒冷痛

126. 膝骨性关节病的疼痛最主要特点是
    A. 运动后酸胀痛
    B. 久坐后起立疼痛加重
    C. 不定时痛
    D. 游走性疼痛
    E. 麻痛

127. 膝关节骨性关节炎患者发生关节内卡压及绞锁，最可能的原因是
    A. 关节软骨变性　B. 关节面粗糙不平
    C. 关节间隙狭窄　D. 关节周围骨质增生
    E. 关节内游离体

128. 膝关节骨关节炎急性期患者的治疗措施不包括
    A. 消除肿胀　　　B. 缓解疼痛
    C. 适宜制动　　　D. 药物治疗
    E. 大剂量激素治疗

129. 患者女，67岁，双膝关节痛、畸形5年，现只能忍痛行走100 m。查体：O形腿，膝关节活动范围30°～60°。X线平片示：双膝内侧关节间隙消失，股胫角190°。治疗首选
    A. 卧床休息，保护患肢
    B. 关节内注射局麻药及类固醇激素
    C. 关节镜下膝关节清理
    D. 人工全膝关节置换
    E. 膝关节融合术

130. 患者男，67岁，近半年来右膝关节隐痛，白天活动后加重，X线片示双膝关节间隙变窄，关节边缘有骨赘形成，考虑诊断为
    A. 痛风　　　　　B. 类风湿关节炎
    C. 风湿性关节炎　D. 骨关节炎
    E. 感染

131. 患者女，56岁，双膝关节痛1年，伴晨僵15分钟。查体：双膝关节骨摩擦音阳性。X线检查示：双侧髁间棘变尖，双膝关节间隙无明显狭窄。该患者最可能的诊断是
    A. 类风湿关节炎
    B. 骨关节炎
    C. 未分化结缔组织病
    D. 强直性脊柱炎
    E. 痛风

132. 踝关节骨性关节炎早期评定，最好的检查是
    A. 正位与侧位X线片
    B. CT
    C. MRI
    D. 超声
    E. 关节造影

133. 踝关节的骨性关节炎多见于
    A. 青年体胖男性　　B. 青年体胖女性
    C. 老年体瘦男性　　D. 老年肥胖女性
    E. 少年体瘦女性

134. 患者女，48岁，双手指疼痛1年，加重伴手指畸形1个月。患者1年前无明显诱因出现双侧手指疼痛，早晨出现僵硬，近1个月疼痛加重，出现"鹅颈样"畸形。查体：腕、掌指关节，近端指间关节对称性肿胀。X线片示双手关节间隙狭窄；类风湿因子阳性，血沉加快。最可能的诊断是
    A. 类风湿性关节炎　　B. 强直性脊柱炎
    C. 骨质疏松症　　D. 腱鞘囊肿
    E. 骨性关节炎

135. 类风湿性关节炎最先多发生在
    A. 髋关节　　B. 手关节、腕关节
    C. 膝关节　　D. 肘关节
    E. 肩关节

136. 类风湿性关节炎累及
    A. 中轴关节，单关节
    B. 中轴关节，多关节
    C. 周围关节，多关节，呈对称性
    D. 周围关节，单关节，非对称性
    E. 周围关节，多关节，非对称性

137. 类风湿关节炎的关节外表现不包括
    A. 类风湿结节　　B. 类风湿血管炎
    C. 肺间质病变　　D. 结肠炎
    E. 心包炎

138. 下列不属于类风湿关节炎临床表现的是
    A. 晨僵
    B. 指间关节呈"鹅颈样畸形"
    C. 肺内结节样改变
    D. 对称性关节疼痛、肿胀
    E. 脊椎竹节样改变

139. 类风湿性关节炎最后出现的关节功能障碍是
    A. 晨僵　　B. 疼痛
    C. 压痛　　D. 关节肿胀
    E. 手、腕部关节畸形

140. 类风湿性关节炎可出现
    A. 水肿　　B. 爪形手
    C. 杵状指　　D. 反甲
    E. 虫凿（蚀）样改变

141. 引起类风湿关节炎关节强直的主要原因是
    A. 肌肉萎缩，继而发生关节挛缩
    B. 软骨被破坏
    C. 关节面上形成纤维性粘连
    D. 关节面长期固定于畸形位
    E. 关节周围皮肤挛缩

142. 类风湿性关节炎的基本病理改变是
    A. 关节软骨退变
    B. 关节软骨下骨质破坏
    C. 关节滑膜炎
    D. 关节囊增生变厚
    E. 类风湿结节形成

143. 类风湿关节炎的类风湿结节常出现的部位是
    A. 关节屈侧的皮下组织
    B. 关节伸侧的皮下组织
    C. 关节内侧的皮下组织
    D. 关节外侧的皮下组织
    E. 关节周围的皮下组织

144. 关于类风湿关节炎患者使用关节夹板，错误的是
    A. 固定夹板只用于急性期，不能长期使用
    B. 夹板有固定作用
    C. 夹板可缓解疼痛
    D. 夹板可减轻畸形
    E. 夹板可用于所有关节

145. 类风湿脊柱炎患者夹板的正确用法是
    A. 仅用于急性期，不能长期使用
    B. 用于慢性期，可长期使用
    C. 急、慢性期均可应用
    D. 肘关节和膝关节稳定时也可应用
    E. 通常用于肩关节和髋关节

146. 类风湿性关节炎的非手术治疗不包括
    A. 保存能量　　B. 应用辅助器具
    C. 受累关节休息　　D. 轻柔的关节主动练习
    E. 负重训练

（147～149题共用备选答案）
    A. 感染性疾病　　B. 自身免疫性疾病
    C. 退行性疾病　　D. 免疫缺陷性疾病

E. 流行性疾病

147. 颈椎病属于
148. 腰椎间盘病变属于
149. 类风湿关节炎属于

150. 颈椎病的发病机制，错误的是
    A. 颈椎间盘突出   B. 颈椎间盘退变
    C. 颈椎椎体骨质增生   D. 颈椎体结核
    E. 颈椎管狭窄

151. 颈椎病的最主要病理变化是
    A. 颈椎椎体骨折   B. 颈椎肿瘤
    C. 颈椎间盘退行性变   D. 椎动脉先天性狭窄
    E. 颈脊髓炎

152. 颈椎病最常见的类型为
    A. 神经根型   B. 脊髓型
    C. 交感神经型   D. 椎动脉型
    E. 混合型

153. 最常见的颈椎病类型是
    A. 椎动脉型   B. 神经根型
    C. 脊髓型   D. 颈型
    E. 交感型

154. 颈椎椎间盘退变较明显时，牵拉性骨赘易发生的部位为
    A. 关节突关节
    B. 钩椎关节
    C. 椎体上、下缘韧带附着处
    D. 椎骨棘突
    E. 椎骨横突孔

155. 颈椎间盘突出症的诊断依据是
    A. 颈椎 X 线片正侧位摄片
    B. 根据临床症状和体征
    C. 根据 MRI、颈肩痛、神经系统体征
    D. 颈肩痛、颈椎侧位过伸过屈位 X 线片
    E. 颈脊髓造影

（156～157题共用备选答案）
    A. C_3～C_4 B. C_4～C_5
    C. C_5～C_6 D. C_6～C_7
    E. C_7～C_8

156. 颈椎病发病部位最多的是
157. 颈椎病出现左小拇指麻木，发病部位是

158. 患者为老年女性，主诉颈肩痛伴左上肢麻木3个月，加重5天。查体：臂丛牵拉试验阳性，压头试验阳性。此患者可能的诊断为
    A. 肩周炎
    B. 肌筋膜炎
    C. 神经根型颈椎病
    D. 腕管综合征
    E. 脊髓型颈椎病

159. 神经根型颈椎病体征是
    A. 四肢腱反射亢进
    B. 臂丛神经牵拉试验阳性
    C. 下肢肌力减退
    D. 躯干下部感觉平面消失
    E. 恶心、呕吐

160. 压头试验阳性常见于哪种颈椎病
    A. 神经根型颈椎病
    B. 椎动脉型颈椎病
    C. 混合型颈椎病
    D. 颈型颈椎病
    E. 脊髓型颈椎病

161. 神经根型颈椎病的特征性临床症状是
    A. 颈痛和颈部发僵
    B. 肩部疼痛
    C. 上肢感觉沉重、握力减退
    D. 根性疼痛
    E. 症状的出现与缓解与颈部位置姿势有关

162. 神经根型颈椎病的主要受累组织是
    A. 颈部肌肉、韧带、关节囊
    B. 颈神经根
    C. 颈部脊髓
    D. 椎动脉
    E. 颈部交感神经

163. 颈椎牵引最适用于
    A. 神经根型颈椎病   B. 交感神经型颈椎病
    C. 脊髓型颈椎病   D. 臂丛神经损伤
    E. 胸廓出口综合征

164. 患者男，55岁，头痛、头晕，伴耳鸣多年，常因颈部突然旋转而诱发。查体：压顶试验阳性，颈椎侧弯或后伸可加重头晕和耳鸣。X线片示

钩椎关节增生，椎间孔狭小最可能的诊断是

A. 体位性眩晕　　B. 神经根型颈椎病

C. 椎动脉型颈椎病　D. 颈型颈椎病

E. 美尼尔症

165. 椎动脉型颈椎病最突出的症状是

A. 恶心　　　　　B. 猝倒

C. 眩晕　　　　　D. 视物不清

E. 耳鸣耳聋

166. 多数颈椎病患者的枕头应

A. 高 20 cm，枕于颈后

B. 高 20 cm，枕于枕部

C. 高 12～15 cm，枕于颈后

D. 高 10 cm，枕于枕部

E. 依患者的习惯而定

167. 颈托最适合哪种型的颈椎病

A. 颈型颈椎病　　B. 混合型

C. 各型颈椎病　　D. 脊髓型颈椎病

E. 神经根型颈椎病

(168～170题共用备选答案)

A. 颈型颈椎病　　B. 脊髓型颈椎病

C. 神经根型颈椎病　D. 椎动脉型颈椎病

E. 混合型颈椎病

168. 以双下肢肌力减弱为重要诊断依据的颈椎病是

169. 一般禁忌手法治疗的颈椎病是

170. 症状轻微，且以颈部症状为主要表现的是

(171～173题共用备选答案)

A. 颈型颈椎病　　B. 椎动脉型颈椎病

C. 神经根型颈椎病　D. 脊髓型颈椎病

E. 交感神经型颈椎病

171. 颈椎病患者，常于过劳、长时操作电脑后感颈部酸、胀、痛不适，活动僵硬。检查发现双侧斜方肌压痛。X 线片示颈椎曲度变直，椎间隙无变窄。其类型属于

172. 颈椎病患者，突感眩晕，耳鸣，无耳聋，头向一侧转动时前述症状加重，伴呕吐、心慌不适。X 线片：钩椎关节增生、颈椎椎体轻度滑脱。其类型属于

173. 颈椎病患者，主要表现为双下肢无力、易摔倒、麻木、"踏棉"感，伴右上肢灼痛、无力、

持物不稳，头后仰时前述症状加重。其类型属于

174. 腰椎间盘突出症最常见的症状是

A. 腰腿痛　　　　B. 下肢麻木

C. 肌肉萎缩　　　D. 排尿困难

E. 腰部活动不灵活

175. 腰椎间盘突出症，最常见的表现是

A. 上肢麻木　　　B. 四肢无力

C. 疼痛　　　　　D. 足下垂

E. 小便失禁

176. 诊断腰椎间盘突出症最重要的表现是

A. 突出间隙棘间压痛

B. 受累神经皮节痛觉减退

C. 直腿抬高加强试验阳性

D. CT 有突出物征象

E. MRI 有突出物征象

177. 腰椎间盘突出的诱发因素不包括

A. 退行性变　　　B. 扭伤

C. 负重　　　　　D. 寒冷

E. 慢跑

178. 最常见的腰椎间盘突出的类型是

A. 向前突出　　　B. 向椎体内突出

C. 后外侧型　　　D. 向后突出中央型

E. 向后突出双侧型

179. 对诊断腰椎间盘突出症最有价值的体格检查是

A. 四字试验　　　B. 步态检查

C. 骨盆挤压试验　D. 直腿抬高试验

E. 腰椎活动度检查

180. 不会出现直腿抬高试验阳性的病变是

A. 强直性脊柱炎　B. 急性腰扭伤

C. 腰椎间盘突出症　D. 脊柱骨质疏松症

E. 腰骶椎肿瘤

181. 患者男，中年，猛抬重物后腰剧痛并向右下肢放射，咳嗽时加重。最可能的诊断是

A. 腰椎骨折　　　B. 腰椎滑脱

C. 腰部肌筋膜炎　D. 腰椎间盘突出症

E. 腰扭伤

182. MRI 示 L_3～L_4 椎体左后方有一局限性软组织病变，信号同椎间盘信号，硬膜囊左前缘受

压，变形，左神经根受压增强扫描未见异常强化断为

A. 神经纤维瘤　　B. 神经根囊肿
C. 椎间盘脱出　　D. 椎间盘膨出
E. 黄韧带增生

183. 有关腰椎间盘突出症急性期的治疗，错误的是

A. 早期卧床休息
B. 脱水治疗减轻神经根水肿
C. 非甾体消炎镇痛药止痛
D. 配合物理治疗消炎镇痛
E. 手法治疗还纳突出的椎间盘

184. 患者女，46岁。腰部疼痛半月余，加重伴左下肢放射痛3天。腰椎CT检查示：$L_4 \sim L_5$椎间盘突出。该患者应采取的治疗措施不包括

A. 卧床休息
B. 手术治疗
C. 局部理疗
D. 皮质类固醇硬膜外注射
E. 持续牵引

185. 腰段脊柱受应力最大的部位是在

A. $T_{12} \sim L_1$和$L_1 \sim L_2$
B. $L_1 \sim L_2$和$L_2 \sim L_3$
C. $L_2 \sim L_3$和$L_3 \sim L_4$
D. $L_4 \sim L_5$和$L_5 \sim S_1$
E. $S_1 \sim S_2$和$S_2 \sim S_3$

186. 日常活动中，椎间盘的承载方式很复杂，通常是

A. 垂直压应力
B. 压应力、张应力和扭转应力的组合
C. 张应力
D. 扭转应力
E. 侧方压应力

187. 腰椎间盘承受压力最大的体位是

A. 侧卧　　B. 仰卧
C. 坐位前屈　　D. 站立
E. 行走

188. $L_5 \sim S_1$脊椎骨性关节炎后由于椎间隙狭窄、骨赘增生会导致

A. 胫神经症状　　B. 腓总神经症状
C. 隐神经症状　　D. 坐骨神经症状

E. 股神经症状

189. 不能引起坐骨神经痛症状的疾病是

A. 腰椎间盘突出　　B. 腰背肌筋膜炎
C. 腰椎管狭窄症　　D. 梨状肌综合征
E. 坐骨神经炎

190. 腰椎退行性变最先出现在

A. 关节突关节　　B. 椎间盘
C. 黄韧带　　D. 后纵韧带
E. 前纵韧带

191. 腰椎黄韧带增厚、钙化的最常见原因是

A. 外伤　　B. 退行性改变
C. 转移瘤　　D. 肿瘤
E. 结核

192. 患者男，58岁，腰痛半年余，放射至左下肢，CT检查示，$L_4 \sim L_5$椎间盘突出。该患者可能出现的步态是

A. 跨阈步态　　B. 减痛步态
C. 鸭步　　D. 醉酒步态
E. 慌张步态

193. 患者男，23岁，司机，因"反复腰痛半年，咳嗽后加重并左下肢放射痛1周"入院。查体：左小腿前外侧和足内侧痛觉、触觉减退。最可能受累的神经根为

A. L_2　　B. L_3
C. L_4　　D. L_5
E. S_1

194. 腰椎间盘突出在神经根的外侧时，特殊的功能性腰椎变位是

A. 腰椎突向健侧　　B. 腰椎突向患侧
C. 腰椎无侧突变化　　D. 腰椎前凸消失
E. 腰椎前凸增加

（195～197题共用备选答案）

A. 脊柱生理曲度变直
B. 脊柱生理曲度正常
C. 脊柱向患侧侧弯
D. 脊柱向健侧侧弯
E. 脊柱生理前凸增加

195. 腰椎间盘突出时，若髓核突出位于神经根内前方，则

196. 腰椎间盘突出时，若髓核突出位于神经根外前方，则
197. 腰椎间盘突出时，若髓核突出位于神经根前方，则
198. 腰间盘突出症与腰椎管狭窄症临床症状的主要不同点为
    A. 腰痛及下肢放射痛的程度
    B. 有否间歇性跛行
    C. 鞍区感觉改变情况
    D. 双下肢无力情况
    E. 二便是否障碍
199. 关于腰椎小关节病典型的影像学表现是
    A. 腰椎生理曲度消失　B. 腰椎骨质增生
    C. 腰椎骨密度降低　　D. 椎间孔变小
    E. 腰椎竹节样改变
200. 腰椎小关节病变CT表现为
    A. 椎间盘膨隆，有气影
    B. 黄韧带肥厚和侧隐窝狭窄
    C. 椎体增生和破坏
    D. 关节破坏伴软组织肿块
    E. 椎小关节增生，关节间隙变窄
201. 腰椎CT只显示椎小关节间隙狭窄，关节面增生，其他检查正常。最可能的诊断为
    A. 类风湿关节炎　　B. 强直性脊柱炎
    C. 结核性关节炎　　D. 化脓性关节炎
    E. 腰椎小关节病
202. 患者男，28岁，因"外伤后反复腰部钝痛1年"入院。查体：腰5左侧方压痛（+）。腰椎CT示：腰5椎关节突关节间隙狭窄并骨赘形成。最可能的诊断为
    A. 腰椎小关节病　　B. 强直性脊柱炎
    C. 结核性关节炎　　D. 化脓性关节炎
    E. 类风湿关节炎
203. 预防腰椎小关节紊乱最适合的方法是
    A. 腰椎斜扳法　　　B. 腰椎牵引
    C. 热疗　　　　　　D. 磁疗
    E. 腰背肌功能锻炼
204. 有关腰椎小关节病的治疗，一般不考虑
    A. 药物　　　　　　B. 理疗
    C. 牵引　　　　　　D. 小关节腔内注射
    E. 手术
205. 患者男，62岁，腰痛半年余，劳累后加重1周。查体：L_4、L_5椎旁压痛。双下肢肌力感觉正常；腰椎X线检查L_4、L_5椎间隙变窄，椎间关节骨赘形成，该患者宜采用的治疗措施不包括
    A. 药物治疗　　　　B. 理疗
    C. 牵引　　　　　　D. 手术
    E. 小关节腔注射
206. 关节突关节退变最早的表现是
    A. 关节囊松弛
    B. 关节滑膜炎
    C. 关节软骨吸收
    D. 关节骨质增生
    E. 关节半脱位
207. 强直性脊柱炎多见于
    A. 儿童　　　　　　B. 青少年
    C. 中年　　　　　　D. 壮年
    E. 老年
208. 强直性脊柱炎最先累及的关节是
    A. 指间关节　　　　B. 腕关节
    C. 骶髂关节　　　　D. 膝关节
    E. 肩关节
209. 骨盆分离试验阳性，提示
    A. 骶髂关节病变　　B. 腰骶病变
    C. 髋关节病变　　　D. 腰椎病变
    E. 以上都不是
210. 强直性脊柱炎常见体征不包括
    A. 骶髂关节压痛
    B. 脊柱活动度减小
    C. 胸廓活动度减小
    D. "4"字试验阴性
    E. 骨盆挤压、分离试验可出现阳性
211. 强直性脊柱炎的典型体征为
    A. 腰椎生理前凸加剧
    B. 胸椎后凸消失
    C. 颈椎前凸消失
    D. 患者头不能抬起，向前直视困难
    E. 脊旁肌松弛

212. 属于强直性脊柱炎特异性因子的是
    A. HLA-B27　　　　B. CRP
    C. ANA　　　　　　D. 抗 Sm 抗体
    E. 抗 dsDNA 抗体

213. 强直性脊柱炎的临床表现不包括
    A. 自 20 岁起有腰背疼痛、胸廓活动度减小
    B. 家族中有亲属亦患此病
    C. HLA-B27 阳性
    D. 晨起时腰部发僵较轻，但活动后加重
    E. X 线片可见脊柱的"竹节样"变

214. 强直性脊柱炎的临床表现不包括
    A. 腰背疼痛　　　　B. 晨僵
    C. 腰椎活动受限　　D. 指间关节畸形
    E. 胸廓活动度减小

215. 患者男，19 岁。腰背痛 2 年，查身体前弯、后仰、侧弯均受限，为明确诊断，最重要的 X 线摄片检查部位是
    A. 骶髂关节　　　　B. 髋关节
    C. 颈椎　　　　　　D. 腰椎
    E. 胸椎

216. 强直性脊柱炎最常见的畸形是
    A. 天鹅颈畸形
    B. 纽扣花畸形
    C. 髋关节强直畸形
    D. 膝关节屈曲畸形
    E. 驼背畸形

217. 患者男，27 岁，腰痛半年，晨起明显，活动后可缓解。查体发现腰椎和胸廓活动度减小，骶髂关节压痛。血类风湿因子（-），血沉 47 mm/h，HLA-B27（+）。X 线检查示双侧骶髂关节间隙略变窄。此患者最可能的临床诊断是
    A. 腰椎滑脱　　　　B. 强直性脊柱炎
    C. 腰椎小关节病　　D. 腰背肌筋膜炎
    E. 腰椎间盘突出症

218. 强直性脊柱炎患者腰痛、晨僵的临床标准是
    A. 1 个月以上，活动改善，但休息无改善
    B. 2 个月以上，休息改善，但活动无改善
    C. 3 个月以上，活动改善，但休息无改善
    D. 4 个月以上，活动改善，但休息无改善
    E. 5 个月以上，休息改善，但活动无改善

219. 强直性脊柱炎的患者，椎体融合的节段越多，邻近未融合节段的应力变化为
    A. 越大
    B. 越小
    C. 无变化
    D. 先变大，再随病程发展逐渐变小
    E. 先变小，再随病程发展逐渐变大

220. 患者男，22 岁，因"腰部屈伸活动受限半年"入院，诊断考虑"强直性脊柱炎"。治疗方法一般不包括
    A. 药物治疗　　　　B. 物理治疗
    C. 功能训练　　　　D. 牵引疗法
    E. 手术治疗

（221～222 题共用备选答案）
    A. 局限于颈椎　　　B. 局限于胸椎
    C. 局限于腰椎　　　D. 局限于骶椎
    E. 整个脊柱

221. 强直性脊柱炎对脊柱的损害为

222. 类风湿性关节炎对脊柱的损害为

223. 有关原发性脊柱侧弯的临床表现，错误的是
    A. 多见于儿童、青少年
    B. 早期畸形明显，不易矫正
    C. 常出现双侧肩胛下角不等高
    D. 可有左右胸廓不对称
    E. 可有单侧肌肉挛缩

224. 关于原发性脊柱侧弯的叙述，错误的是
    A. 多见于青少年
    B. 女性多于男性
    C. 有明确的发病原因
    D. X 线检查可明确诊断
    E. 可采用保守治疗或手术治疗

225. 特发性脊柱侧凸的治疗方法不包括
    A. 注射药物　　　　B. 牵引治疗
    C. 侧方电刺激　　　D. 佩戴侧弯矫形器
    E. 手术治疗

226. 临床上常用的在 X 线片上测量脊柱侧弯角度的方法是
    A. Cobb 角法　　　　B. Risser 征法

C. "4"字试验　　　D. Purdue 钉板试验

E. Moberg 拾物试验

227. 腰椎 X 线检查中，测量 Cobb 角主要用于辅助诊断

A. 腰椎小关节病　　B. 强直性脊柱炎

C. 原发性脊柱侧弯　D. 骨质疏松症

E. 腰背肌筋膜炎

228. 特发性脊柱侧弯 Cobb 角 20°～40°，其主要治疗方法是

A. 密切随访　　　　B. 姿势训练

C. 矫正体操　　　　D. 矫形器

E. 手术

229. 在脊柱侧凸中，下列哪项是错误的

A. 侧凸多发生于胸段、胸腰段

B. 分为原发性和继发性

C. 可以以单侧凸为主

D. 侧凸左右两侧基本相等

E. 在平卧位或悬吊时侧凸可消失

230. 患者女，16 岁，脊柱向左弯曲 11 年，患者 11 年前出现脊柱向左侧弯曲，确诊为原发性脊柱侧凸，X 线检查显示侧弯角度为 30°。该患者应采取的治疗方法为

A. 密切随访，不需要治疗

B. 进行姿势训练，矫正体操

C. 进行姿势训练，矫正体操，同时加用侧方电刺激

D. 佩戴侧弯矫形器，同时行矫正体操或侧方电刺激

E. 手术矫正

231. 原发性脊柱侧弯在曲度相似的前提下，侧弯畸形严重程度由重到轻的顺序是

A. 腰骶弯、腰弯、胸腰弯、胸弯

B. 腰弯、胸腰弯、胸弯、腰骶弯

C. 胸弯、腰弯、胸腰弯、腰骶弯

D. 胸弯、胸腰弯、腰弯、腰骶弯

E. 胸弯、胸腰弯、腰骶弯、腰弯

232. Risser 征为 1°时表示

A. 髂嵴外侧 25% 以内出现骨骺

B. 髂嵴内侧 25% 以内出现骨骺

C. 髂嵴外侧 50% 以内出现骨骺

D. 髂嵴内侧 50% 以内出现骨骺

E. 髂嵴外侧 75% 以内出现骨骺

233. 腰椎峡部裂最常见的发病部位是

A. $L_1 \sim L_2$　　　　B. $L_2 \sim L_3$

C. $L_3 \sim L_4$　　　　D. $L_4 \sim L_5$

E. $L_5 \sim S_1$

234. 腰椎峡部裂的首选检查方法是

A. 脊髓造影　　　　B. X 线平片

C. CT　　　　　　　D. MRI

E. B 超

235. 腰椎峡部裂的好发部位是

A. 腰 1 椎体　　　　B. 腰 2 椎体

C. 腰 3 椎体　　　　D. 腰 4 椎体

E. 腰 5 椎体

236. 有关腰椎峡部裂的描述，错误的是

A. 指椎弓上下关节突之间的峡部断裂

B. 多在外伤，劳累，运动后出现下腰痛或下肢酸痛症状

C. 站立行走或弯腰负重时症状加重，休息后缓解

D. 常合并上位椎体向后滑脱

E. 可出现神经刺激症状

237. 对于椎弓峡部裂引起腰椎 Ⅲ°滑脱，最适宜的治疗是

A. 坚持戴腰围　　　B. 小量牵引治疗

C. 手法复位治疗　　D. 对症保守治疗

E. 手术治疗

（238～239 题共用备选答案）

A. 椎骨缺损　　　　B. 椎管内容物膨出

C. 两者均有　　　　D. 两者均无

238. 显性脊柱裂

239. 隐性脊柱裂

240. 真性脊柱滑脱是指

A. 以第 4、第 5 腰椎峡部最常见

B. 指椎弓上下关节突之间的峡部断裂

C. X 线是诊断椎弓峡部崩裂和脊柱滑脱的主要依据

D. 指峡部断裂后椎体、椎弓根、上关节突在下位椎体上面向前滑移

E. 指腰椎间盘退行性变或其他原因使关节突关系发生改变，而峡部保持完整

241. 有关假性脊柱滑脱，以下说法错误的是
    A. 也称为退行性脊柱滑脱，滑移程度很少超过30%
    B. 伴有神经根受压，疼痛可放射至小腿
    C. 行走时间长，臀部及大腿后部疼痛
    D. 腰部酸胀、沉重、乏力感，时轻时重
    E. 站立或下蹲时加重

242. 真性滑脱与假性滑脱主要不同的是
    A. 腰腿痛　　　　B. 脊柱退行性变
    C. 前滑脱多见　　D. 椎弓根峡部裂
    E. 椎管狭窄

243. 对于椎弓峡部裂引起腰椎Ⅰ°滑脱腰痛的患者，不适宜的治疗是
    A. 佩戴腰围　　　B. 药物镇痛
    C. 中频电疗　　　D. 旋转手法复位
    E. 腰腹肌训练

244. 有关脊柱滑脱，腰椎滑脱Ⅱ°的是
    A. 移动距离在1/4以下
    B. 移动距离在1/4～2/4
    C. 移动距离在2/4～3/4
    D. 移动距离在3/4～4/4

245. 软组织不包括
    A. 皮肤　　　　B. 肌肉
    C. 肌腱　　　　D. 韧带
    E. 关节软骨

246. 软组织损伤的局部表现不包括
    A. 疼痛　　　　B. 肿胀
    C. 瘀斑　　　　D. 骨折
    E. 功能障碍

247. 软组织损伤的病理生理特点不包括
    A. 血肿　　　　B. 水肿
    C. 渗出　　　　D. 骨质增生
    E. 粘连

248. 软组织损伤后尽早进行被动运动的目的是
    A. 恢复和增加肌力
    B. 减轻水肿和疼痛
    C. 保持和恢复关节的活动范围
    D. 保持软组织的弹性
    E. 促进伤口愈合

249. 急性闭合性软组织损伤的病理改变，错误的是
    A. 血肿　　　　B. 水肿
    C. 疼痛　　　　D. 粘连
    E. 渗出

250. 软组织损伤不包括
    A. 关节囊损伤　　B. 神经断裂
    C. 腱鞘损伤　　　D. 肌腱断裂
    E. 关节软骨面损伤

251. 属于闭合性损伤的是
    A. 擦伤　　　　B. 扭伤
    C. 刺伤　　　　D. 裂伤
    E. 撕脱伤

252. 属于急性闭合性软组织损伤的全身表现的是
    A. 疼痛　　　　B. 肿胀
    C. 瘀斑　　　　D. 感染
    E. 功能障碍

253. 急性闭合性软组织损伤的全身表现的不包括
    A. 疼痛　　　　B. 肿胀
    C. 瘀斑　　　　D. 感染
    E. 功能障碍

254. 关于软组织损伤的全身表现，正确的是
    A. 肿胀
    B. 疼痛
    C. 血液及代谢变化，血沉加速
    D. 功能障碍
    E. 瘀斑

255. 软组织损伤后，根据RICE原则给予加压包扎的适宜压力是
    A. 加压包扎至远侧动脉微弱搏动
    B. 加压包扎至仅一个手指能插进绷带与皮肤之间
    C. 加压包扎至仅二个手指能插进绷带与皮肤之间
    D. 加压包扎至远端皮色发白
    E. 加压包扎至皮色不变

256. 属于慢性软组织损伤的疾病是
    A. 神经根型颈椎病　　B. 踝关节扭伤
    C. 肱骨外上髁炎　　　D. 髌骨软化症
    E. 骨性关节炎

257. 肌筋膜炎又称纤维性肌痛，其疼痛特点是
    A. 疼痛范围局限

B. 疼痛范围常与激发点的敏感度有关

C. 活动后疼痛加重

D. 晨起或休息后痛减轻

E. 无法寻找到激发点

258. 肌筋膜炎常累及的组织是

A. 皮下组织　　B. 关节周围组织

C. 韧带、神经　　D. 筋膜及肌腱

E. 肌肉、血管

259. 肌筋膜炎累及的组织为

A. 筋膜、肌肉和皮下组织

B. 肌肉、韧带和关节周围组织

C. 韧带、肌腱和神经

D. 筋膜、肌肉、韧带和肌腱

E. 筋膜、肌肉和血管

260. 肌筋膜炎不累及的人体组织是

A. 筋膜　　B. 肌肉

C. 韧带　　D. 肌腱

E. 关节囊

261. 下列关于肌纤维组织炎病理特征的描述中错误的是

A. 受累肌肉可因损伤出现纤维性粘连

B. 软骨剥脱

C. 血管壁内外渗透压的改变

D. 神经轴突发生功能紊乱

E. 软组织中胶原纤维炎症、坏死

262. 手掌筋膜间隙感染时首选的治疗方法是

A. 紫外线照射　　B. 红外线照射

C. 超短波疗法　　D. 中频电疗法

E. 蜡疗

263. 肌筋膜炎临床表现不包括

A. 有急性发作史

B. 颈椎退行病变

C. 颈下部背侧肌肉疼痛

D. 可触到条索状筋束

E. 疼痛呈持续性

264. 关于腰背肌筋膜炎的病因病理，说法错误的是

A. 慢性劳损后可发生肌肉、筋膜的纤维化改变

B. 寒冷可使腰背部肌肉血管收缩、水肿引起局部纤维浆液渗出

C. 潮湿可使皮下及筋膜处血流缓慢，最终形成纤维织炎

D. 病毒感染是诱发因素之一

E. 腰背肌筋膜炎的痛点多在肌肉的止点处

265. 有关腰背肌筋膜炎，错误的是

A. 多有寒冷、潮湿或慢性损伤史

B. 症状以疼痛为主

C. 有明确的压痛点

D. 可触及条索状结节

E. 腰背肌牵拉时疼痛缓解

266. 腰背肌筋膜炎的临床特点是

A. 行走后下肢痛，下蹲后疼痛减轻

B. 晨起痛重，活动后减轻

C. 没有明显的压痛点

D. 直腿抬高试验阳性

E. 患处肌肉萎缩

267. 关于腰背肌筋膜炎的疼痛，错误的是

A. 晨起轻　　B. 傍晚重

C. 日间轻　　D. 劳累重

E. 休息轻

268. 对诊断腰背肌筋膜炎最有价值的是

A. 4字试验　　B. 骨盆分离试验

C. 骨盆挤压试验　　D. 直腿抬高试验

E. 腰背部压痛点

269. 腰背肌筋膜炎的疼痛特点是

A. 晨起及日间疼痛，傍晚减轻

B. 晨起痛，日间轻，傍晚又加重

C. 晨起轻，日间疼痛，傍晚轻

D. 间歇性发作，无规律性

E. 持续性钝痛

270. 患者男，36岁，长期从事野外作业工作。因"反复背部酸痛半年"入院。查体：双侧背部肌群压痛（+），背肌牵拉试验（+）。该患者目前诊断考虑

A. 腰椎间盘突出症　　B. 棘间韧带损伤

C. 腰背肌筋膜炎　　D. 椎间小关节损伤

E. 骶髂关节损伤

271. 关于腰背肌筋膜炎的描述不正确的是

A. 有压痛点

B. 寒冷、潮湿是诱发因素

C. 肌筋膜发生水肿

D. 椎间盘突出

E. 肌筋膜纤维性变

272. 患者男，27岁，"反复腰背疼痛5个月"，症状时轻时重，晨起或休息后疼痛明显，稍活动后症状减轻。查体：背部可触及2个明显痛点，按压时疼痛可向周围放射。为尽快缓解疼痛，宜采用的治疗技术是

A. 牵引　　　　　　B. 推拿按摩

C. 超声波治疗　　　D. 局部痛点封闭

E. 非甾体类抗炎药口服

273. 肱骨外上髁炎又称为

A. 高尔夫肘　　　　B. 棒球肘

C. 投掷肘　　　　　D. 羽毛球肘

E. 网球肘

274. 肱骨外上髁炎主要侵及的肌群是

A. 桡侧伸腕肌　　　B. 伸肘肌

C. 尺侧伸腕肌　　　D. 屈肘肌

E. 屈腕肌

275. 关于肱骨外上髁炎，不正确的是

A. 好发于网球运动员

B. 一旦确诊应手术松解

C. 局部封闭常有效

D. 是伸腕伸指肌腱止点处的慢性损伤性炎症

E. 伸腕抗阻力试验（+）

276. 诊断急性肱骨外上髁炎最好的方法是

A. X线平片　　　　B. EMG

C. CT　　　　　　　D. 临床评定

E. 骨扫描

277. 跟腱炎的生物力学不包括

A. 下肢过度外旋　　B. 跟腱张力过大

C. 扁平足　　　　　D. 足弓过高

E. 弓形足

278. 跟部反复发作疼痛半年余，既往无外伤史及其他病史，查体：左跟腱压痛明显。X线检查未见明显异常，与该病发生相关的生物力学因素不包括

A. 膝内翻　　　　　B. 过度内旋

C. 腓肠肌无力　　　D. 扁平足

E. 长期制动

279. 慢性跟腱炎的典型症状不包括

A. 跟腱区痛及压痛

B. 活动初始疼痛较明显

C. 提踵和后蹬动作受限

D. 跟腱两侧可触及硬结

E. 刚活动时疼痛轻，活动开始后疼痛明显加重

（280～281题共用备选答案）

A. 足异常内翻

B. 跟腱两侧可及硬结

C. 足内翻、下垂

D. 跟腱两侧及周围组织肿胀，皮温增高

E. 足异常外翻

280. 慢性跟腱炎的特点是

281. 急性跟腱炎的特点是

282. 诊断反射性交感神经营养不良的特异方法是

A. 持续的自发性或激惹性疼痛

B. 交感神经传出纤维的阻滞或封闭治疗有效

C. 局部肢体骨质疏松

D. 有明显的外伤和制动病史，或神经损伤

E. 手部明显水肿

283. 关于复杂性区域性疼痛综合征，错误的是

A. 包括反射性交感神经营养不良和肩手综合征

B. 反射性交感神经营养不良属于Ⅰ型

C. 早期以疼痛、肿胀、功能障碍为主

D. 早期X线摄片可显示骨质疏松

E. 早期以消炎镇痛治疗、主动运动为主

284. 反射性交感神经营养不良的临床表现不包括

A. 水肿　　　　　　B. 静止性震颤

C. 血流改变　　　　D. 出汗异常

E. 皮肤苍白

285. 复杂性区域疼痛综合征的治疗不包括

A. 交感神经阻滞或封闭治疗

B. 止痛药、非甾体类抗炎药治疗

C. 物理治疗

D. 肿胀肢体压力治疗

E. 激素治疗

286. 腱鞘炎的病因是机械性摩擦

A. 伴细菌感染　　　B. 引起组织坏死

C. 引起无菌性炎症　　D. 伴腱鞘唇裂

E. 伴肌肉拉伤

287. 腱鞘炎的病理变化不包括

A. 早期发生的充血，水肿，渗出

B. 反复创伤可发生慢性炎症

C. 纤维结缔组织增生

D. 化脓性炎症

E. 无菌性炎症

288. 腱鞘炎是指

A. 关节囊的退行性变

B. 韧带的退行性变

C. 腱鞘的化脓性炎症

D. 关节附近有囊性肿块，内含胶冻样粘性物质

E. 肌腱和腱鞘慢性无菌性炎症

289. 腱鞘炎的治疗方法中，不应采取

A. 制动　　　　　　B. 局部注射

C. 物理因子疗法　　D. 挤压法

E. 手术

290. 手指屈肌腱腱鞘炎又称为

A. 爪形手　　　　　B. 猿形手

C. 扳机指　　　　　D. 鹅颈手

E. 纽扣手

291. 狭窄性腱鞘炎的体征不包括

A. 弹响指　　　　　B. 弹响拇

C. 扳机指　　　　　D. 锤状指

E. 握拳尺偏试验阳性

292. 患者女，55岁，右手拇指晨起僵硬伴疼痛半年，近2周出现该处的肿胀及活动受限，被动活动患指可出现伴疼痛的弹响。临床诊断最可能是

A. 类风湿关节炎　　B. 关节内游离体

C. 骨关节炎　　　　D. 风湿性关节炎

E. 狭窄性腱鞘炎

293. 晨起左中指发僵、疼痛，缓慢活动后可消失，屈伸中指时有弹响，最可能的诊断是

A. 类风湿关节炎　　B. 狭窄性腱鞘炎

C. 腱鞘囊肿　　　　D. 滑囊炎

E. 创伤性关节炎

294. 肩部特殊体检中，"肱二头肌腱结节间沟处疼痛，则为阳性。提示有肱二头肌长头腱鞘炎"的是

A. "网球肘"试验（Mill征）

B. 梳头试验

C. 肩关节外展试验

D. 耸肩试验

E. 肱二头肌长头紧张试验（Yargason征）（亚加森）

295. 肱二头肌长头腱鞘炎压痛点在

A. 肩关节的前下方肱骨结节间沟的部位

B. 肩峰外下方肱骨大结节处

C. 三角肌区

D. 肩部斜方肌上部的边缘

E. 肩峰下

296. 有助于腕管综合征诊断的实验为

A. Hoffmann征　　B. Babinski征

C. 拉塞格征　　　　D. 屈腕试验

E. 4字实验

297. 腱鞘囊肿是指

A. 滑囊急性炎症

B. 肌腱和腱鞘急性炎症

C. 腱鞘的化脓性炎症

D. 在关节附近的囊性肿块，内含胶冻样粘性物质

E. 肌腱和腱鞘慢性无菌性炎症

298. 腱鞘囊肿的好发部位不包括

A. 腕部　　　　　　B. 腕掌侧

C. 桡侧屈腕肌腱　　D. 足背

E. 足跟部

299. 腕部腱鞘囊肿最常见的临床表现是

A. 抓握无力　　　　B. 腕背侧疼痛

C. 无痛性肿块　　　D. 红肿

E. 指甲变形

300. 慢性滑囊炎不包括

A. 积液为血性　　　B. 囊壁水肿

C. 滑膜增生　　　　D. 囊内钙质沉着

E. 囊壁纤维化

301. 髌前滑囊经过长期、持续、反复摩擦和压力等慢性损伤后最容易导致的疾病是

A. 腱鞘炎　　　　　B. 腱鞘囊肿

C. 髌骨软化症　　　D. 髌前滑囊炎

E. 髌骨骨质增生

302. 髌前滑囊炎患者的止痛步态为
    A. 患侧站立期缩短 B. 双足站立期缩短
    C. 患侧摆动期缩短 D. 健侧站立期缩短
    E. 步行速度加快

303. 患者男，32 岁，左膝关节疼痛、肿胀 1 月余。查体：左髌骨前方可见圆形或椭圆形隆起包块，可有压痛，不适合的治疗是
    A. 超短波   B. 超声波治疗
    C. 蜡疗   D. 中频电疗
    E. 共鸣火花治疗

304. 患者男，31 岁，因"右髌前疼痛、肿胀 1 周"就诊，临床诊断："右髌前滑囊炎"。最简单快捷的治疗手段是
    A. 超短波 + 磁疗 + 超声波治疗
    B. 蜡疗 + 中频脉冲电治疗
    C. 局部封闭 + 支具佩戴
    D. 穿刺引流后关节注射泼尼松龙 + 加压包扎
    E. 抬高患肢 + 加压包扎

305. 现急处理手部创伤出血最简便有效安全的方法是
    A. 结扎血管   B. 止血粉
    C. 止血带   D. 抬高肢体
    E. 局部加压包扎

306. 手外伤的伤口清创应争取在伤后
    A. 6～8 h 进行
    B. 9～11 h 进行
    C. 12～15 h 进行
    D. 16～19 h 进行
    E. 20～23 h 进行

307. 断指再植术后 1 周内，治疗的重点是
    A. 抗血管痉挛、抗凝、抗感染
    B. 防止血栓形成
    C. 防止血管痉挛
    D. 防止伤口感染
    E. 早期活动

308. 当手处于休息位时，腕关节处于
    A. 屈曲尺偏位
    B. 屈曲桡偏位
    C. 背伸 10～15 度位，轻度尺偏位
    D. 背伸 35 度位，轻度尺偏位
    E. 背伸 0 度位，轻度尺偏位

309. 手的功能位是
    A. 腕背伸 10°～15°
    B. 腕背伸 10°～25°
    C. 腕背伸 20°～25°
    D. 腕背伸 20°～30°
    E. 腕背伸 30°以上

310. 腕背伸约 20°～25°，拇指对掌位，其他手指略微分开，掌指关节和近侧指间关节半屈曲，远侧指间关节微屈曲。这一姿势叫作手的
    A. 解剖位   B. 自然位
    C. 功能位   D. 非功能位
    E. 特殊体位

311. 手背部烧伤创面修复过程中，预防手部瘢痕形成的方法是
    A. 抓握练习
    B. 放松舒适位
    C. 被动屈指运动
    D. 戴弹力手套加压
    E. 屈掌指关节，伸指间关节夹板固定

312. 单纯指深屈肌腱断裂后，临床可发生
    A. 手指过伸畸形
    B. 手指出现垂状指
    C. 手指的伸、屈功能丧失
    D. 手指屈曲功能丧失
    E. 手指远位指间关节屈曲功能丧失

313. 伸肌腱修复术后 6 周后，去除夹板，开始
    A. 抗阻力训练
    B. 主动伸指训练
    C. 主动屈指训练
    D. 在夹板控制范围内主动伸指、被动屈指运动
    E. 在夹板控制范围内主动屈指、被动伸指运动

314. 伸肌腱修复术后 1～3 周
    A. 抗阻力训练
    B. 主动伸指训练
    C. 主动屈指训练
    D. 在夹板控制范围内主动伸指、被动屈指运动
    E. 在夹板控制范围内主动屈指、被动伸指运动

（315～316题共用备选答案）
A. 拇长伸肌腱断裂　　B. 拇短伸肌腱断裂
C. 指深屈肌腱断裂　　D. 指浅屈肌腱断裂
E. 拇长屈肌腱断裂

315. 手外伤后，固定患指中节时，不能屈远端指间关节，应考虑

316. 手外伤后，固定其他指于伸直位，患指不能屈近端指间关节，应考虑

317. 患者女，25岁，腕部外伤。4小时前腕部被锐器割伤，确诊为桡神经损伤。若对该患者进行查体，其可能出现的临床表现是
    A. "垂腕"畸形
    B. "猿手"畸形
    C. "爪形手"
    D. 腕部以下手背桡侧及桡侧3个半手指近侧指间关节近端感觉障碍
    E. Froment征阳性

318. 肘关节上方桡神经损伤，表现为
    A. 爪形手
    B. 远节指间关节屈曲受限
    C. 猿手畸形
    D. 各伸肌瘫痪，垂腕
    E. 手部尺侧，环指尺侧和小指背侧感觉障碍

319. "猿手"是由于何神经损伤造成的
    A. 正中神经　　B. 尺神经
    C. 桡神经　　　D. 腋神经
    E. 肌皮神经

320. "爪形手"是由于何神经损伤造成的
    A. 正中神经　　B. 尺神经
    C. 桡神经　　　D. 腋神经
    E. 肌皮神经

321. 左腕掌侧切割伤小指和环指尺侧半感觉消失，夹纸试验阳性，可能损伤的神经是
    A. 正中神经
    B. 尺神经
    C. 桡神经
    D. 前臂内侧皮神经
    E. 前臂骨间背神经

322. 患者男，32岁，右前臂骨折，术后查体发现右拇指、食指屈曲不能，大鱼际肌区域感觉减退，最可能的原因是
    A. 右臂丛神经损伤　　B. 右肌皮神经损伤
    C. 右正中神经损伤　　D. 右尺神经损伤
    E. 右桡神经损伤

323. 患者女，35岁，外伤后患肢垂腕，各指、掌指关节不能伸直，手背桡侧皮肤感觉麻木。考虑损伤的神经是
    A. 尺神经　　　B. 桡神经
    C. 正中神经　　D. 腋神经
    E. 肌皮神经

324. 臂丛神经干损伤不累及
    A. 菱形肌　　　B. 三角肌
    C. 冈上肌　　　D. 冈下肌
    E. 肱二头肌

325. 手屈指肌腱断裂吻合手术之后石膏外固定的正确时间是
    A. 1周　　　　B. 2周
    C. 3周　　　　D. 4周
    E. 5周

326. 手部创口术后拆线时间为术后
    A. 3～5天　　　B. 6～7天
    C. 8～9天　　　D. 10～14天
    E. 15～17天

327. 手部带蒂皮瓣移位术后，断蒂的时间为
    A. 1～2周　　　B. 2～3周
    C. 3～4周　　　D. 4～5周
    E. 5～6周

328. 掌指骨折者需固定
    A. 2～4周　　　B. 4～6周
    C. 6～8周　　　D. 8～10周
    E. 10～12周

329. 手部骨折固定时间一般需
    A. 0～2周　　　B. 2～4周
    C. 4～6周　　　D. 6～8周
    E. 8～10周

330. "鼻咽窝"肿胀和压痛表示
    A. 舟状骨骨折　　B. 月状骨骨折
    C. 鼻骨骨折　　　D. 骨骨折

E. 桡骨骨折

331. 手外伤早期，为预防手关节挛缩，最基本、最简单的措施是

A. 主动运动　　B. 被动运动

C. 局部热疗　　D. 佩戴支具

E. 体位保持

（332～333题共用备选答案）

A. Moberg 拾物试验

B. Purdue 钉板测验

C. Tinel 征

D. Carroll 手功能评定法

E. 强度时间曲线检查

332. 手灵巧功能评估用

333. 实体觉功能测定用

（334～335题共用备选答案）

A. 正中神经

B. 尺神经深支

C. 桡神经浅支

D. 桡神经深支

E. 尺神经浅支

334. 支配第1、第2蚓状肌的神经是

335. 支配第3、第4蚓状肌的神经是

第八章 儿科疾病

必做考题

1. 孤独症的核心症状是
   A. 智力低下　　　　　B. 感觉异常
   C. 局限的兴趣和行动　D. 社会交往能力缺陷
   E. 认知障碍

2. 关于孤独症典型症状的描述，错误的是
   A. 语言发育障碍　　　B. 人际交往障碍
   C. 兴趣范围狭窄　　　D. 行为方式刻板
   E. 感知觉异常

3. 孤独症患儿对环境、日常生活习惯等常常固执地要求一成不变，一旦发生变化就会焦虑不安，这属于
   A. 社会交往能力缺陷　B. 沟通交流障碍
   C. 局限的兴趣和行为　D. 感觉异常
   E. 智力和认知障碍

4. 患儿男，3岁。仅能讲少数几个词，不主动与人说话，不愿与其他小孩玩，经常自己一个人玩，固定玩一种玩具，大人和他讲话时，他低头反复搓手，目光不对视，有时需求未得到满足时会剧烈哭闹，甚至出现呼吸暂停。该患儿可能患有
   A. 选择性缄默症　　　B. 屏气发作
   C. 儿童孤独症　　　　D. 儿童恐惧症
   E. 精神分裂症

5. 患儿，男，5岁，仅能发单音，不高兴时常发出尖叫，总是独自玩耍，对玩具和游戏不感兴趣.智力检查稍落后于同龄儿童.最可能的诊断是
   A. 注意缺陷多动障碍　B. 孤独症
   C. 智力低下　　　　　D. 脑性瘫痪
   E. 先天性聋哑

6. 儿童表现活动过度、参与能力差多属于
   A. 注意缺陷多动障碍　B. 佝偻病
   C. 智力低下　　　　　D. 脑性瘫痪
   E. 进行性肌营养不良

7. 注意缺陷多动障碍患儿的临床表现特点不包括
   A. 多动　　　　　　　B. 注意力不集中
   C. 学习困难　　　　　D. 局限的兴趣和行为
   E. 智力基本正常

8. 注意缺陷多动障碍的表现特点不包括
   A. 多动　　　　　　　B. 注意力不集中
   C. 参与事件的能力差　D. 智力低下
   E. 情绪不稳定

9. 注意缺陷多动障碍不包括
   A. 注意力涣散　　　　B. 活动量过多
   C. 自制力弱　　　　　D. 忘记东西
   E. 品行异常

10. 儿童注意力缺陷多动障碍的诊断应符合的病程持续
    A. 3个月以上　　　　B. 4个月以上
    C. 5个月以上　　　　D. 6个月以上
    E. 7个月以上

（11～12题共用备选答案）
    A. 1%～2%　　　　　B. 3%～5%
    C. 5%～7%　　　　　D. 7%～9%
    E. 9%～11%

11. 原发性脊柱侧弯的发病率是

12. 14岁以下儿童注意缺陷多动障碍的患病率为

13. 儿童心理发育不包括
    A. 语言　　　　　　　B. 思维
    C. 情绪　　　　　　　D. 独立性和自我意识
    E. 任性

14. 脑性瘫痪最常见的临床类型是
    A. 手足徐动型　　　　B. 肌张力低下型
    C. 混合型　　　　　　D. 共济失调型
    E. 痉挛型

15. 脑瘫患者功能障碍一般不包括
    A. 精细运动发育落后　B. 肌张力增高
    C. 姿势异常　　　　　D. 听力差
    E. 周围性桡神经麻痹

16. 患儿，5个月。足月顺产，出生体重2500 g，生后Apgar评分1分钟为3分，现不会翻身，双手不能相握，易向后打挺。体格检查：眼注视、追物好，双手不能前伸，躯干伸肌张力高，扶站时足尖着地，Babinski征阳性，非对称性颈紧张反射阳性。最可能的诊断是
    A. 痉挛型脑瘫　　　　B. 小儿麻痹症
    C. 痴呆　　　　　　　D. 多发性神经根炎
    E. 遗传代谢病

17. 脑性瘫痪最常用的易化技术为
    A. Rood法　　　　　　B. Bobath法
    C. Bmmustrom法　　　D. PNF法
    E. 运动再学习法

18. 脑性瘫痪的主要特征不包括
    A. 抗重力运动困难
    B. 肌张力不平衡
    C. 原始反射消失
    D. 存在联合反应和代偿运动
    E. 发育不均衡

19. 手足徐动型脑性瘫痪表现为
    A. 肌张力增高
    B. 步伐不稳，平衡较差
    C. 进行目的性运动时，不自主、不协调无效运动增多
    D. 醉汉步态
    E. 身体轻度震颤

20. 脑瘫早期诊断的时间界限是生后
    A. 3个月以前　　　　　B. 6个月以前
    C. 9个月以前　　　　　D. 1岁以前
    E. 1岁半以前

21. 脑瘫最迟多久之前需确诊
    A. 6个月　　　　　　　B. 9个月
    C. 12个月　　　　　　 D. 15个月
    E. 18个月

22. 脑瘫儿在控制姿势的治疗中，神经发育疗法的基本观念不包括
    A. 促进正常活动
    B. 利用翻正反应
    C. 利用平衡反应
    D. 抑制痉挛与手足徐动时的过高张力
    E. 随年龄增长而自然恢复

23. 脑性瘫痪最常见的高危因素
    A. 早产　　　　　　　B. 脑外伤
    C. 胎盘早剥　　　　　D. 弓形虫感染
    E. 脑炎与脑膜炎

24. 患儿女，5岁，足月顺产，母孕早期患"红眼病"，至今坐、立不稳，双眼球有水平震颤，头颈、四肢、躯干的控制均差，有意向性震颤，四肢肌张力不高，膝腱反射活跃，侧弯反射（–）。该患儿脑性瘫痪的类型为
    A. 痉挛型　　　　　　B. 手足徐动型
    C. 失调型　　　　　　D. 混合型
    E. 强直型

25. 手足徐动型脑瘫主要损伤部位是
    A. 锥体外系　　　　　B. 锥体系
    C. 小脑　　　　　　　D. 基底节
    E. 丘脑

（26～27题共用备选答案）
    A. 痉挛型　　　　　　B. 手足徐动型
    C. 肌张力低下型　　　D. 共济失调型
    E. 震颤型

26. 患儿表现以平衡功能障碍为主，步态不稳，言语迟缓。其脑瘫类型为

27. 患儿肌张力增高，关节运动范围变窄，病理征阳性。其脑瘫类型为

28. 臂丛神经损伤的病因是
    A. 遗传因素造成的先天因素
    B. 头位产时，肩部不易娩出而被用力牵拉头部
    C. 臀位分娩，脐带过长
    D. 早产，脑部缺血缺氧
    E. 新生儿早期惊厥

29. 患儿男，出生后三天，因出生后右手松软无力就诊，该患儿有宫内窘迫史，胎吸助产，出生后Apgar评分为8分。查体示右肩部肌力正常，右

手松弛无力，最可能的诊断是
A. 脑瘫　　　　　　B. 颈椎椎板裂
C. 进行性肌营养不良　D. 产伤
E. 多发性神经根炎

30. 产伤致臂丛神经损伤的病变性质为
A. 感染性　　　　　B. 缺血性
C. 压迫性　　　　　D. 牵拉性
E. 先天性

31. 进行性肌营养不良是因为基因缺陷导致的肌细胞缺乏
A. 肌动蛋白　　　　B. 肌球蛋白
C. 肌钙蛋白　　　　D. 抗肌萎缩蛋白
E. 转运蛋白

32. 患儿男，8岁，三年来进行性行走不稳，容易摔倒，渐不能上楼，蹲下起立困难。检查：双肩胛带和骨盆带肌肉明显萎缩，小腿肌肉丰满质硬，肌力4级，腱反射减弱，锥体束征阴性，小脑征阴性，无感觉障碍。最可能的诊断是
A. 强直性肌营养不良
B. 多发性肌炎
C. 脑瘫
D. 进行性肌营养不良
E. 面-肩-肱型肌营养不良

33. 进行性肌营养不良的临床特点，下列描述哪项不准确
A. 肌肉出现对称性的无力
B. 肌肉无力一般近端重于远端
C. 一般伴随肌酶升高
D. 肌肉无力常伴有肌肉疼痛
E. 肌电图可以发现肌源性的改变

34. 关于Duchenne型肌营养不良症，错误的是
A. 患儿均为男性
B. 最初表现走慢不能跑步和易跌倒
C. 鸭步和Gower征（+）
D. 进行性肌营养不良症中预后最差的一个类型
E. 血清CK显著增高

35. 对诊断进行性肌营养不良具有决定性意义的是
A. 缓慢进行性加重的对称性肌无力、肌肉萎缩
B. 有家族史

C. 血清肌酶升高
D. 肌电图示提示肌源性改变
E. 肌活检标本免疫组化检查可见抗肌萎缩蛋白大量缺失

36. 脊柱裂的好发部位是
A. 颈椎部　　　　　B. 胸椎部
C. 腰椎部　　　　　D. 腰骶部
E. 骶尾部

37. 棘突及椎板缺如，病变区域皮肤大多正常，少数显示色素沉着、毛细血管扩张、皮肤凹陷、局部多毛，诊断为
A. 腰椎间盘突出　　B. 隐性脊柱裂
C. 显性脊柱裂　　　D. 原发性脊柱侧弯
E. 腰椎峡部裂

（38～40题共用备选答案）
A. 脊柱裂　　　　　B. 原发性脊柱侧弯
C. 臂丛神经麻痹　　D. 进行性肌营养不良
E. 脑性瘫痪

38. 脊柱棘突和椎板缺损，椎管向背侧开放，好发于腰骶部，多见于

39. 临床表现缓慢进行性加重的对称性肌无力，多见于

40. 临床表现为肌张力呈现铅管状或齿轮状增高，多见于

41. 佝偻病的病因是儿童体内缺乏
A. 维生素A　　　　B. 维生素B
C. 维生素C　　　　D. 维生素D
E. 维生素E

42. 儿童体内维生素D不足使钙、磷代谢紊乱的疾病是
A. 脊柱裂　　　　　B. 原发性脊柱侧弯
C. 佝偻病　　　　　D. 脑性瘫痪
E. 进行性肌营养不良

43. 婴儿长期维生素D缺乏，导致肠道吸收钙磷较少和低钙血症，激素分泌会增加的是
A. 甲状腺激素　　　B. 甲状旁腺激素
C. 肾上腺素　　　　D. 生长激素
E. 胰岛素

44. 患儿女，10个月。今晨突然抽搐一次，持续1～2

分钟后缓解，随即入睡，醒后活动如常。查体：体温38.5℃，体重10 kg，头围45 cm，方颅，前囟1.5 cm，平坦。实验室检查：血钙1.75 mmol/L（7 mg/dL），血磷45 mmol/L（4.5 mg/dL）。最可能的惊厥原因是

A. 脑积水，脑发育不良

B. 低血糖症发作

C. 癫痫

D. 低钙惊厥

E. 高热惊厥

45. 佝偻病的临床诊断要点不包括

A. 前囟大，闭合迟

B. 胸骨突起呈鸡胸状

C. 有手足搐搦

D. 新生儿黄疸48小时不消退

E. X线显示长骨钙化带消失

46. 较少发生佝偻病的婴儿为

A. 缺少室外活动的婴儿

B. 牛乳喂养儿

C. 生长发育较快的婴儿

D. 早产儿

E. 母乳喂养儿

47. 佝偻病初期，血清中明显降低的生化指标是

A. 25-(OH)D_3 B. 维生素D_3

C. 甲状腺素   D. 甲状旁腺素

E. 碱性磷酸酶

48. 属于佝偻病早期表现的是

A. 易惊，夜啼，枕部环秃

B. 方颅

C. 鸡胸

D. 肋骨串珠

E. "O"形腿

49. 佝偻病初期的骨骼X线特点为

A. 可正常或钙化带稍模糊

B. 长骨钙化带消失

C. 骨质稀疏

D. 骨皮质变薄

E. 干骺端呈毛刷状改变

50. 患儿男，18个月，前囟闭合延迟，查体可见前囟大，边缘软化，胸骨突起呈鸡胸畸形，血清25-(OH)D_3低于正常水平，该患儿处于所患疾病的

A. 前驱期   B. 初期

C. 活动期   D. 恢复期

E. 后遗症期

51. 患儿X线长骨检查示骨骺软骨明显增宽，干骺端临时钙化带消失，呈毛刷状及杯口样病变，则应属维生素D缺乏性佝偻病的

A. 初期   B. 激期

C. 恢复期   D. 后遗症期

E. 以上都不是

52. "O型腿"俗称罗圈腿，医学上称为

A. 膝内翻   B. 膝外翻

C. 膝过伸   D. 足内翻

E. 足外翻

53. 新生儿胆红素脑病主要影响

A. 锥体系   B. 锥体外系

C. 脊丘系   D. 本体感觉通路

E. 网状结构

54. 引起胆红素脑病的胆红素临界浓度为

A. 2～5 mg/dL   B. 5～10 mg/dL

C. 10～18 mg/dL   D. 18～20 mg/dL

E. 20～26 mg/dL

55. 高胆红素血症易累及

A. 白质   B. 基底节

C. 灰质   D. 小脑

E. 脑干

56. 新生儿高胆红素血症的全身症状不包括

A. 精神萎靡

B. 肌张力增高

C. 呕吐

D. 阵发性眼球运动障碍

E. 烦躁

57. 造成先天性运动功能障碍的因素不包括

A. 遗传性

B. 新生儿畸形

C. 新生儿脑炎

D. 孕期感染

E. 脑积水

58. 儿童发育性关节脱位最常见的是
   A. 先天性肩关节前脱位
   B. 肘关节后脱位
   C. 先天性髋关节脱位
   D. 肩关节后脱位
   E. 踝关节脱位

59. 小儿淋巴结炎不易控制，病程较长其原因主要是
   A. 不配合治疗
   B. 理疗剂量不合适
   C. 小儿淋巴结发育不健全
   D. 高热不退
   E. 常有呼吸道感染

60. IQ 主要用于诊断
   A. 注意缺陷多动障碍
   B. 侏儒症
   C. 智力低下
   D. 脑性瘫痪
   E. 进行性肌营养不良

第九章 其他疾病

必做考题

1. 带状疱疹最好发部位是
   A. 头部　　　　　B. 颈部
   C. 躯干　　　　　D. 足部
   E. 四肢

2. 带状疱疹的病原体是
   A. 单纯疱疹病毒
   B. 链球菌
   C. 水痘病毒
   D. 水痘-带状疱疹病毒
   E. 白色念珠菌

3. 带状疱疹的皮损特点为
   A. 皮损为红色斑丘疹，表面被覆盖多层鳞屑
   B. 皮损有数群，由丘疹、丘疱疹及水疱组成，其分布与神经节段相关
   C. 皮损初期为烧灼感，之后红斑、成簇丘疹、丘疱疹
   D. 在躯干或四肢发生圆形或椭圆形斑覆白色或浅黄色细糠状鳞屑
   E. 皮疹呈多形性，包括红斑、丘疹、风团、结节、溃疡等

4. 单纯疱疹的物理治疗不包括
   A. 无热量超短波疗法　　B. 毫米波
   C. 脉冲磁疗　　　　　　D. 紫外线
   E. CO_2 激光烧灼

5. 单纯疱疹是
   A. 传染性皮肤病　　B. 病毒感染性皮肤病
   C. 溃疡性皮肤病　　D. 结核性皮肤病
   E. 细菌性皮肤病

6. 治疗变应性血管炎首选
   A. 药物治疗　　　　B. 超短波疗法
   C. 手术治疗　　　　D. 手法治疗
   E. 运动疗法

7. 关于婴儿尿布疹的表现，错误的是
   A. 主要分布于肛周、臀、会阴部
   B. 可扩展至阴囊或阴唇、腰骶部
   C. 皮肤充血，出现疱疹
   D. 皮肤糜烂渗出
   E. 皮肤化脓结痂

8. Koplic 斑对下列哪项疾病的诊断有特异性
   A. 麻疹　　　　　B. 风疹
   C. 猩红热　　　　D. 玫瑰糠疹
   E. 银屑病

9. 致病菌引起化脓性中耳炎，最常见的途径是
   A. 血行途径　　　B. 循破坏缺损的骨壁
   C. 外耳道　　　　D. 内耳道
   E. 耳咽管

10. 患者因肺部感染，用青霉素、链霉素治疗，3日后出现耳鸣耳聋，点测耳听力下降，呈对称性，应考虑
    A. 特发性耳聋　　B. 老年性耳聋
    C. 中毒性耳聋　　D. 遗传性耳聋
    E. 感染性耳聋

11. 小儿患鼻咽炎易并发中耳炎的原因是
    A. 后鼻道狭窄
    B. 鼻腔相对较小
    C. 鼻窦口相对较大
    D. 咽鼓管宽、短、直
    E. 喉部较长，呈漏斗状

12. 患者男，21岁，右耳闷胀堵塞感3天，之前有头痛、发热病史3天，此时宜采取的治疗原则不包括
    A. 改善中耳通气　　B. 抗感染治疗

C. 积极治疗鼻炎　　D. 物理治疗

E. 手术治疗

13. 鼻炎致病生物主要为

    A. 肺炎球菌　　　B. 葡萄球菌

    C. 链球菌　　　　D. 流行性感冒杆菌

    E. 病毒

14. 过敏性鼻炎的发病机理为

    A. 细菌感染的炎症反应

    B. I 型变态反应

    C. II 型变态反应

    D. III 型变态反应

    E. IV 型变态反应

15. 持续性鼻塞，检查见下鼻甲呈桑葚样改变，触之不凹陷

    A. 麦粒肿　　　　B. 视神经炎

    C. 慢性肥厚性鼻炎　D. 鼻窦炎

    E. 急性喉炎

16. 鼻窦炎的治疗原则不包括

    A. 应用有效的抗生素

    B. 鼻窦引流

    C. 局部抽脓冲洗

    D. 物理治疗

    E. 使用血管收缩剂滴鼻液

17. 鼻窦炎发病率最高的类型是

    A. 上颌窦炎　　　B. 筛窦炎

    C. 额窦炎　　　　D. 蝶窦炎

    E. 下颌窦炎

18. 鼻部感染时，细菌进入海绵窦的途径是

    A. 眼上、下静脉　　B. 椎静脉

    C. 颈内静脉　　　D. 颈外静脉

    E. 颞浅静脉

19. 上颌窦炎引起头痛的部位在

    A. 前额及颞部头痛

    B. 局限在内眦部或鼻根部

    C. 前额部呈周期性疼痛

    D. 头顶部及后枕部

    E. 乳突部

20. 扁桃体 II 度肿大是指

    A. 未超出舌腭弓　　B. 超出舌腭弓

    C. 未遮盖咽腭弓　　D. 已遮盖咽腭弓

    E. 超出咽腭弓突向中线

21. 睑缘炎中最严重的类型是

    A. 鳞屑性睑缘炎　　B. 溃疡性睑缘炎

    C. 眦角性睑缘炎　　D. 增生性睑缘炎

    E. 痂皮性睑缘炎

22. 睑腺炎的致病菌多为

    A. 金黄色葡萄球菌　B. 脑膜炎球菌

    C. 表皮葡萄球菌　　D. 流感嗜血杆菌

    E. 肺炎链球菌

23. 麦粒肿是指下列哪一种眼科疾病

    A. 泪腺炎　　　　B. 泪囊炎

    C. 睑缘炎　　　　D. 睑腺炎

    E. 巩膜炎

24. 霰粒肿又称

    A. 睑腺炎　　　　B. 睑缘炎

    C. 睑板腺囊肿　　D. 泪囊炎

    E. 角膜炎

25. 泪囊炎的临床表现不包括

    A. 经常流泪　　　B. 睑缘红肿

    C. 分泌物潴留　　E. 泪囊隆起

26. 慢性泪囊炎的主要症状是

    A. 眼痛　　　　　B. 结膜充血

    C. 发热　　　　　D. 泪溢，流脓

    E. 眼睛干涩

27. 患者男，35 岁，突发右眼视力急剧下降，伴眼眶痛，查体瞳孔散大，直接对光反应迟钝，视野检查表现为典型的中心暗点，眼底检查视盘充血，轻度水肿，此患者最可能的原因是

    A. 视神经炎　　　B. 睑缘炎

    C. 睑腺炎　　　　D. 慢性泪囊炎

    E. 睑板腺囊肿

28. 有关复发性口疮的治疗措施，错误的是

    A. 抗过敏　　　　B. 调节消化功能

    C. 增强免疫力　　D. 补充维生素或微量元素

    E. 静脉注射抗生素

29. 复发性口疮是一种有自限性疾病，通常轻型复发性口疮患者的病程为

    A. 2～4 天　　　　B. 7～10 天

C. 1 个月 D. 数月

E. 1 年之内

30. 复发性口疮的最常见类型是

A. 轻型口疮 B. 中型口疮

C. 重型口疮 D. 疱疹样口疮

E. 口炎性口疮

31. 理疗无效的口腔疾病是

A. 冠周炎 B. 颞下颌关节紊乱

C. 复发性口腔溃疡 D. 根充填引起的疼痛

E. 涎腺炎

32. 溃疡发生部位不包括

A. 口腔 B. 肠

C. 脾 D. 胃

E. 皮肤

33. 关于颞下颌关节紊乱病，描述不正确的是

A. 是一组发病原因已完全阐明的关节疾病

B. 并非指单一个疾病，而是指一组关节疾病的总称

C. 一般有关节弹响、破碎音及杂音

D. 多数为功能紊乱性质，也可累及关节结构紊乱甚至器质性破坏

E. 一般都有自限性

34. 患者男，25 岁，咬硬物后出现颞下颌关节处疼痛，伴开口困难。查体：颞下颌关节及其周围软组织有压痛，开口时有弹响音。此患者最可能的原因是

A. 涎腺炎

B. 腮腺炎

C. 唾液腺炎

D. 颞下颌关节紊乱综合征

E. 智齿冠周炎

35. 化脓性腮腺炎的基本原因是

A. 病毒感染

B. 过敏反应

C. 血行感染

D. 邻近组织感染蔓延

E. 腮腺管阻塞、继发性细菌感染

36. 痛经的治疗原则不包括

A. 调节情绪 B. 性激素治疗

C. 手术治疗 D. 解痉止痛药物

E. 物理治疗

37. 超短波治疗急性盆腔炎的主要作用为

A. 消炎、控制水肿 B. 缓解粘连

C. 促进代谢 D. 肌肉收缩

E. 增加渗出

38. 阴道分泌物检查，白带外观呈豆腐渣样，提示为

A. 老年性阴道炎

B. 滴虫性阴道炎

C. 念珠菌性阴道炎

D. 宫颈息肉

E. 子宫内膜炎

39. 属于良性肿瘤的特征是

A. 呈浸润性生长 B. 包膜完整

C. 细胞分化程度低 D. 症状明显

E. 晚期可转移

40. 所谓交界性肿瘤是指

A. 位于脏器边缘的肿瘤

B. 在主肿瘤边界长出的子瘤

C. 生物学行为界于良、恶性之间的肿瘤

D. 由良性肿瘤转变来的恶性肿瘤

E. 良性病变与肿瘤之间的过渡状态

41. 恶性肿瘤的特点是

A. 生长缓慢

B. 不与周围组织粘连

C. 容易发生转移

D. 多有包膜

E. 肿瘤细胞的分化较正常细胞高

42. 来源于间叶组织的恶性肿瘤称为

A. 肉瘤 B. 癌

C. 母细胞瘤 D. 骨髓瘤

E. 淋巴瘤

43. 来源于上皮组织的恶性肿瘤称为

A. 肉瘤 B. 癌

C. 母细胞瘤 D. 骨髓瘤

E. 淋巴瘤

44. 符合恶性组织细胞病的特点是

A. 持续高热

B. 外周血呈重度贫血

C. 全血细胞减少

D. 组织细胞增多

E. 可见异常组织细胞

45. 有关癌症的预防，错误的是

A. 坚持健康教育　　B. 积极体育锻炼

C. 预防性应用抗癌药物　D. 控制环境污染

E. 定期检查

46. 恶性肿瘤的一级预防指的是

A. 消除或减少可能的致癌因素，防止癌症的发生

B. 早期发现癌症，早期治疗

C. 定期体检，对高危人群进行普查

D. 提高肿瘤患者的生存质量，减轻痛苦

E. 尽可能延长患者的生命

47. 恶性肿瘤的二级预防指的是

A. 消除或减少可能的致癌因素，防止癌症的发生

B. 早期发现癌症，及时治疗，降低死亡率

C. 定期体检，对高危人群进行普查

D. 提高肿瘤患者的生存质量，减轻痛苦

E. 尽可能延长患者的生命

48. 恶性肿瘤的三级预防指的是

A. 消除或减少可能的致癌因素，防止癌症的发生

B. 早期发现癌症，早期治疗

C. 定期体检，对高危人群进行普查

D. 诊断与治疗之后的康复，提高肿瘤患者的生存质量，减轻痛苦

E. 尽可能延长患者的生命

49. 对肿瘤的最后确诊，具有重要意义的是

A. 体格检查　　　　B. 内镜检查

C. 影像学检查　　　D. 实验室检查

E. 病理学检查

50. 患者男，70岁，因"腹痛，消瘦半年"入院。入院进行体格检查发现左下腹部包块，并进行了一系列的检查后进行手术治疗，在所有的诊治手段中，对疾病的确诊最重要的是

A. 体格检查　　　　B. X线检查

C. 结肠镜检　　　　D. 手术中直接检查

E. 病理检查

51. 对恶性肿瘤有确诊意义的检查是

A. MRI　　　　　　B. CT

C. 肿瘤标志物　　　D. 病理学

E. B超

52. 国际抗癌联合会（UICC）所规定的TNM分期法中的M是指

A. 原发肿瘤　　　　B. 继发肿瘤

C. 淋巴结转移情况　D. 远处转移

E. 肿瘤分化程度

53. 国际抗癌联合会（UICC）所规定的TNM分期法中的N是指

A. 原发肿瘤　　　　B. 继发肿瘤

C. 淋巴结转移情况　D. 远处转移

E. 肿瘤分化程度

（54～55题共用备选答案）

A. Ⅰ级　　　　　　B. Ⅱ级

C. Ⅲ级　　　　　　D. Ⅳ级

E. Ⅴ级

54. 恶性肿瘤未分化的癌细胞占75%～100%，其病理分级为

55. 恶性肿瘤未分化的癌细胞占25%～50%，其病理分级为

56. 患者女，左侧外上象限乳腺癌，有区域内淋巴结转移，但仅限于邻近部位，且可以活动。其临床分期为

A. Ⅰ期　　　　　　B. Ⅱ期

C. Ⅲ期　　　　　　D. Ⅳ期

E. Ⅴ期

57. 高发于我国珠江及西江流域，被称为"广东瘤"的是

A. 胃癌　　　　　　B. 食管癌

C. 鼻咽癌　　　　　D. 肝癌

E. 套细胞非霍奇金淋巴瘤

58. 男性，45岁，进行性消瘦，贫血，乏力，右下腹扪及包块，大便隐血试验阳性。最可能的诊断是

A. 降结肠癌　　　　B. 结肠息肉

C. 溃疡性结肠炎　　D. 升结肠癌

E. 慢性细菌性痢疾

59. 临床作为诊断癌症治疗效果的指标是

A. 10年生存率　　　B. 8年生存率

C. 5年生存率　　　　D. 3年生存率

E. 2 年生存率

60. 治疗恶性肿瘤最有效的方法是
   A. 手术疗法　　　B. 放射疗法
   C. 化学疗法　　　D. 分子靶向疗法
   E. 免疫疗法

61. 化疗的副反应不包括
   A. 免疫功能抑制
   B. 骨髓造血功能抑制
   C. 消化道功能紊乱
   D. 毛发脱落
   E. 脊髓炎

62. 骨软骨瘤的临床表现为
   A. 生长较快，伴明显疼痛
   B. 肿块明显，表面皮肤有静脉怒张
   C. X 线可见骨膜反应
   D. 肿物与周围界线不清
   E. 本身无症状，但可压迫周围组织，影响功能

63. 患者男，16 岁，X 线平片提示"右股骨下端骨肉瘤"，拟行手术治疗，有利于手术方案确定的检查是
   A. CT 平扫　　　B. CT 平扫 + 增强
   C. MRI　　　　D. 超声
   E. DSA

64. 对骨肉瘤的处理原则，下列哪项是错误的
   A. 手术作瘤段切除后假体植入或半导体半关节移植
   B. 根据肿瘤浸润范围可作保肢手术或截肢术
   C. 手术治疗 + 术后化疗
   D. 术后无须化疗
   E. 以手术为主的综合治疗

65. 对症姑息性手术的目的不包括
   A. 控制出血　　　B. 缓解疼痛
   C. 控制肿瘤生长　D. 解除压迫
   E. 解除梗阻

66. 与胃癌发病有关的细菌是
   A. 变形杆菌
   B. 副溶血性弧菌
   C. 幽门螺杆菌
   D. 空肠弯曲菌
   E. 铜绿假单胞菌

（67～68 题共用备选答案）
   A. 血行转移
   B. 直接蔓延
   C. 淋巴转移
   D. 腹腔种植
   E. 直接至卵巢

67. 胃癌的主要转移方式为
68. 宫颈癌转移方式
69. 利用微生物（如卡介苗）治疗肿瘤的方法为
   A. 手术疗法　　　B. 放射疗法
   C. 化学疗法　　　D. 免疫疗法
   E. 物理疗法

第三门 专业知识

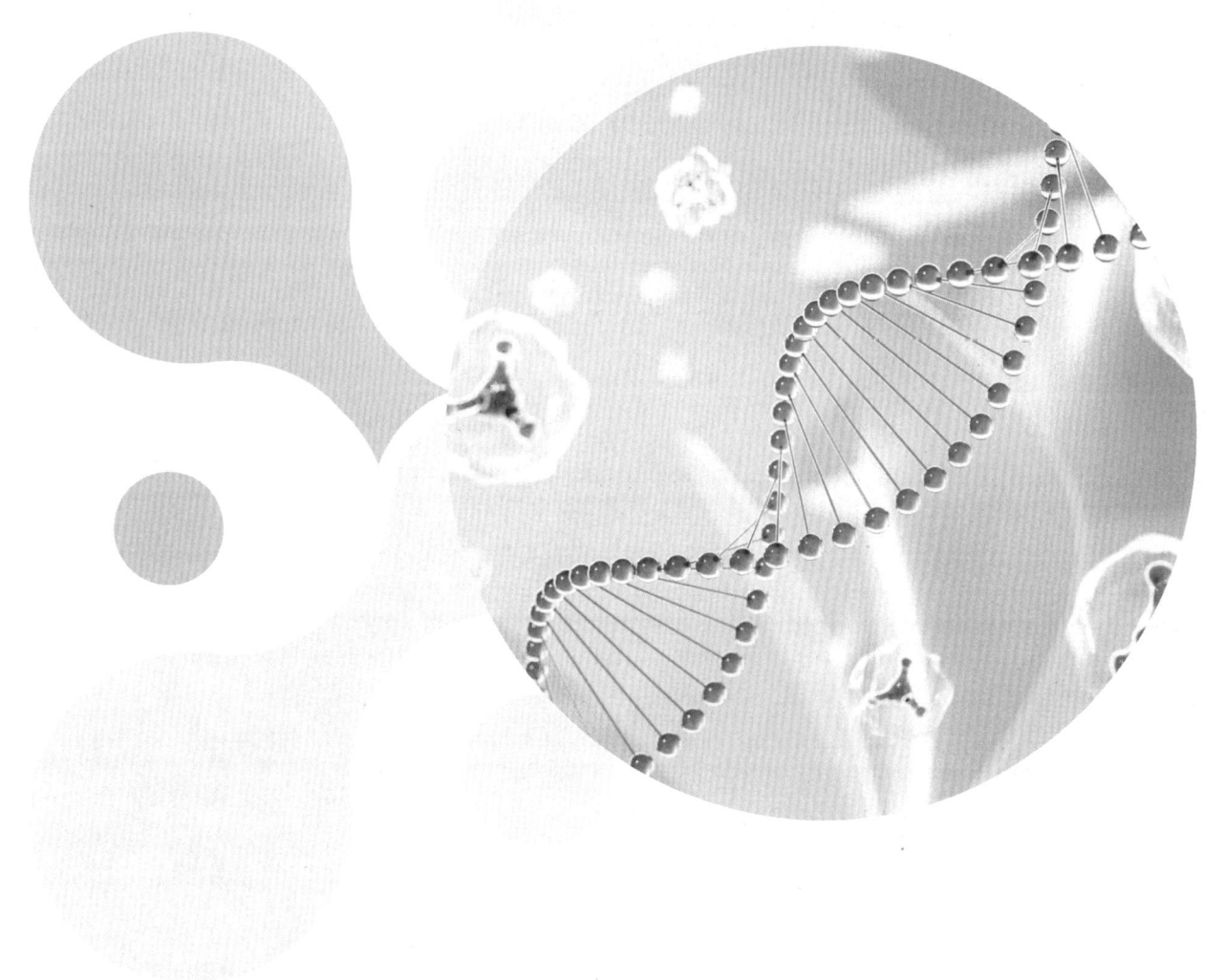

第一章 运动疗法评定

必做考题

1. 康复评定的目的不包括
   A. 对疾病进行诊断
   B. 明确功能障碍的性质
   C. 明确患者的康复需求
   D. 确定康复治疗方案
   E. 预后的判断

2. 康复功能评定不包括
   A. 躯体功能　　　B. 言语交流
   C. 病因　　　　　D. 心理精神
   E. 社会适应性

3. 患者女，67岁。因"右股骨头坏死"预行人工全髋关节置换术，术前进行综合功能评定的最常用指标为
   A. 肿胀　　　　　B. 肢体长度
   C. 关节活动范围　D. Harris 髋关节评分表
   E. 平衡功能

4. 用于运动功能评定的量表是
   A. Barthel 指数　　B. Katz 指数
   C. SF-36 量表　　　D. Fugl-Meyer 评定法
   E. 生活满意度评定量表

5. 帕金森病康复评定中的专科评定法是
   A. 肌张力评定　　B. 肌力评定
   C. Yahr 分期评定　D. 步行能力评定
   E. 平衡与协调能力评定

6. 反映评定工具所测量结果准确性的指标是
   A. 简便性　　　　B. 可分析性
   C. 效度　　　　　D. 功效
   E. 信度

7. 通过同一测试者在间隔一定时间后重复同样的测量来检验测量结果的方法为
   A. 信度　　　　　B. 效度
   C. 灵敏度　　　　D. 特异性
   E. 准确性

8. 用同一套评定量表对同一组受评者在不同时间内进行评定，对两次结果作相关性检验，是评估量表的
   A. 内容效度　　　B. 标准效度
   C. 结构效度　　　D. 重复信度
   E. 评定员信度

9. 良好的康复治疗方案来源于
   A. 患者的主观能动性
   B. 治疗师的工作热情
   C. 舒适的治疗环境
   D. 客观的康复评定
   E. 器械的多少

10. 属于客观评定的量表检查是
    A. 简易智力测验　　B. Barthel 指数
    C. 自评抑郁量表　　D. 功能独立性测量
    E. Fugl-Myer 运动量表

11. 运动单位的组成包括
    A. 肌肉纤维和血管组织
    B. 功能一致的肌肉纤维和血管
    C. 运动神经元及其支配的血管
    D. 一个运动神经元及其所支配的肌纤维
    E. 一根神经及其所支配的肌肉

12. 徒手肌力分级共分为
    A. 0~2级　　　　B. 0~3级
    C. 0~4级　　　　D. 0~5级
    E. 0~6级

13. 徒手肌力检查最适宜
    A. 脑瘫患者　　　B. 卒中患者
    C. 周围神经损伤患者　D. 帕金森患者
    E. 脑外伤患者

14. 为使徒手肌力评定结果准确、稳定,关于检查中的注意事项,错误的是
    A. 必须了解每个正常关节的最大活动范围
    B. 减少因疼痛、疲劳等因素对肌力检查的干扰
    C. 充分固定肌肉附着处的远端关节
    D. 检查前向受试者说明目的,取得充分配合
    E. 测试时双侧对比,两侧差异超过百分之十才有意义

15. 关节肿胀时可采用的肌力训练方法为
    A. 离心收缩训练   B. 向心收缩训练
    C. 等长训练   D. 等张训练
    E. 等速训练

16. 不属于肌力评定原则的是
    A. 规范化   B. 复杂化
    C. 注重信度和效度   D. 易操作性
    E. 安全性

17. 不适合进行肌力评定的是
    A. 严重疼痛   B. 肌肉骨骼系统疾患
    C. 神经系统疾患   D. 心肺功能疾患
    E. 健身水平

18. 肌力评定的禁忌证是
    A. 急性渗出性滑膜炎 B. 高位截瘫
    C. 失用性肌力减退   D. 拮抗肌肌力失衡
    E. 截肢后

19. 决定肌力大小的因素不包括
    A. 肌肉横截面积
    B. 运动单位募集
    C. 肌腱和结缔组织的完整性
    D. 外周和中枢神经系统
    E. 肌肉收缩后的长度

20. 进行器械肌力检查时徒手肌力至少在
    A. 1级以上   B. 2级以上
    C. 3级以上   D. 4级以上
    E. 5级

21. 适宜进行局部肌力评定的疾患是
    A. 急性踝关节扭伤
    B. 急性膝关节渗出性滑膜炎
    C. 股骨骨肉瘤晚期
    D. 胫骨髁上粉碎性骨折1周

    E. 腓总神经卡压综合征

22. 股四头肌能产生最大肌力的收缩形式为
    A. 等张收缩   B. 等长收缩
    C. 等速收缩   D. 向心性收缩
    E. 离心性收缩

23. 产生绝对肌力最大的是
    A. 伸指总肌   B. 屈拇长肌
    C. 桡侧屈腕肌   D. 桡侧伸腕肌
    E. 肱二头肌

24. 人体在维持特定体位和姿势时采用的是
    A. 等张向心收缩   B. 等张离心收缩
    C. 等长收缩   D. 等速向心收缩
    E. 等速离心收缩

25. 肌肉有轻微收缩,但不能引起关节活动的肌力为
    A. 1级   B. 2级
    C. 3级   D. 4级
    E. 5级

26. 徒手肌力评定标准中3级是
    A. 无可测知的肌肉收缩
    B. 在减重状态下能做关节全范围活动
    C. 能抗重力做关节全范围活动,但不能抗阻
    D. 能抗一定阻力运动
    E. 能抗重、抗充分阻力运动

27. 由牵张反射高兴奋性所致的,有速度依赖的肌张力增高伴腱反射亢进
    A. 痉挛   B. 挛缩
    C. 僵硬   D. 萎缩
    E. 弛缓

28. 关于肌肉痉挛的描述,错误的是
    A. 是一种速度依赖的牵张反射增强伴腱反射异常为特征的运动障碍
    B. 属于上运动神经元损伤综合征
    C. 可以借助肌肉痉挛帮助患者站立和行走
    D. 肌肉痉挛与肌张力过高概念等同
    E. 肌肉痉挛可以防止骨质疏松

29. 痉挛的临床表现不包括
    A. 随意运动难以完成   B. 快速运动
    C. 动作协调困难   D. 容易摔倒
    E. 异常步态

30. 可用于痉挛治疗的方法一般不考虑
    A. 药物治疗 B. 运动治疗
    C. 手术治疗 D. 神经阻滞疗法
    E. 温热疗法

31. 痉挛的弊端是
    A. 导致缓慢的自主运动
    B. 借助伸肌痉挛等帮助患者站立和行走
    C. 可相对保持肌容积
    D. 在无承重和废用的情况下，可因此而预防骨质疏松
    E. 充当静脉肌肉泵，降低发生深静脉血栓的危险性

32. 痉挛的速度依赖是指
    A. 肌肉牵伸速度增加 B. 肌肉收缩力量增加
    C. 关节活动范围增加 D. 感觉敏感程度增加
    E. 运动速度增加

33. 痉挛的益处不包括
    A. 有助于患者站立和行走
    B. 可相对保持肌容积
    C. 有助于患者驱动轮椅
    D. 充当静脉肌肉泵，降低发生深静脉血栓的危险性
    E. 预防骨质疏松

34. 肌张力始终处于降低的状态属于
    A. 痉挛 B. 僵硬
    C. 挛缩 D. 障碍
    E. 弛缓

35. 区别痉挛和挛缩最好的鉴别方法是
    A. 被动运动 B. 改良 Ashworth 分级
    C. 拮抗肌的肌电图 D. MMT 评定
    E. Penn 分级

36. 痉挛的益处不包括
    A. 借助伸肌痉挛等帮助患者站立
    B. 相对保持肌容积
    C. 能预防骨折发生
    D. 可预防骨质疏松
    E. 减轻瘫痪肢体的水肿

37. 关于僵硬的描述错误的是
    A. 主动肌和拮抗肌张力同时升高
    B. 为锥体系损害
    C. 帕金森为僵硬最常见的原因
    D. 可表现为齿轮样强直
    E. 可表现为铅管样强直

38. 应用改良 Ashworth 量表评定痉挛，在关节活动范围的后 50% 范围内出现突然卡住，并呈现最小的阻力，其级别为
    A. I B. I+
    C. II D. II+
    E. III

39. 患者男，68 岁。脑卒中后左侧肢体偏瘫，查体：左上肢肌张力增高。肘关节被动屈伸在后 1/2ROM 中有轻微的阻力，用改良 Ashworth 痉挛量表评定，肌张力应评定为
    A. 0 级 B. I 级
    C. I+ 级 D. II 级
    E. III 级

40. 被动活动在关节活动范围之末出现突然卡住，改良 Ashwroth 分级法评定为
    A. 0 级 B. 1 级
    C. 2 级 D. 3 级
    E. 4 级

41. 被动活动在通过关节活动范围大部分时，肌张力较明显的增加，但受累部分仍能较容易地被活动，改良 Ashworth 分级法评定为
    A. 0 级 B. 1 级
    C. 2 级 D. 3 级
    E. 4 级

42. 一患者的肌张力明显增加，全程被动运动困难，用改良 Ashworth 评定为
    A. 1 级 B. 2 级
    C. 2+ 级 D. 3 级
    E. 4 级

43. 关节活动度的英文简称是
    A. ROM B. ADL
    C. QOL D. FIM
    E. COG

44. 关节活动范围是指
    A. 关节活动时通过的距离
    B. 关节活动时所通过的运动弧

C. 关节固定臂与移动臂间的角度

D. 关节的活动能力

E. 关节的灵活性

45. 关节活动度评定的临床禁忌证是

A. 导致关节活动障碍的患者

B. 神经系统疾患

C. 肌肉伤病及手术后患者

D. 骨关节伤病及手术后患者

E. 关节急性炎症期

46. 关节活动范围测量最重要的目的是

A. 确定关节活动范围

B. 明确关节受限的特点

C. 明确肌肉萎缩的程度

D. 疗效对比

E. 决定是否需要夹板和辅助工具

47. 关节活动度评定的适应证不包括

A. 骨关节伤病及手术后患者

B. 骨化性肌炎

C. 软组织伤病及手术后患者

D. 神经系统疾患

E. 康复治疗的疗效评定

48. 髋关节内旋的关节活动度为

A. 0°～15° B. 0°～20°

C. 0°～35° D. 0°～45°

E. 0°～60°

49. 髋关节外旋的关节活动度为

A. 0°～15° B. 0°～20°

C. 0°～35° D. 0°～45°

E. 0°～60°

50. 患者男，55岁，右侧肩关节活动不利半年余，尤以手触腰椎困难，伴剧烈疼痛，VAS 评分：8 分。关节活动度检查肩最可能的内旋角度是

A. 30° B. 70°

C. 80° D. 110°

E. 130°

51. 能导致关节被动活动范围增加的疾病是

A. 瘢痕挛缩 B. 骨折后制动

C. 膝骨关节炎 D. 周围神经麻痹

E. 关节周围软组织粘连

52. 导致关节活动范围缩小的关节内的疾病是

A. 关节炎 B. 挛缩

C. 瘢痕 D. 关节周围软组织损伤

E. 肌痉挛

53. 关节脱位时评定不包括

A. 温度觉 B. 本体感觉

C. 疼痛 D. 关节活动度

E. 肌力

54. 被检者闭目，用笔或竹签在其皮肤上画图形（方、圆、三角形等）或写简单的数字（1、2、3等），让患者分辨，是评定患者的

A. 皮肤定位觉

B. 两点辨别觉

C. 实体觉

D. 体表图形觉

E. 振动觉

55. 属于维持平衡的躯体感觉输入为

A. 复合感觉 B. 压觉

C. 痛觉 D. 嗅觉

E. 实体觉

56. 平衡功能评定的适应证是

A. 帕金森病 B. 下肢骨折未愈合

C. 不能负重站立 D. 严重心肺疾病

E. 急性深静脉血栓

57. 脑出血行颅脑损伤清除术，目前病情稳定评估患者平衡功能，可使患者身体稳定下降的因素不包括

A. 支持面不稳定

B. 支持面积小于足底面积

C. 支持面质地柔软

D. 患者所占支持面积加大

E. 支持面表面不完整

58. 当身体重心超出其稳定极限，站立者采用跨步动作用以维持身体的平衡属于

A. 皮肤感受器的作用

B. 视觉感觉系统的作用

C. 前庭系统的作用

D. 运动系统的作用

E. 本体感受器的作用

59. 与维持躯体平衡的生理机制无关的是
    A. 躯体感觉系统　　B. 自主神经系统
    C. 视觉系统　　　　D. 前庭系统
    E. 运动系统

60. 影响稳定的极限（LOS）大小的因素不包括
    A. 性格类型　　　　B. 支持面的大小
    C. 本体感觉　　　　D. 平衡功能
    E. 协调能力

61. 以下关于稳定极限（LOS）的描述哪项是错误的
    A. 稳定极限是指正常人站立时身体可倾斜的最大角度，或在能够保持平衡的范围内倾斜时与垂直线形成的最大角度
    B. 正常人双足自然分开站在平整而坚实的地面上时，LOS 前后方向的最大倾斜或摆动角度约为 12.5°
    C. LOS 的大小取决于支持面的形状和性质
    D. 正常人双足自然分开站在平整而坚实的地面上时，LOS 左右方向的最大倾斜或摆动角度约为 16°
    E. 正常人可以通过跨一步及自动姿势反应重新建立平衡

62. 维持平衡功能的系统不包括
    A. 运动系统　　　　B. 本体感觉
    C. 视觉系统　　　　D. 前庭系统
    E. 听觉系统

63. 患者应用 Berg 评分标准得分 32 分，提示
    A. 提示患者平衡功能差，需要乘坐轮椅
    B. 提示患者有一定的平衡能力，可在辅助下步行
    C. 提示患者平衡功能较好，可独立步行
    D. 提示可独立步行，但步行距离小于 50 米
    E. 提示平衡能力较好，可独立步行，但速度稍慢

64. Berg 平衡量表评分结果为 45 分，提示
    A. 平衡功能差需要乘坐转椅
    B. 有一定平衡功能患者可辅助行走
    C. 平衡功能好可以独立步行
    D. 有跌倒的危险
    E. 平衡功能完全正常

65. 小脑作为运动调节中枢接受许多组织器官发出的有关信息，这些组织器官不包括
    A. 股四头肌　　　　B. 踝关节
    C. 前庭　　　　　　D. 肾脏
    E. 皮肤

66. 支持面小于足底面积时
    A. 身体的稳定极限上升
    B. 身体的稳定极限下降
    C. 身体的稳定极限不变
    D. 接触面变大
    E. 接触面变小

67. 参与协调功能的神经系统不包括
    A. 脊髓丘脑束　　　B. 小脑
    C. 基底节　　　　　D. 脊髓后索
    E. 视神经

68. 出现感觉性共济失调的是
    A. 小脑伤病　　　　B. 基底节伤病
    C. 前庭器官伤病　　D. 脊髓后索伤病
    E. 肌肉伤病

69. 感觉性共济失调时
    A. 指一指试验睁眼时偏向一侧
    B. 指指试验闭眼时偏向一侧
    C. 指鼻试验睁眼做无困难，闭眼做困难
    D. 指鼻试验睁眼做困难，闭眼做无困难
    E. 屈肌反射反应阳性

70. 患者男，58 岁，急性小脑梗死，查体跟膝胫试验仪能发起，不能完成整个运动。按协调功能评分标准应评为
    A. 1 分　　　　　　B. 2 分
    C. 3 分　　　　　　D. 4 分
    E. 5 分

71. 患者在进行协调功能评定时，能完成指定的活动，但动作速度慢、笨拙、不流畅、困难、不稳定。在增加运动速度时，完成活动的节律性更差，则评分应为
    A. 0 分　　　　　　B. 1 分
    C. 2 分　　　　　　D. 3 分
    E. 4 分

（72～73 题共用备选答案）
    A. 平衡功能　　　　B. 较粗大的运动功能

C. 较精细的运动功能　D. 认知功能

E. 协调功能

72. 运动是否平滑、准确、有控制性反映了

73. 身体维持一种姿势状态的能力反映了

74. 关于正常步态周期的描述，错误的是

A. 步态周期包括站立相和摆动相（迈步相）

B. 步长等于跨步长

C. 步宽指两足平行时足心之间的垂直距离

D. 单位时间内行走的步数为步频

E. 单位时间内行走的距离称为步行速度

75. 下肢接触地面和承受重力的时相为

A. 摆动前期　　　B. 摆动中期

C. 摆动期　　　　D. 支撑期

E. 足跟离地期

76. 单足支撑身体全部重力的时相是

A. 摆动相早期　　B. 摆动相中期

C. 支撑相早期　　D. 支撑相中期

E. 支撑相末期

77. 在步行过程中，地面对人体产生反作用力最大的在

A. 支撑早期　　　B. 支撑中期

C. 支撑末期　　　D. 摆动早期

E. 摆动末期

78. 正常步行摆动相占步行周期的

A. 20%　　　　　B. 30%

C. 40%　　　　　D. 50%

E. 60%

79. 一个步行周期的摆动相出现

A. 1 次　　　　　B. 2 次

C. 3 次　　　　　D. 4 次

E. 5 次

80. 正常人步行速度

A. 1.6 m/s　　　　B. 1.4 m/s

C. 1.2 m/s　　　　D. 1.0 m/s

E. 0.8 m/s

81. 正常步行过程中骨盆左右单向旋转的角度约为

A. 2°　　　　　　B. 5°

C. 8°　　　　　　D. 10°

E. 15°

82. 正常人的足偏角一般为

A. 2.75°　　　　　B. 6.75°

C. 10.75°　　　　D. 12.75°

E. 15°

83. 两足跟中心点之间的水平距离为

A. 步长　　　　　B. 步幅

C. 步速　　　　　D. 步宽

E. 足偏角

（84～85 题共用备选答案）

A. 从一侧足尖离地到该侧足尖再次离地为止的步行过程

B. 从一侧足跟着地到该侧足跟再次着地的时间

C. 从一侧足跟着地到该侧足跟再次着地的距离

D. 从一侧足尖离地到另一侧足跟着地为止的步行过程

E. 从一侧足尖离地到另一侧足尖离地为止的距离

84. 步态周期是指

85. 跨步长是指

86. 膝过伸多见于

A. 支撑相早期　　B. 支撑相中期

C. 支撑相晚期　　D. 摆动相早期

E. 摆动相晚期

87. 在行走过程中臀大肌的作用正确的是

A. 收缩时使脊柱后伸

B. 伸髋使向前摆动的大腿减速

C. 对抗髋关节伸展

D. 屈髋

E. 屈髋伸膝

88. 心衰患者功能评定最常用的简易运动试验方式是

A. 踏车试验　　　B. 活动平板试验

C. 握力试验　　　D. 6 分钟步行试验

E. 手摇车试验

89. 1 个代谢当量（MET）的耗氧量是

A. 2.5 mL/(kg·min)　B. 3.0 mL/(kg·min)

C. 3.5 mL/(kg·min)　D. 4.0 mL/(kg·min)

E. 4.5 mL/(kg·min)

90. 世界卫生组织专家组制定的残疾指标是最大 METs

A. <3　　　　　　B. <4

C. <5　　　　　　D. <6

E. <7

91. 根据 MET 表选择适合心血管患者的运动，应

使患者职业活动的平均能量消耗水平低于峰值MET的

A. 10%　　　　　B. 20%
C. 40%　　　　　D. 60%
E. 80%

92. 最大代谢当量18MET相当于

A. 残疾　　　　　B. 日常生活受限
C. 正常健康水平　　D. 有氧运动员水平
E. 高水平运动员

93. 最大代谢当量5MET相当于

A. 残疾　　　　　B. 日常生活受限
C. 正常健康水平　　D. 有氧运动员水平
E. 高水平运动员

94. 最大代谢当量10MET相当于

A. 残疾　　　　　B. 日常生活受限
C. 正常健康水平　　D. 有氧运动员水平
E. 高水平运动员

95. 衡量有氧训练的运动强度较常用的简便指标是

A. 体重　　　　　B. 睡眠
C. 靶心率　　　　D. 脉压差
E. 食欲

96. 运动处方的核心部分为

A. 运动方式　　　B. 运动强度
C. 运动持续时间　　D. 运动频度
E. 运动程度

97. 心电运动试验判断心肌缺血阈的最好指标为

A. 心率
B. 血压
C. 两项乘积（收缩压 × 心率）
D. 吸氧量
E. 运动强度

98. 心电运动试验绝对禁忌证

A. 不稳定心绞痛　　B. 陈旧性心梗
C. 高血压　　　　　D. 心力衰竭
E. 糖尿病

99. 患者女，30岁，主动脉瓣关闭不全，左室扩大，快速走路或上二楼时感心慌气短，超声心动图示左心室射血分数40%。该患者的心功能诊断是

A. 心功能Ⅰ级　　　B. 心功能Ⅱ级
C. 心功能Ⅲ级　　　D. 心功能Ⅳ级
E. 无症状性心功能不全

100. 患者男，55岁，长期吸烟，近1年来常在快步行走100米，或上三层楼梯时出现心前区闷痛，停止运动并休息3分钟左右即可使症状缓解。该心绞痛按CCS分级属于

A. 0级　　　　　B. Ⅰ级
C. Ⅱ级　　　　　D. Ⅲ级
E. Ⅳ级

101. 靶心率是指

A. 最高运动强度时的心率
B. 最适合的运动强度时的心率
C. 亚极量负荷时的心率
D. 按年龄计算的最高心率
E. 运动终止后5分钟时的心率

102. 心电运动试验中发生显著ST段下移时心率越低提示

A. 冠状动脉狭窄越严重
B. 冠状动脉狭窄越轻
C. 运动能力越好
D. 有氧代谢能力越好
E. 心功能越好

103. 下列关于主观呼吸功能障碍程度评定的叙述，错误的是

A. 通常采用6级制
B. 0级：有不同程度肺气肿，但日常生活无影响，无气短
C. 2级：较快速度登楼、爬坡时出现气短
D. 3级：穿衣、讲话即出现气短
E. 5级：安静时气短，无法平卧

104. 某患者男，70岁，抽烟史45年，诊断为慢性支气管炎合并阻塞性肺气肿，讲话或穿衣等轻微动作时即发生气短。该患者主观呼吸功能障碍程度评定为几级

A. 1　　　　　　B. 2
C. 3　　　　　　D. 4
E. 5

第二章 运动疗法治疗

必做考题

1. 运动疗法不包括
   A. 推拿按摩　　　　B. 关节活动练习
   C. 行走练习　　　　D. 平衡练习
   E. 牵引训练

2. 当颈椎牵引的重量达 6～7 kg 时，椎间盘内部压力减少
   A. 60%　　　　　　B. 70%
   C. 80%　　　　　　D. 90%
   E. 100%

3. 以下哪项不是颈椎牵引的作用机制
   A. 使头颈部肌肉紧张
   B. 使椎间隙增大
   C. 使椎间孔增大
   D. 使小关节松开
   E. 使颈椎管纵径延长

4. 牵引的治疗作用是
   A. 消炎　　　　　　B. 消肿
   C. 镇静镇痛　　　　D. 提高肌力
   E. 减轻神经根压迫

5. 牵引治疗作用不包括
   A. 增大关节间隙　　B. 解除肌肉痉挛
   C. 改善局部血液循环　D. 改善关节活动范围
   E. 矫治重度关节畸形

6. 脊柱牵引治疗的禁忌证是
   A. 颈背痛　　　　　B. 腰腿痛
   C. 脊柱结核　　　　D. 椎间盘突出症
   E. 脊柱小关节紊乱

7. 不属于牵引适应证的是
   A. 颈椎间盘突出症　B. 腰椎间盘突出症
   C. 骨性椎管狭窄症　D. 腰背肌肉痉挛
   E. 小关节功能紊乱

8. 使病理性缩短的软组织（肌腱、韧带等）延长的治疗方法是
   A. 肌耐力训练
   B. 牵张训练
   C. 持续性关节被动活动
   D. 平衡训练
   E. 等张练习

9. 在对患者进行牵张训练前，应对患者的右侧膝关节进行
   A. 肌力训练　　　　B. 电刺激
   C. 冷敷　　　　　　D. 局部按摩
   E. 关节挤压

10. 关于关节牵张训练方法的描述，错误的是
    A. 施加的力量应持续
    B. 力量应轻柔、快速
    C. 达到一定力量时，应保持一定时间
    D. 力量放松时，应缓慢
    E. 每次牵张之间，应有片刻的休息

11. 牵张训练适用于
    A. 肌无力
    B. 肌肉疼痛
    C. 骨性关节活动障碍
    D. 神经损伤或吻合术后 1 个月
    E. 软组织挛缩引起的关节活动受限

12. 有关牵张训练的描述，错误的是
    A. 牵张前应进行功能障碍的评定
    B. 牵张前进行热疗可增强牵张效果
    C. 牵张前应用冷疗可减轻牵张所致的肌肉酸痛
    D. 牵张时应轻柔、缓慢、持续一定时间，休息片刻后重复进行
    E. 牵张训练应配合主动肌力训练，以维持肌力平衡

13. 患者术后发生粘连，造成关节活动受限，最基本的治疗原则为
   A. 增大主动关节活动度
   B. 增大主动—助力关节活动度
   C. 增大被动关节活动度
   D. 逐步牵张粘连的纤维组织
   E. 增强肌力

14. 牵张训练中，所延长的短缩组织不包括
   A. 肌腱   B. 肌肉
   C. 韧带   D. 关节囊
   E. 骨

15. 牵张训练的作用不包括
   A. 减轻疼痛
   B. 防止肌力失衡
   C. 调整肌张力
   D. 直接或间接反射性地提高肌肉的兴奋性
   E. 促进血肿吸收

16. 牵张训练的适应证是
   A. 关节挛缩   B. 血肿
   C. 急性炎症   D. 骨折未愈合
   E. 严重的骨质疏松

17. 患者女，28岁，$T_1 \sim T_2$ 不完全脊髓损伤术后6周，现双下肢小腿三头肌轻度挛缩，肌张力改良 Ashworth 分级为 1+。治疗师徒手进行小腿牵伸，这种通过牵张练习降低肌张力的原理是
   A. 刺激肌肉内的肌梭
   B. 直接提高肌肉兴奋性
   C. 改善血液循环
   D. 减轻疼痛
   E. 减轻神经末梢压迫

18. 主动关节活动度训练的目的不包括
   A. 改善心血管功能
   B. 维持关节的活动范围
   C. 消除骨关节肿瘤
   D. 增强关节周围肌力
   E. 提高关节的稳定性

19. 步行时膝关节的活动范围为
   A. 屈曲 0°～45°   B. 屈曲 0°～65°
   C. 屈曲 0°～70°   D. 屈曲 0°～90°
   E. 屈曲 30°～90°

20. 被动关节活动度检查中，可造成软组织抵抗的为
   A. 滑膜炎   B. 骨软化症
   C. 骨性关节炎   D. 关节内游离体
   E. 骨化性肌炎

21. 完全靠外力来完成关节活动度练习的方法是
   A. 被动关节活动度训练
   B. 主动关节活动度训练
   C. 主动 - 辅助关节活动度训练
   D. 耐力训练
   E. 抗阻训练

22. 能导致关节被动活动范围增加的疾病是
   A. 瘢痕挛缩   B. 骨折后制动
   C. 髌骨关节炎   D. 周围神经麻痹
   E. 关节周围软组织粘连

（23～25题共用题干）

患者男，40岁。因右侧胫骨平台骨折，行手术切开复位，螺钉内固定术，功能位石膏外固定4周后，拆除石膏后，发现右膝僵硬，要求康复治疗。

23. 导致膝关节屈曲受限的原因中，描述错误的是
   A. 术后切口瘢痕粘连
   B. 关节周围软组织挛缩
   C. 关节松弛
   D. 废用性肌萎缩
   E. 骨质脱钙、疏松

24. 在实施膝关节被动运动前，必须了解的最重要信息是
   A. 患者的职业
   B. 膝关节活动范围
   C. 屈、伸膝关节肌的肌力
   D. 膝关节正侧位X线，了解骨折愈合、关节关系等情况
   E. 疼痛评定了解疼痛程度

25. 为改善血液循环、减轻肿痛、促进骨痂生长、软化瘢痕、松解粘连，可采用的物理治疗方法不包括
   A. 红外线   B. 蜡疗
   C. 超短波   D. 紫外线
   E. 中药熏蒸

26. 被动关节活动度训练的主要目的为
    A. 保持昏迷患者的关节活动度
    B. 预防肌肉萎缩
    C. 增加肌力
    D. 增加耐力
    E. 快速促进心肺功能

27. 辅助－主动关节活动度训练的禁忌证为
    A. 长期卧床休息　　B. 深度昏迷
    C. 麻痹　　　　　　D. 关节周围肌力较弱
    E. 慢性期关节损伤

28. 可造成关节活动范围增大的是
    A. 骨性关节病　　　B. 滑膜或软骨损伤
    C. 偏瘫痉挛期　　　D. 关节炎或关节畸形
    E. 偏瘫软瘫期

29. 辅助－主动关节活动度训练的适应证为
    A. 关节不稳定　　　B. 骨折未愈合
    C. 骨关节肿瘤　　　D. 急性期关节损伤
    E. 关节周围肌力较弱

30. 可造成关节活动范围增大的是
    A. 骨性关节病　　　B. 滑膜或软骨损伤
    C. 关节内积血或积液　D. 关节炎或关节畸形
    E. 肌肉迟缓性麻痹

31. 完全失神经支配的肢体可进行
    A. 制动于功能位
    B. 被动关节活动度训练
    C. 主动关节活动度训练
    D. 主动－辅助关节活动度训练
    E. 抗阻运动

32. 肌力较弱，患处关节不能完成全关节活动范围的运动时，最宜采用的关节活动训练方法是
    A. 等长训练
    B. 抗阻训练
    C. 被动关节活动训练
    D. 主动－辅助关节活动度训练
    E. 主动关节活动度训练

33. CPM 是指对关节持续进行
    A. 较长时间的快速被动运动
    B. 较长时间的缓慢被动运动
    C. 较长时间的快速主动运动
    D. 较长时间的缓慢主动运动
    E. 较短时间的缓慢被动运动

34. 持续性关节被动活动的特点是
    A. 作用时间长，运动缓慢、稳定
    B. 较易引起肌肉疲劳
    C. 不宜长时间进行
    D. 局部关节受力较大
    E. 易引起关节的松动，关节损伤早期不宜使用

35. 关于 CPM 的叙述，不正确的是
    A. 作用时间长，运动稳定可控
    B. 关节受力小，可在关节损伤或炎症早期使用
    C. 开始多采用 20°～30° 的短弧范围
    D. 肩袖广泛修补术后，应尽早开始 CPM 治疗
    E. 疗程至少 1 周

（36～37 题共用备选答案）
    A. 被动关节活动度训练
    B. 主动－辅助关节活动度训练
    C. 主动关节活动度训练
    D. 抗阻训练
    E. 关节松动术

36. 完全靠外力来完成关节活动度练习的方法是

37. 肌力 3 级的患者主要进行的关节活动度练习是

（38～39 题共用备选答案）
    A. 逐步、反复的原则　B. 安全原则
    C. 顺序原则　　　　　D. 综合治疗的原则
    E. 功能活动的原则

38. 数个关节需要锻炼，依次从远端到近端逐个关节训练，遵循的原则是

39. 反复多次的、持续的牵张产生较多的塑性展长，改善关节活动，遵循的原则是

40. 适用于关节松动技术的疾患是
    A. 关节急性扭伤　　B. 关节肿胀
    C. 关节骨折 4 周内　D. 关节活动僵直
    E. 关节炎症急性发作

41. 关节松动术的适应证是
    A. 关节进行性活动受限
    B. 关节活动过度
    C. 关节肿胀
    D. 关节急性炎症

E. 骨关节结核

42. 属于关节的附属运动为
    A. 屈曲　　　　　　B. 伸展
    C. 内收　　　　　　D. 外展
    E. 滑动

43. 为治疗因关节周围软组织粘连、挛缩引起的关节活动受限，应选用的关节松动术的级别为
    A. Ⅰ　　　　　　　B. Ⅱ
    C. Ⅲ　　　　　　　D. Ⅳ
    E. Ⅴ

44. 关节松动术不适用于
    A. 椎间盘突出　　　B. 急性软组织损伤
    C. 脊柱小关节紊乱　D. 四肢关节挛缩
    E. 肌肉紧张和痉挛

45. 关于关节松动术的描述，错误的是
    A. 针对性强
    B. 属于被动运动
    C. 不能用于增加本体反馈
    D. 治疗过程中患者痛苦较小
    E. 在关节活动允许范围内进行

46. 患者女，56岁。左肩周炎致左肩前屈、外展、内外旋活动明显受限，此时
    A. Ⅰ级手法　　　　B. Ⅱ级手法
    C. Ⅲ级手法　　　　D. Ⅳ级手法
    E. Ⅴ级手法

47. 在关节允许范围内，大范围、节律性来回推动关节，每次都接触到关节活动的终末端的手法属于麦特兰德（Maitland）的
    A. Ⅰ级手法　　　　B. Ⅱ级手法
    C. Ⅲ级手法　　　　D. Ⅳ级手法
    E. Ⅴ级手法

48. 肩关节的生理运动不包括
    A. 前屈后伸　　　　B. 轴向移动
    C. 水平内收　　　　D. 外展
    E. 旋转

（49～50题共用备选答案）
    A. Ⅰ、Ⅱ级手法　　B. Ⅱ、Ⅲ级手法
    C. Ⅲ、Ⅳ级手法　　D. Ⅰ、Ⅳ级手法
    E. Ⅱ、Ⅳ级手法

49. 用于治疗因疼痛引起的关节活动受限的关节松动术（Maitland）手法是

50. 治疗者在小范围内、节律性地来回推动关节的关节松动术（Maitland）手法是

51. 肌力训练的禁忌证是
    A. 昏迷患者
    B. 石膏固定的骨折患者
    C. 相关肌肉或关节的活动性炎症
    D. 只求健身的健康人
    E. 肌力不足2级的患者

52. 有关助力运动的描述，正确的是
    A. 完全借助外力的运动
    B. 需要患者主动收缩肌肉
    C. 重力不可作为助力
    D. 常为完成动作的最大力量
    E. 施加于运动过程的中间部分

53. 徒手抗阻练习时，患者的最佳反应为
    A. 替代运动　　　　B. 合适的阻力
    C. 次最大阻力　　　D. 超大阻力
    E. 无痛范围的最大努力

54. 肌力训练的原则不包括
    A. 阻力原则
    B. 超量负荷原则
    C. 训练次数宜多原则
    D. 训练间隔宜长的原则
    E. 训练至疲劳但不过度疲劳的原则

55. 关于超量恢复叙述不正确的是
    A. 超量恢复可以叠加，实现肌肉形态及功能的逐步发展
    B. 训练时和训练后肌肉的即时变化为疲劳和恢复的过程
    C. 下一次肌力训练在前一次训练后的超量恢复阶段内进行最佳
    D. 在恢复到训练前水平后，各项指标继续上升并超过训练前水平
    E. 下一次肌力训练在前一次训练后的超量恢复阶段结束后进行最佳

56. 助力运动的主要目的为
    A. 改善与恢复肌肉、关节和神经系统的功能

B. 增强肢体本体感觉、刺激屈伸反射
C. 放松痉挛肌肉、促发主动运动
D. 逐步增强肌力，建立协调运动模式
E. 恢复或维持关节活动范围

57. 周围神经损伤后的肌肉力量训练，错误的是
    A. 短暂最大负荷训练   B. 等长收缩训练
    C. 辅助运动   D. 被动运动
    E. 等速运动

58. 患者女，40岁，车祸致胫骨平台骨折。手术切开复位，螺丝钉内固定，石膏托外固定。术后2周，为防止股四头肌萎缩，首选的治疗方法是
    A. 等速向心性运动   B. 等速离心性运动
    C. 等长运动   D. 等张运动
    E. 等速运动

59. 容易在短时内引起肌肉疲劳的肌肉强度为
    A. 40%最大阻力   B. 50%最大阻力
    C. 60%最大阻力   D. 70%最大阻力
    E. 80%最大阻力

60. 股四头肌肌力3级，为提高股四头肌肌力，训练方法是
    A. 被动运动   B. 主动运动
    C. 减重运动   D. 抗重力运动
    E. 抗阻力运动

61. 关于肌肉抗阻训练的描述错误的是
    A. 分为徒手抗阻训练和器械抗阻训练
    B. 徒手抗阻训练所施加的阻力由治疗师或患者健侧肢体提供
    C. 器械抗阻训练包括沙袋、哑铃等
    D. 抗阻训练适用于任何级别的肌力训练
    E. 局部炎症、肿胀、疼痛禁忌抗阻训练

(62~63题共用题干)

患者男，71岁。因患肺结核卧床1年余。

62. 对该患者实施肌力训练的原则为
    A. 大运动量   B. 长时间
    C. 适度疲劳   D. 高强度
    E. 极限负荷

63. 适用于早期患者肌力训练的方法为
    A. 床上直腿抬高   B. 蹲起

C. 快速行走   D. 慢跑
E. 上下楼梯

64. 关于老年人有氧运动的注意事项，正确的是
    A. 运动量循序渐进
    B. 先器械训练，后徒手训练
    C. 运动时心率控制在（220－年龄）次/分以下
    D. 运动时心率控制在144次/分以下
    E. 需要连续剧烈运动半小时以上

65. 交谊舞（快三步）属于
    A. 有氧训练   B. 医疗体操
    C. 关节活动范围训练   D. 肌力训练
    E. 平衡训练

66. 可用于减肥的运动形式为
    A. 被动运动   B. 助力运动
    C. 有氧运动   D. 无氧运动
    E. 放松运动

67. 呼吸训练的适应证为
    A. 呼吸衰竭   B. 急性心衰
    C. 严重主动脉狭窄   D. 急性期胸膜炎
    E. 哮喘

68. 呼吸训练的临床适应证不包括
    A. 慢性支气管炎   B. 呼吸衰竭
    C. 肺结核   D. 肺气肿
    E. 胸部手术后

69. 缩唇呼吸时呼气的时间一般为
    A. 1~2 s   B. 2~3 s
    C. 4~6 s   D. 8~10 s
    E. 瞬间

70. 与平衡功能相关的生物力学因素不包括
    A. 支撑面积   B. 身体重心
    C. 稳定极限   D. 关节活动范围
    E. 摆动频率

71. 与平衡无关的生物力学因素是
    A. 支撑面   B. 前庭系统
    C. 身体重心   D. 稳定极限
    E. 摆动频率

72. 平衡训练的适应证为
    A. 下肢严重的骨质疏松
    B. 严重的认知障碍

C. 严重疼痛
D. 关节置换术后
E. 关节脱位

73. 平衡训练的禁忌证为
    A. 截瘫　　　　　B. 偏瘫
    C. 脑瘫　　　　　D. 关节脱位
    E. 膝关节置换术后

74. 下列关于平衡和协调训练的描述，错误的是
    A. 四肢、躯干可通过反射性运动恢复平衡
    B. 平衡和姿势相互关联
    C. 需要较多肌群的收缩维持姿势
    D. 健康人可维持良好平衡
    E. 健康人的姿势和平衡需有意识地维持

75. 对于平衡能力差的患者宜选用
    A. T形单足手杖　　B. 问号形单足手杖
    C. 肘杖　　　　　　D. 四足手杖
    E. 前臂杖

（76～77题共用题干）
患者女，53岁，右侧肢体活动不灵2月余。既往有高血压病史10余年。查体：右上肢肌力3级，右下肢肌力3+级，右Babinski征（+），Berg平衡量表评分为30分。

76. 其平衡功能训练中的影响因素不包括
    A. 站、坐的支撑面积　B. 移动方式
    C. 干扰的力量　　　　D. 体位
    E. 病变的部位

77. 平衡功能训练的适应证是
    A. 骨折未愈合者
    B. 新发关节脱位
    C. 肌肉强直
    D. 运动功能受损引起的平衡功能障碍
    E. 严重的认知障碍

78. 协调训练原则不包括
    A. 循序渐进原则　　B. 通用性原则
    C. 针对性原则　　　D. 综合性原则
    E. 重复性原则

79. 放松训练的种类不包括
    A. 医疗体操　　　　B. 保健按摩
    C. 太极拳　　　　　D. 气功

E. 登山

80. 放松训练中不属于自我锻炼的是
    A. 渐进放松技术　　B. 对比放松技术
    C. 自由摆动　　　　D. 暗示放松技术
    E. 医疗气功

81. 属于放松训练的是
    A. 站立训练　　　　B. 平衡训练
    C. 协调训练　　　　D. 关节松动术
    E. 自由摆动训练

82. 放松训练不包括
    A. 渐进放松技术　　B. 对比放松技术
    C. 医疗气功　　　　D. 自身按摩
    E. 暗示放松技术

83. 属于放松训练的是
    A. 瑜伽
    B. 肌力训练
    C. 关节活动范围的训练
    D. 关节松动术
    E. 有氧训练

84. 放松训练的种类不包括
    A. 生物反馈　　　　B. 瑜伽
    C. 功率自行车　　　D. 气功
    E. 体操

85. 我国特有的民间锻炼放松方式是
    A. 渐进放松技术　　B. 对比放松技术
    C. 暗示放松技术　　D. 医疗气功
    E. 自由摆动

86. 最适合缓解震颤麻痹的放松练习是
    A. 对比法　　　　　B. 交替法
    C. 暗示法　　　　　D. 下垂摆动
    E. 放松体操

87. 先让患者反复练习肌肉收缩与放松，后让患者置于舒适环境并放松，训练用力握拳、放松，同时配合呼吸，左右交替。该训练方法是
    A. 渐进放松技术　　B. 对比放松技术
    C. 暗示放松技术　　D. 医疗气功
    E. 自由摆动

88. 关于放松训练的叙述，错误的是
    A. 用于肌紧张

B. 用于自主神经功能失调

C. 用于神经官能症

D. 用于治疗因精神、躯体的过度应激所致的各种病症

E. 用于增强肌力

89. 当转移相关的主要关键肌的肌力≥3级时，主要应该进行的训练是

   A. 部分帮助转移练习

   B. 独立转移练习

   C. 关节活动度练习

   D. 牵伸技术

   E. 康复工程

90. 需要进行转移训练的患者为

   A. 肩周炎　　　　　B. 上肢截肢术后

   C. 颈椎病　　　　　D. 腕骨骨折

   E. 髋关节置换术后

91. 转移训练的主要作用不包括

   A. 扩大关节活动范围

   B. 提高下肢肌力

   C. 增强移动能力

   D. 改善日常生活自理能力

   E. 提高社会参与能力

92. 患者男，63岁，急性脑卒中3周，右侧肢体偏瘫，治疗时将患者从床上转到轮椅上的练习称为

   A. 平衡训练　　　　B. 站立训练

   C. 协调性训练　　　D. 转移训练

   E. Rood 技术

93. 患者女，63岁，左侧肢体活动不灵1月余。查体：左上肢肌力3+级，肌张力稍高，左下肢肌力4级，肌张力正常。行转移训练，有关其床上转移训练的说法不正确的是

   A. 侧向转移时先将右足伸到左足下

   B. 侧向转移时用右足和肩支起臀部

   C. 仰卧位转移时双手十指交叉相握，右拇指放在左拇指上方行伸肘摆动翻身

   D. 仰-侧卧位转移时用右上肢前臂拖住左肘关节屈肘

   E. 翻身先将伸握的双手摆向左侧，借助摆动的惯性翻向左侧

94. 普通轮椅不适用于

   A. 脊髓损伤　　　　B. 下肢伤残

   C. 臂丛神经损伤　　D. 颅脑疾患

   E. 脑卒中

95. 必须终生使用轮椅的患者有

   A. 下肢骨折患者　　B. 四肢瘫患者

   C. 偏瘫患者　　　　D. 截肢患者

   E. 周围神经损伤患者

96. 接受新轮椅时，最需注意的是

   A. 扶手应是皮革的

   B. 轮与车闸功能良好

   C. 靠背应能倾斜至水平位

   D. 胎应能适当充气

   E. 对振动的吸收良好

97. 普通轮椅的训练适用于

   A. 高位截瘫　　　　B. 双侧偏瘫

   C. 双侧上肢截肢　　D. 双手无抓握能力

   E. 双下肢截肢

98. 四肢瘫痪的患者选用轮椅时，最合适的选择为

   A. 普通轮椅　　　　B. 站立式轮椅

   C. 单侧驱动式轮椅　D. 电动式轮椅

   E. 竞技用轮椅

99. 乘坐轮椅者承受压力的主要部位不包括

   A. 肩胛区　　　　　B. 尺骨鹰嘴区

   C. 坐骨结节　　　　D. 大腿

   E. 腘窝部

100. 正确的轮椅坐姿中大小腿之间最合适的角度为

   A. 90°　　　　　　B. 110°

   C. 120°　　　　　 D. 130°

   E. 140°

101. 轮椅的坐位宽度最好是

   A. 两侧肩峰的宽度

   B. 两侧肩峰的宽度再加 5 cm

   C. 两臀间距离

   D. 两臀间距离再加 5 cm

   E. 两侧大腿的宽度

102. 轮椅坐位高度的选择依据是

   A. 坐位时足跟距腘窝的距离

   B. 坐位时足跟距骶骨的距离

C. 坐位时足弓最高点距腘窝的距离

D. 坐位时足弓最高点距髌骨的距离

E. 坐位时足跟距胫骨平台的距离

103. 站立训练的适应证为
    A. 骨折未愈合　　B. 急性期关节疼痛
    C. 骨关节肿瘤　　D. 关节脱位
    E. 长期卧床

104. 关于下肢疼痛患者步行训练原则，错误的是
    A. 以步态分析为依据
    B. 以异常步态的关键环节为训练重点
    C. 同时注重关节、肌肉、平衡能力等训练
    D. 不考虑使用止痛药物以免产生异常步态
    E. 适当使用矫形器和步行辅助具

105. 适用于一侧下肢疼痛需要借助拐杖减轻其承重，以减少疼痛的刺激患者的步行训练项目是
    A. 摆过步训练　　B. 摆至步训练
    C. 四点步训练　　D. 两点步训练
    E. 三点步训练

106. 适用于一侧下肢能够正常承重，另侧下肢不能承重的步行训练项目是
    A. 摆过步训练　　B. 摆至步训练
    C. 四点步训练　　D. 两点步训练
    E. 三点步训练

107. 步态训练时先将一侧拐与对侧足同时迈出落地，然后另一拐与其对侧足再迈出的步态训练是
    A. 同时拖地步行　　B. 交替拖地步行
    C. 两点步　　D. 四点步
    E. 摆至步

（108～109题共用备选答案）
    A. 交替拖地步　　B. 摆过步
    C. 四点步　　D. 三点步
    E. 两点步

108. 一侧下肢截肢，使用双侧腋拐进行步行的方式属于

109. 与正常步态最接近的步行方式为

110. 抑制异常姿势和病理反射，按人体发育规律进行训练的技术是
    A. Bobath 技术　　B. Brunnstrom 技术
    C. PNF 技术　　D. Rood 技术
    E. 运动再学习技术

111. 脑性瘫痪最常用的神经促进技术为
    A. Rood 法　　B. Bobath 法
    C. Brunnstrom 法　　D. PNF 法
    E. 运动再学习法

112. 脑瘫患儿的康复顺序为
    A. 头的控制 – 翻身 – 坐 – 爬 – 站
    B. 翻身 – 头的控制 – 坐 – 爬 – 站
    C. 头的控制 – 坐 – 爬 – 翻身 – 站
    D. 头的控制 – 翻身 – 坐 – 站 – 爬
    E. 头的控制 – 站 – 翻身 – 坐 – 爬

113. 在 Bobath 技术中，属于近端关键点的部位是
    A. 肩胛　　B. 前臂
    C. 手　　D. 小腿
    E. 足

114. Bobath 手法操作的核心为
    A. 关键点的控制
    B. 感觉刺激帮助肌张力调整
    C. 利用反射促进或者抑制肌肉张力
    D. 利用反射促进或者抑制平衡反应
    E. 共同运动

115. Bobath 常用的促进方法是
    A. 联合反射　　B. 协同运动
    C. 紧张性迷路反射　　D. 反射性颈反射
    E. 反射性抑制模式

116. Bobath 技术的治疗原理不包括
    A. 修正不正常的姿势或运动模式
    B. 通过关键点的控制
    C. 利用病理性运动模式作为促进的手段
    D. 按照运动发育顺序
    E. 以功能活动为治疗目标

117. 患儿男，2岁，双下肢无力4月余。查体：双下肢肌力1级，肌张力 Ashworth 分级 Ⅱ 级。康复治疗中对其进行关键点控制训练，应选用的治疗技术是
    A. Rood 法　　B. Bobath 法
    C. Brunnstrom 法　　D. PNF 法
    E. 运动再学习法

118. Vojta 有几种姿势反射
    A. 4 种	B. 5 种
    C. 6 种	D. 7 种
    E. 8 种

119. 哪项是反射性腹爬（R-K）的主诱发带
    A. 颜面侧肩胛骨内侧缘下 1/3 处或下角
    B. 后头侧肩峰
    C. 颜面侧乳头下二横指
    D. 后头侧下颌骨
    E. 后头侧下肢跟骨

120. 偏瘫患者上肢常出现屈肌共同运动模式，该模式中肘关节表现为
    A. 屈曲、旋前	B. 屈曲、旋后
    C. 屈曲、中立位	D. 伸展、旋前
    E. 伸展、旋后

121. 患者男，38 岁。左侧肢体活动不灵 3 周。训练过程中治疗师嘱患者做双手交叉握上举运动时偏瘫侧手拇指置于健侧手拇指、掌指关节之上，此所利用的技术是
    A. Brunnstrom 技术	B. Bobath 技术
    C. PNF 技术	D. Rood 技术
    E. 运动再学习技术

122. 脑卒中康复治疗中，注重早期良肢位摆放的是
    A. Bobath 技术	B. Brunnstrom 技术
    C. PNF 技术	D. Rood 技术
    E. 运动再学习技术

123. Brunnstrom 技术的主要原理是
    A. 利用生理和病理反射促进肢体活动
    B. 利用皮肤刺激促进肢体活动
    C. 近端大肌群的强力收缩促进远端弱肌群的收缩
    D. 延长肌肉收缩初长度促进肌肉收缩力
    E. 反复动作训练促进中枢运动功能重塑

124. Brunnstrom 技术中不常用的反射是
    A. 对称性颈反射
    B. 腹壁反射
    C. 紧张性迷路反射
    D. 紧张性腰反射
    E. 翻正反射

125. 利用病理运动模式和反射模式作为促进手段的技术是
    A. Bobath 技术	B. Brunnstrom 技术
    C. PNF 技术	D. Rood 技术
    E. 运动再学习技术

126. Brunnstrom 将偏瘫恢复分为
    A. 4 个阶段	B. 5 个阶段
    C. 6 个阶段	D. 7 个阶段
    E. 8 个阶段

127. 脑卒中患者恢复过程中，肌痉挛先出现于 Brunnstrom 分期的
    A. I 期	B. II 期
    C. III 期	D. IV 期
    E. V 期

128. 脑卒中偏瘫患者 Brunnstrom VI 期的表现是
    A. 弛缓，无随意运动
    B. 出现协同运动
    C. 痉挛显著
    D. 能作脱离协同模式的某些运动
    E. 能自由进行单个关节的运动

129. 偏瘫患者肩、肘、手一起的运动是
    A. 联合反应	B. 共同运动
    C. 协同运动	D. 交互抑制
    E. 迷路反射

130. 肩关节屈肌共同运动
    A. 前伸	B. 旋内
    C. 外展	D. 肘伸直
    E. 耸肩

131. 偏瘫患者肱二头肌张力高，不能伸直，嘱患者在肘关节伸直位下让患者屈曲抗阻，使其收缩-放松，但不引起关节活动，此原理是
    A. 联合反应	B. 共同运动
    C. 连带运动	D. 交互抑制
    E. 迷路反射

132. 关于 PNF 技术治疗中的时间总和原理，正确的是
    A. 时间总和一般不限定时间长短
    B. 时间总和引起的肌肉收缩较弱
    C. 时间总和对神经肌肉兴奋性影响不大
    D. 指在特定的时间内集结连续的阈刺激造成的

神经肌肉的兴奋性

E. 指在特定的时间内集结连续的小（阈下）刺激造成的神经肌肉的兴奋性

133. PNF 的组合运动模式中，作用最强的运动为
   A. 屈曲　　　　B. 伸展
   C. 内收　　　　D. 外展
   E. 旋转

134. 本体感觉神经肌肉促进法（PNF）主要用于治疗
   A. 疼痛　　　　B. 心脏病
   C. 肿瘤　　　　D. 瘫痪
   E. 哮喘

135. 采用"扩散和强化"的刺激方法促进本体感觉功能，主要是
   A. Bobath 技术　　B. Brunnstrom 技术
   C. PNF 技术　　　D. Rood 技术
   E. 运动再学习技术

136. 关于 PNF 技术的主要特点，描述不正确的是
   A. 遵循由远端到近端的顺序
   B. 由屈曲性动作逐渐发展到伸展性动作
   C. 通过发展感觉尤其是本体感觉促进运动
   D. 通过被动或主动运动实现
   E. 采用螺旋对角旋转的运动模式

137. PNF 技术的核心是刺激人体
   A. 浅感觉　　　B. 本体感觉
   C. 运动点　　　D. 皮层感觉
   E. 皮肤感觉

138. PNF 技术的治疗目的不包括
   A. 维持姿势平衡
   B. 肢体运动时稳定躯干
   C. 改善认知功能
   D. 减轻疼痛
   E. 增加肌肉力量

139. 强调应用本体刺激以促进运动的方法是
   A. Bobath 法　　B. Brunstrom 法
   C. PNF 法　　　D. Rood 法
   E. 运动再学习法

140. 通过刺激人体本体感受器来促进运动肌纤维参与活动的神经肌肉促进技术是
   A. Bobath 技术　B. PNF 技术
   C. Brunnstrom 技术　D. Rood 技术
   E. 运动再学习技术

(141～142题共用备选答案)
   A. 反复收缩　　B. 节律性稳定
   C. 动态反转　　D. 节律性启动
   E. 保持放松

141. 用于提高关节控制能力的技术是

142. 用于扩大关节活动范围的技术是

143. Rood 技术的主要原理是
   A. 生理和病理反射促进肢体活动
   B. 通过多种感觉刺激促进肢体活动
   C. 近端大肌群的强力收缩促进远端弱肌群的收缩
   D. 延长肌肉收缩初长度促进肌肉收缩力
   E. 反复动作训练促进中枢运动功能重塑

144. 利用温、痛、触觉、视、听、嗅等多种感觉刺激进行训练的技术是
   A. Bobath 技术　　B. Brunnstrom 技术
   C. PNF 技术　　　D. Rood 技术
   E. 运动再学习技术

145. 关于 Rood 技术治疗特点的描述，最全面的是
   A. 使用适当的感觉刺激
   B. 活动要有目的性
   C. 感觉运动控制是发育的基础
   D. 为学习与掌握运动，需要重复感觉运动
   E. 强调各种感觉刺激促进肌肉、关节功能，从而增加运动能力

146. 主要通过刺激皮肤促进运动的是
   A. Bobath 法　　B. Brunstrom 法
   C. PNF 法　　　D. Rood 法
   E. 运动再学习法

147. 运动再学习的原则不包括
   A. 任务导向性训练
   B. 部分和整体训练密切配合
   C. 按运动发育顺序训练
   D. 反复强化训练
   E. 按运动技能学习过程的规律训练

148. 把中枢神经系统损伤后恢复运动功能的训练视为一种重新学习的神经-肌肉促进技术是
   A. Bobath 技术　B. Brunnstrom 技术

C. PNF 技术　　　D. 运动再学习技术

E. Rood 技术

149. 利用学习和动机的理论，强调患者主观参与和认知正常的技术是

　　A. Bobath 技术　　B. Brunnstrom 技术

　　C. PNF 技术　　　D. Rood 技术

　　E. 运动再学习技术

150. 关于运动再学习技术的特点，叙述正确的是

　　A. 广泛性　　　　B. 主动性

　　C. 被动性　　　　D. 时尚性

　　E. 兴奋性

151. 运动再学习技术应用在脑卒中患者，其内容不包括

　　A. 上肢训练　　　B. 行走训练

　　C. 心理训练　　　D. 站起和坐下训练

　　E. 口面部训练

152. 运动再学习训练的原则为

　　A. 单纯强化肌力的增强

　　B. 重复不良的适应运动行为

　　C. 对严重挛缩的组织不易使用牵拉手法

　　D. 对过度活动的肌肉，可用短时间的冰疗

　　E. 保持软组织的长度和柔韧性

153. 强制性运动疗法的评定指标不包括

　　A. Barthel 指数

　　B. Berg 评定量表

　　C. 上肢运动功能试验（AMAT）

　　D. 运动活动记录（MAL）

　　E. 家庭治疗日记

154. 以下关于强制性运动疗法治疗方案的说法中错误的是

　　A. 患者 90% 的清醒时间都应该限制健手

　　B. 一般每天强化训练 6 小时，每周 5 天，连续 2 周

　　C. 塑形训练时让患者用患肢连续地进行某项刚刚达到现有运动能力的动作

　　D. 治疗期间记录日常患肢和强制装置的使用情况

　　E. 鼓励患者进行实际的功能任务练习

155. 关于塑形训练的描述，不正确的是

　　A. 让患者用患肢连续地进行某项刚刚超过现有运动能力的动作

　　B. 接近某一行为目标，需付出相当努力才能达标

　　C. 一旦患者完成后，继续增加任务难度

　　D. 可在功能训练的同时使其重获 ADL 能力

　　E. 鼓励患者进行实际的功能任务练习

156. 以下哪项不是减重步行训练的评定指标

　　A. 功能性步行分级（FAC）

　　B. Rivermead 运动评分

　　C. Fugl-Meyer 评分

　　D. Wolf 评定

　　E. 10m 步行速度

157. 减重步行训练中减重系统所承担的重量一般为患者体重的

　　A. 25%～75%　　B. 35%～60%

　　C. 10%～45%　　D. 10%～65%

　　E. 50%～80%

158. 运动想象疗法是用（　）提示患者进行间断的"运动想象"

　　A. 2～3 分钟　　B. 5～7 分钟

　　C. 10 分钟　　　D. 12～15 分钟

　　E. 15～18 分钟

（159～160 题共用备选答案）

　　A. Bobath 技术　　B. Rood 技术

　　C. PNF 技术　　　D. Brunnstrom 技术

　　E. 运动再学习技术

159. 利用学习和动机的理论，强调患者主观参与和认知重要性，按照运动学习的信息加工理论对患者进行训练的技术是

160. 神经生理学疗法不包括

（161～163 题共用备选答案）

　　A. Bobath 技术　　B. Brunnstrom 技术

　　C. PNF 技术　　　D. Rood 技术

　　E. 运动再学习技术

161. 通过调整感觉神经的兴奋性以改变肌肉张力的康复治疗技术是

162. 利用多种感觉刺激达到神经运动功能重组的治疗技术是

163. 通过抑制异常运动模式，尽可能诱发正常运动的康复治疗技术是

（164～166题共用备选答案）
A. Bobath方法　　B. Brunnstrom方法
C. PNF方法　　　D. Rood方法
E. 运动再学习疗法

164. 利用病理运动模式的是
165. 训练和加强正常的对角线运动模式的是
166. 应用多种皮肤刺激以引起运动反应的是

（167～169题共用备选答案）
A. 助力运动　　　B. 牵伸练习
C. 抗阻运动　　　D. 向心性收缩
E. PNF法

167. 按肌肉收缩形式分类范畴的运动疗法为
168. 属于神经-肌肉促进技术的运动疗法为
169. 以维持肌纤维长度为目的的运动疗法为

170. 关于假肢的说法，正确的是
A. 假肢的设计和制作属于康复工程，选型、审模和评定由专业假肢安装人员负责
B. 假肢的设计和制作属于康复工程，选型、审模和评定由物理治疗师负责
C. 假肢的穿戴和使用训练由物理治疗师负责
D. 假肢的穿戴和使用训练由康复医生负责
E. 小腿假肢适用于膝关节以下（包括踝关节以下）部位截肢的患者

171. 上肢假肢的处方不包括
A. 名称和型式　　B. 接受腔
C. 肌电采集方式　D. 支承部件
E. 手部装置

172. 下肢截肢患者早期离床和负重训练时宜采用
A. 骨骼式假肢　　B. 临时假肢
C. 装饰性假肢　　D. 功能性假肢
E. 作业性假肢

173. 矫形器的基本作用不包括
A. 固定和保护作用

B. 稳定和支持作用
C. 防止肌肉萎缩
D. 预防和矫正畸形
E. 代偿和助动作用

174. 踝足矫形器国际标准英文缩写是
A. FO　　　　　　B. AFO
C. KAFO　　　　　D. HKAFO
E. WHO

175. 以下不属于矫形器的是
A. 颈托　　　　　B. 压力衣
C. 夹板　　　　　D. AFO
E. 腰围

176. 腋杖最主要的负重部位是
A. 前臂　　　　　B. 腕和手
C. 腋窝　　　　　D. 胸壁
E. 肘

177. AFO是
A. 肩矫形器　　　B. 腕矫形器
C. 踝矫形器　　　D. 踝足矫形器
E. 肘矫形器

（178～179题共用题干）
患者女，55岁，脑梗死后偏瘫。查体：患侧轻度足下垂、足内翻，行走时呈尖足步态，无膝关节过伸现象。患侧上肢肌力差，平衡能力好。

178. 患者佩戴矫形器，最好选用
A. FO　　　　　　B. AFO
C. KAFO　　　　　D. HKAFO
E. WHO

179. 如需借用助行器行走，最好选用
A. T形单足手杖　　B. 三足手杖
C. 前臂杖　　　　D. 腋杖
E. 平台杖

第三章 作业疗法

必做考题

1. 作业疗法是指对于身体上、精神上、发育上有功能障碍的患者
   A. 应用有目的的、选择性的作业活动，进行治疗和训练
   B. 应用被动及主动运动，进行治疗和训练
   C. 应用针对手和上肢的手法技术，进行治疗和训练
   D. 应用布置家庭作业的形式，进行治疗和训练
   E. 职业前的技能训练

2. 作业疗法的特点为
   A. 治疗环境严肃专业，内容规范统一
   B. 目标明确，针对性强
   C. 尽早借助于各种辅助器械
   D. 治疗效果依赖于治疗师手法技术
   E. 主管上肢与手的功能障碍改善

3. 关于作业疗法的概念，正确的是
   A. 强调一对一被动训练
   B. 患者感觉疲劳时，治疗师应劝告其尽量完成作业任务
   C. 不适合有精神障碍的患者
   D. 不宜进行集体活动
   E. 注重认知与感知训练

4. 作业疗法的特点不包括
   A. 用于治疗的作业是经过选择的有目的的活动
   B. 完成一项作业活动，常需协调地、综合地发挥躯体的、心理的、认知的等因素的作用
   C. 作业疗法可帮助患者恢复日常生活活动能力
   D. 作业治疗不能帮助患者恢复工作能力
   E. 作业治疗可为患者配制辅助具

5. 不属于作业治疗范畴的是
   A. 日常功能活动训练　　B. 电疗法
   C. 轮椅训练　　D. 手眼协调性训练
   E. 认知训练

6. 作业训练的适应证不包括
   A. 抑郁症　　B. 颅脑损伤
   C. 截肢后　　D. 脑瘫
   E. 植物人

7. 一般不适合儿童的作业活动是
   A. 游戏　　B. 唱歌
   C. 郊游　　D. 木雕刻
   E. 跳舞

8. 生活技能训练方法不包括
   A. 致能训练　　B. 复能训练
   C. 代偿训练　　D. 被动完成的治疗
   E. 激发主动训练

9. 弯腰不方便患者可使用
   A. 尼龙搭扣　　B. 穿衣棍
   C. 系扣钩　　D. 穿鞋用具
   E. 帆布扶手装置

10. 训练患者耐性，控制冲动的作业是
    A. 木工　　B. 文件整理归档
    C. 球类比赛　　D. 游戏
    E. 看电影

11. 脑损伤患者常采用的矫形器是
    A. 分指板　　B. 拾物器
    C. 勺柄　　D. 提鞋具
    E. 手杖

12. 患者女，40岁。右侧肢体功能障碍2月余，患者两月前因为急性脑梗死出现右侧肢体活动不灵，感觉减退，经过一个月康复治疗后右侧肢体活动能力明显改善，经过评定实施作业训练明显提高了患者穿衣、进食、翻身、起坐、行走等能

力。其体现的作业训练的治疗作用是

A. 改善躯体感觉功能

B. 改善躯体运动功能

C. 改善认知、感知能力

D. 改善心理状态

E. 提高日常活动能力

13. 不适合脑外伤患者使用的辅助器具是

A. 手杖　　　　　B. 粗柄勺

C. 腰围　　　　　D. 改用尼龙搭扣的上衣

E. 洗澡椅

14. 改善双手协调性的最佳作业疗法项目是

A. 下棋　　　　　B. 锯木

C. 洗碗　　　　　D. 套圈游戏

E. 园艺

15. 不适宜进行作业治疗的患者是

A. 脑卒中合并运动性失语

B. 肱骨头骨折

C. 截瘫

D. 意识不清

E. 抑郁症

16. 以下主要用于肌耐力训练的治疗性作业活动的是

A. 绣花　　　　　B. 吹口风琴

C. 拉锯作业　　　D. 折纸

E. 脑游戏

17. ADL 是指

A. 躯体功能　　　B. 日常生活活动

C. 认知活动　　　D. 交流活动

E. 智能评价

18. 日常生活活动能力评定的主要内容是

A. 运动能力

B. 关节活动范围

C. 生活自理能力和依赖程度

D. 生活质量

E. 肌力

19. 在 FIM 中属于社会认知的评定项目是

A. 问题处理　　　B. 表达

C. 上下楼梯　　　D. 步行

E. 淋浴

20. 患者男，63 岁，脑卒中，意识清，精神可，经康复治疗后可辅助步行，出院前进行基础性日常生活活动评定，下列量表中不适用的是

A. Barthel 指数量表

B. Katz 指数量表

C. PULSES 量表

D. 修订的 Kenny 自理量表

E. 功能活动问卷（FAQ）

21. ADL 评定中卫生自理能力项目不包括

A. 进餐　　　　　B. 更衣

C. 洗脸　　　　　D. 站立及立位平衡能力

E. 大小便

22. 不属于基本日常生活活动范畴的活动是

A. 进食　　　　　B. 梳妆

C. 穿衣　　　　　D. 园艺

E. 行走

23. 最常用于狭义或基本的 ADL 评定量表是

A. FIM　　　　　B. Katz 指数

C. SF-36　　　　D. Barthel 指数

E. Kenny

24. 狭义或基本 ADL 范畴不包括

A. 进餐　　　　　B. 交流

C. 洗漱　　　　　D. 更衣

E. 洗澡

25. 基本 ADL 不包括

A. 梳头　　　　　B. 上下楼梯

C. 转移　　　　　D. 购物

E. 驱动轮椅

26. 不属于基础性日常生活活动的是

A. 进食　　　　　B. 梳妆、穿衣

C. 体位转移、行走　D. 洗衣、做饭

E. 如厕

27. 不属于工具性日常生活活动的是

A. 使用电话　　　B. 家务处理

C. 上下楼梯　　　D. 上街购物

E. 搭乘汽车

28. 评定生存质量，最不常用的方法是

A. 访谈法　　　　B. 观察法

C. 自我报告　　　D. 量表评定

E. 实验室检查

29. 不属于日常生活活动能力评定的量表是
    A. Barthel 指数   B. MMSE
    C. FIM   D. Katz 指数
    E. PULSES

30. 属于生活自理评定量表的是
    A. 家庭功能评定量表
    B. 自评抑郁量表
    C. 格拉斯哥预后量表
    D. 巴塞尔指数
    E. 运动评定量表

31. Barthel 指数的作用不包括
    A. 评定治疗前后 ADL 状态
    B. 预测治疗效果
    C. 预测住院时间
    D. 估计预后
    E. 估计存活时间

32. Barthel 指数评定项目不包括
    A. 交流   B. 大便控制
    C. 洗澡   D. 梳妆洗漱
    E. 上下楼梯

33. ADL 评定中属于社会认知能力项目的是
    A. 记忆能力   B. 理解能力
    C. 交流能力   D. 上下汽车
    E. 阅读书报

34. Barthel 指数得分 45 分意味着患者
    A. 生活基本可以自理
    B. 生活需要部分帮助
    C. 生活完全需要帮助
    D. 生活需要很大帮助
    E. 生活完全自理

35. Barthel 指数得分 15 分意味着
    A. 生活完全自理
    B. 生活大部分自理
    C. 生活基本自理
    D. 生活需要很大帮助
    E. 生活完全需要帮助

36. 患者能用自助具上下一层楼，该患者用 Barthel 指数评估，上下楼梯项评分为多少分
    A. 25 分   B. 15 分
    C. 10 分   D. 5 分
    E. 0 分

37. 患者男，72 岁，脑卒中后遗症期，现平时自己梳洗，穿衣，洗澡，家人为其盛好饭菜后能自己用餐，能自己上厕所，大小便无失禁，从床转移到轮椅还需妻子的搀扶，在家人的监护下能平地行走 60 米，上下一层楼梯，该患者的 Barthel 分为
    A. 50 分   B. 60 分
    C. 70 分   D. 80 分
    E. 90 分

（38～39 题共用题干）
脑外伤患者，肢体活动僵硬，划圈步态，内翻尖足。

38. 可用于评定痉挛的方法是
    A. Barthel 指数评定
    B. SF-36 评定
    C. Fugl-Meyer 评定
    D. Brunnstrom 评定
    E. 改良 Ashworth 分级法

39. 不适用于躯体日常生活活动能力的量表是
    A. FIM
    B. Barthel 指数
    C. Fugl-Myer 运动量表
    D. Katz 指数
    E. Kenny 自理评定

（40～41 题共用备选答案）
    A. Ashworth 法   B. Brunnstrom 法
    C. Hoffman 征   D. Barthel 指数评分法
    E. Glasgow 量表

40. 运动功能评测常采用

41. 日常生活活动能力评测常采用

第四章　言语吞咽

必做考题

1. 失语症患者言语恢复的高峰期为
   A. 1～3个月 B. 1～6个月
   C. 3～6个月 D. 6～12个月
   E. 1～12个月

2. 关于失语症患者的听理解障碍，错误的是
   A. 患者口语表达可能是流畅的
   B. 广泛存在于各类失语
   C. 运动性失语也可能有轻度障碍
   D. 家属掌握交流技巧会有帮助
   E. 配用助听器会有帮助

3. 导致失语症的最常见病因是
   A. 颅脑损伤 B. 脑部肿瘤
   C. 脑血管意外 D. 脑组织炎症
   E. Alzheimer病

4. 脑梗死后语言流畅，但大量错语，答非所问，不能完全理解他人语言，不能复述，失语症类型为
   A. 运动性失语 B. 感觉性失语
   C. 命名性失语 D. 传导性失语
   E. 完全性失语

5. 语言刻板，无意性语言，听不懂他人评议意义，脑梗，左侧肢体活动无力，坐立可，行走不能，错误的是
   A. 感觉性失语 B. 运动性失语
   C. 命名性失语 D. 构音障碍
   E. 完全性失语

6. 语言测验显示言语流畅，理解差，复述成绩明显好于其他成绩，并且有模仿语言特征时，应考虑的失语症类型是
   A. Wernicke失语症 B. 经皮质感觉性失语
   C. Broca失语症 D. 命名性失语症
   E. 完全性失语症

7. 康复预后效果最差的失语症是
   A. 运动性失语 B. 皮质下失语
   C. 完全性失语 D. 命名性失语
   E. 传导性失语

8. 临床上影响语言治疗成效的常见因素多不考虑
   A. 年龄 B. 病因
   C. 性别 D. 家属的配合度
   E. 合并障碍

9. 言语治疗的形式不包括
   A. "一对一"训练 B. 自主训练
   C. 小组训练 D. 家庭训练
   E. 野外训练

10. 失语症最常采用的治疗方法是
    A. 交流促进技术 B. 交流策略
    C. Schuell刺激法 D. 代偿方法训练
    E. 功能重组法

11. 失语症病因不包括
    A. 脑梗死 B. Alzheimer病
    C. 脑部肿瘤 D. 脑炎
    E. 先天性痴呆

12. 北京大学医学部汉语失语成套测验（ABC）的检查内容不包括
    A. 口语表达 B. 听理解
    C. 阅读 D. 书写
    E. 唇的活动度

13. 康复工作者最为关注的言语语言评定目的为
    A. 言语障碍的诊断
    B. 言语障碍的类型
    C. 言语障碍的病程
    D. 言语障碍的病因
    E. 患者残存的交流能力

14. 西方失语成套测验是
    A. BDAE   B. WAB
    C. CADL   D. SLTA
    E. Tokentest

15. 西方失语成套测验用于检测
    A. 智商   B. 失语商数
    C. 记忆商数   D. 言语能力指数
    E. 言语清晰度

16. 失语症的评定不包括
    A. 自发言语   B. 听理解
    C. 复述   D. 命名
    E. 重音

17. 关于言语的治疗原则，错误的是
    A. 早开始   B. 及时评定
    C. 集体治疗   D. 强化正确反应
    E. 循序渐进

18. 关于 Broca 失语的叙述错误的是
    A. 优势半球额下回损伤
    B. 表现为非流利性口语
    C. 出现电报式言语
    D. 表现为杂乱语
    E. 听理解障碍轻微

19. 对失语患者进行的非言语交流方式的训练不包括
    A. 手势语
    B. 交流板或交流手册
    C. 电脑交流装置
    D. 画图
    E. 电脑语音频谱训练

20. 气息音在哪种构音障碍中出现
    A. 痉挛型   B. 失调型
    C. 运动过弱型 D. 运动过强型
    E. 弛缓型

21. 痉挛性构音障碍的主要言语表现是
    A. 辅音不清
    B. 鼻音化、费力音
    C. 语言的节律障碍
    D. 鼻音减弱
    E. 错语

22. 构音障碍的变化不包括
    A. 呼吸运动   B. 共鸣
    C. 发音   D. 韵律
    E. 语法

23. 闭唇鼓腮有困难的患者，发音可能受影响有
    A. BPMF   B. BPMN
    C. BPM   D. BDPN
    E. ZCS

24. 周围神经损伤所引起的构音障碍，多为
    A. 弛缓型   B. 痉挛型
    C. 运动过多型 D. 运动失调型
    E. 混合型

25. 运动失调型构音障碍涉及
    A. 小脑或脑干内传导束病变
    B. 下运动神经元损伤
    C. 锥体外系病变
    D. 上运动神经元损伤
    E. 脊髓病变

(26～27题共用题干)

患者男，72岁。以脑出血，言语不利来诊。检查发现言语费力、粗糙、鼻音重，其他语言模式检查正常。

26. 最可能的构音障碍类型是
    A. 痉挛型   B. 混合型
    C. 运动过多型 D. 失调型
    E. 弛缓型

27. 经过一年的训练鼻音化仍很严重，这时应考虑
    A. 推撑训练   B. 应用腭托
    C. 吹的训练   D. 舌运动训练
    E. 冷刺激训练

28. 吞咽障碍的评定目的是
    A. 了解是否存在言语障碍
    B. 发现吞咽障碍的可能病因
    C. 跟吞咽治疗没有任何关系
    D. 吞咽障碍的病程
    E. 患者残存的交流能力

29. 吞咽障碍的检查为
    A. X 线透视   B. VF
    C. 核磁   D. CT

E. 超声

30. 评价误咽最有效的方法是
   A. 录像吞咽造影法 B. 内镜
   C. 超声波 D. 吞咽压力检查
   E. MRI

31. 吞咽反射不包括
   A. 舌头向后推送食团
   B. 软腭向上向后顶
   C. 气道关闭
   D. 咽缩肌收缩推动食团向下
   E. 环咽肌舒张

32. 下列关于真性球麻痹的描述正确的是
   A. 摄食、吞咽障碍主要表现在准备期
   B. 摄食、吞咽障碍主要表现在口腔期
   C. 吞咽反射部分残留
   D. 常存在环咽肌痉挛
   E. 常有伴高级脑功能障碍

33. 在吞咽的过程中唯一可以由意识控制的时相为
   A. 咽期 B. 喉期
   C. 胃期 D. 食道期
   E. 口腔期

34. 属于吞咽训练中基础训练的是
   A. 体位、声门闭锁训练
   B. 一口量、声门闭锁训练
   C. 食物的形态、咽部冷刺激与空吞咽
   D. 声门闭锁训练、咽部冷刺激与空吞咽
   E. 一口量、咽部冷刺激与空吞咽

35. 用冷刺激强化吞咽反射时,刺激部位一般不包括
   A. 软腭 B. 腭弓
   C. 舌根 D. 咽后壁
   E. 舌尖

36. 与吞咽反射动作无关的是
   A. 软腭往上往后顶
   B. 气道关闭
   C. 舌尖向后卷起
   D. 环咽肌舒张
   E. 咽缩肌收缩推动食团往下

37. 脑血管病患者发生的吞咽困难多为
   A. 器质性 B. 解剖性
   C. 结构性 D. 功能性
   E. 血管性

38. 吞咽障碍训练食物的选择方面应避免
   A. 柔软、密度均一的食物
   B. 易于吞咽的食物
   C. 不易在黏膜滞留的食物
   D. 容易松散的食物
   E. 易于咀嚼的食物

(37～38题共用题干)

患者女,49岁。脑梗死后吞咽困难来诊,患者吃饭嚼进一口至两口后,不能下咽,由口鼻喷出,舌唇运动较好,咀嚼大致正常。

39. 关键应采用
   A. 吞咽训练
   B. 软腭口训练
   C. 扩张治疗
   D. 胃造瘘手术
   E. 摄食训练

40. 患者的吞咽障碍主要是由于
   A. 口轮匝肌无力 B. 软腭无力
   C. 舌肌无力 D. 环咽肌失弛缓
   E. 胃肌无力

第五章 物理因子治疗

必做考题

1. 习惯上物理疗法不包括的物理因素为
   A. 电　　　　　B. 冷
   C. 力　　　　　D. 声
   E. 气候

2. 物理因子疗法的治疗途径不包括
   A. 直接作用　　　B. 神经反射作用
   C. 经络途径　　　D. 体液途径
   E. 侧支循环

3. 不可用直流电治疗的疾病是
   A. 神经炎、神经痛　　B. 慢性炎症
   C. 急性湿疹　　　　　D. 瘢痕粘连
   E. 关节炎、关节痛

4. 患者男，25岁，务农，颈后长痛1周，患处红肿疼痛，患处皮肤稍硬发热，量体温38.5℃，口服、肌注抗生素治疗，症状缓解不明显，外科建议转康复科辅助物理因子治疗。为了增强疗效，尽快缓解症状，还可添加的治疗方法是
   A. 磁疗法
   B. 超短波微波和温热量
   C. 微波微热或温热量
   D. 直流电药物离子导入疗法抗生素离子导入
   E. 红外线疗法

（5～6题共用备选答案）
   A. 血管痉挛　　　B. 血管扩张
   C. 脂肪坏死　　　D. 酸性电解产物积聚
   E. 碱性电解产物积聚

5. 直流电疗时阳极下烧伤的原因是
6. 直流电疗时阴极下烧伤的原因是
7. 根据肿瘤的部位和病期选择不同的治疗方法，其中直流电化学疗法属于
   A. 化学疗法　　　B. 放射疗法
   C. 免疫疗法　　　D. 物理疗法
   E. 支持疗法

8. 引起肌肉完全性强直收缩的较适宜的低频电流频率是
   A. 1～10 Hz　　　B. 20 Hz
   C. 50 Hz　　　　 D. 100 Hz
   E. 500 Hz

9. 镇痛作用最强的间动电流波形为
   A. 密波、疏密波　　　B. 疏密波、间升波
   C. 疏密波、断续波　　D. 断续波、疏密波
   E. 起伏波、疏密波

10. 经皮电神经刺激疗法的英语通用缩写为
    A. TNES　　　　B. TENS
    C. TANS　　　　D. TONS
    E. TEAS

11. 急慢性疼痛最佳的理疗治疗为
    A. 感应电疗法　　　B. 电兴奋疗法
    C. 间动电疗法　　　D. 神经肌肉电刺激疗法
    E. 经皮电神经刺激疗法（TENS）

12. 经皮电神经刺激疗法（TENS）缓解各种急慢性疼痛的机制是低频电流的刺激能够兴奋感觉神经的
    A. 痛觉纤维和痛觉神经末梢
    B. 所有传入纤维
    C. 粗纤维
    D. 细纤维
    E. 感觉神经末梢

13. 瘫痪的最佳的理疗治疗为
    A. 电兴奋疗法
    B. 经皮电神经肌肉电刺激疗法
    C. 功能性电刺激疗法

D. 感应电疗法

E. 神经肌肉电刺激疗法

14. 失神经肌肉的神经肌肉电刺激,最常用的波形是

A. 方波　　　　　B. 正弦波

C. 三角波　　　　D. 阶梯波

E. 双相脉冲波

15. 镇痛作用较好的低频电流频率是

A. 1 Hz　　　　　B. 10 Hz

C. 20 Hz　　　　 D. 50 Hz

E. 100 Hz

16. 低频脉冲电刺激的优点是

A. 作用表浅　　　B. 对皮肤刺激大

C. 有电解作用　　D. 易产生适应

E. 电极下不发生电解

17. 为纠正偏瘫患者足下垂所致的异常步态而在步行时采用的电疗法为

A. 电兴奋疗法

B. 神经肌肉电刺激疗法

C. 痉挛肌电刺激疗法

D. 功能性电刺激疗法

E. 经皮神经电刺激疗法

18. 上肢神经断裂吻合术后,为缓解肌肉萎缩,最适宜的治疗方法是

A. 直流电疗法　　B. TENS

C. 神经肌肉电刺激　D. 红外线照射

E. 按摩,被动运动

19. 对于亚急性、慢性软组织损伤具有软化瘢痕、镇痛作用的是

A. 紫外线　　　　B. 红外线

C. 超短波　　　　D. 感应电

E. 音频电疗

20. 瘢痕增生期应选用的物理治疗是

A. 电体操　　　　B. 经皮神经电刺激

C. 音频电疗法　　D. 功能性电刺激疗法

E. 间动电疗法

21. 等幅中频电镇痛的频率是

A. 1000～3000 Hz　B. 3000～5000 Hz

C. 5000～6000 Hz　D. 6000～8000 Hz

E. 8000～10000 Hz

22. 音频电疗法适宜何种症状的康复治疗

A. 炎性发热

B. 双下肢感觉减弱

C. 手术后伤口感染

D. 下肢血液循环障碍

E. 烧伤后疤痕挛缩

23. 干扰电最常用的电流频率组合是

A. 2000 Hz 与（2000±100）Hz

B. 3000 Hz 与（3000±100）Hz

C. 4000 Hz 与（4000±100）Hz

D. 5000 Hz 与（5000±100）Hz

E. 6000 Hz 与（6000±100）Hz

24. 干扰电疗法引起肌肉完全性强直收缩的较适宜的电流频率是

A. 50 Hz　　　　　B. 100 Hz

C. 500 Hz　　　　 D. 800 Hz

E. 1～10 Hz

25. 中频电中的干扰电疗法镇痛作用最明显的镇痛频率为

A. 50 Hz　　　　　B. 100 Hz

C. 150 Hz　　　　 D. 200 Hz

E. 250 Hz

26. 调制中频电流的低频调制波频率多为

A. 1～10 Hz　　　 B. 50 Hz

C. 100 Hz　　　　 D. 1～150 Hz

E. 50～100 Hz

27. 干扰电疗时,兴奋交感神经,使正常肌发生单收缩或使失神经肌和平滑肌发生单收缩选用差频的原则是

A. 100 Hz　　　　 B. 50～100 Hz

C. 25～50 Hz　　　D. 20～40 Hz

E. 1～10 Hz

(28～29题共用备选答案)

A. 电化学疗法　　B. 感应电疗法

C. 间动电疗法　　D. 干扰电疗法

E. 厘米波疗法

28. 属于直流电疗法的是

29. 属于中频电疗法的是

(30~31题共用备选答案)

A. 低频电疗法　　　　B. 中频电疗法
C. 磁疗　　　　　　　D. 光疗
E. 高频电治疗

30. 功能性电刺激疗法属于

31. 音频电疗法属于

32. 盆腔炎急性期超短波的最佳治疗剂量为

A. 无热量
B. 无热—微热量
C. 微热量
D. 微热量—温热量
E. 温热量

33. 对微波辐射特别敏感的人体组织为

A. 关节　　　　　　　B. 神经组织
C. 眼　　　　　　　　D. 肝脏
E. 乳腺

34. 高频电疗法中非热效应最明显的疗法是

A. 长波　　　　　　　B. 中波
C. 短波　　　　　　　D. 超短波
E. 微波

35. 腰椎间盘突出症患者，安装有心脏起搏器，不合适的物理治疗方法为

A. 腰椎牵引　　　　　B. 超短波
C. 石蜡疗法　　　　　D. 红外线治疗
B. 水疗法

36. 高频电疗法中温热作用深度最深的是

A. 中波　　　　　　　B. 超短波
C. 短波　　　　　　　D. 分米波
E. 直流电

37. 高频电疗主要生物学效应是

A. 对人体组织的穿透力弱
B. 具有温热效应
C. 不具有非热效应
D. 可以引起肌肉收缩
E. 对神经系统具有兴奋作用

38. 禁用于头部的物理治疗是

A. 直流电　　　　　　B. 中频电
C. 超声波　　　　　　D. 小功率超短波
E. 大功率超短波

39. 为了减少治疗室内空间环境中电波辐射，其注意事项不包括

A. 不使用漏电超过标准的治疗仪
B. 治疗室内治疗仪摆放不得过于密集
C. 尽量减少室内的金属物品
D. 工作时必须戴防护眼镜，穿防护衣
E. 治疗仪有输出时电极或辐射器不得空载

40. 治疗时电极不直接接触皮肤的治疗方法是

A. 静电疗法
B. 直流电疗法
C. 低频电疗法
D. 中频电疗法
E. 高频电疗法

41. 作用最深的物理因子治疗为

A. 水疗　　　　　　　B. 蜡疗
C. 热敷　　　　　　　D. 红外线
E. 超短波

(42~44题共用备选答案)

A. 低频电疗法　　　　B. 中频电疗法
C. 高频电疗法　　　　D. 直流电疗法
E. 静电疗法

42. 音频电疗法属于

43. 间动电疗法属于

44. 对人体作用最深的电疗方法是

(45~47题共用备选答案)

A. 长波　　　　　　　B. 中波
C. 短波　　　　　　　D. 超短波
E. 微波

45. 共鸣火花是一种

46. 分米波、厘米波统称为

47. 波长范围为 10～100 m 的波属于

(48~50题共用备选答案)

A. 等幅振荡电流
B. 减幅振荡电流
C. 脉冲等幅振荡电流
D. 脉冲减幅振荡电流
E. 等幅正弦中频电流

48. 振荡幅度不变的电流是

49. 呈现有规律的脉冲波组的等幅振荡电流是

50. 振荡幅度逐步减少至消失的电流是
51. 关于神经传导的检查，错误的是
    A. 若所要检查的神经位置很浅，无须使用针电极
    B. 神经节段越长，测量误差对传导速度的影响越大
    C. 温度下降时，神经传导速度减慢
    D. 新生儿的神经传导速度比成人慢
    E. 身高与神经传导速度呈负相关
52. 多相电位增加的标准是超过正常值
    A. 10%   B. 20%
    C. 30%   D. 40%
    E. 50%
53. 束颤电位的特性不包括
    A. 频率常小于 5 Hz
    B. 可为双相、三相或复杂多项波
    C. 电位频率不规则
    D. 电位节律不规则
    E. 频率常小于 20 Hz
54. 自发电位不包括
    A. 纤颤电位   B. F 波
    C. 束颤电位   D. 复合性重复放电
    E. 正锐波
55. 红外线疗法的生理效应中主要为
    A. 电离效应   B. 温热效应
    C. 光化学效应   D. 深部穿透效应
    E. 光动力效应
56. 医用红外线分为
    A. 短波、中波和长波三段
    B. 短波和中波两段
    C. 短波和长波两段
    D. 短波和超短波两段
    E. 中波和长波两段
57. 新生儿高胆红素血症，首选的物理因子是
    A. 超短波   B. 超声波
    C. 磁疗   D. 蓝紫光疗
    E. 红外线
58. 严重新生儿高胆红素血症，患儿经蓝紫光照射治疗无效或出现溶血时需进行
    A. 超短波治疗   B. 红外线照射

    C. 换血疗法   D. 紫外线照射
    E. 神经肌肉电刺激
59. 紫外线红斑反应定义是
    A. 短波紫外线红斑的潜伏期较短
    B. 长波紫外线红斑的潜伏期较长
    C. 以一定剂量的紫外线照射皮肤一段时间后，照射野皮肤上呈现的边界清楚、均匀的充血反应
    D. 红斑反应于 12~24 h 达到高峰，之后逐渐消退
    E. 照射后必须经过一定的时间才能出现红斑反应
60. 紫外线最小红斑量（MED）或生物剂量是指
    A. 引起最小面积红斑的剂量
    B. 引起最弱红斑的剂量
    C. 治疗所需的最小剂量
    D. 治疗所允许的最小剂量
    E. 最安全的剂量
61. 肺炎患儿进行紫外线照射时应注意保护
    A. 眼睛   B. 大脑
    C. 神经节   D. 脊髓
    E. 心脏
62. 通过促进 VitD 的合成、增加骨量以治疗骨质疏松症的物理治疗方法是
    A. 红外线   B. 高频电疗
    C. 激光   D. 蜡疗
    E. 紫外线疗法
63. 不能使用紫外线照射的为
    A. 骨软化症   B. 红斑性狼疮
    C. 骨质疏松   D. 慢性湿疹伴感染
    E. 玫瑰糠疹
64. 用紫外线治疗软组织感染时，判断剂量的标准为
    A. 紫外线照射时间   B. 紫外线照射距离
    C. 紫外线照射部位   D. 紫外线照射强度
    E. 紫外线红斑反应
65. 对紫外线最敏感的部位是
    A. 手   B. 足
    C. 大腿   D. 小腿
    E. 胸、腹、背部
66. 紫外线的治疗作用不包括
    A. 抗炎作用   B. 镇痛作用

C. 促进维生素 D 的吸收　　D. 促进创口愈合

E. 加强过敏反应

67. 长波紫外线照射后出现红斑反应的潜伏期为

　　A. 1～2 小时　　　　　B. 2～4 小时

　　C. 4～6 小时　　　　　D. 6～8 小时

　　E. 8～10 小时

68. 紫外线弱红斑量照射可以用于

　　A. 睑缘炎　　　　　　B. 睑腺炎

　　C. 角膜炎　　　　　　D. 白内障

　　E. 视神经炎

69. 下列关于光疗法的描述，错误的是

　　A. 紫外线的波长越短，对皮肤反射越少

　　B. 白色人种皮肤对紫外线的反射比黑色人种皮肤多

　　C. 紫外线波长越短，皮肤的散射越明显

　　D. 紫外线波长越短，透入皮肤越深

　　E. 紫外线的光化学作用主要发生在皮肤浅层

70. 紫外线最主要的生物学效应是

　　A. 热作用　　　　　　B. 压强作用

　　C. 电磁作用　　　　　D. 荧光效应

　　E. 光化学作用

71. 紫外线疗法适宜何种症状的康复治疗

　　A. 炎性发热

　　B. 双下肢感觉减弱

　　C. 手术后伤口感染

　　D. 下肢血液循环障碍

　　E. 烧伤后疤痕挛缩

72. 下列哪种物质在皮肤中经紫外线照射可以转变成维生素 D_3

　　A. 7-脱氢胆固醇　　　B. 麦角固醇

　　C. 维生素 D_2　　　　D. 5-脱氢胆固醇

　　E. 胆钙化醇

73. 关于 He-Ne 激光的描述，错误的是

　　A. 工作物质为氦、氖

　　B. 属于气体激光

　　C. 属于离子激光

　　D. 波长 632.8 μm

　　E. 功率低

74. 睑腺炎急性水肿时，可选择的物理治疗为

　　A. 热敷　　　　　　　B. 冷敷

C. 红外线　　　　　　D. 激光

E. 蜡疗

75. 高强度激光的主要治疗作用

　　A. 软化　　　　　　　B. 腐蚀

　　C. 杀菌　　　　　　　D. 凝固

　　E. 硬化

76. 患者男，46 岁，间歇性右下腹疼痛伴血尿 1 月余，B 超示右侧输尿管内可见多个强声影，诊断为右侧输尿管结石，拟给予激光碎石治疗，是利用激光的

　　A. 热作用　　　　　　B. 压强作用

　　C. 光化作用　　　　　D. 电磁作用

　　E. 生物刺激作用

（77～78 题共用备选答案）

　　A. 炎性发热　　　　　B. 双下肢感染减弱

　　C. 手术后伤口感染　　D. 下肢血液循环障碍

　　E. 烧伤后疤痕挛缩

77. 紫外线疗法适合何种症状的康复治疗

78. 音频电疗法适合何种症状的康复治疗

（79～80 题共用备选答案）

　　A. 干扰电疗法　　　　B. 共鸣火花疗法

　　C. 超短波疗法　　　　D. 紫外线疗法

　　E. 电兴奋疗法

79. 可引起色素沉着的是

80. 用于改善睡眠的是

81. 超声波软化瘢痕的原理为

　　A. 弥散作用

　　B. 空化作用

　　C. 触变作用

　　D. 对氢离子浓度的影响

　　E. 对生物大分子的聚合、解聚作用

82. 超声雾化吸入治疗是利用超声的

　　A. 温热作用　　　　　B. 空化作用

　　C. 弥散作用　　　　　D. 触变作用

　　E. 节聚作用

83. 超声波疗法治疗疾病的最基本的机制是

　　A. 温热作用　　　　　B. 空化作用

　　C. 微细按摩作用　　　D. 压强作用

　　E. 光化作用

84. 吸收声能最多的人体组织是
   A. 皮肤　　　　　B. 神经
   C. 血管　　　　　D. 肌肉
   E. 骨骼

85. 超声波治疗疾病的最基本机制是通过
   A. 热作用　　　　B. 机械作用
   C. 空化作用　　　D. 穿透作用
   E. 触变作用

86. 超声波声头空载的危害为
   A. 声头内晶片破碎
   B. 声头内晶片过热而致破坏
   C. 超声波在空间反射、折射
   D. 超声波波形频率改变
   E. 超声波向空间辐射造成污染

87. 不属于超声波理化效应的是
   A. 电解作用　　　B. 空化作用
   C. 弥散作用　　　D. 触变作用
   E. 聚合与解聚作用

88. 手部疤痕挛缩的最佳治疗方法是
   A. 水下超声波疗法　B. 红外线疗法
   C. 针灸　　　　　D. 超短波疗法
   E. 冷敷

89. 以下关于体外冲击波疗法能流密度的说法中错误的是
   A. 冲击波的能量以能流密度表示，即单个脉冲 $1\,mm^2$ 面积上的能量
   B. 低能流级（0.08～0.28 mJ/mm^2）
   C. 中能流级（0.28～0.60 mJ/mm^2）
   D. 高能流级（≥0.60 mJ/mm^2）
   E. 在每次治疗中患者所接受的总能量等于能量密度×脉冲频率

90. 冲击波进入人体，人体组织中所含的大量微小气泡在冲击波的作用下急速膨胀、破裂，出现高速液体微喷射，释放出巨大的能量，松解组织，疏通血管，这是冲击波的（　）效应。
   A. 空化作用
   B. 热作用
   C. 机械作用
   D. 压电效应
   E. 逆压电效应

91. 两次体外冲击波碎石，治疗间隔时间应大于
   A. 3 天　　　　　B. 5 天
   C. 10 天　　　　D. 7 天
   E. 14 天

92. 磁疗的治疗作用不包括
   A. 止痛　　　　　B. 镇静
   C. 消炎　　　　　D. 消肿
   E. 止血

93. 磁疗宜用于
   A. 孕妇下腹部
   B. 磁疗副作用明显不能耐受者
   C. 瘢痕、硬结处
   D. 心脏起搏器患者
   E. 金属异物处

94. 磁疗的作用不包括
   A. 降压　　　　　B. 降脂
   C. 软化瘢痕　　　D. 改善睡眠
   E. 止泻

95. 磁疗的适应证为
   A. 急性心梗　　　B. 急腹症
   C. 急性炎症　　　D. 上消化道出血
   E. 高热

96. 能促进骨折愈合的治疗
   A. 湿热敷　　　　B. 冷敷
   C. 磁疗　　　　　D. 牵引
   E. 自身热

97. 骨关节炎肿胀、疼痛明显者，禁用的治疗是
   A. 冷疗　　　　　B. 高频电疗
   C. 低中频电疗　　D. 热疗
   E. 磁疗

98. 蜡中有水和杂质容易引起烫伤，其原因是
   A. 水与杂质的导热性强
   B. 水与杂质的导热性不同
   C. 水与杂质的导热性差
   D. 杂质的刺激性强
   E. 杂质容易引起过敏

99. 温热疗法的机理是
   A. 热使组织温度升高，能量消耗减少
   B. 热使毛细血管通透性升高，易水肿

C. 热使微循环加快，改善营养，利于组织修复

D. 热使微循环加快，改善营养，组织增生

E. 热降低感觉神经的兴奋性，降低痛阈

100. 石蜡疗法具有

　　A. 温热作用、机械作用、润滑作用

　　B. 温热作用、机械作用、空化作用

　　C. 温热作用、机械作用、触变作用

　　D. 机械作用、润滑作用、空化作用

　　E. 触变作用、空化作用、温热作用

101. 石蜡的机械作用主要用于

　　A. 扩张血管　　　B. 加深呼吸

　　C. 消除水肿　　　D. 缓解痉挛

　　E. 加速新陈代谢

102. 在牵拉挛缩的跟腱前增加蜡疗的主要目的是

　　A. 减轻疼痛　　　B. 滋润皮肤

　　C. 改善血液循环　D. 增加软组织弹性

　　E. 增加胶原粘弹性

103. 蜡疗对肩关节周围炎的作用不包括

　　A. 消炎　　　　　B. 止痛

　　C. 松解粘连　　　D. 挤压作用

　　E. 增强肌肉力量

104. 温热治疗所不能引起的生物效应是

　　A. 改善血液循环　B. 增加新陈代谢

　　C. 缓解疼痛痉挛　D. 提高造血能力

　　E. 增加软组织的延展性

（105～106题共用备选答案）

　　A. 蒸气浴　　　　B. 蜡疗法

　　C. 红外线疗法　　D. 超短波疗法

　　E. 微波疗法

105. 通过辐射热作用于人体的是

106. 通过传导热作用于人体的是

107. 冷疗法适用于

　　A. 急性扭挫伤　　B. 闭塞性脉管炎

　　C. 雷诺病　　　　D. 动脉硬化

　　E. 感觉障碍

108. 冷冻疗法的治疗范围是

　　A. －100 ℃

　　B. －200 ℃

　　C. 0 ℃到－100 ℃

　　D. 比皮肤温度低，但是在0 ℃以上

　　E. －50 ℃

109. 不属于水疗禁忌证的是

　　A. 恶性肿瘤

　　B. 银屑病

　　C. 活动性结核

　　D. 重症动脉硬化

　　E. 心肺肾脏功能代偿不全

110. 使用水疗时，对痉挛性瘫痪的患者来说，哪种水温是合适的

　　A. 水温35～37 ℃　B. 水温37～38 ℃

　　C. 水温38～40 ℃　D. 水温40～45 ℃

　　E. 不超过50 ℃

111. 与陆上运动相比，水中运动最重要的优点是

　　A. 肌肉负荷较大

　　B. 促进血液循环

　　C. 可以减轻疼痛

　　D. 关节压力负荷较轻

　　E. 比较安全

112. 水中运动治疗的最大优点是

　　A. 水中阻力大，便于增强肌力

　　B. 水中浮力大，减轻体重，便于活动

　　C. 兼有清洁作用

　　D. 兼有娱乐作用

　　E. 兼有器械运动

113. 影响人体对水疗温度刺激反应的因素不包括

　　A. 水温与体温的差距　B. 温度变化的速度

　　C. 水的成分　　　　　D. 水流速度

　　E. 水温作用的次数

（114～116题共用备选答案）

　　A. 超短波疗法　　B. 紫外线疗法

　　C. 红外线疗法　　D. 石蜡疗法

　　E. 冷疗法

114. 急性扭伤早期首选

115. 蜂窝织炎首选

116. 骨折愈合后关节僵硬首选

117. 肌电生物反馈不用于

　　A. 紧张性头痛　　B. 化脓性炎症

　　C. 呼吸训练　　　D. 痉挛性斜颈

E. 周围神经损伤
118. 生物反馈治疗主要适用于
 A. 抑郁症   B. 紧张性头痛
 C. 颅内压增高 D. 躁狂症
 E. 精神发育不全
119. 与神经肌肉电刺激治疗比较，肌电反馈治疗的特点为
 A. 能提高肌力
 B. 需皮肤电极
 C. 产生肌肉收缩
 D. 需反复多次训练
 E. 需有意识参与调控
120. 完全性周围神经损伤患者，在尚未出现临床恢复迹象时，防止肌萎缩的主要方法包括
 A. 肌电反馈训练法
 B. 肌电反馈电刺激法
 C. 中枢神经冲动传递训练
 D. 助力运动
 E. 主动运动
121. 通过肌电反馈的方法使患者放松的训练属于
 A. 渐进性放松训练   B. 生物反馈训练
 C. 对比放松训练   D. 暗示放松训练
 E. 医疗气功
122. 手指皮肤温度生物反馈疗法的生物信息是
 A. 心电   B. 脉搏
 C. 肌电   D. 温度
 E. 皮肤电阻

123. 肌电生物反馈疗法的生物信息是
 A. 心电   B. 脉搏
 C. 肌电   D. 脑电波
 E. 肌皮电阻
124. 关于生物反馈疗法功能训练的描述，错误的是
 A. 生物反馈治疗仪起反馈信号的作用
 B. 患者自我调节训练
 C. 训练患者控制体内不随意功能
 D. 所训练的功能可以被人直接观察到
 E. 主要训练肌电、皮肤温度、皮肤电阻、电压、心率等生理活动
125. 患者女，17岁，因最近临近高考，精神焦虑，神经紧张，睡眠差，愁苦面容，言语不多，可选择的治疗方法不包括
 A. 生物反馈
 B. 放松疗法
 C. 音乐疗法
 D. 登山旅游
 E. 协调训练
126. 气压治疗仪适宜何种症状的康复治疗
 A. 炎性发热
 B. 双下肢感觉减弱
 C. 手术后伤口感染
 D. 下肢血液循环障碍
 E. 烧伤后疤痕挛缩

第六章　神经疾病康复

必做考题

1. 关于脑卒中康复治疗原则，正确的是
   A. 病情稳定后，尽早开始康复治疗
   B. 病情稳定后，尽量卧床休息
   C. 康复治疗开始时，可停用药物治疗
   D. 脑卒中可完全恢复，不需要康复治疗
   E. 药物和康复治疗需交替进行

2. 脑卒中患者后遗症主要康复内容不包括
   A. 关节松动术
   B. 辅助器具的训练
   C. 发挥代偿功能
   D. 心理调适
   E. 维持性康复训练

3. 患者女，65岁。右侧肢体活动不灵5年余。查体可见右手挛缩畸形。为此可采用的康复治疗措施不包括
   A. 右手使用分指板　　B. 蜡疗
   C. 被动运动　　　　　D. 封闭治疗
   E. 右手温水治疗

4. 患者女，76岁，有冠心病病史10余年。2年前因脑出血，左侧偏瘫，一直卧床至今。出现概率很小的情况是
   A. 心率减慢
   B. 运动耐力降低
   C. 血栓与栓塞的概率增加
   D. 肺炎概率增加
   E. 葡萄糖耐量降低

5. 关于偏瘫患者穿衣动作训练，错误的是
   A. 先进行上下肢功能训练
   B. 一般先穿健侧袖，再穿患侧袖
   C. 上衣不用扣子，改用拉链或尼龙搭扣
   D. 不穿系带鞋，改穿船形鞋
   E. 裤子不用腰带，改用松紧带

6. 脑卒中患者早期患侧卧位错误的姿势是
   A. 患肩后缩　　　　　B. 肘伸直
   C. 前臂旋后　　　　　D. 手指张开
   E. 掌面向上

7. 患者女，60岁，右侧内囊出血28天（出血量25 mL）。查体：神志清楚，体温37℃，血压140/90 mmHg，脉搏86次/分，左侧肢体瘫痪。拟行电动斜床站立训练，训练中最需要注意的是
   A. 斜床站立的姿势　　B. 患侧肩关节半脱位
   C. 体位性低血压　　　D. 避免站立时间过长
   E. 每天站立不超过2次

8. 患者男，65岁，因"突发左侧肢体乏力，语言不清1天"入院。查体：血压130/80 mmHg，心率80次/分，神志清，左侧肢体肌张力正常，肌力4级。头颅CT示：右侧基底节区脑梗死，现患者病情稳定已3天，在临床治疗的同时，还应给予
   A. 早起床边康复治疗
   B. 待病情进一步好转后开始康复治疗
   C. 让患者自然恢复
   D. 出院后参加社团康复
   E. 给予各种康复辅导用具，提高患者生活自理能力

9. 脑出血右侧偏瘫患者，下肢痉挛，抗痉挛治疗应除外
   A. 抗痉挛的良姿位　　B. Bobath技术
   C. 肌电生物反馈　　　D. 踝足矫形器
   E. 痉挛肌电刺激

10. 中枢性瘫痪的特点不包括
    A. 肌张力增高　　　　B. 偏瘫
    C. 失神经电位出现　　D. 神经传导速度正常
    E. 病理反射阳性

（11～12题共用题干）

患者男，40岁，脑出血恢复期，右侧偏瘫1年。

11. 影响患者主动站立的主要因素为

　　A. 年龄　　　　　　B. 认知障碍

　　C. 心理障碍　　　　D. 下肢肌力

　　E. 足弓状况

12. 影响患者步行训练的主要因素不包括

　　A. 立位平衡能力

　　B. 下肢负重程度

　　C. 身体重心高低的变换

　　D. 膝关节的控制能力

　　E. 适时地使用步行辅助具

（13～14题共用题干）

患者男，27岁，因车祸致颅脑损伤。目前患者肢体运动功能尚可，易怒，情绪急躁。

13. 此患者目前最需要的治疗是

　　A. 物理治疗　　　　B. 文体治疗

　　C. 水中治疗　　　　D. 作业治疗

　　E. 语言治疗

14. 对此患者目前实施的治疗作用是

　　A. 改善心理状态，改善认知和感知功能

　　B. 改善运动功能

　　C. 改善平衡

　　D. 增强肌力

　　E. 改善心肺功能

（15～16题共用题干）

患者女，50岁，突然出现剧烈头痛、颈枕部痛和呕吐，持续5小时，不发热，无高血压病史。查体：神清，血压轻度增高；右瞳孔散大，对光反应消失，右上睑下垂，眼球向上、向下、向内运动不能；颈强直，Kernig征（+）。脑CT示脑正中裂、大脑外侧裂和基底池呈高密度影。

15. 首先考虑的诊断是

　　A. 脑实质出血　　　B. 蛛网膜下腔出血

　　C. 急性脑梗死　　　D. 脑膜炎

　　E. 脑膜癌病

16. 受累的颅神经为

　　A. 右侧外展神经　　B. 右侧动眼神经

　　C. 右侧面神经　　　D. 右侧视神经

　　E. 右侧上颌神经

（17～18题共用题干）

患者男，83岁，诊断为脑出血恢复期，左侧偏瘫3年余。目前，患者不能完成床上翻身、起坐动作，日常生活动作基本上不能自理。

17. 患者从床到轮椅的被动转移中，正确的做法为

　　A. 患者主动翻身

　　B. 患者坐起后，主动把臀部移向床边

　　C. 患者自己把轮椅移向床边

　　D. 治疗师控制患者患足于地面

　　E. 治疗师目视患者完成转移

18. 当患者能力有所提高后，治疗师错误的做法为

　　A. 制定转移动作的程序

　　B. 辅助患者坐起

　　C. 辅助患者坐向床边

　　D. 轮椅与床的距离尽可能短

　　E. 治疗师应与患者保持一定的距离

（19～20题共用题干）

患者女，69岁，突然感头痛，头晕，右侧肢体不能活动，言语不清。查体：血压160/90 mmHg，神清，言语不利。右侧上肢肌力1级，肌张力低；右下肢肌力2级，肌张力低。右侧肱二头肌、肱三头肌、膝、跟腱反射减弱，右侧病理征阳性。

19. 最有帮助的辅助检查是

　　A. 头颅CT　　　　　B. 头颅X线

　　C. 血常规　　　　　D. 电诊断

　　E. 脑电图

20. 可能的诊断是

　　A. 脑卒中　　　　　B. 脊髓损伤

　　C. 三叉神经痛　　　D. 面神经麻痹

　　E. 脑外伤

（21～23题共用备选答案）

　　A. 患肩垫起，患侧上肢伸展稍外旋，前臂旋后

　　B. 患侧肩胛带前伸肩屈曲90°～130°，肘和腕伸展

　　C. 患侧肩胛带前伸肩屈曲90°～130°，患肘伸展，前臂旋后，手自然背屈

　　D. 患侧髋膝屈曲置于前面似踏出一步远的枕头上，足不悬空

　　E. 患髋伸展，膝轻度屈曲

21. 脑卒中早期抗痉挛体位中，取健侧侧卧位时上肢的位置为

22. 脑卒中早期抗痉挛体位中，取患侧侧卧位时下肢的位置为

23. 脑卒中早期抗痉挛体位中，取仰卧位时上肢的位置为

24. 与脑卒中相比，脑外伤更容易出现
    A. 认知障碍　　　　B. 言语功能障碍
    C. 感觉障碍　　　　D. 肢体运动障碍
    E. 吞咽障碍

25. 关于脑震荡的说法，正确的是
    A. 昏迷一般超过20分钟
    B. 伤后遗忘大于1小时
    C. 出现脑水肿
    C. 颅内压增高
    E. 无神经体征

26. 影响颅脑外伤后认知障碍恢复的因素不包括
    A. 昏迷的时间　　　B. 运动障碍
    C. 抑郁　　　　　　D. 患者的文化水平
    E. 社会的支持度

27. 脑外伤后病情监护的主要观察内容不包括
    A. 意识　　　　　　B. 瞳孔
    C. 神经系统体征　　D. ADL能力
    E. 生命体征

28. 颅脑损伤不伴昏迷时，鼓励卧床时头部抬高
    A. 0°　　　　　　　B. 0°～10°
    C. 10°～20°　　　　D. 15°～35°
    E. 30°～50°

29. 患者男，25岁。因"车祸后突发右侧肢体乏力2小时"入院，伴头痛、呕吐，无失语。曾有短暂昏迷，时间约1小时。查体：神志清楚，右侧肢体肌力3级，肌张力不高，病理征阳性，CT示左侧额叶低密度水肿区内可见散在的点、片状出血灶，中线无明显移位。考虑诊断为
    A. 脑挫裂伤　　　　B. 颅内血肿
    C. 脑震荡　　　　　D. 硬膜下血肿
    E. 硬膜外血肿

30. 减轻脑水肿的治疗不包括
    A. 激素治疗　　　　B. 抗生素治疗
    C. 低温治疗　　　　D. 高压氧治疗
    E. 言语治疗

31. 颅内血肿患者意识障碍中常有中间清醒期的类型是
    A. 颅内血肿　　　　B. 脑室内血肿
    C. 迟发性颅内血肿　D. 硬膜外血肿
    E. 硬膜下血肿

32. 有助于判断脑死亡的检查是
    A. 肌电图　　　　　B. 脑电图
    C. 脑干诱发电位　　D. 体感诱发电位
    E. 运动神经传导速度检查

33. 关于Glasgow昏迷量表的叙述，错误的是
    A. 可用于判断脑外伤后昏迷程度
    B. 包括睁眼、运动和语言三部分
    C. 总分小于8分为重度昏迷
    D. 可帮助评估脑外伤患者的运动功能
    E. 运动的诱发可利用口头指令或疼痛刺激

34. 应用Glasgow昏迷量表对脑外伤昏迷程度进行评定，正确的评分项目为
    A. 大于8分为重度
    B. 13～15分为重度
    C. 小于3分为重度
    D. 9～12分为中度
    E. 大于15分为轻度

（35～36题共用题干）

患者男，31岁，车祸致脑外伤，左侧偏瘫，左小腿三头肌痉挛。经康复治疗，踝关节被动活动范围正常，步行时左侧尖足无明显改善，口服解痉药无效。

35. 下一步不应考虑的治疗是
    A. 制作踝足矫形器
    B. 硬脊膜内巴氯芬注射
    C. 用酚进行胫神经阻滞
    D. 小腿三头肌的A型肉毒毒素注射
    E. 手术延长跟腱

36. 患者恢复工作后，康复治疗中断。1年后因步态异常，再次到康复科治疗。左侧马蹄内翻足畸形，踝关节被动活动受限。除康复训练外，该患者的综合性康复方案还应包括
    A. 踝足矫形器
    B. 硬脊膜内巴氯芬注射
    C. 用酚甘油进行胫神经阻滞

D. 功能性电刺激

E. 手术矫正马蹄内翻足畸形

37. 帕金森病的康复治疗不包括

A. 感觉训练　　　B. 肌力训练

C. 姿势训练　　　D. 平衡功能训练

E. 步行能力训练

(38～39题共用题干)

患者男，64岁，3年前开始出现肢体僵硬感和左手震颤，特别是休息时明显，并逐渐加重，出现小碎步和慌张步态。MRI未发现异常，被诊断为"帕金森综合征"。

38. 该患者下肢关节活动度训练的重点内容是

A. 屈髋屈膝　　　B. 屈膝、踝关节背伸

C. 伸髋屈膝　　　D. 伸髋伸膝

E. 屈膝、踝关节跖屈

39. 对该患者进行节律性摆动训练，错误的是

A. 属于松弛训练的重要方法

B. 有助于减轻震颤

C. 有助于缓解肌肉强直

D. 通过缓慢的前庭刺激来达到效果

E. 有主动摆动和被动摆动两种方式

40. 多发性硬化患者康复治疗，正确的是

A. 康复治疗可阻滞病情进展

B. 早期病情进展时就可开始主动活动

C. 治疗方式和强度根据疾病累及的部位和严重程度而定

D. 高强度长时间训练效果好

E. 本体感觉丧失可通过有力擦、刷加以改善

41. 关于多发性硬化的治疗原则，错误的是

A. 早期开始　　　B. 循序渐进

C. 因人而异　　　D. 强化训练

E. 针对性治疗

(42～43题共用备选答案)

A. 维持、扩大关节活动度

B. 缓解肌肉痉挛

C. 增强肌力

D. 纠正共济失调和步态

E. 促进感觉功能的恢复

42. 对多发性硬化患者，在关节囊紧张的情况下采用关节松动手法，其目的是

43. 对该患者进行躯干的屈曲转动活动，螺旋型或对角线的四肢运动，其目的是

44. 对老年性痴呆的康复治疗措施不包括

A. 认知功能训练

B. 日常生活活动训练

C. 健身锻炼

D. 语言训练

E. 到复杂的环境中接触人和各种事物

45. 老年性痴呆的治疗方法中，最不常用的是

A. 药物治疗　　　B. 作业治疗

C. 手术治疗　　　D. 认知训练

E. 心理治疗

46. 脊髓损伤患者急性期的康复训练内容不包括

A. 呼吸及排痰训练

B. 肢体良好位置

C. 轮椅训练

D. 保持关节活动度

E. 定时翻身

47. 脊髓损伤患者从卧床到站立训练的步骤是

A. 抬高床头→坐位训练→站立训练→分解行走训练→行走训练

B. 坐位训练→站立训练→分解行走训练→行走训练

C. 站立训练→分解行走训练→行走训练

D. 坐位训练→站立训练→行走训练

E. 坐位训练→分解行走训练→行走训练

48. 脊髓损伤患者自主神经反射亢进的诱因不包括

A. 膀胱充盈　　　B. 膀胱感染

C. 大便填塞　　　D. 焦虑

E. 肌肉痉挛

49. 排尿反射的低级中枢位于

A. L_1～L_5　　　B. L_2

C. S_1　　　D. S_2～S_4

E. S_5

50. 脊髓损伤的康复治疗方法不包括

A. 运动治疗　　　B. 物理治疗

C. 作业治疗　　　D. 语言治疗

E. 心理治疗

51. 脊髓损伤急性期在条件允许情况下应该
    A. 立即开始站立训练
    B. 尽早开展康复训练
    C. 保持平卧1个月
    D. 保持平卧2个月
    E. 保持平卧3个月

52. 关于脊髓损伤早期被动活动,错误的是
    A. 需尽早进行
    B. 防止关节僵硬
    C. 增加关节活动度
    D. 增强肌力
    E. 防止肌肉挛缩

53. 人体坠落时头部着地,最多见于脊髓损伤水平在
    A. $C_1 \sim C_2$ B. $C_5 \sim C_7$
    C. $T_{10} \sim T_{12}$ D. $L_1 \sim L_2$
    E. $L_4 \sim L_5$

54. 患者肚脐感觉正常,脐以下感觉减退,感觉神经的损伤平面是
    A. T_6 B. T_8
    C. T_{10} D. T_{12}
    E. L_2

55. 完全性脊髓损伤的特征是
    A. 骶段运动功能丧失,但可以有感觉
    B. 骶段感觉功能丧失,但有运动功能
    C. 骶段感觉和运动功能均丧失
    D. 骶段感觉或运动功能丧失
    E. 肛门运动消失,但保留感觉

56. 患者男,45岁,1个月前工作中不慎从10米处摔下,入院行MRI检查并诊断为胸12骨折并截瘫,已经行腰椎手术内固定,现在病情稳定转入康复科。治疗2个月后复查,查体:双下肢不能活动,感觉消失,二便失禁。根据ASIA分级,该患者属于
    A. A级   B. B级
    C. C级   D. D级
    E. E级

57. 患者男,35岁。高处伤致截瘫,L_1水平完全性脊髓损伤,该患者适宜的矫形器为
    A. 踝足矫形器

    B. 膝踝足矫形器
    C. 往复式截瘫步行器
    D. 膝关节矫形器
    E. 髋膝矫形器

58. 脊髓损伤患者,下肢无肌力,不能进行四点步训练,以下哪种步行训练速度较慢,较稳定
    A. 两点步   B. 三点步
    C. 摆至步   D. 摆过步
    E. 交替拖地步行

59. 小指外展肌功能障碍提示脊髓损伤水平在
    A. C_7 B. C_8
    C. T_1 D. C_2
    E. C_3

(60~61题共用题干)

患者男,高处坠落致腰椎骨折,脊髓损伤,休克期过后,现患者双上肢活动好,双侧屈髋肌力5级,伸膝肌力4+级、踝背伸肌力3级,骶尾区、肛门区感觉保留。

60. 患者损伤节段为
    A. C_4 B. T_5
    C. L_3 D. L_4
    E. L_2

61. ASIA分级为
    A. A级   B. B级
    C. C级   D. D级
    E. E级

(62~63题共用题干)

患者男,38岁,1年前因车祸致T_{12}骨折,诊断为T_{12}不完全性脊髓损伤。

62. 在早期被动转移患者从床到轮椅时,帮助者正确的做法为
    A. 先确立转移的方向
    B. 无需向患者解释
    C. 转移动作的完成无需顺序
    D. 保留较小的转移空间
    E. 不必去除干扰的部件

63. 在训练患者从床到轮椅的转移动作完成时帮助者正确的做法是
    A. 被动使患者坐起

B. 被动辅助患者保持长坐位
C. 轮椅与床保持一定的距离
D. 患者双足应放置于地面
E. 辅助者与患者保持较远的距离

64. 能够使用轮椅的最低脊髓损伤节段是
    A. C_3 B. C_5
    C. C_7 D. T_1
    E. L_1

（65～67题共用题干）

患者从高坡上跌落，四肢不能活动。查体：手骨间肌、蚓状肌无力，肱三头肌腱反射消失，双下肢瘫痪，损伤肢体运动和温痛觉丧失，但本体感觉仍存在。

65. 初步诊断是
    A. 上颈髓损伤   B. 中颈髓损伤
    C. 下颈髓损伤   D. 胸髓损伤
    E. 腰髓损伤

66. 为何种综合征
    A. 后索综合征   B. 脊髓半切征
    C. 前索综合征   D. 中央索综合征
    E. 马尾综合征

67. 为明确诊断，选择最佳的辅助检查是
    A. MRI   B. 血管造影
    C. B超   D. X线
    E. 肌电图

（68～70题共用题干）

患者女，32岁，高处坠落致双下肢活动障碍3天入院。查体：神志清，腹股沟中点连线以上针刺及触觉正常，以下至双侧大腿中部针刺及触觉减退，大腿中部以下感觉消失，双侧髂腰肌肌力1级，以下肌力均为0级，腱反射活跃，巴氏征(+)，肛门括约肌无力。

68. 以上检查，可定位脊髓损伤平面为
    A. T_{10} B. T_{12}
    C. L_1 D. L_2
    E. L_3

69. 按ASIA损伤分级，患者属于
    A. 完全性损伤A级
    B. 不完全性损伤B级

C. 不完全性损伤C级
D. 不完全性损伤D级
E. 正常E级

70. 对该患者的功能恢复预测，正确的是
    A. 轮椅上基本独立
    B. 轮椅上完全独立
    C. 可进行治疗性步行
    D. 康复训练后可独立完成穿衣
    E. 轮椅帮助下可参与体育活动

71. 下列关于上运动神经元损伤表现的叙述，其中错误的是
    A. 浅反射减弱或消失
    B. 腱反射亢进
    C. 肌萎缩明显
    D. 巴宾斯基征阳性
    E. 肌紧张增强

72. 周围神经损伤后的早期康复治疗项目不包括
    A. 肢体放在功能位
    B. 预防肢体挛缩
    C. 手法按摩
    D. 被动运动
    E. 大强度抗阻力训练

73. 周围神经损伤后的治疗不包括
    A. 肢体放在良肢位
    B. 肌肉等长收缩
    C. 预防挛缩
    D. 神经肌肉电刺激
    E. 牵张训练

74. 周围神经牵拉伤后的早期治疗不包括
    A. 主动运动   B. 手法按摩
    C. 手术探查   D. 超短波
    E. 红外线

75. 周围神经损伤后的肌肉力量训练，错误的是
    A. 短暂最大负荷训练
    B. 等长收缩训练
    C. 辅助运动
    D. 被动运动
    E. 等速运动

76. 正中神经损伤表现为
    A. "猿形手"   B. "扁平手"
    C. "刺刀状手"   D. "爪形手"
    E. "丘脑手"

77. 肌皮神经损伤的临床表现是
    A. 屈肘主要力量丧失
    B. 呈"猿手"畸形
    C. 垂腕垂指
    D. 三角肌瘫痪
    E. 呈"爪形手"畸形

78. 患者男，55岁，3周前患者踢足球时不慎左小腿发生撞击伤，随即出现左小腿肿胀、疼痛。X线片检查：未见明显骨折。查体：左小腿外侧局部青紫，肿胀，左踝背伸、外翻障碍，呈足内翻、下垂畸形。肌电图检查示：左腓总神经损伤。患者可能出现的步态为
    A. 共济失调步态   B. 蹒跚步态
    C. 跨越步态   D. 剪刀步态
    E. 慌张步态

79. 患者女，21岁，工作中不慎被利器切伤前臂内侧，伤口愈合后出现Froment征，手指不能夹住纸牌。其可能的诊断是
    A. 正中神经损伤   B. 尺神经损伤
    C. 桡神经   D. 肩胛上神经损伤
    E. 腋神经损伤

(80～81题共用备选答案)
    A. 剪刀步态
    B. 慌张步态
    C. 跨阈步态
    D. Trendelenburg步态
    E. 画圈步态

80. 腓总神经损伤的患者，行走时表现为

81. 臀中肌无力的患者，行走时表现为

第七章 骨科疾病康复

必做考题

1. 骨折临床治疗的原则是
   A. 复位、固定
   B. 固定、功能锻炼
   C. 复位、功能锻炼
   D. 复位、固定、功能锻炼
   E. 解剖复位、固定、功能锻炼

2. 完成骨痂改造塑形期约需
   A. 1~4周
   B. 4~8周
   C. 8~12周
   D. 12~16周
   E. 16~20周

3. 没有促进骨折愈合作用的治疗是
   A. 紫外线
   B. 红外线
   C. 石蜡疗法
   D. 磁疗法
   E. 湿热敷

4. 骨折固定期康复治疗目的错误的是
   A. 消除肿胀
   B. 缓解疼痛
   C. 预防并发症的发生
   D. 促进骨折愈合
   E. 防止感染

5. 骨折早期为了防止肌肉废用性萎缩，促进骨折愈合，以下可进行的康复锻炼是
   A. 非固定关节的主动活动和固定关节周围肌肉的等张收缩练习
   B. 在无痛范围内主动活动非固定关节，以及固定关节周围肌肉的等长收缩练习
   C. 非固定关节分级的主动活动和固定关节的等速运动练习
   D. 非固定关节的被动活动和固定关节周围的肌肉的等长收缩练习
   E. 非固定关节的被动活动和固定关节周围肌肉的等张收缩练习

6. 股骨干骨折的患者切开复位加压钢板螺钉内固定术后1周，可行的运动治疗是
   A. 患侧股四头肌等长收缩活动
   B. 患侧股四头肌等张收缩活动
   C. 患侧股四头肌等速收缩活动
   D. 扶双拐下地渐进负重训练
   E. 患肢髋、膝关节被动运动

7. 患者女，23岁，左侧胫骨骨折术后1个月，左小腿仍肿胀明显。为消除肿胀可选的治疗方案是
   A. 降低患肢
   B. 离心性按摩
   C. 石膏固定
   D. 左踝关节主动运动
   E. 冷敷

8. 患者男，38岁，股骨干骨折术后3周。为防止关节挛缩，可采取的治疗措施不包括
   A. 关节松动术
   B. CPM
   C. 石膏外固定
   D. 肌力训练
   E. 牵张训练

9. 患者男，40岁，外伤致胫骨平台骨折，手法复位，石膏外固定，4周后拆除石膏外固定。此时禁忌的康复治疗方法为
   A. 直流电离子导入
   B. 中频
   C. 蜡疗
   D. 膝关节被动活动
   E. 膝关节松动

10. 患者男，30岁，左侧髌骨横行骨折，行AO张力带钢丝内固定术。为增加血循环，防止关节粘连，下述哪项治疗不应该做
    A. 膝部超短波
    B. 髌骨被动运动
    C. 股四头肌等长收缩
    D. 抬高患肢
    E. 主动背屈、跖屈踝关节

11. 骨折合并神经损伤3周，不适宜
    A. 可适当主动运动
    B. 可患肢抬高
    C. 非金属内固定者可用超短波
    D. 可直流电疗
    E. 牵张训练

（12～13题共用题干）

患者男，37岁，因车祸致右胫腓骨开放性骨折。

12. 目前伤口感染严重，拟行紫外线治疗，适宜的照射剂量是
    A. 紫外线亚红斑量照射
    B. 紫外线弱红斑量照射
    C. 紫外线红斑量照射
    D. 紫外线强红斑量照射
    E. 紫外线超强红斑量照射

13. 患者复位+外固定手术后6个月。骨折仍未完全愈合。为促进骨痂生长，应采取的措施是
    A. 紫外线波长220～300 nm，红斑量照射
    B. 紫外线波长254～257 nm，亚红斑量照射
    C. 紫外线波长272～297 nm，亚红斑量照射
    D. 紫外线波长300～310 nm，红斑量照射
    E. 紫外线波长300～310 nm，亚红斑量照射

（14～15题共用题干）

患者男，20岁。于6个月前摔倒，致右侧髌骨骨折，行石膏外固定。目前，石膏已拆除，右膝关节活动范围受限。

14. 在对患者进行牵张训练前，应对患者的右侧膝关节进行
    A. 肌力训练   B. 电刺激
    C. 冷敷   D. 局部按摩
    E. 关节挤压

15. 在对患者膝关节进行纵向牵张时，所牵伸的组织中不包括
    A. 髌骨   B. 股四头肌
    C. 关节囊   D. 侧韧带
    E. 腘绳肌

（16～17题共用题干）

患者男，40岁，因右侧胫骨平台骨折行手术切开复位，螺钉内固定术，功能位石膏外固定4周后，拆除石膏后，发现右膝僵硬，要求康复治疗。

16. 导致膝关节屈曲受限的原因中，描述错误的是
    A. 术后切口瘢痕粘连
    B. 关节周围软组织挛缩
    C. 关节松弛
    D. 废用性肌萎缩
    E. 骨质脱钙、疏松

17. 为改善血液循环、减轻肿痛、促进骨痂生长、软化瘢痕、松解粘连，可采用的物理治疗方法不包括
    A. 红外线   B. 蜡疗
    C. 超短波   D. 紫外线
    E. 中药熏蒸

18. 骨质疏松症常用的康复治疗方法不包括
    A. 光疗法   B. 低频脉冲磁场
    C. 短波疗法   D. 运动疗法
    E. 共鸣火花疗法

19. 骨代谢负平衡的原因是
    A. 性激素分泌减少
    B. 钙调节激素的分泌失调
    C. 蛋白质、微量元素摄入不足
    D. 成骨细胞功能的衰减
    E. 户外运动减少

20. 预防骨质疏松症的措施中，错误的是
    A. 避免嗜烟、酗酒   B. 增加户外活动
    C. 多饮浓茶及咖啡   D. 坚持体育锻炼
    E. 增加钙的摄入

21. 提高骨质疏松密度的药物不包括
    A. 雌激素、孕激素   B. 钙制剂
    C. 芬必得、消炎痛   D. 降钙素
    E. 维生素 D

22. 治疗Ⅰ型骨质疏松选用
    A. 哌替啶   B. 骨钙素
    C. 皮质激素   D. 降钙素
    E. 钙制剂

23. 对于骨质疏松患者发生骨折最常见的部位是
    A. 肱骨   B. 股骨
    C. 椎体   D. 桡骨
    E. 髋骨

24. 对骨质疏松患者进行运动训练时，合适的运动负荷是
    A. 低于患者的日常活动负荷
    B. 等于患者的日常活动负荷
    C. 高于患者的日常活动负荷
    D. 根据患者的骨密度确定
    E. 根据患者的兴趣状态确定

25. 美国运动医学会推荐的骨质疏松症运动方案是
    A. 大负重、暴发性运动
    B. 健身跑和步行
    C. 中、大负荷运动综合运动
    D. 静功运动
    E. 太极拳运动

（26～27题共用备选答案）
    A. 碱性磷酸酶   B. 酸性磷酸酶
    C. 乳酸脱氢酶   D. 降钙素
    E. 尿羟脯氨酸

26. 属于骨形成指标的是
27. 属于骨吸收指标的是

（28～29题共用备选答案）
    A. 减重步行训练   B. 体操训练
    C. 等长收缩运动   D. 蹬楼梯练习
    E. 匀速慢走练习

28. 为预防股骨骨质疏松造成骨折，适宜的运动项目是
29. 为预防腰椎骨质疏松造成骨折，适宜的运动项目是

30. 患者男，78岁，外伤致肩关节前脱位行闭合复位后2天，疼痛剧烈，肩关节活动受限。下列康复措施不当的是
    A. 应用物理治疗镇痛
    B. 肩部悬吊带固定
    C. 避免导致脱位的姿势
    D. 主要进行肩关节活动度训练
    E. 固定期间需活动腕关节和手指

31. 对该患者的单纯右肩关节前方脱位，应首选的治疗措施是
    A. 局部麻醉后手术复位
    B. 全身麻醉后手术复位
    C. 闭合复位后用外固定
    D. 切开复位并修复关节囊
    E. 肿胀消失后手法复位

32. 单纯肩关节前方脱位无须手术，首选手法复位加外固定治疗，即应在肩关节前脱位闭合复位后，肩部用悬吊带外固定。复位早期康复训练的重点是
    A. 肌力训练
    B. 被动运动训练
    C. 限制性的关节运动训练
    D. 神经肌肉电刺激
    E. 多方位关节活动度训练

（33～34题共用备选答案）
    A. 紫外线治疗   B. 三角巾悬吊上肢
    C. 关节松动术   D. 等长抗阻运动
    E. 中频电疗

33. 肩关节脱位行闭合复位后急性期，为防止再次脱位可采用
34. 肩关节脱位行闭合复位后，为增加关节活动范围可采用

35. 患者女，89岁。外伤致髋关节后脱位行手法复位后，下列治疗方案不当的是
    A. 患肢穿丁字鞋
    B. 使用气垫床
    C. 立即进行髋关节各向活动度训练
    D. 卧床期间可做股四头肌等长收缩训练
    E. 卧床期间可做踝关节屈伸训练

36. 患者男，55岁，左肩关节疼痛半年，加重伴活动受限1周，X线检查未见明显异常。目前选择治疗方案不包括
    A. 中频电疗法   B. 限制肩关节活动
    C. 服用非甾体类药物 D. 局部按摩
    E. 封闭治疗

37. 蜡疗对肩关节周围炎的作用不包括
    A. 消炎   B. 止痛
    C. 松解粘连   D. 挤压作用
    E. 增强肌肉力量

38. 肩周炎的治疗方法不包括
    A. 肩关节活动度训练 B. 肩部肌力训练
    C. 暴力牵拉   D. 超声波治疗
    E. 音频电治疗

39. 肩周炎的功能障碍最主要的治疗方法
   A. 紫外线照射　　B. 制动
   C. 针灸　　　　　D. 红外线治疗
   E. 功能康复训练

40. 肩关节周围炎的病理变化主要发生在
   A. 肩锁关节周围　B. 盂肱关节周围
   C. 肩胛区　　　　D. 斜方肌
   E. 冈上肌

41. 肩周炎患者后期肩关节活动受限的主要治疗方法是
   A. 药物　　　　　B. 制动
   C. 针灸　　　　　D. 红外线治疗
   E. 功能康复训练

42. 患者男，21岁，诉"投掷标枪时突发左肩部撕裂样疼痛5小时"，MRI检查回报"左肩袖不完全损伤"。目前患者左肩部应采取的体位固定是
   A. 采用石膏和支架将肩关节固定在内收，前屈，外旋位
   B. 采用石膏和支架将肩关节固定在外展，前屈，内旋位
   C. 采用石膏和支架将肩关节固定在外展，前屈，外旋位
   D. 采用石膏和支架将肩关节固定在内收，前屈，内旋位
   E. 采用石膏和支架将肩关节固定在内收，中立，内旋位

43. 急性关节炎扭伤肿痛时首选的物理治疗是
   A. 热敷　　　　　B. 冷敷
   C. 蜡疗　　　　　D. 按摩
   E. 低频电刺激

44. 膝关节前交叉韧带损伤后主要提高
   A. 腘绳肌肌力　　B. 股四头肌肌力
   C. 臀大肌肌力　　D. 小腿三头肌肌力
   E. 髌韧带力量

45. 膝关节损伤最常见的临床表现是
   A. 关节间隙卡压感　B. 疼痛
   C. 弹响　　　　　D. 肌萎缩
   E. 关节内积液

46. 为促进髌骨软化症患者的关节稳定性，应该重点训练
   A. 股直肌　　　　B. 股二头肌
   C. 股内侧肌　　　D. 股外侧肌
   E. 半腱肌，半膜肌

47. 关于骨关节炎运动疗法的目的，错误的是
   A. 对抗肌萎缩　　B. 增加关节活动度
   C. 减少关节水肿　D. 促进骨刺脱落
   E. 减轻骨质疏松

48. 骨性关节炎患者关节疼痛时处理重点是
   A. 卧床休息
   B. 超短波疗法
   C. 使用矫形器固定支持
   D. 把体力活动限制在关节能耐受的范围内
   E. 服用止痛药

49. 骨关节炎的本质是
   A. 免疫性疾病　　B. 感染性疾病
   C. 遗传性疾病　　D. 退行性疾病
   E. 内分泌疾病

50. 骨关节炎的关节保护要点不包括
   A. 保护正确体位
   B. 保护关节正常的对线
   C. 同一姿势长时间负重
   D. 更换工作程序，以减轻关节应激反应
   E. 使用合适的辅助器具

51. 骨关节炎用高频电疗法，最主要的目的是
   A. 促进神经生长
   B. 促进肉芽组织增生
   C. 促进血液循环，消除肿胀
   D. 增强白细胞的吞噬功能
   E. 防止骨质疏松

52. 患者女，65岁，右膝关节疼痛5年余，下楼时疼痛明显。查体：右膝关节肿胀，压痛明显。X线检查：关节面凹凸不平，边缘增生，关节腔内可见游离体，可选择的治疗不包括
   A. 关节内注射玻璃酸钠
   B. 冰块按摩疼痛部位
   C. 磁疗
   D. 超短波疗法
   E. 必要时手术治疗

53. 类风湿脊柱炎急性炎症期的治疗首选
    A. 湿热袋敷疗法　　B. 超短波
    C. 蜡疗　　　　　　D. 热水浴
    E. 红外线

（54～55题共用题干）

患者女，42岁，临床诊断为类风湿脊柱炎。

54. 矫形器的作用是
    A. 止痛　　　　　　B. 支撑
    C. 美观　　　　　　D. 改善血液循环
    E. 减少关节活动，稳定关节

55. 急性炎症期的物理治疗首选
    A. 肌力训练　　　　B. 局部冷敷
    C. 蜡疗　　　　　　D. 作业治疗
    E. 红外线

56. 患者女，67岁。因为"右股骨头坏死"预行人全髋关节置换术，术前进行综合功能评定常用
    A. 肿胀　　　　　　B. 肢体长度
    C. 关节活动范围　　D. Harris髋关节评分表
    E. 平衡功能

57. 髋关节置换术后进行屈髋训练时，应注意髋关节适当
    A. 外展，置于内旋位　B. 外展，置于外旋位
    C. 外展，置于中立位　D. 内收，置于外旋位

58. 导致髋关节置换术后猝死的主要原因是
    A. 脱位　　　　　　B. 下肢静脉血栓
    C. 肺栓塞　　　　　D. 骨折
    E. 术后感染

59. 髋关节置换术后早期应注意
    A. 向术侧翻身，保持患肢外旋
    B. 避免术侧髋关节置于内收、内旋位
    C. 保持双膝并拢位
    D. 保持术侧髋关节置于外旋伸直位
    E. 保持术侧髋关节内旋位

（60～61题共用题干）

患者女，60岁，外伤后致右下肢股骨颈骨折后行右侧半髋置换术后1周，目前情况稳定，伤口愈合好。

60. 针对预防髋关节脱位，主要需加强肌力训练的是
    A. 胫前肌和腓肠肌
    B. 股四头肌和股二头肌
    C. 臀中肌和臀大肌
    D. 股四头肌和髂腰肌
    E. 臀大肌和腰方肌

61. 术后早期肌力训练不正确的是
    A. 踝关节背伸练习
    B. 股四头肌抗阻等张收缩
    C. 膝下垫毛巾伸小腿练习
    D. 桥式运动
    E. 双上肢抗阻练习

62. 根据生物力学，理想的小腿截肢部位为
    A. 小腿上1/3　　　B. 小腿上1/2
    C. 小腿中1/3　　　D. 小腿下1/3
    E. 小腿下1/2

63. 大腿截肢后髋关节应保持
    A. 屈曲外展　　　　B. 过伸内收
    C. 伸直位，避免外展　D. 伸直位，外展
    E. 屈曲位，避免外展

64. 脊髓型颈椎病的治疗原则是
    A. 大重量牵引
    B. 强手法刺激
    C. 保守治疗无明显疗效者，尽早手术治疗
    D. 只可进行保守治疗
    E. 只能手术治疗

65. C_5～C_6椎间盘病变在行牵引时，正确的方法是
    A. 牵引时间3小时
    B. 牵引重量90 kg
    C. 每日牵引8～10次
    D. 颈椎前倾20°牵引
    E. 若出现头晕，再加牵引重量

66. 神经根型颈椎病牵引治疗的牵引角度
    A. 头前屈15°～25°　B. 头后伸15°～25°
    C. 颈部中立位　　　D. 头后伸0°～15°
    E. 头前屈0°～15°

67. 颈椎牵引较合适的治疗时间是
    A. 小于10分钟　　　B. 20～30分钟
    C. 40～60分钟　　　D. 70～90分钟
    E. 大于90分钟

68. 颈椎病的手术指征是
　　A. 颈部疼痛伴手麻木
　　B. 颈部疼痛伴眩晕
　　C. X 线片有骨质增生和椎间隙狭窄者
　　D. 脊髓型颈椎病，有脊髓压迫症者
　　E. 颈部疼痛伴上肢放射痛

69. 慎用颈椎牵引的颈椎病类型是
　　A. 脊髓型　　　　B. 颈型
　　C. 交感型　　　　D. 椎动脉型
　　E. 神经根型

70. 颈椎病的牵引重量多为
　　A. 3～6 kg　　　　B. 6～15 kg
　　C. 10～18 kg　　　D. 12～20 kg
　　E. 25～40 kg

71. 颈椎病患者的颈背肌锻炼
　　A. 适用于各型　　B. 只适于合并脱位者
　　C. 只适于神经根型　D. 只适于椎动脉型
　　E. 只适于脊髓型

72. 不适宜应用于颈椎病的手法是
　　A. 揉　　　　　　B. 大力颈部拔伸、推扳
　　C. 推拿　　　　　D. 关节松动术
　　E. 松动棘突

73. 神经根型颈椎病患者牵引时一般将采用
　　A. 下肢放松体位　B. 颈前屈体位
　　C. 颈后伸体位　　D. 颈垂直体位
　　E. 俯卧位

74. 颈 5～6 椎间盘突出，牵引时选择的角度是
　　A. 颈椎后仰 5°　　B. 颈椎后仰 10°
　　C. 颈椎直立 0°　　D. 颈椎前倾 15°
　　E. 颈椎前倾 40°

75. 一般情况下，下颈段牵引前倾的角度范围是
　　A. 0°～5°　　　　B. 6°～10°
　　C. 11°～15°　　　D. 15°～25°
　　E. 31°～40°

（76～78题共用题干）

　　患者女，55岁。头部突然转动时出现眩晕、头痛、视觉障碍 1 月余，并伴恶心、呕吐、听力减退，症状可逆。查体：椎动脉扭曲试验阳性，X 线片见钩椎关节增生，椎间孔变小。

76. 不适用的辅助检查为
　　A. X 线　　　　　B. CT
　　C. MRI　　　　　D. 椎动脉造影
　　E. 肌电图

77. 诊断颈椎病最可能的类型是
　　A. 神经根型　　　B. 脊髓型
　　C. 交感型　　　　D. 椎动脉型
　　E. 混合型

78. 错误的药物治疗是
　　A. 镇痛药　　　　B. 收缩血管药
　　C. 营养神经药　　D. 解痉药
　　E. 中药

（79～80题共用题干）

　　患者男，57 岁，诉颈肩酸痛伴双下肢无力 3 月余。查体：颈椎活动严重受限，C_5～C_6 椎间隙压痛阳性。

79. 该患者可诊断为
　　A. 软组织型颈椎病　B. 混合型
　　C. 神经根型　　　　D. 脊髓型
　　E. 交感型

80. 最适宜的治疗措施是
　　A. 颈前屈位牵引　B. 推拿按摩
　　C. 活动度训练　　D. 外科干预
　　E. 颈段硬膜外封闭

（81～82题共用题干）

　　患者男，57岁。反复颈肩疼痛 3 年，伴右上肢放射痛及麻木、无力 2 天，伏案工作时明显，诊断为神经根型颈椎病。

81. 该患者经牵引等物理治疗后临床症状消失，应该向患者介绍预防措施，错误的是
　　A. 长时伏案工作应定时做颈部后伸活动
　　B. 颈部运动体操
　　C. 卧位及坐位工作时保持正确的姿势
　　D. 多做户外运动，如跑步
　　E. 长期服抗炎药预防

82. 该患者在做运动训练时不宜做的是
　　A. 有规律的运动训练
　　B. 循序渐进增加运动强度
　　C. 有轻度疼痛继续运动练习

D. 即使引起剧烈疼痛也应该坚持训练

E. 不做引起上臂疼痛的颈部练习

83. 不适于作为首选治疗的是

    A. 10%碘离子直流电离子导入

    B. 颈椎牵引

    C. 微波疗法

    D. 手术治疗

    E. 超声波疗法

84. 患者男，23岁，因"抬重物后腰剧痛并右下肢放射痛4天"就诊，诉咳嗽时症状明显加剧，平卧位休息后症状仍存在。查体：右下肢远端肌力4级，右跟腱反射减弱。行腰椎磁共振检查示"腰5、骶1椎间盘向右后外侧方明显突出"。治疗首选考虑

    A. 卧床休息　　　　B. 牵引治疗

    C. 手术治疗　　　　D. 物理因子治疗

    E. 关节松动术

85. 患者男，26岁，2天前抬轮胎时失手，腰部骤然有撕裂感，随即剧痛，次日起疼痛向右下肢放射。咳嗽时加剧。查体：腰部僵硬，腰肌活动明显受限，右棘突旁明显压痛，直腿抬高试验左侧60°，右侧45°，加强试验阳性。最可能的诊断是

    A. 腰部肌筋膜炎　　B. 腰间盘突出症

    C. 急性腰扭伤　　　D. 腰椎屈曲型压缩骨折

    E. 腰椎结核

86. 腰椎间盘突出症患者合理的卧床休息时间是

    A. 1～2天　　　　 B. 2～4天

    C. 4～7天　　　　 D. 7～14天

    E. 14～21天

87. 诊断腰椎间盘突出最佳的影像学检查是

    A. MRI　　　　　　B. 红外热像图

    C. X线片　　　　　D. 脊髓造影

    E. B超

88. 患者男，35岁，因"反复腰痛1年，突发加剧2天"入院。诊断为腰椎间盘突出。首选的治疗方法是

    A. 卧床休息　　　　B. 牵引治疗

    C. 物理因子治疗　　D. 手法治疗

    E. 手术治疗

89. 腰椎间盘突出症患者连续使用腰围的时间最长不宜超过

    A. 1周　　　　　　B. 半个月

    C. 1个月　　　　　D. 2个月

    E. 3个月

90. 直腿抬高试验阳性表明

    A. 腰4～5或腰5～骶1椎间盘突出症

    B. 腰3～4椎间盘膨出

    C. 慢性腰肌劳损

    D. Schmorl结节

    E. 马尾神经损伤

91. 对于腰椎间盘突出症神经根放射痛症状的说法，错误的是

    A. 是神经根受损害的特征性表现

    B. 疼痛沿受损神经向末梢放射

    C. 无典型的定位体征

    D. 病程长可有肌肉萎缩

    E. 可有神经营养不良表现

92. 腰椎间盘突出症导致的下肢痛属于

    A. 放射痛　　　　　B. 牵涉痛

    C. 幻觉痛　　　　　D. 中枢性痛

    E. 内脏痛

93. 最易发生腰椎间盘突出症的椎间隙位置是

    A. $L_4～L_5$, $L_5～S_1$　　B. $L_3～L_4$, $L_4～L_5$

    C. $L_4～L_5$, $L_1～L_2$　　D. $L_2～L_3$, $L_3～L_4$

    E. $L_5～S_1$, $L_1～L_2$

94. 腰椎间盘突出症患者急性期的最佳休息体位为

    A. 轻度屈髋屈膝平卧位

    B. 患侧侧卧位

    C. 健侧侧卧位

    D. 坐位

    E. 俯卧位

95. 适用于下腰椎椎间盘突出的是

    A. 无水乙醇注射

    B. 硬脊膜外腔阻滞

    C. 蛛网膜下腔阻滞

    D. 骶裂孔硬膜外注射

    E. 维生素B_1、维生素B_{12}、普鲁卡因

（93～94题共用备选答案）

A. 腰椎牵引　　　　B. 短波治疗
C. 中频电疗　　　　D. 卧床休息
E. 运动疗法

96. 腰椎间盘突出症急性期首选的处理方法是

97. 老年腰椎间盘突出症患者特别是有心肺疾病的患者应特别谨慎的进行

（98～99题共用题干）

家庭主妇，50岁，某日晨起刷牙时，突发剧烈腰痛，并放射至右小腿后部，咳嗽、大便时腰痛加重。腰部活动受限，站立行走困难。卧床休息1周余，症状逐渐减轻，但弯腰做家务时，又多次复发。

98. 急诊时应首选的辅助检查是

A. 尿便常规
B. 腰椎 CT 扫描
C. MRI
D. 腰部 B 超
E. 骨密度

99. 影像学检查报告 L_4～L_5 椎间盘膨出，L_5～S_1 椎间盘突出（右侧型）。L_3～L_4 椎体有 Schmorl 结节。Schmorl 结节是

A. 椎体边缘骨性赘生物
B. 椎间盘脱出的部分钙化形成
C. 椎间盘向椎体内突出形成的
D. 椎后小关节的骨性赘生物
E. 提示有肿瘤或结核等骨性病变

100. 腰椎间盘突出大多由退变和慢性损伤引起，不适宜的预防方法为

A. 适宜强度的体育运动
B. 避免弯腰工作
C. 长期配带腰部支架
D. 加强腰背肌力量练习
E. 站立位后伸腿练习

（101～102题共用题干）

患者男，41岁，搬重物后突发腰痛伴右下肢麻木4天，无法久站、久坐、久行及弯腰活动。查体：腰3～5棘突及右旁侧压痛阳性，右小腿外侧皮感减退，右侧直腿抬高试验30°阳性，双侧膝腱反射、跟腱反射对称引出。腰椎正侧位片提示：腰椎生理曲度变直，L_4～L_5 间隙变窄。

101. 为明确诊断，让患者下一步应先做的检查是

A. 超声波检查
B. 下肢神经传导速度检查
C. CT 检查
D. 腰椎过屈过伸位 X 线检查
E. 肌电图检查

102. 目前暂不宜进行的治疗项目是

A. 腰椎牵引　　　　B. 超短波治疗
C. 药物离子导入　　D. 腰肌肌力训练
E. 低频脉冲电治疗

103. 患者男，33岁，因"突发腰部疼痛2天"入院，诊断考虑"腰椎小关节病"。现阶段其治疗手段不包括

A. 局部保护　　　　B. 腰肌功能锻炼
C. 阻滞疗法　　　　D. 手术治疗
E. 物理治疗

104. 患者男，32岁，从坐位站起时突发腰部剧烈疼痛，腰无法挺直，无下肢放射痛。推拿医师采用侧卧位扳腰手法治疗后，患者腰痛症状明显缓解。该患者最有可能的诊断是

A. 急性腰扭伤　　　B. 腰椎间盘突出症
C. 腰椎小关节紊乱　D. 腰椎脱位
E. 腰背肌筋膜炎

105. 腰椎牵引适用于

A. 先天性脊柱畸形　B. 严重骨质疏松
C. 腰椎小关节紊乱　D. 马尾神经受压
E. 腰椎管骨性狭窄

106. 患者男，22岁，因外伤后腰部剧烈疼痛1小时入院。查体：强迫体位，痛苦面容，L_5 椎体左侧方压痛（+）。诊断考虑"腰椎小关节紊乱"，可首先选择的康复治疗方法为

A. 红外线治疗
B. 无热量超短波治疗
C. 微热量超短波治疗
D. 局部热敷
E. 加强腰背肌肌力训练

107. 腰椎小关节病，滑膜嵌顿，腰痛剧烈，首选治

疗是

A. 手术治疗 B. 手法治疗
C. 针灸 D. 中药外用
B. 蜡疗

108. 在强直性脊柱炎的以下情况中，最适于应用蜡疗的是

A. 症状发作期
B. 恢复期
C. 初期疼痛明显时
D. 初期晨僵明显时
E. 初期腰椎功能受限

109. 患者男，22岁，因"腰部屈伸活动受限半年"入院，诊断考虑"强直性脊柱炎"。治疗方法一般不包括

A. 药物治疗 B. 物理治疗
C. 功能训练 D. 牵引疗法
E. 手术治疗

110. 有关强直性脊柱炎的描述，错误的是

A. 累及骶髂关节
B. 累及脊柱的小关节和韧带
C. 早期累及指间关节
D. 脊柱活动范围减小
E. 是自身免疫性疾病

111. 强直性脊柱炎的治疗目的是

A. 消除症状，恢复良好的姿势，阻止病情的进展
B. 消除症状，保持良好的姿势，减缓病情的进展
C. 缓解症状，保持良好的姿势，减缓病情的进展
D. 根除病因，恢复良好的姿势，阻止病情的进展
E. 根除病因，保持良好的关节活动度，逆转病情的进展

112. 正确的强直性脊柱炎运动疗法是

A. 静止不动 B. 适当运动
C. 过度负重 D. 剧烈运动
E. 间歇运动

113. 患儿男，12岁，发现左右肩不等高。查体见胸椎向右侧凸，最常用的诊断辅助检查是

A. X线平片 B. CT
C. MR D. EMG
E. 骨扫描

114. 患儿女，10岁，发现先天性脊柱侧弯1年余，双下肢无力，感觉障碍2个月。行功能锻炼，其可采用的治疗措施不包括

A. 双下肢神经肌肉电刺激
B. 矫正体操
C. 牵引治疗
D. 佩戴矫形器
E. 脊柱矫形术后即给予温热磁治疗

115. 患儿女，14岁。胸椎向右侧凸，医生建议手术治疗。推测该患儿侧凸的Cobb角度数为

A. >15° B. >25°
C. >35° D. >45°
E. >55°

116. 18岁男生发现脊柱侧弯1个月，佩戴矫形器后应间隔多久复查

A. 1周 B. 1～3月
C. 3～6月 D. 半年
E. 1年

117. 关于脊柱侧弯矫正体操的描述，错误的是

A. 可在卧位进行
B. 可在匍匐位进行
C. 可减轻脊柱的纵向重力负荷
D. 凹侧椎旁肌肉行负重运动
E. 动作要求平稳缓慢、充分用力，准确到位

118. 有关脊柱侧弯矫正训练的描述，错误的是

A. 动作平稳缓慢
B. 动作由易到难
C. 要求正确、充分
D. 应配合姿势训练
E. 较大曲度的侧弯，在骨成熟后应终止训练

119. 患儿女，12岁，学生。因发现脊柱左侧弯曲2个月入院。既往体健。查体：双肩不等高，胸廓不对称，有"剃刀背"改变。准备对患儿进行神经肌肉电刺激治疗，下列描述错误的是

A. 多选用双通管道体表电刺激器
B. 刺激位置应根据脊柱正位X线片确定侧弯的顶椎
C. 在中心参考点上、下方向10 cm做好标志，为电极板的中心

D. 同一组电极板的中心距离不能小于 10 cm

E. 一般从 30～40 mA 开始，每日半小时

120. 急性扭伤不宜做的治疗方法是

   A. 推拿　　　　　B. 制动

   C. 冰敷　　　　　D. 超短波无热量治疗

   E. 弹力包扎

121. 对慢性软组织损伤的运动疗法不包括

   A. 手术治疗　　　B. 姿势矫正

   C. 肌力训练　　　D. 关节活动训练

   E. 牵张训练

122. 关于软组织损伤后 24 小时之内的治疗，不正确的是

   A. 局部制动　　　B. 冷敷

   C. 加压　　　　　D. 抬高患肢

   E. 热疗

123. 不适合慢性软组织损伤的治疗是

   A. 服用镇痛药　　B. 中频电疗法

   C. 局部封闭　　　D. 运动疗法

   E. 制动

124. 软组织损伤 24 小时内，除局部冷敷处理外，还可采取哪项治疗措施

   A. 中频脉冲电治疗

   B. 超声波治疗

   C. 向心性按摩

   D. 局部外敷非甾体类抗炎药物

   E. 超短波无热量治疗

125. 患者女，39 岁，反复右肘关节疼痛 3 个月，尤其在拧毛巾、扫地时疼痛加重。肱骨外上髁周围有一局限而敏感的压痛点，有时压痛点在伸肌腱上，肘关节屈伸范围正常。伸肌腱牵拉试验阳性。对该患者进行注射疗法的部位是

   A. 肩外侧肩峰下

   B. 肱二头肌长头结节间沟

   C. 肩胛内上角

   D. 肱骨外上髁

   E. 肘管

126. 肌筋膜炎的治疗目的不包括

   A. 消炎止痛

   B. 纠正不良姿势

   C. 保持肌肉收缩的正常节律

   D. 保持肌肉放松的正常节律

   E. 松解粘连

127. 腰部肌纤维织炎不需要采用

   A. 石蜡疗法　　　B. 高频电疗法

   C. 低频电疗法　　D. 推拿治疗

   E. 牵引治疗

128. 桡骨茎突狭窄性腱鞘炎，下列体征为阳性的是

   A. Finkelstein　　B. Mills

   C. Lasegue　　　D. Thomas

   E. Dugas

129. 腱鞘囊肿的主要治疗目的是

   A. 改善血液循环，促进囊肿吸收

   B. 软化瘢痕

   C. 维持肌腱滑动

   D. 镇痛

   E. 消炎

130. 关于滑囊炎的叙述，不正确的是

   A. 滑囊炎是一种慢性长期摩擦、压迫产生的结果

   B. 病理改变为滑膜水肿、充血、增厚、滑液增多

   C. 滑囊炎治疗可穿刺抽出囊内容物后注入醋酸强的松龙

   D. 滑囊炎继发感染不能进行外科引流

   E. 滑囊炎外伤后可出现血性积液

131. 关节囊阻滞最常应用于

   A. 椎体滑脱　　　B. 强直性脊柱炎

   C. 腰椎小关节病　D. 腰椎退行性变

   E. 骨质疏松

132. 急性滑膜炎的治疗首选

   A. 手术切除　　　B. 作业疗法

   C. 牵引　　　　　D. 局部激素注射

   E. 理疗

133. 腕管综合征的非手术治疗不包括

   A. 休息为主

   B. 无热量超短波

   C. 夹板制动

   D. 柔和的屈伸牵伸

E. 手部激烈的增强肌力练习

134. 腕管综合征的最常用物理治疗方法是
    A. CO_2 激光　　B. 冰疗
    C. 紫外线　　　　D. 超短波
    E. 针灸

135. 尺神经肘管综合征，肘管局部治疗方法不宜用
    A. 微波　　　　B. 激光
    C. 短波　　　　D. 超短波
    E. 功能性电刺激

136. 手部骨折后早期康复的重点是
    A. 控制水肿，促进骨折顺利愈合
    B. 预防石膏并发症
    C. 抬高患肢，减少水肿
    D. 伤后5～7天开始主动活动
    E. 伤后3周开始主动活动训练

137. 患者女，30岁，重物砸伤右手2小时。查体：右手示指伸直不能。X线、肌电图检查未见异常，患者可能出现的畸形是
    A. 右手僵直状态
    B. 指间关节呈屈曲位
    C. 猿手畸形
    D. 手指末节呈锤状指畸形
    E. 垂腕畸形

(138～141题共用备选答案)
    A. 桡神经　　　B. 正中神经
    C. 尺神经　　　D. 肌皮神经
    E. 腋神经

138. 手外伤后，让患者做外展和内收手指动作，主要检查的是

139. 手外伤后，让患者做拇指的对指、对掌及手指的屈伸动作，主要检查的是

140. 手外伤后，让患者做伸腕和伸指动作，主要检查的是

141. 手指掌面锐器伤后，手指伸直角度增大，一般提示
    A. 关节囊破裂　　B. 侧副韧带断裂
    C. 指屈肌腱断裂　D. 指伸肌腱断裂
    E. 手指桡侧损伤

142. 屈肌腱修复术后第4周开始
    A. 主动屈指训练
    B. 被动屈指的终末配合主动屈指动作
    C. 在夹板控制范围内主动屈指、被动伸指运动
    D. 去除夹板后充分伸展掌指关节，渐进增加抗阻屈指肌力训练
    E. 在夹板限制的活动范围内抗弹性阻力主动伸指训练，再被动屈掌指关节和指间关节

143. 伸肌腱修复术后1～3周
    A. 抗阻力训练
    B. 主动伸指训练
    C. 主动屈指训练
    D. 在夹板控制范围内主动伸指、被动屈指运动
    E. 在夹板控制范围内主动屈指、被动伸指运动

144. 伸肌腱修复术后6周后，去除夹板，开始
    A. 抗阻力训练
    B. 主动伸指训练
    C. 主动屈指训练
    D. 在夹板控制范围内主动伸指、被动屈指运动
    E. 在夹板控制范围内主动屈指、被动伸指运动

145. 伸肌腱修复术后7周，开始
    A. 抗阻力训练
    B. 主动伸指训练
    C. 主动屈指训练
    D. 在夹板控制范围内主动伸指、被动屈指运动
    E. 在夹板控制范围内主动屈指、被动伸指运动

146. 指浅、深屈肌腱在Ⅱ区同时损伤，现在的治疗观点是
    A. 只修复指浅屈肌腱
    B. 只修复指深屈肌腱
    C. 同时修复指浅、深屈肌腱
    D. 修复指浅、深屈肌腱，同时修复腱鞘
    E. 只修复指深屈肌腱，同时修复腱鞘

(147～148题共用备选答案)
    A. 捏勾拳　　　B. 捏全拳
    C. 半捏拳　　　D. 捏直拳
    E. 手完全伸展

147. 能使屈指深肌腱相对于骨的滑动达到最大的动作是

148. 能使屈指浅肌腱相对于骨的滑动达到最大的动作是

（149～150题共用备选答案）

A. 手的休息位
B. 手的功能位
C. 手的保护位
D. 手的伸展位
E. 手的屈曲位

149. 腕部尺神经、正中神经损伤后，手应置于

150. 前臂屈指肌腱断裂吻合术后，制作动力型夹板时，除腕关节置于屈曲30°，手指应置于

第八章 其他疾病康复

必做考题

1. 避免劳力性心绞痛发作的措施不包括
   A. 运动时酌情使用血管扩张剂
   B. 控制运动强度在心肌缺血阈值下
   C. 注意心率、血压和主观症状监控
   D. 避免饱餐后运动
   E. 使用阿司匹林

2. 冠心病患者CABG术后第一天不宜进行的康复治疗是
   A. 缩唇呼吸训练　　B. 坐位
   C. 间断自主性咳嗽　D. 下肢主动运动
   E. 扩胸运动

3. 患者男，68岁，2周来反复胸痛，发作与劳累及情绪有关，休息可缓解，3小时前出现持续性疼痛，进行性加剧，并气促，不能平卧，血压110/70mmHg，心率120次/分，律齐，心尖部可闻及3/6级收缩期杂音，双肺散在哮鸣音及湿啰音，根据上述临床表现，该患者的诊断最可能是
   A. 风心病二尖瓣关闭不全
   B. 扩张型心肌病
   C. 支气管哮喘
   D. 支气管肺炎
   E. 急性心肌梗死并发左心衰竭

4. 口服洋地黄过程中，容易引起中毒的情况是
   A. 低钠血症　　B. 低血钾
   C. 低血钙　　　D. 低蛋白血症
   E. 低氯血症

5. 肥厚型心肌病最常见的心电图表现
   A. 左室肥大和继发性ST-T改变
   B. 病理性Q波
   C. 室内阻滞
   D. 心房颤动
   E. 以V3～V4为中心的巨大倒置T波

6. 患者男，67岁，1周前突发急性心肌梗死，现生命体征稳定，无明显心绞痛，安静心率＜110次/分，无心衰、严重心律失常和心源性休克，血压基本正常，体温正常。属于冠心病康复治疗的
   A. Ⅰ期　　B. Ⅱ期
   C. Ⅲ期　　D. Ⅳ期
   E. Ⅴ期

7. 患者男，48岁，因突发胸痛2小时就诊。2小时前无明显诱因出现胸痛，疼痛位于心前区，性质为压榨性，向左肩放射，持续约3分钟后自行缓解。初步诊断：冠状动脉粥样硬化性心脏病，心绞痛。冠心病患者住院期间的康复，以下说法错误的是
   A. 此阶段为Ⅰ期康复
   B. 发达国家主要在心肌梗死后3周进行
   C. 要有心电、血压监测和抢救设备
   D. 为低水平的1～2METs运动强度
   E. 运动类型可以是上下楼梯、做操、踏车运动等

（8～9题共用题干）
患者男，50岁，患隐性冠心病1年余。

8. 不适于患者的康复训练项目是
   A. 步行　　B. 游泳
   C. 拳击　　D. 慢跑
   E. 骑车

9. 运动强度应控制在最大心率的
   A. 20%　　B. 40%
   C. 60%　　D. 80%
   E. 100%

（10～11题共用题干）
慢性充血性心力衰竭的患者心功能Ⅲ级，轻度活动时迅速出现心悸、疲劳和呼吸困难，心脏中度增大，下肢浮肿。

10. 适宜的运动方式为
    A. 步行　　　　　　B. 踏车
    C. 太极拳　　　　　D. 放松疗法
    E. 四肢抗阻运动
11. 有关此项活动，下列描述不正确的是
    A. 活动时心率增加不超过 10～15 次／分钟
    B. 活动时心率增加不超过 25 次／分钟
    C. 每次运动的时间可以达到 30 分钟
    D. 至少每周活动 3 次
    E. 可以做腹式呼吸
12. 运动疗法治疗高血压的机制不包括
    A. 增加血容量
    B. 降低外周阻力
    C. 调整自主神经功能
    D. 血管运动中枢适应性改变
    E. 内分泌调整
13. 高血压患者中，以运动疗法作为主要治疗措施的为
    A. 轻度高血压　　　B. 中度高血压
    C. 重度高血压　　　D. 高血压危象
    E. 高血压脑病
14. 高血压康复的预防性措施不包括
    A. 改善行为方式
    B. 低糖饮食
    C. 改善胰岛素抵抗
    D. 低盐饮食
    E. 减少胆固醇和饱和脂肪酸摄取
15. 高血压病患者康复锻炼合适的运动方式是
    A. 跑步　　　　　　B. 举重
    C. 步行　　　　　　D. 篮球
    E. 保龄球
16. 患者男，50 岁。半年前体检发现血压升高，最高达 168/100 mmHg，规律服用降压药。现为帮助患者控制血压、改善心血管功能制定治疗方案，其康复治疗作用不包括
    A. 运动疗法可调整自主神经功能，缓解小动脉痉挛
    B. 运动疗法可提高尿钠排泄，降低血容量
    C. 运动血管扩张，总外周阻力降低，有利于降低血压
    D. 运动有助于改善患者情绪，减轻心血管应激水平
    E. 运动可使血管收缩，血压升高
17. 高血压病患者有氧训练方法中错误的是
    A. 运动强度超过 85% 最大吸氧量
    B. 大肌群运动
    C. 动力性运动
    D. 较长时间运动
    E. 循环抗阻训练
18. 患者男，60 岁，高血压病史 5 年。患者在训练过程中需避免
    A. 医疗体操　　　　B. 文体训练
    C. 较长运动时间　　D. 高强度肌力训练
    E. 运动时血压监测
19. 高血压患者运动锻炼的特点为
    A. 较小强度，较长时间
    B. 较大强度，较长时间
    C. 较小强度，较短时间
    D. 较大强度，较短时间
    E. 注意心电监护
20. 关于有氧训练降低血压的机制的叙述，错误的是
    A. 运动提高交感神经的兴奋性
    B. 运动时肌肉血管扩张，总外周阻力下降，降低舒张压
    C. 运动提高尿钠排泄，相对降低血容量
    D. 运动时血浆前列腺素 E 和心房肽水平提高，促进钠的排泄
    E. 运动有助于改善患者的情绪，减轻心血管应激水平
21. 患者男，53 岁，肥胖，喜腌熏食物，有吸烟史，近日容易出现注意力不集中，记忆力减退，劳累后或情绪紧张时头痛，肢体麻木，心悸胸闷，乏力症状明显，初步诊断为高血压病。该患者可以通过哪项物理因子疗法结合穴位达到降压作用
    A. 磁疗法　　　　　B. 温热疗法
    C. 超声波疗法　　　D. 水疗法
    E. 光疗法
22. 对紫外线照射敏感性降低的疾病是
    A. 丹毒　　　　　　B. 甲亢
    C. 糖尿病　　　　　D. 高血压
    E. 活动性肺结核

23. 呼吸训练的适应证为
    A. 呼吸衰竭　　　　B. 急性心衰
    C. 严重主动脉狭窄　D. 急性期胸膜炎
    E. 哮喘

24. 不属于呼吸训练适应证的是
    A. 慢性支气管炎　　B. 肺结核
    C. 尘肺　　　　　　D. 哮喘
    E. 呼吸衰竭

25. 预防肺部感染的措施不包括
    A. 深呼吸练习
    B. 鼓励咳嗽，改善排痰
    C. 结合翻身进行体位引流
    D. 使用抗生素
    E. 理疗

26. 小儿肺炎的治疗用
    A. 冷疗法　　　　　B. 牵引治疗
    C. 紫外线治疗　　　D. 超短波治疗
    E. 干扰电疗法

27. 体位引流适用于
    A. 哮喘持续状态
    B. 慢性阻塞性肺疾病
    C. 呼吸衰竭
    D. 伴有不稳定性心绞痛
    E. 伴有严重的认知功能障碍

28. 治疗慢性支气管炎首选的物理治疗是
    A. 蜡疗　　　　　　B. 超短波
    C. 直流电离子导入　D. 超声波
    E. 音频电疗

29. 患者男，67岁。吸烟史40余年，秋冬季常出现咳嗽、咳痰，憋喘症状，诊断为慢性支气管炎。适合患者的训练方式
    A. 有氧训练和体位引流
    B. 有氧训练和无氧训练
    C. 呼吸肌训练和无氧训练
    D. 体位引流和无氧训练
    E. 有氧训练和胸式呼吸训练

30. 慢性支气管炎患者不宜选用的物理治疗是
    A. 超短波　　　　　B. 冷疗
    C. 红外线　　　　　D. 脉冲治疗
    E. 直流电离子导入

31. 康复疗法治疗慢性支气管炎的原理是
    A. 抗过敏原　　　　B. 抗细菌感染
    C. 抗病毒感染　　　D. 退热
    E. 控制感染、消炎、改善痰液性状，促进排痰

32. COPD的康复治疗方法一般不包括
    A. 有氧训练　　　　B. 腹式呼吸
    C. 缩唇呼气　　　　D. 放松技术
    E. 循环抗阻训练

33. 慢性阻塞性肺疾病氧疗的正确方法是
    A. 长期低流量吸氧
    B. 长期高流量吸氧
    C. 长期中流量吸氧
    D. 病情加重时低流量吸氧，平时不吸氧
    E. 病情加重时高流量吸氧，平时不吸氧

34. 慢性阻塞性肺病与呼吸功能无关的康复治疗方法为
    A. 有氧训练　　　　B. 腹式呼吸
    C. 缩唇呼气　　　　D. 放松技术
    E. 渐进抗阻训练

35. 慢性阻塞性肺病患者，进行排痰训练时，错误的方法是
    A. 体位引流　　　　B. 胸部叩击
    C. 胸部震颤　　　　D. 吸气训练
    E. 咳嗽训练

36. 患者男，65岁，吸烟40多年，每天消耗两包烟，慢性咳嗽、咳痰10多年，冬季咳嗽严重，痰多伴气喘。该患者目前最需要采取的措施是
    A. 戒烟
    B. 进行呼吸与耐寒训练
    C. 咳嗽严重时可使用镇咳药
    D. 急性期应使用抗生素
    E. 发作季节前可使用气管炎菌苗，增加抗病能力

（37～38题共用题干）

患者男，65岁，患者3年前开始出现咳嗽、咳痰症状，症状间断出现，天气变化时明显，2月前上述症状再发，伴发作性呼吸困难，以呼气困难为主。既往有慢性支气管炎病史。临床诊断为慢性阻塞性肺疾病。

37. 针对患者呼吸困难症状应予以
   A. 呼吸训练　　　　B. 生物反馈疗法
   C. 肌耐力训练　　　D. 水疗
   E. 高强度的有氧训练

38. 为改善患者咳嗽、咳痰症状，可选择的物理因子治疗是
   A. 中频脉冲电治疗　B. 红外线治疗
   C. 超声雾化治疗　　D. 水疗
   E. 蜡疗

39. 关于哮喘患者进行有氧运动的注意事项，错误的是
   A. 需要有充分的准备和结束运动
   B. 运动时不可以有显著的气喘
   C. 运动后不可以有显著的疲劳感
   D. 运动后第二天可以稍感疲倦
   E. 无全身感染，能够配合治疗

40. 关于运动与哮喘的关系，描述错误的是
   A. 运动可以诱发哮喘
   B. 哮喘患者应该避免有氧运动
   C. 有氧运动是哮喘患者治疗的组成部分
   D. 哮喘患者应该避免无氧运动
   E. 运动诱发哮喘者，运动应谨慎

41. 关于腹式呼吸训练的要领，错误的是
   A. 腹部肌肉紧张
   B. 经鼻缓慢深吸气
   C. 吸气时意念将气体吸往腹部
   D. 呼气时缩唇将气缓慢吹出
   E. 呼气时收缩腹肌以促进膈肌上抬

（42～43题共用备选答案）
   A. 仰卧位　　　　　B. 俯卧位
   C. 前倚靠坐位　　　D. 患侧在上的侧卧位
   E. 前倾站位

42. 支气管哮喘患者呼吸练习时宜采用的体位为

43. 体弱或病后初愈者呼吸练习时宜采用的体位为

（44～46题共用备选答案）
   A. 放松呼吸法
   B. 缓慢呼吸法
   C. 暗示呼吸法
   D. 缩唇呼气法
   E. 膈肌体外反搏呼吸法

44. 经鼻腔吸气，呼气时将嘴缩紧，如吹口哨样，在4～6秒将气体缓慢呼出属于

45. 通过触觉诱导腹式呼吸属于

46. 通过前倾依靠位，椅后依靠位，前倾站位缓解呼吸困难的方法属于

47. 糖尿病运动锻炼最常用的方式是
   A. 抗阻训练　　　　B. 有氧训练
   C. 肌力训练　　　　D. 长跑训练
   E. 健美训练

48. I型糖尿病青少年患者的康复治疗原则是
   A. 以胰岛素治疗为主，配合饮食疗法，适当运动锻炼
   B. 以运动疗法和饮食控制为主，无效时考虑口服降糖药治疗
   C. 以运动疗法和饮食控制为主，出现并发症时加用胰岛素
   D. 以胰岛素治疗为主，配合饮食疗法
   E. 以饮食控制和口服降糖药为主，适当运动锻炼

49. 糖尿病患者，康复治疗的基本原则不包括
   A. 以运动疗法和饮食控制为主控制血糖
   B. 运动疗法和饮食控制无效者可考虑应用口服降糖药
   C. 出现并发症，考虑加用胰岛素治疗
   D. 以胰岛素治疗为主，配合饮食控制和运动训练
   E. 运动疗法和饮食控制无效者可考虑应用胰岛素增敏剂

50. 患者男，45岁。因糖尿病到医院就诊，被确诊为1型糖尿病。对其基本治疗原则是
   A. 以运动疗法为主控制血糖
   B. 以饮食控制为主控制血糖
   C. 以胰岛素治疗为主，同时配合饮食疗法，适当运动锻炼
   D. 以运动疗法和饮食控制为主，结合生活方式的调整
   E. 以运动疗法和饮食控制为主控制血糖，无效时应考虑使用口服降糖药或胰岛素增敏剂

51. 糖耐量减低患者的康复方案，不包括
   A. 胰岛素治疗　　　B. 饮食控制

C. 运动疗法 　　D. 调整生活方式

E. 加强健康教育

52. 治疗伤口感染最重要的措施是

　　A. 应用抗生素 　　B. 局部合理用药

　　C. 引流通畅 　　D. 物理治疗

　　E. 局部休息

53. 适用于急性炎症早期，水肿显著，血液循环障碍部位的治疗剂量为

　　A. 无热量 　　B. 微热量

　　C. 温热量 　　D. 热量

　　E. 高热量

54. 患者男，22 岁。背部痈，早期浸润阶段，首选物理治疗是

　　A. 红外线疗法 　　B. 磁疗法

　　C. 紫外线照射 　　D. 蜡疗法

　　E. 正压顺序疗法

55. 患者男，25 岁，务农，颈后长痈 1 周，患处红肿疼痛，患处皮肤稍硬发热，量体温 38.5 ℃，口服、肌注抗生素治疗，症状缓解不明显，外科建议转康复科辅助物理因子治疗。首选的物理因子治疗是

　　A. 紫外线 　　B. 短波

　　C. 超短波 　　D. 微波

　　E. 毫米波

56. 患者男，25 岁，务农，颈后长痈 1 周，患处红肿、疼痛，患处皮肤稍硬发热，量体温 38.5 ℃，口服、肌注抗生素治疗，症状缓解不明显，外科建议转康复科辅助物理因子治疗。经物理因子治疗后患者患处红肿减退，疼痛减轻，患处皮肤变软，有波动感。此时对病情最有帮助的治疗方法是

　　A. 加大抗生素用量

　　B. 提高免疫功能

　　C. 运动治疗

　　D. 外科对病灶切开排脓引流

　　E. 蜡疗法

57. 治疗丹毒可首选

　　A. 红外线疗法 　　B. 紫外线疗法

　　C. 蓝紫光疗法 　　D. 光化学疗法

E. 蓝光疗法

（58～59 题共用题干）

患者女，51 岁，左小腿红肿、疼痛 5 天。查体：左小腿后外侧片状红斑，边界较清，颜色鲜红，局部皮温高，压痛明显。已予抗生素静脉点滴 3 天，现左小腿肿痛略减轻。

58. 此患者最可能的临床诊断是

　　A. 疖 　　B. 痈

　　C. 丹毒 　　D. 蜂窝织炎

　　E. 急性淋巴结炎

59. 此时最适宜的光疗是

　　A. 激光 　　B. 蓝紫光

　　C. 紫外线 　　D. 长波红外线

　　E. 短波红外线

（60～61 题共用题干）

患者男，56 岁，右手反复肿痛 3 个月，加重 10 天。查体：T 38.2 ℃，右手弥漫性红肿，压痛明显。实验室检查：血 WBC 11.66×10^9/L。经抗感染治疗后，右手肿痛略减轻。

60. 此患者最可能的临床诊断是

　　A. 疖 　　B. 痈

　　C. 丹毒 　　D. 蜂窝织炎

　　E. 急性淋巴结炎

61. 此时最适宜的光疗是

　　A. 激光 　　B. 紫外线

　　C. 可见光 　　D. 长波红外线

　　E. 短波红外线

62. 蜂窝织炎早期浸润期的不适宜的物理治疗是

　　A. 短波或超短波疗法：患部无热量或微热量

　　B. 直流电药物离子导入疗法：抗生素离子导入

　　C. 正压顺序循环疗法：促进静脉回流

　　D. 紫外线疗法：中心重叠照射法或局部照射

　　E. 运动治疗：抬高患肢，踝部运动以减轻肿胀

63. 蜂窝织炎恢复期选择的治疗主要是

　　A. 直流电药物离子导入

　　B. 无热量短波或超短波

　　C. 紫外线疗法

　　D. 红外线

　　E. 运动疗法

64. 患者示指一侧甲沟的近侧端肿痛2天,局部皮温高,触痛明显,无波动感,最适宜的治疗是
    A. 冷疗　　　　　　B. 热敷
    C. 红外线　　　　　D. 紫外线
    E. 超短波

65. 急性甲沟炎的常见致病菌为
    A. 溶血性链球菌　　B. 绿脓杆菌
    C. 金黄色葡萄球菌　D. 产气荚膜杆菌
    E. 白色念珠菌

66. 手指头感染已形成脓肿时,治疗原则为
    A. 冷敷　　　　　　B. 热敷
    C. 切开引流　　　　D. 抗生素
    E. 无热量超短波

67. 患者乳腺炎感染化脓阶段,经抗生素治疗3天,脓肿尚未成熟,此时应选择
    A. 磁疗　　　　　　B. 热敷
    C. 红外线　　　　　D. 超声波
    E. 超短波

(68～69题共用题干)
　　患者男,60岁,阑尾炎术后1周。
68. 治疗方法首选
    A. 神经肌肉电刺激　B. 干扰电疗法
    C. 功能性电刺激　　D. 痉挛肌电刺激
    E. 生物反馈电疗法

69. 此电疗属于
    A. 低频电疗法　　　B. 高压电疗法
    C. 静电疗法　　　　D. 中频电疗法
    E. 高频电疗法

70. 防止深静脉血栓形成的有效方法不包括
    A. 注射肝素　　　　B. 穿高弹力袜
    C. 使用充气压力泵　D. 主动活动
    E. 卧床休息

71. 患者女,70岁,做人工全髋关节置换术后3天,1天前左大腿根部疼痛,下肢重度肿胀,诊断为股深静脉血栓形成。下列处理错误的是
    A. 制动
    B. 超短波疗法
    C. 磁场疗法
    D. 直流电疗法
    E. 序贯加压治疗

72. 下肢深静脉血栓形成物理治疗不用
    A. 超短波疗法:早期无热量
    B. 直流电疗法
    C. 蜡疗法
    D. 直流电抗生素离子导入
    E. 磁场疗法

73. 患者女,54岁,因血栓性浅静脉炎寻求康复治疗。不适宜的方法是
    A. 紫外线疗法,弱红斑量或红斑量照射
    B. 超短波疗法,早期无热量,2次/日
    C. 直流电药物导入法,抗生素离子导入
    D. 蜡疗法,适用于炎症控制后炎性浸润的吸收和促进侧支循环
    E. 磁场疗法,在条索状物的两端用贴磁法或脉冲磁疗法

(74～75题共用备选答案)
    A. 电脑中频治疗　　B. 紫外线
    C. 超短波　　　　　D. 磁场疗法
    E. 红外线

74. 下肢深静脉血栓形成急性期不能进行的治疗是

75. 血栓性浅静脉炎急性期首选

76. 烧伤后表皮内有大面积的水疱,真皮浅层组织坏死,应属于
    A. I 度烧伤　　　　B. 浅 II 度烧伤
    C. 深 II 度烧伤　　D. III 度烧伤
    E. 深度烧伤

77. 烧伤创面出现水疱,基底红润,渗出多,水肿明显,剧痛,属于
    A. I 度烧伤
    B. 浅 II 度烧伤　　C. 深 II 度烧伤
    D. 浅 III 度烧伤　　E. 深 III 度烧伤

78. 颈前部烧伤时头的摆放应为
    A. 颈前屈　　　　　B. 低枕中立位
    C. 去枕中立位　　　D. 去枕头部后仰位
    E. 左侧卧位

79. 手背部烧伤创面修复过程中,预防手部观底形成导致挛缩的方法是
    A. 抓握练习　　　　B. 放松舒适位

C. 被动屈指运动　　D. 戴弹力手套加压

E. 屈掌指关节、伸指间关节夹板固定

80. 瘢痕加压疗法的作用机制不包括

    A. 限制瘢痕增生

    B. 改善周围血液循环

    C. 使成纤维细胞增生受阻，减少生成胶原纤维能力

    D. 有利于胶原酶出现，从而破坏胶原纤维

    E. 减少黏多糖的沉积与合成，使胶原生成减少

81. 烧伤患者后期肥厚性瘢痕增生伴有痒感，最好采取的治疗是

    A. 音频电疗　　　B. 蜡疗

    C. 超短波疗法　　D. 红外线疗法

    E. 直流电钾离子导入疗法

82. 治疗早期增生性瘢痕最有效的方法为

    A. 压力衣　　　　B. 牵引

    C. 水疗　　　　　D. 夹板

    E. 温热疗法

83. 银屑病、带状疱疹及应变性皮肤血管炎均使用什么疗法

    A. 紫外线　　　　B. 超声波

    C. 超短波　　　　D. 红外线

    E. 中频电

84. 下列哪一项是治疗银屑病的首选方法

    A. 红外线　　　　B. 长波紫外线

    C. 中波紫外线　　D. 短波紫外线

    E. 电脑中频

85. 患者男，65岁。15天前左胸背部患带状疱疹，疱疹消退后神经痛剧烈，优先选用的物理治疗是

    A. 直流电疗法　　B. 高压静电疗法

    C. 超声波疗法　　D. 蜡疗

    E. 湿热袋敷疗法

86. 玫瑰糠疹首选物理治疗是

    A. 干扰电疗法　　B. 超短波疗法

    C. 红外线疗法　　D. 紫外线疗法

    E. 超声波疗法

87. 对慢性肾盂肾炎患者配合超短波治疗，其目的不包括

    A. 抑菌消炎　　　B. 促炎性产物渗出

    C. 缩短病程　　　D. 增强机体免疫力

    E. 减少并发症

88. 不适用于急性肾盂肾炎的治疗是

    A. 超短波　　　　B. 超声波

    C. 红外线　　　　D. 脉冲磁疗

    E. 短波

89. 急性肾盂肾炎做超短波治疗的主要目的是

    A. 抑菌消炎、促进炎症渗出物的吸收

    B. 解除肾血管的痉挛

    C. 增强机体免疫力

    D. 消除水肿

    E. 利尿、促进代谢产物的排泄

90. 超短波治疗急性肾盂肾炎时应使用

    A. 无热量　　　　B. 微热量

    C. 温热量　　　　D. 强热量

    E. 极强热量

91. 不适宜急性中耳炎治疗的是

    A. 超短波　　　　B. 紫外线

    C. 短波　　　　　D. 激光

    E. 微波

92. 治疗急性卡他性中耳炎首选的物理治疗为

    A. 直流电　　　　B. 超短波

    C. 红外线　　　　D. 低频电

    E. 超声波

93. 可用于溃疡病的康复治疗不包括

    A. 短波、超短波疗法

    B. 毫米波治疗

    C. 直流电药物离子导入疗法

    D. 静磁疗法

    E. 肌电生物反馈疗法

94. 有关鼻窦炎的描述，错误的是

    A. 可有鼻腔的一些疾病引起

    B. 主要表现为鼻阻塞、脓涕多

    C. 上颌窦的发病率最高

    D. 抗生素治疗有效

    E. 可行超声波疗法

95. 与紫外线配合治疗睑腺炎效果更好的是

    A. 红外线　　　　B. 超短波

    C. 半导体激光　　D. 脉冲磁场

    E. 直流电离子导入

(96～97题共用题干)

患者女，30岁，临床诊断为慢性盆腔炎。

96. 首选物理因子治疗为
    A. 音频电疗法　　　　B. 法拉第电疗法
    C. 间动电疗法　　　　D. 离子导入疗法
    E. 电兴奋疗法

97. 其频率为
    A. 0～1 kHz　　　　　B. 1～20 kHz
    C. 10～20 kHz　　　　D. 10～100 kHz
    E. 100～1000 kHz

98. 关于产后排尿无力的临床表现为
    A. 体温升高，腹痛
    B. 压痛、反跳痛、肌紧张
    C. 腹胀，叩诊为鼓音
    D. 腰痛向骶尾放射
    E. 耻骨上膀胱区叩诊为浊音

99. 正常人运动行为发育总体活动模式的发展顺序是
    A. 对称－不对称－反转－单侧－对侧－斜线－反转
    B. 不对称－反转－单侧－对称－对侧－斜线－反转
    C. 反转－单侧－对侧－斜线－反转－对称－不对称
    D. 单侧－对侧－斜线－反转－对称－不对称－反转
    E. 单侧－对侧－对称－不对称－反转－斜线－反转

100. 有关脑瘫治疗的叙述中，正确的是
    A. 静脉输脑神经营养药
    B. 使患儿尽可能生活自理
    C. 痉挛型必须手术治疗
    D. 不鼓励过早介入
    E. 在医院内规范治疗，不鼓励家长参与

101. 脑瘫患儿物理治疗的内容不包括
    A. Bobath 法　　　　B. Brunnstrom 法
    C. 引导式教育　　　　D. Rood 法
    E. 结构化教育

102. 关于脑性瘫痪的治疗，错误的是
    A. 脑性瘫痪治疗越早效果越好
    B. 脑性瘫痪的治疗强调综合性治疗
    C. 康复治疗注重家长参与
    D. 脑性瘫痪的治疗以药物为主，功能训练及手术为辅
    E. 康复治疗应与游戏相结合

103. 有关脑性瘫痪手术治疗的叙述，错误的是
    A. 主要用于痉挛型脑瘫患儿
    B. 目的是矫正畸形，改善功能
    C. 严格选择适应证
    D. 矫形手术可替代功能康复治疗
    E. 选择性脊神经根切断术适用于治疗痉挛

104. 脑性瘫痪的治疗方法不包括
    A. Volta　　　　　　B. Bobath
    C. Domain　　　　　D. Rood
    E. Maitand

105. 目前脑性瘫痪最重要的治疗是
    A. 脑细胞营养药
    B. 早期干预，功能训练
    C. 头部磁疗
    D. 高压氧疗法
    E. 针灸与按摩

106. 脑性瘫痪正确的定义是
    A. 小儿脑发育阶段，各种原因所致的脑损伤综合征
    B. 小儿中枢性运动障碍性疾病，呈逐渐加重趋势
    C. 以不同程度的智力障碍为主要表现的疾病
    D. 一种独立的疾病
    E. 通常不伴有癫痫、行为异常等并发损害的疾病

107. 脑瘫患儿的原始反射不包括
    A. 紧张性迷路反射　　B. 交叉伸展反射
    C. 手握持反射　　　　D. 降落伞反射
    E. 躯干侧弯反射

108. 紧张性颈反射占主导的体位是
    A. 坐位
    B. 站立位
    C. 头位于旋转位
    D. 头位于直立位
    E. 头位于水平位屈伸

109. 患儿男，9岁，早产，出生体重2500克，出生1分钟后Apgar评分为4分。现在四肢协调差，躯干伸肌张力高，四肢屈肌张力高，腱反射亢进，下列不属于针对该患儿的康复治疗方法是
    A. Bobath　　　　　　B. 运动再学习
    C. 引导式教育　　　　D. vojta
    E. PQRST

110. 患儿，2岁。有宫内窒息史，现患儿运动发育迟缓，四肢肌张力增高，膝反射亢进。仰卧位时，患儿呈上肢屈曲，下肢伸展痉挛状。俯卧位时，竖颈困难，四肢呈屈曲模式。行走时呈双尖足、内翻，双膝关节屈曲畸形。患儿诊断的脑瘫类型是
   A. 手足徐动型　　B. 痉挛型
   C. 强直型　　　　D. 共济失调型
   E. 肌张力低下型

111. 患儿男，15个月。足月产，出生体重3000 g，Apgar评分1分钟5分，运动发育迟缓，体格检查：神清，能叫爸妈。双手握拳，抓握差。不会翻身，坐不稳。躯干肌、四肢屈肌张力高，腱反射亢进。该患儿最可能的诊断是
   A. 痉挛型脑瘫　　B. 小儿麻痹
   C. 遗传代谢病　　D. 吉兰-巴雷综合征
   E. 痴呆

（112～114题共用题干）

患儿男，4岁。双胞胎中的一个，孕32周剖宫产，出生体重1.5 kg，出生后第2天因黄疸曾接受蓝光治疗。现仍不能独立行走。查体：可简单对答，言语欠清晰，左眼内斜视，流涎，双上肢不自主活动增多，双下肢肌张力增高，站立时双足跟不能着地，四肢腱反射亢进，病理征阳性。

112. 该患儿最可能的诊断为
   A. 痉挛型脑性瘫痪
   B. 手足徐动型脑性瘫痪
   C. 共济失调型脑性瘫痪
   D. 低张型脑性瘫痪
   E. 混合型脑性瘫痪

113. 对该患儿进行运动功能评定，宜选用
   A. 粗大运动功能量表
   B. 功能独立量表
   C. Bathel指数
   D. Ashworth量表
   E. 步态分析

114. 治疗方面宜采用
   A. 物理治疗　　B. 作业治疗

   C. 语言治疗　　D. 康复工程
   E. 综合治疗

（115～116题共用题干）

1月龄患儿，右上肢无力，诊断为分娩性臂丛神经损伤。

115. 应选择的治疗是
   A. 神经肌肉电刺激　　B. 经皮神经电刺激
   C. 功能性电刺激　　　D. 痉挛肌电刺激
   E. 生物反馈电刺激

116. 每组肌肉的治疗时间为
   A. 0～5分钟　　B. 5～10分钟
   C. 10～15分钟　D. 15～20分钟
   E. 20～25分钟

117. 臂丛神经麻痹的婴儿睡觉时的体位应取
   A. 肩外展外旋、肘屈曲
   B. 肩前屈内旋、肘屈曲
   C. 肩前屈内旋、肘伸展
   D. 肩外展前屈、肘伸展
   E. 肩外展、肘伸展

118. 孤独症儿童的治疗原则是
   A. 采用以教育和训练为辅、药物治疗为主的方法
   B. 对孩子行为的宽容和理解，异常行为的改变和变更
   C. 促进手的精细功能和上肢功能的发育
   D. 抑制异常运动模式，诱导正常运动模式
   E. 促进日常生活活动能力

119. 孤独症儿童的治疗原则不包括
   A. 采用以教育和训练为主、药物治疗为辅的方法
   B. 对孩子行为的宽容和理解
   C. 异常行为的改变和变更
   D. 抑制异常运动模式，诱导正常运动模式
   E. 特别能力的发现、培养和转化

120. 为了判断患儿是否是孤独症，以及区分孤独症的严重程度，评定者宜采用的量表是
   A. 孤独症儿童行为检查量表（ABC）
   B. 儿童孤独症评定量表（CARS）
   C. Achenbach儿童行为量表
   D. 格赛尔发育量表
   E. 韦克斯勒幼儿及儿童智力量表

（121～123题共用备选答案）
A. 结构化教育　　　B. 感觉综合训练
C. 行为分析疗法　　D. 挤压治疗
E. 触摸治疗

121. 针对孤独症儿童在语言、交流以及感知觉运动等方面存在的缺陷，有针对性的进行教育，增进该儿童对环境、教育和训练内容的理解和服从的康复治疗方法是

122. 采用行为塑造原理，以正性强化为主促进孤独症儿童各项能力发展康复治疗方法是

123. 运用滑板、秋千、平衡木等游戏设施对儿童进行训练，对于减少孤独症儿童的多动行为，增加语言等有较好疗效的康复治疗方法是

124. 智力低下常用的量表不包括
    A. 韦克斯勒/儿童智力量表
    B. 斯坦福-比奈智力量表
    C. 绘人试验
    D. Conners父母问卷
    E. 丹佛发育筛选测验

125. 不属于儿童智力测验的是
    A. 韦氏儿童智能量表
    B. 盖塞尔发育量表
    C. 学前儿童智力量表
    D. 中国比奈智力测验
    E. 瑞文标准推理测验

126. 进行性肌营养不良肌电图检查的表现是
    A. 低振幅低时限电位及早募集现象
    B. 高振幅低时限电位及早募集现象
    C. 高振幅宽时限电位及早募集现象
    D. 低振幅宽时限电位及早募集现象
    E. 高振幅宽时限电位及单纯相

（127～129题共用备选答案）
A. 孤独症儿童行为检查量表
B. 韦氏儿童智力量表
C. 儿童粗大运动功能量表
D. Bathel指数
E. Conners父母问卷

127. 脑瘫患儿的评测常采用

128. 智力低下儿童康复评定常使用

129. 孤独症儿童康复评定常使用

130. 癌症的康复不包括
    A. 预防性康复　　B. 恢复性康复
    C. 治疗性康复　　D. 支持性康复
    E. 姑息性康复

131. 预防性康复指的是
    A. 普及防癌治癌知识，预防癌症发生
    B. 恢复患者健康，减少身心功能障碍
    C. 采用各种手段延缓肿瘤发展
    D. 采用各种手段预防肿瘤并发症
    E. 采用各种手段延长肿瘤患者生命

132. 患者女，70岁，因乳腺癌术后2年，腰痛3个月入院，诊断：乳腺癌腰椎转移。按癌痛五级评定法，疼痛为4级，此时应
    A. 口服可待因
    B. 口服非甾体消炎镇痛药物
    C. 加强物理治疗
    D. 静脉注射吗啡
    E. 口服对乙酰氨基酚

（133～134题共用题干）
患者男，因"便血，消瘦半年，伴左肋痛2个月"入院，诊断为"结肠癌并肋骨转移"。

133. 最常用的镇痛措施是
    A. 药物疗法　　B. 放射疗法
    C. 物理治疗　　D. 介入疗法
    E. 手术疗法

134. 左肋疼痛还可以采用的物理治疗为
    A. 经皮神经电刺激　　B. 强电流刺激
    C. 按摩　　　　　　　D. 温热疗法
    E. 热敷

135. 乳癌根治术后患肩被动运动的开始时间是术后第几天
    A. 1～2天　　　B. 3～4天
    C. 5～6天　　　D. 7天
    E. 10天

136. 乳癌根治术后幻乳觉康复不包括
    A. 心理康复　　　B. 使用乳房假体
    C. 局部轻柔抚摸　D. 经皮电神经刺激疗法
    E. 高频电疗

137. 乳癌根治术后早期患者术侧上肢应
    A. 解剖位　　　　　B. 休息位
    C. 放松位　　　　　D. 功能位
    E. 舒适位

138. 患者女，43岁，乳癌根治术后2天。该患者目前可进行的运动疗法不包括
    A. 肩部的被动活动
    B. 肩部负荷为1.5 kg的中量活动
    C. 肩部在45°内外展训练
    D. 肩部内旋、外旋
    E. 手指、腕、前臂和肘的主动活动

139. 女性，36岁，乳腺癌根治术后，目前全身状况恢复较好，有肩关节功能受限，适合她的康复是
    A. 恢复性康复　　　B. 支持性康复
    C. 姑息性康复　　　D. 预防性康复
    E. 功能性康复

140. 对于治疗后病情没有得到控制而带癌生存的癌症患者，康复的目的是改善身体健康与心理状态，减缓癌症的发展，延长存活期，预防或减轻癌症残疾和并发症。此时康复分类属于
    A. 预防性康复
    B. 恢复性康复
    C. 支持性康复
    D. 姑息性康复
    E. 终末期康复

141. 患者女，58岁，肺部鳞癌，晚期，出现恶液质，疼痛难忍，对其的康复应是
    A. 姑息性康复　　　B. 支持性康复
    C. 预防性康复　　　D. 恢复性康复
    E. 治疗性康复

142. 患者女，30岁，乳癌根治手术后，手术切口引流条尚未拔出，该患者患侧肩关节外展应不超过
    A. 30°　　　　　　B. 45°
    C. 60°　　　　　　D. 75°
    E. 90°

（143～145题共用备选答案）
    A. 0.3 kg　　　　　B. 0.5 kg
    C. 1 kg　　　　　　D. 1.5 kg
    E. 2 kg

143. 乳腺癌根治术后出院前可做的活动负荷为

144. 乳腺癌根治术后出院回家后的最初2周可做的活动负荷为

145. 乳腺癌根治术后回家1个月时可做的活动负荷为

146. 患者男，60岁，因"咽痛、吞咽困难1年"入院，诊断为"喉癌"行手术切除，术后鼻饲。开始训练吞咽活动合适的时间是
    A. 术后当天
    B. 术后第4天
    C. 术后2周
    D. 术后伤口愈合拆线后
    E. 拔出胃管后

147. 全喉切除者术后初次进食时，不正确的是
    A. 先用糊状食物
    B. 少量多餐
    C. 取端坐位，头前屈30°
    D. 先用流质饮食
    E. 食物吞至舌根部时屏住气，以示指堵住气管造口再咽下，作几次吞咽动作

148. 喉癌全切除术后的康复评定不包括
    A. 吞咽功能评定
    B. 言语功能评定
    C. 气管切口评定
    D. 心理评定
    E. 颈部运动功能评定

（149～150题共用题干）
患者男，60岁，因喉癌行全喉切除术后2周。

149. 患者进行进食训练，首先选择的食物为
    A. 半流质饮食
    B. 流质饮食
    C. 糊状食物
    D. 固体食物
    E. 胶状食物

150. 该患者最简便可行的言语康复方法为
    A. 食管言语　　　　B. 电子喉
    C. 气人工喉　　　　D. 装置假体发声重建
    E. 发声重建术

151. 直肠癌结肠造口患者护理措施正确的是
    A. 结肠造口一般于术后1周开放
    B. 当造口袋内容物超过1/2时，应及时更换
    C. 结肠造口开放后即应开始扩肛，以防造口狭窄
    D. 术后7～10天切忌灌肠，以免影响伤口愈合
    E. 造口开放前应用干的无菌纱布敷盖结肠造口，避免感染

152. 直肠癌结肠造口术后的护理措施正确的是
    A. 造口袋底盘开口直径应与造口直径大小一致
    B. 避免进食胀气性食物
    C. 结肠造口开放前用无菌干纱布外敷造口
    D. 造口袋充满三分之二排泄物，应及时更换

第九章 其他

必做考题

1. 不属于感知障碍评定范畴的是
   A. 身体失认检查　　B. 结构性失用评定
   C. 穿衣失用评定　　D. 注意力评定
   E. 单侧忽略评定

2. 患者身体感觉功能无缺陷，但却无法辨识感受到讯息，称为
   A. 失认症　　B. 失用症
   C. 失读症　　D. 失语症
   E. 痴呆

3. 视觉失认不包括
   A. 颜色失认　　B. 物品失认
   C. 形状失认　　D. 面容失认
   E. 单侧忽略

4. 视觉失认不包括
   A. 形状失认　　B. 面容失认
   C. 物品失认　　D. 颜色失认
   E. 形态觉失认

5. 某患者不会画立体图，属于
   A. 观念性失用
   B. 观念运动性失用
   C. 运动性失用
   D. 结构性失用
   E. 穿衣失用

6. 患者男，脑外伤后2个月，言语对答切题，四肢肌力5级，不能按指令出示手指，也不能模仿治疗师所做手指动作，能说出钢笔的作用，但不能用钢笔写字。该患者患有的失用症是
   A. 意念运动性失用
   B. 发音失用
   C. 意念性失用
   D. 口颜面失用
   E. 构成失用

7. 患者在运动、感觉、反射均无障碍的情况下，不能执行运动的口头指令，如洗脸、刷牙、梳头等，但有时可自动完成，该患者失用类型为
   A. 结构性失用　　B. 运动性失用
   C. 穿衣失用　　D. 意念性失用
   E. 意念运动性失用

8. 患者女，68岁。让其伸手取杯，患者伸手不够、过度或迟疑，患者可能有
   A. 图形、背景区分障碍
   B. 空间关系综合征
   C. 深度和距离辨别障碍
   D. 地形、方位辨别障碍
   E. 空间、方位辨别障碍

9. 绘画试验用于评定
   A. 视觉失认　　B. 物品失认
   C. 触觉失认　　D. 手指失认
   E. 单侧忽略

（10～11题共用题干）
   患者男，65岁，因右侧肢体偏瘫入康复科治疗。经检查患者常常忽略右侧肢体及右侧环境中的物体。

10. 该患者为
    A. 物品失认症　　B. 色彩失认症
    C. 面容失认症　　D. 触觉失认症
    E. 单侧忽略

11. 可采用的治疗方法为
    A. 在物品上贴标签，提示患者
    B. 将躯干向左侧旋转
    C. 视扫描训练
    D. 做动作前闭上眼睛想象动作，然后睁眼尝试完成
    E. 上楼梯时，将台阶用彩条标出

(12～15题共用题干)

患者男，68岁，既往有高血压病史10年，糖尿病病史5年。1个月前于家中突发言语不能，肢体乏力，急入院，CT示左侧基底节区梗死。病情稳定后即介入康复治疗。

12. 患者画钟试验表现为只画出左侧钟面及数字，提示存在
    A. 颜色失认　　　　B. 视野缺损
    C. 单侧空间忽略　　D. 左右失认
    E. 共济失调

13. 对患者进行言语检查，其理解力正常，但表达能力不畅，呈现出电报式语言，复述困难，提示下可引出正确回答，表明患者存在
    A. 表达性失语　　　B. 传导性失语
    C. 命名性失语　　　D. 获得性失语
    E. 混合性失语

14. 为明确患者是否存在吞咽障碍，应首先采用的检查是
    A. 洼田饮水试验
    B. X线造影录像
    C. 肌电图检查
    D. 咽下内压检查
    E. 声门电图检查

15. 该患者可进行的运动功能评定不包括
    A. 上田敏法　　　　B. Fugl-Meyer法
    C. Bobath法　　　　D. FIM
    E. Brunnstrom法

(16～17题共用题干)

患者男，67岁，因突发性右侧肢体无力伴言语不清23天入院。查体：BP 140/87 mmHg，神志清楚，言语不清晰，右侧鼻唇沟稍变浅，露齿时口角右偏，右侧咽反射减弱；左侧肢体肌力、肌张力正常，右侧肢体肌张力增高，右侧肢体触、痛觉减退。右上肢腱反射亢进，右侧Hoffmann征（+），Rossolimo征（+），Babinski征（+）。

16. 为进一步明确有无单侧忽略，可采用评定的方法是
    A. Ashworth量表　　B. 删字测验
    C. Barthel指数　　　D. 肌力检查
    E. ROM检查

17. 为进一步明确有无记忆障碍，可采用评定的方法是
    A. 指鼻试验　　　　B. 韦氏记忆测验
    C. Berg检查　　　　D. FIM量表
    E. MAS量表

18. 脑外伤患者丧失运动觉记忆，不能进行有目的的运动，称为
    A. 吞咽障碍　　　　B. 视觉失认
    C. 单侧忽略　　　　D. 记忆障碍
    E. 运动性失用

19. 认知的最基本成分不包括
    A. 注意力　　　　　B. 记忆力
    C. 思维能力　　　　D. 分析能力
    E. 协调能力

20. 用记事本和购物清单帮助记忆，此方法属于
    A. 视觉记忆训练法　B. 提示法
    C. 代偿　　　　　　D. PQRST法
    E. 自身参照法

21. 为了使自己记住交电话费，而不把手表戴到平时习惯的左手腕而是戴到右手腕上，此方法属于
    A. 视觉记忆训练法　B. 提示法
    C. 代偿　　　　　　D. PQRST法
    E. 自身参照法

22. 患者男，38岁，脑外伤后3个月，定向力、记忆力、言语表达和思维等功能都有不同程度减退。LOTCA认知功能评测不包括
    A. 知觉评测　　　　B. 视运动组织检查
    C. 计算力评测　　　D. 定向评测
    E. 思维运作评测

23. 与Loeweistein作业治疗认知评定（LOTCA）相比，简明精神状态量表（MMSE）缺少评定
    A. 定向力　　　　　B. 思维运作力
    C. 语言能力　　　　D. 记忆力
    E. 计算力

24. 不适合用于脑外伤患者的认知功能评估的量表是
    A. CCSE　　　　　　B. RLA认知障碍分级

C. Ashworth 量表　　D. LOTCA

E. 韦氏智力量表

25. 智力测验属于

A. 问卷调查　　B. 能力测验

C. 个别测验　　D. 人格测验

E. 记忆力测验

26. 患者女，65岁，近2年来经常忘事，有时迷路，情绪激动，近半年来走路不稳。MRI检查显示大脑皮质萎缩，脑沟变宽。适宜的、简单易行的心理测验是

A. 韦克斯勒智力量表

B. 简明精神状态量表

C. 瑞文标准推理测验

D. 汉密尔顿焦虑量表

E. 比奈智力测验

27. 患者女，35岁，1周前洗澡时在自己的右侧乳房内摸到一肿块，到医院检查确诊为乳腺癌。该患者话语比往日明显减少，终日不思茶饭，对家人的问话也答非所问。对该患者最应该进行的康复评定是

A. 心理功能评定　　B. 躯体功能评定

C. 呼吸功能评定　　D. 言语功能评定

E. 认知功能评定

28. 康复医学中不常用的心理测试方法

A. 智力测试　　B. 神经心理测试

C. 人格测试　　D. 情绪测试

E. 行为测试

29. 对气质类型、性格特点、情绪状态和兴趣态度等个性心理特征进行的测验是

A. 情绪测验　　B. 性格测验

C. 人格测验　　D. 智力测验

E. 诊断测验

30. 不属于心理治疗形式的是

A. 个别治疗　　B. 夫妻治疗或婚姻治疗

C. 家庭治疗　　D. 集体治疗

E. 单位治疗

31. 通过让患者持久地暴露在惊恐因子面前，使其惊恐反应减轻或消失的心理治疗技术是

A. 满灌疗法　　B. 系统脱敏疗法

C. 社会技能训练　　D. 认知疗法

E. 阳性强化法

32. 行为疗法不包括

A. 系统脱敏疗法　　B. 冲击疗法

C. 厌恶疗法　　D. 阳性强化法

E. 暗示疗法

33. 患者感到孤立无助，常向医生、家属提出无休止的要求，烦躁不安，认为照顾不周，属于心理适应过程的

A. 心理休克期　　B. 残障否认期

C. 抑郁否认期　　D. 反对独立期

E. 心理适应期

34. 个体在负担过重时所引起的心理反应称为

A. 应激　　B. 抑郁

C. 焦虑　　D. 疑病

E. 恐惧

35. 心身疾病是

A. 躯体器质性病变导致心理障碍

B. 心理因素为重要病因引起的躯体器质性疾病

C. 心理因素参与疾病的躯体机能变化

D. 躯体持久机能变化导致心理障碍

E. 心理因素参与疾病的持久机能变化

36. 中医理论的核心体系和治疗原则是

A. 标本兼治　　B. 辨证施治

C. 四诊八纲　　D. 经络辨证

E. 循经取穴

37. 关于中医传统医学的描述，不正确的是

A. 传统医学以阴阳五行学说为指导思想

B. 传统医学以脏腑经络的生理病理为基础

C. 传统医学以整体观念、辨证论治为特点

D. 整体观念是指人体本身的整体性与人与自然的整体性无关

E. 辨证论治是中医认识疾病和治疗疾病的基本原则

38. 经络系统的组成包括

A. 十二经脉、奇经、十二经筋

B. 别络、浮络和孙络

C. 经脉、络脉及其连属部分

D. 十二经脉与筋肉、皮肤的连属部分

E. 经脉、经别及其连属部分

39. 经脉是经络系统的主干，主要包括正经和（ ）两大类
    A. 经别　　　　　　B. 奇经
    C. 经筋　　　　　　D. 络脉

40. 属于奇经八脉的是
    A. 手太阴肺经　　　B. 督脉
    C. 十二经筋　　　　D. 十二经别
    E. 十五络脉

41. 有调节全身阴经经气作用的经脉是
    A. 任脉　　　　　　B. 阳维脉
    C. 督脉　　　　　　D. 冲脉
    E. 阴维脉

42. 推拿治疗的基本手法不包括
    A. 推揉　　　　　　B. 拿按
    C. 叩击　　　　　　D. 振动
    E. 牵伸

43. 推拿一般不用于
    A. 骨科　　　　　　B. 外科
    C. 神经科　　　　　D. 妇科
    E. 皮肤科

44. 正骨八法不包括
    A. 摸　　　　　　　B. 端
    C. 拿　　　　　　　D. 按
    E. 扭

45. 以下哪部著作对正骨手法进行了首次科学总结，详细论述了"摸接端提推拿按摩"正骨八法
    A.《捏骨秘法》　　 B.《推拿广意》
    C.《保赤推拿法》　 D.《推拿三字经》
    E.《医宗金鉴》

46. 针灸的治疗原则不包括
    A. 治病求本　　　　B. 三因制宜
    C. 塞因塞用　　　　D. 补虚泻实
    E. 清热温寒

47. 华佗创始的五禽戏是模仿五种动物的动作而来的，这五种动物是
    A. 虎、鹿、熊、猿、鸟
    B. 虎、马、熊、猿、鸟
    C. 虎、鹿、熊、蛇、鸟
    D. 虎、鹿、狼、猿、鸟

48. 功能障碍评定的内容包括功能障碍的
    A. 性质、原因　　　B. 程度、原因
    C. 原因、预后　　　D. 预后、程度、原因
    E. 性质、程度、预后

49. 慢性疼痛三联征主要表现为
    A. 疼痛、睡眠与情绪
    B. 疼痛、焦虑与抑郁
    C. 疼痛、睡眠与焦虑
    D. 疼痛、情绪与Tinel征
    E. 疼痛、异常感觉、Tinel征

50. 人体表面积评分法是评测
    A. 关节活动度　　　B. 肌肉力量
    C. 柔韧性　　　　　D. 疼痛
    E. 痉挛

51. 最确切的疼痛相关的基本因素是
    A. 躯体因素和神经因素
    B. 躯体因素和精神心理因素
    C. 有躯体因素、神经因素和精神心理因素
    D. 只有神经因素
    E. 只有精神因素

52. 肩关节周围炎症患者的肩痛属于
    A. 躯体性疼痛　　　B. 内脏性疼痛
    C. 牵涉性疼痛　　　D. 放射性疼痛
    E. 神经性病理性疼痛

53. 胆囊炎引起的肩痛属于
    A. 放射痛　　　　　B. 牵涉痛
    C. 幻觉痛　　　　　D. 中枢性痛
    E. 内脏痛

54. 属于中枢性疼痛的是
    A. 消化性溃疡引起的疼痛
    B. 癔病性疼痛
    C. 精神病疼痛
    D. 幻肢痛
    E. 肌肉损伤引起的疼痛

55. 治疗疼痛最基本、最常用的方法是
    A. 药物治疗　　　　B. 物理治疗
    C. 针灸治疗　　　　D. 心理治疗
    E. 神经阻滞治疗

56. 疼痛的治疗中，见效快、不良反应最小且为无创

的治疗方法为

A. 药物治疗　　　　B. 针灸治疗

C. 心理治疗　　　　D. 神经阻滞治疗

E. 经皮神经电刺激

(57～58题共用题干)

患者女，45岁，右桡骨远端骨折经骨科处理8周，因继发肩-手综合征影响右手功能康复。

57. 为评价右上肢疼痛的程度，选择简易、便捷能定量评定疼痛的方法是

A. 目测类比测痛法　　B. 数学疼痛评分法

C. 口述分级评分法　　D. 行为疼痛测定法

E. 人体表面积评分法

58. 选择能迅速，有效的控制该患者疼痛的治疗方法是

A. 局部热疗　　　　B. 局部冷疗

C. 运动治疗　　　　D. 神经阻滞疗法

E. 肌皮神经电刺激

59. 关节本身、肌肉和软组织病变引起的关节的被动活动范围受限，称为

A. 痉挛　　　　　　B. 挛缩

C. 僵硬　　　　　　D. 萎缩

E. 弛缓

60. 患者挛缩部位的邻近区域存在急性炎症时，宜采用的措施是

A. 手法被动牵张　　B. 机械被动牵张

C. 主动抑制　　　　D. 自我牵张

E. 不能进行牵张训练

61. 关于挛缩后行被动运动，描述错误的是

A. 软组织的可塑性是被动运动的治疗基础

B. 每次被动运动均尽可能达到关节的最大活动范围

C. 最好由患者自己完成

D. 被动运动应防止骨折断端移位或再骨折

E. 被动运动不应引起明显的疼痛

62. 矫治关节挛缩的最基本的方法是

A. 超短波疗法　　　B. 牵引

C. 被动活动　　　　D. 动态矫形器

E. 蜡疗

63. 挛缩被动运动的原则是

A. 用力程度以无痛为限，每次运动达到关节的最大活动范围

B. 用力程度以轻度痛感为限，每次运动达到关节的最大活动范围

C. 用力程度以无痛为限，每次运动接近关节的终末端

D. 用力程度以中度痛感为限，每次运动接近关节的终末端

E. 用力以患者最大耐受为限，每次运动达到关节的最大活动范围

64. 膀胱障碍康复训练的内容，不正确的是

A. 膀胱区叩击

B. 膀胱区挤压

C. 保留导尿

D. 定时定量饮水，定时排尿

E. 清洁导尿

65. 压疮的好发部位不包括

A. 后枕部　　　　　B. 腹部

C. 坐骨结节　　　　D. 骶尾部

E. 跟骨部

66. 长时间卧床患者预防压疮，应定时翻身，其间隔时间至少是

A. 0.5小时　　　　B. 1小时

C. 2小时　　　　　D. 3小时

E. 4小时

67. 侵犯滑囊的压疮多见于

A. 臀部　　　　　　B. 骶部

C. 坐骨大转子　　　D. 坐骨结节

E. 足跟

68. 患者男，34岁。长期卧床，骶尾部皮肤发红，尚未破坏，30分钟后红斑未消退，诊断为

A. 无压疮　　　　　B. Ⅰ度压疮

C. Ⅱ度压疮　　　　D. Ⅲ度压疮

E. Ⅳ度压疮

69. 长期卧床老年患者，骶部皮肤发红，表皮破溃，但看不到皮下脂肪组织，Yarkoay-Kirk压疮分级方法为压疮

A. 1级　　　　　　B. 2级

C. 3级　　　　　　D. 4级

E. 5级

70. 受压局部皮肤红肿发硬，损伤局限于表皮及真皮层的压疮为
    A. Ⅰ度
    B. Ⅱ度
    C. Ⅲ度
    D. Ⅳ度
    E. Ⅴ度

71. 按照美国压疮学会的标准，Ⅱ级压疮是指
    A. 具有红斑，但皮肤完整
    B. 损害涉及皮肤表层或真皮层，表现为皮损、水疱或浅层皮肤创面
    C. 损害涉及皮肤全层及其与皮下脂肪交界的组织，表现为较深皮肤创面
    D. 损害广泛，涉及肌肉、骨骼或支持结缔组织（肌腱、关节、关节囊等）
    E. 损害广泛，涉及内脏

72. 长期卧床老年患者，骶部皮肤破溃，深达皮下脂肪组织，按 Yarkony-Kirk 压疮分级为
    A. 1级
    B. 2级
    C. 3级
    D. 4级
    E. 5级

73. 压疮的康复治疗不包括
    A. 湿－半湿生理盐水敷料
    B. 光疗
    C. 超短波
    D. 旋涡浴
    E. 中频电疗

第四门

专业实践能力

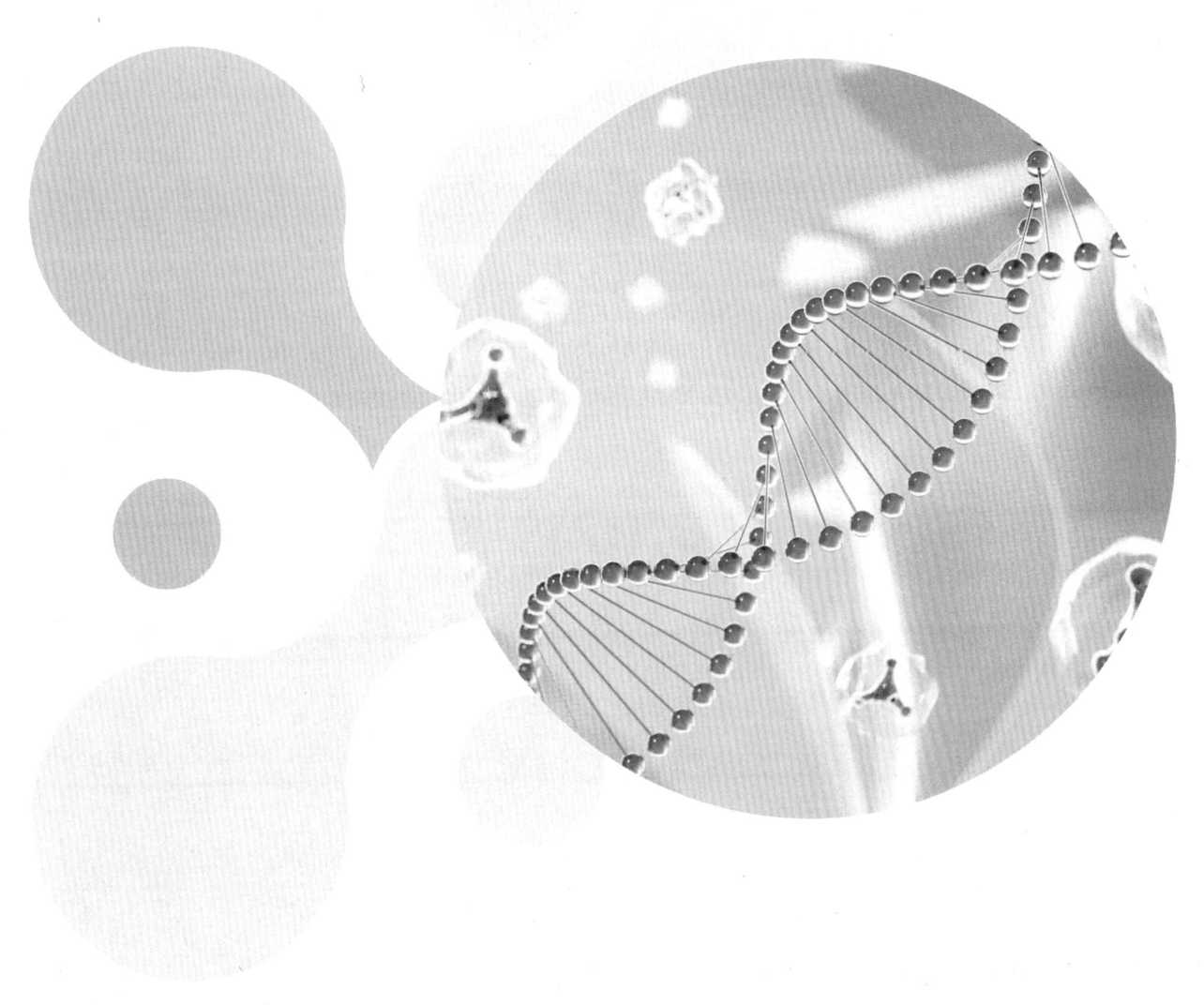

第一章 体格检查

必做考题

1. 第一心音标志着
   A. 三尖瓣开放　　　B. 二尖瓣开放
   C. 心室收缩开始　　D. 心室收缩结束
   E. 心房收缩开始

2. 第一心音的产生主要是由于
   A. 半月瓣开放　　　B. 主动脉瓣关闭
   C. 肺动脉瓣关闭　　D. 房室瓣开放
   E. 房室瓣关闭

3. 心底部听诊最清晰的心音是
   A. 第一心音　　　　B. 第二心音
   C. 第三心音　　　　D. 第四心音
   E. 第五心音

4. 下列哪种情况一般为病理性
   A. 第二心音　　　　B. 第三心音
   C. 第四心音　　　　D. 收缩期杂音
   E. 舒张期杂音

5. 属于干啰音的是
   A. 小水泡音　　　　B. 痰鸣音
   C. 哨笛音　　　　　D. 捻发音
   E. 舒张期杂音

6. 哮鸣音属于
   A. 胸语音　　　　　B. 湿啰音
   C. 干啰音　　　　　D. 羊鸣音
   E. 爆裂音

7. 形成于小支气管或肺泡内的湿啰音是
   A. 大水泡音　　　　B. 中水泡音
   C. 小水泡音　　　　D. 痰鸣音
   E. 有响性水泡音

8. 下列不属于浅反射的是
   A. 跖反射　　　　　B. 肛门反射
   C. 膝反射　　　　　D. 腹壁反射
   E. 角膜反射

9. 刺激骨膜、肌腱等深部感受器完成的反射称
   A. 浅反射　　　　　B. 跖反射
   C. 腱反射　　　　　D. 病理反射
   E. 自主神经反射

10. 属于深反射的是
    A. 角膜反射　　　　B. 膝反射
    C. 踝阵挛　　　　　D. Babinski 征
    E. 肛门反射

11. 膝反射改变，表明
    A. $L_1 \sim L_2$ 病变　　B. $L_2 \sim L_4$ 病变
    C. L_3 病变　　　　D. 锥体束病变
    E. $S_{1\sim 2}$ 病变

12. 锥体束病损时，大脑失去了对脑干和脊髓的抑制作用而出现异常反射称
    A. 浅反射　　　　　B. 深反射
    C. 腱反射　　　　　D. 病理反射
    E. 自主神经反射

13. 下述属于病理反射的是
    A. 膝反射　　　　　B. 髌阵挛
    C. Kernig 征　　　　D. 跟腱反射
    E. Brudzinski 征

14. 病理反射不包括
    A. Chaddork 征　　　B. Babinski 征
    C. Gordon 征　　　　D. Gonda 征
    E. Kernig 征

15. 属于病理征的是
    A. Babinski 征　　　　B. 颈强直
    C. 踝反射　　　　　D. 距反射
    E. 发汗试验

219

16. Babinski 征受损部位
    A. 锥体束　　　　B. 锥体外系
    C. 脊髓前角　　　D. 脊后根
    E. 脊髓前根

17. Babinski 征阳性的典型表现为
    A. 拇指背伸，其他各趾散开
    B. 足趾均背屈
    C. 足趾均跖屈
    D. 下肢迅速回收
    E. 足趾均不动

18. 检查者用竹签沿患者足底外侧缘，由后向前划至小趾跟部并转向内侧，该方法检查的病理反射是
    A. 踝阵挛　　　　B. Babinski 征
    C. Chaddock 征　D. Gordon 征
    E. Gonda 征

19. "检查者用手以一定力量捏压腓肠肌"属于
    A. Gonda 征　　　B. Gordon 征
    C. Chaddock 征　D. Babinski 征
    E. Oppenheim 征

20. 按照踝阵挛持续时间分级的量表是
    A. Penn 分级法　　B. Clonus 分级法
    C. Ashworth 分级法　D. 神经科分级法
    E. 手法快速 PROM 评定法

21. 患者男，60岁，因"突发右侧肢体活动不利3月"收入院，头核磁示"左侧基底节区脑梗死"，查体可见的体征不包括
    A. 右侧巴宾斯基征阳性
    B. 右侧膝腱反射亢进
    C. 右侧膝腱反射未引出
    D. 右侧肌张力增高
    E. 右侧踝阵挛阳性

22. 脑膜刺激征是指
    A. 发热、头痛、颈强直
    B. 头痛、昏迷、颈强直
    C. 直腿抬高试验、Bragard 征、Babinski 征
    D. 颈强直、Brudzinski 征、Kernig 征
    E. 头痛、呕吐、视神经乳头水肿

23. 属于脑膜刺激征的为
    A. 踝阵挛　　　　B. 髌阵挛
    C. Kernig　　　　D. Hoffmann 征
    E. Chaddock 征

24. Hoffmann 征阳性多见于
    A. 颈髓病变　　　B. 大脑病变
    C. 小脑病变　　　D. 腰段脊髓病变
    E. 臂丛神经损伤

25. 关于 Hoffmann 征，错误的是
    A. 为上肢锥体束征
    B. 多见于颈髓病变
    C. 阳性反应为除中指外其余四指轻度背屈
    D. 操作时患者腕部应处于轻度过伸位
    E. 操作者用拇指迅速弹刮患者的中指指甲

26. 以下属于生理反射的不包括
    A. 肛门反射　　　B. 巴宾斯基征
    C. 腹壁反射　　　D. 提睾反射
    E. 腱反射

27. 眨眼反射的颅神经
    A. 视神经、动眼神经
    B. 三叉神经、面神经
    C. 三叉神经、动眼神经
    D. 三叉神经、滑车神经
    E. 三叉神经、视神经

28. 下列哪个试验阳性不见于颈椎病患者
    A. 颈牵引试验　　B. Eaten 试验
    C. 椎间孔挤压试验　D. 椎动脉压迫试验
    E. 深呼吸试验

29. 屈患侧肘关节，然后用患侧手扪及对侧肩部，如手搭在对侧肩上，肘关节不能紧靠胸壁，提示阳性的检查是
    A. 肩内收试验　　B. 肩外展试验
    C. Hamilton 征　D. 肱二头肌长头紧张试验
    E. 梳头试验

30. 行肩关节外展试验时，直到外展至60°～120°范围内出现疼痛，继续外展则无痛，提示
    A. 肩关节脱位
    B. 肩关节粘连
    C. 冈上肌损伤
    D. 臂丛神经麻痹
    E. 三角肌下滑囊炎

31. 肱骨外上髁炎可能出现的阳性体征是
    A. Cozen 试验　　　　B. FinkelStein 征
    C. Dugas 征　　　　　D. Mills 征
    E. Eaten 试验

32. 发现拇指与示指不能屈曲，中指屈曲不完全，则可能为
    A. 正中神经损伤　　　B. 尺神经损伤
    C. 桡神经损伤　　　　D. 肱骨外上髁炎
    E. 肱骨内上髁炎

（33～35题共用题干）
    患者男，16岁，1个月前右肘前方刀刺伤，经清创缝合，创口愈合，但右手逐渐呈猿手畸形，不能握笔写字。

33. 其病变为以下哪一项
    A. 尺神经损伤　　　　B. 正中神经损伤
    C. 屈拇屈指肌断裂　　D. 屈拇屈指肌粘连
    E. 右手诸关节失用性强直

34. 查体时可发现
    A. 尺侧一指半皮肤感觉消失
    B. 拇指对掌功能障碍
    C. 手指夹纸试验阳性
    D. 掌指关节指间关节被动屈曲障碍
    E. 1～5 指主动屈曲障碍

35. 采取哪一项治疗措施
    A. 手术探查修补　　　B. 局部物理治疗
    C. 电刺激治疗　　　　D. 激光治疗
    E. 药物治疗

36. 发现拇指不能与其他四指相对，腕关节不能主动背伸，握拳时腕下垂更为明显
    A. 正中神经损伤　　　B. 尺神经损伤
    C. 桡神经损伤　　　　D. 肱骨外上髁炎
    E. 肱骨内上髁炎

37. 小指和环指尺侧半感觉消失，夹纸试验阳性，可能损伤的神经是
    A. 正中神经　　　　　B. 尺神经
    C. 桡神经　　　　　　D. 前臂内侧皮神经
    E. 前臂骨间背神经

38. 发现患者小指与无名指不能屈曲，则考虑
    A. 正中神经损伤　　　B. 尺神经损伤
    C. 桡神经损伤　　　　D. 肱骨外上髁炎
    E. 肱骨内上髁炎

39. 下列哪个反射或体征可以判断脊髓休克消失
    A. 腹壁反射　　　　　B. 球海绵体反射
    C. 肛门外括约肌收缩　D. 膝反射
    E. 跟腱反射

40. 椎间盘突出的体征不包括
    A. 椎旁叩击征阳性
    B. 脊柱侧突
    C. 循坐骨神经行程有压痛
    D. 直腿抬高试验和加强试验阳性
    E. 下肢"4"字试验阳性

41. 托马斯（Thomas）征阳性提示
    A. 骶髂关节损伤　　　B. 股神经损伤
    C. 髋关节屈曲畸形　　D. 臀中肌无力
    E. 髋关节脱位

42. 下列哪个试验和"4"字试验有相似的意义
    A. 直腿抬高试验
    B. 骨盆分离与挤压试验
    C. 健腿抬高试验
    D. 屈膝试验
    E. 屈颈试验

43. 下肢"4"字试验阳性提示病变部位在
    A. 腰3～4　　　　　　B. 腰4～5
    C. 腰5～骶1　　　　　D. 骶髂关节
    E. 膝关节

44. 半月板弹响试验是指
    A. 髌骨摩擦试验
    B. 膝关节旋转提拉和挤压试验
    C. 侧方挤压试验
    D. 研磨试验
    E. 回旋研磨试验

45. 浮髌试验阳性提示
    A. 关节内游离体　　　B. 半月板病变
    C. 关节腔内积液　　　D. 股骨髁软骨损伤
    E. 关节囊损伤

46. 在膝部特殊检查中，"外展外旋小腿并伸膝时出现弹响为外侧半月板病变；内收内旋小腿并伸膝出现弹响声为内侧半月板病变"的是

A. 浮髌试验

B. 髂胫束挛缩试验（Ober 试验）

C. 髌骨摩擦试验（Stoo-Holl 征）

D. 半月板弹响试验（回旋研磨试验或 McMurray 征）

E. 研磨试验（Apley 试验或膝关节旋转提拉和挤压试验）

47. 什么试验是检查 Colles 骨折的主要检查方法

    A. 屈腕试验

    B. 叩触诊试验

    C. 握拳试验

    D. 花托试验

    E. 前臂直尺试验

48. 下列哪项检查用于周围神经损伤的诊断

    A. Thomas 征
    B. Tinel 征
    C. Hoffmann 征
    D. Oppenheim 征
    E. Babinski 征

49. 关于 Tinel 征，错误的是

    A. 肢体外伤检查时，若肢体远端刺痛感，则为阳性

    B. 肢体再植患者阳性，提示损伤的神经已开始再生

    C. 阳性表现是神经再生的最晚出现的征象

    D. 阳性敏感点为新生神经轴突所达到的部位

    E. 延伸的快慢提示神经干再生速度

（50～52 题共用备选答案）

A. 肢体再植患者检查时，肢体远端无任何感觉

B. 肢体外伤患者肢体远端无刺痛感或其他不适感

C. 肢体外伤患者检查时，肢体远端有刺痛感

D. 肢体再植患者检查时，患者感到该神经感觉分布区有模糊的不舒服的麻木感或触电感

50. 肢体外伤患者，周围神经干没有损伤

51. 肢体外伤患者，损伤部位有神经损伤

52. 肢体再植患者，提示神经开始再生

（53～57 题共用备选答案）

A. 肱二头肌长头紧张试验（Yargason 征）

B. "网球肘"试验（Mill 征）

C. 叩触诊试验

D. 托马斯（Thomas）征

E. 椎间孔挤压试验（Spurling）试验

53. 属于颈部特殊体检的是

54. 属于肩部特殊体检的是

55. 属于肘部特殊体检的是

56. 属于腕部特殊体检的是

57. 属于髋部特殊体检的是

第二章 运动疗法评定

必做考题

1. 徒手肌力检查最适宜
   A. 脑瘫患者 B. 卒中患者
   C. 周围神经损伤患者 D. 帕金森患者
   E. 脑外伤患者

2. 徒手肌力检查进一步细分评定等级（右上角加"+"或"-"）的依据为
   A. 运动幅度的程度
   B. 施加阻力的程度
   C. 运动幅度的程度和施加阻力的程度
   D. 运动幅度的程度和受检肌肉的围度
   E. 施加阻力的程度和受检肌肉的围度

3. 徒手肌力评定肌肉收缩形式是
   A. 等长收缩 B. 最大自主收缩
   C. 等张收缩 D. 强直收缩
   E. 慢速收缩

4. 肌力检查的顺序是
   A. 先检查健侧同名肌 B. 先检查患肌
   C. 先检查远端肌 D. 先检查近端肌
   E. 先后无关

5. 患者女，45岁，出现左侧上肢无力1周，检查发现左侧肘关节主动活动度小于被动关节活动度，提示
   A. 肌肉协调性障碍 B. 肌力下降
   C. 肌肉耐力下降 D. 结缔组织异常
   E. 关节异常

6. 生理性的肌肉收缩形式不包括
   A. 等长收缩 B. 等张收缩
   C. 等速收缩 D. 离心性收缩
   E. 向心性收缩

7. 徒手肌力评定中，当增加抗阻采用制动试验时，一旦疼痛出现时
   A. 可继续进行评定
   B. 立即终止评定
   C. 立即终止继续增加阻力
   D. 减小阻力，继续进行
   E. 加大阻力，超过痛点

8. 有关徒手肌力评定特点的叙述，正确的是
   A. 定量分级非常准确
   B. 需要专业的检查设备
   C. 对完全瘫痪的肌肉无法进行评定
   D. 不受评定者主观评价误差的影响
   E. 仅表明肌力的大小，不表明肌肉收缩的耐力

9. 进行徒手肌力测定应注意以下事项但不包括
   A. 正确的测定姿势
   B. 防止协同肌的替代作用
   C. 左右对比检查
   D. 应配合其他功能评定，如评定前的被动关节活动范围评定、必要的步态分析等
   E. 抗阻检查时如果出现疼痛，在疼痛不严重的情况下可继续完成检查

10. 关于等速运动的叙述，正确的是
    A. 定量评定肌力的方法
    B. 运动速度恒定不变，阻力不变
    C. 运动角度恒定不变，阻力不变
    D. 仅可以测定等速向心肌力
    E. 仅可以测定等速向心和等速离心肌力

11. 等速测试时代表快速测试的角速度一般为
    A. 30°/S B. 60°/S
    C. 90°/S D. 120°/S
    E. 180°/S

12. 进行腹肌等长肌肉耐力测定时，正确的是
    A. 患者仰卧位，双下肢伸直并拢，置于床上
    B. 脐部以上的身体部分处于检查床缘外
    C. 双手抱头，固定双下肢于床上
    D. 若上身低于水平位时则为终止时间

223

E. 测定和记录患者能维持姿势的最长时间，达到60秒为正常

13. 关于握力测定下列选项错误的是
    A. 握力指数 = 握力（牛顿）/ 体重（千克）× 100%
    B. 握力指数应大于 50%
    C. 优势上肢握力比非优势上肢大 5%～10%
    D. 男性和女性在青春期前的握力大小相似
    E. 30 岁以后握力逐渐下降

14. 徒手肌力检查法将肌力分为
    A. 0～5 级   B. 1～5 级
    C. 1～6 级   D. 1～10 级
    E. 1～12 级

15. 独立完成功能性动作所需的最低肌力为
    A. 1 级   B. 2 级
    C. 3 级   D. 4 级
    E. 5 级

16. 按照 Lovett 分级法，在消除重力的姿势下能完成全关节活动范围的运动，其肌力分级是
    A. 1 级   B. 2 级
    C. 3 级   D. 4 级
    E. 5 级

17. 徒手肌力测试左髋外展 3 级以上的肌力受试者施加阻力的手应置于
    A. 大腿中段   B. 大腿远端
    C. 小腿近端   D. 小腿远端
    E. 足部

（18～19 题共用备选答案）
    A. 仰卧位   B. 俯卧位
    C. 左侧卧位   D. 右侧卧位
    E. 坐位

18. 测试左侧髂腰肌 2 级的最佳体位是

19. 测试左侧髂腰肌 3 级肌力的最佳体位是

（20～21 题共用备选答案）
    A. 能抗重力作全关节活动范围的运动，但不能抗阻力
    B. 能抗重力和一定的阻力运动
    C. 可扪及肌肉轻微收缩，但无关节活动
    D. 能抗重力和充分阻力的运动
    E. 在消除重力姿势下能作全关节活动范围的运动

20. Lovett 分级法评定标准中，符合 3 级肌力描述标准的是

21. Lovett 分级法评定标准中，符合 1 级肌力描述标准的是

22. 患者仰卧位，小腿垂于床缘外，右侧下肢能完成髋关节全范围运动，并能在运动末期对抗一定的阻力，患者右侧髂腰肌的肌力级别为
    A. 2+   B. 3 −
    C. 3+   D. 4 −
    E. 4+

23. 患者在解除重力的体位下，腕关节屈曲可达到全关节活动范围的 60%。该患者的肌力属于
    A. 1 级   B. 2 − 级
    C. 1+ 级   D. 3 级
    E. 2+ 级

24. 一患者在做腹部肌力检查时，仰卧位，患者能抬起头和肩胛部，触到腹肌有收缩，此时腹肌的肌力属于
    A. 1 级   B. 2 级
    C. 3 级   D. 4 级
    E. 5 级

25. 评定痉挛相对信度较高、实用范围较广，且便捷的方法是
    A. 临床评定   B. 钟摆测试
    C. 肌电图 H 反射   D. 等速运动测试
    E. 改良 Ashworth 分级法

26. 修订 Ashworth 痉挛分级增加的级别为
    A. I   B. I+
    C. II   D. II+
    E. III

27. 修订的 Ashworth 痉挛分级共有
    A. 4 级   B. 5 级
    C. 6 级   D. 7 级
    E. 8 级

28. 肌张力评定记录中，错误的是
    A. 是否存在反射异常
    B. 是否存在影响评定的外在因素
    C. 痉挛分布的部位
    D. 无需注明测试的体位
    E. 对患者 ADL 等功能活动的影响

29. 可采用上肢下落试验来评定上肢肌张力，正常肌张力的表现为
   A. 下落迅速
   B. 瞬间的下落，然后"卡住"并保持姿势
   C. 慢慢下落
   D. 抵抗
   E. 起始部分缓慢下落然后迅速落下

30. 下列关于肌张力评定的叙述哪一项是错误的
   A. 要求患者尽量放松，由评定者支持和移动肢体
   B. 评定者应保持固定形式和持续地徒手接触，并以恒定的速度移动患者肢体
   C. 快速的牵张刺激可用于评定阵挛
   D. 在单侧功能障碍（如偏瘫）时，可将非受累侧作为正常对照
   E. 肌张力弛缓时，评定者可有肢体沉重感，且无反应

31. 脑卒中后偏瘫6个月，上肢屈肌肌张力增高，Ashworth评定3级，最不可能出现的表现是
   A. 手指屈曲   B. 前臂旋前
   C. 肘关节屈曲   D. 肩关节内旋
   E. 肩胛骨前伸

32. 关于钟摆试验，描述错误的为
   A. 与Ashworth分级法相关性较好
   B. 通过分析痉挛妨碍自由摆动的状态进行评定
   C. 痉挛越重，摆动受限越显著
   D. 重测信度较高
   E. 多用于上肢痉挛评定

33. 利用改良的Ashworth分级法评定时，在关节活动范围后50%范围内出现突然卡住，然后在关节活动范围的后50%均呈现最小的阻力，此时张力属于
   A. 0级   B. 1级
   C. 1+级   D. 2级
   E. 3级

34. 检查者被动屈伸偏瘫侧肘关节，伸肘一半后感到阻力稍增加，按改良Ashworth分级为
   A. 伸肘肌痉挛1级   B. 伸肘肌痉挛1+级
   C. 伸肘肌痉挛2级   D. 屈肘肌痉挛1级
   E. 屈肘肌痉挛1+级

35. 患者男，脑卒中后左侧肢体张力增高。查体：肌张力严重增高，被动活动困难。则按改良Ashworth分级法，此时的肌张力应为
   A. 1级   B. 2级
   C. 3级   D. 4级
   E. 0级

（36～37题共用备选答案）
   A. 1级   B. 1+级
   C. 2级   D. 3级
   E. 4级

36. 被动屈膝的大部分运动阻力明显增加，但膝关节仍能全范围运动，按改良Ashworth分级

37. 被动屈膝时被动运动困难，肢体僵硬，改良Ashworth分级为

38. 关节活动范围评定常用仪器中，精确度最高的是
   A. 通用量角器   B. 电子量角器
   C. 小型半圆形量角器 D. 直尺
   E. 钢丝

39. 关节活动度测量仪器不包括
   A. 长臂量角器   B. 短臂量角器
   C. 小型半圆形量角器 D. 等速测试仪
   E. 圆规

40. 在进行关节活动范围评定时，如果存在关节活动受限，则应该
   A. 仅测量主动活动度
   B. 仅测量被动活动
   C. 主、被动活动度任选一种进行测量
   D. 先测主动活动，后测被动活动
   E. 先测被动活动，后测主动活动

41. 关于关节活动度的分析，错误的是
   A. 正常情况下，关节的被动活动范围要小于主动的活动范围
   B. 当关节有被动活动受限时，其主动活动受限的程度一定更大
   C. 关节被动活动正常而主动活动不能者，常由神经麻痹或肌肉、肌腱断裂所致
   D. 关节主动活动与被动活动均部分受限者为关节僵硬
   E. 关节主动活动与被动活动均不能者为关节强直

42. 下列叙述错误的是
    A. 常将解剖学中立位的肢体位置定为 0°
    B. 如果患者不能从解剖 0°位运动，则应准确记录实际开始位的角度
    C. 应先测量被动关节活动范围，后测量主动关节活动范围
    D. 当患者某关节出现非正常过度伸展等现象时，可采用"－"表示过度伸展情况
    E. 正常情况下可进行双向运动的关节因病变而只能进行单向运动时，受限方向的运动范围可记录为"无"

43. 进行关节活动范围测定时可出现的病理性抵抗不包括
    A. 软组织抵抗   B. 结缔组织抵抗
    C. 骨性抵抗   D. 神经性抵抗
    E. 虚性抵抗

44. 关节活动度评定时，属于骨性抵抗原因的是
    A. 关节内游离体   B. 疼痛
    C. 防御性收缩   D. 脓肿
    E. 关节挛缩

45. 用量角器测量关节活动范围时，量角器移动臂的正确放置方法为
    A. 与构成关节的远端骨长轴平行
    B. 与构成关节的近端骨长轴平行
    C. 与构成关节的远端骨长轴垂直
    D. 与关节轴心垂直
    E. 与构成关节的近端骨长轴垂直

46. 关于关节活动范围测量的描述，错误的是
    A. 测量时将量角器的轴心与所测关节的运动轴心对齐
    B. 每个关节的运动轴心只有一个
    C. 量角器移动臂与关节远端长轴平行
    D. 量角器固定臂与构成关节的近端骨长轴平行
    E. 量角器移动臂所移动的弧度只有一个

47. 肩关节活动度下列不正确的是
    A. 屈曲 0°～180°   B. 伸展 0°～50°
    C. 内旋 0°～90°   D. 外旋 0°～45°
    E. 外展 0°～180°

48. 正常肘关节的活动度是
    A. 0°～120°   B. 0°～130°
    C. 0°～140°   D. 0°～150°
    E. 0°～160°

（49～50 题共用备选答案）
    A. 0°～15°   B. 0°～25°
    C. 0°～30°   D. 0°～35°
    E. 0°～55°

49. 腕关节桡偏活动度的正常值为
50. 腕关节尺偏活动度的正常值为
51. 关节活动度正常值范围，屈髋
    A. 0°～125°   B. 0°～100°
    C. 0°～80°   D. 0°～95°
    E. 0°～45°

52. 髋关节内旋的正常参考值是
    A. 0°～30°   B. 0°～45°
    C. 0°～60°   D. 0°～75°
    E. 0°～90°

53. 关于膝关节及踝关节活动范围正常参考值，错误的是
    A. 膝屈曲 0°～120°   B. 踝背屈 0°～20°
    C. 踝跖屈 0°～45°   D. 足内翻 0°～35°
    E. 足外翻 0°～25°

54. 测量颈椎左右侧屈的轴心位于
    A. 肩峰   B. 头顶后方
    C. 枕骨粗隆   D. 第五颈椎棘突
    E. 第七颈椎棘突

55. 可以测量脊柱活动范围的方法是
    A. 长臂量角器测量
    B. 短臂量角器测量
    C. 半圆形量角器测量
    D. 测量指尖与地面距离
    E. 圆规测量

56. 测量肩关节伸屈活动范围时，测角计的轴心应放在
    A. 肩峰   B. 喙突
    C. 肱骨结节   D. 锁骨外侧端
    E. 肩胛骨上端

57. 测量肘关节的活动度，量角器的轴心置于
    A. 肱骨内上髁，固定臂与桡骨平行，移动臂与肱骨平行

B. 肱骨内上髁，固定臂与桡骨平行，移动臂与肱骨纵轴平行

C. 肱骨外上髁，固定臂与肱骨纵轴平行，移动臂与桡骨平行

D. 肱骨内上髁，固定臂与桡骨垂直，移动臂与肱骨纵轴平行

E. 肱骨外上髁，固定臂与桡骨平行，移动臂与肱骨纵轴平行

58. 腕关节尺、桡侧偏屈活动度的评定，错误的是

A. 取屈肘、前臂旋前和腕中立位

B. 轴心为腕背侧中点

C. 固定臂为前臂背侧中线

D. 移动臂为第三掌骨纵轴

E. 正常值为桡偏 0°～55° 和尺偏 0°～55°

59. 中年男性，左股骨颈骨折术后2个月入院，用量角器测量左髋关节屈伸活动度，轴心放在

A. 股骨大转子　　B. 股骨小转子

C. 髂前下棘　　　D. 髂前上棘

E. 股骨外髁

60. 测量髋关节内外旋的轴心是

A. 腹股沟中点　　B. 股骨大转子

C. 髂前上棘　　　D. 髌骨上端

E. 髌骨下端

61. 测量髋关节内外旋时，正确的是

A. 测量轴心为髂前上棘

B. 固定臂与地面垂直

C. 移动臂与股骨纵轴平行

D. 正常范围为 0°～90°

E. 测量体位取立位

62. 测量膝关节屈曲角度，错误的是

A. 患者取俯卧位

B. 屈曲 130°～150° 为正常

C. 轴心位于髌骨

D. 固定臂位于股骨纵轴

E. 移动臂位于腓骨小头与外踝连线上

63. 关于膝关节活动度的评定，错误的是

A. 检查时取俯卧位

B. 轴心为股骨内侧髁

C. 固定臂与股骨纵轴平行

D. 移动臂与胫骨纵轴平行

E. 正常值为屈 0°～150°

64. 关于测量下肢关节活动度时轴心的位置，叙述错误的是

A. 髋关节内收外展的轴心在髂前上棘

B. 髋关节内外旋的轴心在髌骨下端

C. 膝关节屈伸的轴心在股骨外髁

D. 足内外翻的轴心在足内踝

65. 踝关节活动范围测量的说法正确的是

A. 受检体位：俯卧位，足位于床缘外

B. 轴心：踝后方，两踝中点

C. 固定臂：小腿后纵轴

D. 移动臂：轴心与足跟中点连线

E. 正常活动范围：背屈 0°～20°，跖屈 0°～45°

66. 检查跪位平衡反应时，评定者将患者上肢向一侧牵拉，此时可能出现的阳性反应不包括

A. 患者头部出现向中线的调整

B. 患者胸廓出现向中线的调整

C. 被牵拉一侧出现保护性反应

D. 对侧上肢伸展并外展

E. 对侧下肢屈曲并内收

67. 采用仪器量化评估其动态平衡功能，包括下列哪一项

A. 双腿站立　　　B. 单腿站立

C. 重心左右转移　D. 睁眼站立

E. 闭眼站立

68. 属于平衡功能的量表是

A. Brunnstrom 量表　B. Ashworth 量表

C. MMSE 量表　　　D. Berg 量表

E. Fugl-Meyer 量表

69. 患者女，56岁，右侧肢体活动不灵6周。对其行 Berg 平衡量表评定：从坐位站起需要他人少量帮助才能站立。则该项目评分为

A. 0 分　　　　　B. 1 分

C. 2 分　　　　　D. 3 分

E. 4 分

70. 患者应用 Berg 评分标准得分为 32 分，提示

A. 提示患者平衡功能差，需要乘坐轮椅

B. 提示患者有一定的平衡能力，可在辅助下步行

C. 提示患者平衡功能较好，可独立步行
D. 提示可独立步行，但步行距离小于 50 米
E. 提示平衡能力较好，可独立步行，但速度稍慢

71. Berg 平衡量表评分结果为 45 分，提示
    A. 平衡功能差需要乘坐转椅
    B. 有一定平衡功能患者可辅助行走
    C. 平衡功能好可以独立步行
    D. 有跌倒的危险
    E. 平衡功能完全正常

72. Berg 平衡量表，站立位转身向后看的评定中，仅从一侧向后看，另一侧身体转移较仅从一侧向后看，另一侧身体转移较差，评分为
    A. 0   B. 1
    C. 2   D. 3
    E. 4

73. 评测上肢的协调功能，可采用
    A. 跟膝胫试验   B. 单腿站立
    C. Hoffmann 征   D. 手实用性评定
    E. 指鼻试验

74. 若评测下肢的协调功能，可采用
    A. 跟膝胫试验   B. 单腿站立
    C. Babinski 征   D. 膝反射
    E. 抽屉试验

75. 患者女，25 岁。小脑出血恢复期，不能完成指鼻试验，则下列功能有缺陷的是
    A. 协调功能   B. 平衡功能
    C. 肌力   D. 肌张力
    E. 关节活动度

76. 不属于协调功能评定内容的是
    A. 指鼻试验   B. 轮替试验
    C. 站立位反应   D. 跟膝胫试验
    E. 画圆试验

77. 感觉性共济失调患者，指鼻试验
    A. 睁眼时无障碍，闭眼时有障碍
    B. 睁眼时有障碍，闭眼时无障碍
    C. 睁、闭眼时均有障碍
    D. 睁、闭眼时均无障碍
    E. 睁、闭眼时障碍不肯定

78. 患者男，58 岁，急性小脑梗死，查体跟膝胫试验仅能发起，不能完成整个运动，按协调功能评分标准应评
    A. 1 分   B. 2 分
    C. 3 分   D. 4 分
    E. 5 分

79. 患者在进行协调功能评定时，能完成指定的活动，但动作速度慢、笨拙、不稳定。在增加运动速度时，完成活动的节律性更差，则评分应为
    A. 0 分   B. 1 分
    C. 2 分   D. 3 分
    E. 4 分

80. 某患者协调功能评定评分是 4 分，说明障碍程度是
    A. 无障碍   B. 不能完成活动
    C. 轻度障碍   D. 中度障碍
    E. 重度障碍

81. 足印法进行步态分析可得到的信息不包括
    A. 步长   B. 步幅
    C. 步行周期   D. 步宽
    E. 站立相的时值

82. 关于步行的时间空间参数测定的描述，错误的是
    A. 步长是指一足着地至对侧足着地的距离
    B. 跨步长是指一足着地至同一侧足再次着地的距离
    C. 步行周期是指一侧下肢完成落地到再次落地的时间过程
    D. 步频是指每分钟的步数
    E. 在步行周期中，支撑相与摆动相时间各占 50%

83. 步频、步速、跨步时间和单腿支撑时间等评定步态的指标属于
    A. 时空参数分析
    B. 运动学分析
    C. 动力学分析
    D. 关节力矩分析
    E. 异常步态原因分析

84. 步态分析的时空参数不包括
    A. 步长   B. 步宽
    C. 步频   D. 关节角度
    E. 站立相时间

85. 一足着地至同一足再次着地的距离被称为

A. 步长 B. 步宽
C. 步幅 D. 步频
E. 跨步长

86. 两脚跟中心点或重心点之间的水平距离称为
A. 步长 B. 步幅
C. 步宽 D. 步频
E. 步速

87. 临床中对身体运动时的垂直力和剪力的测定是通过
A. 测力平台 B. 动态肌电图
C. X线检查 D. 平衡姿势图
E. 量角器

88. 能量消耗最低的步态是
A. 缓慢步态 B. 快速步态
C. 自然步态 D. 自由步态
E. 扶拐步态

89. 人体正常步行时骨盆前倾多少度
A. 2° B. 5°
C. 7° D. 15°
E. 20°

90. 正常人步行时站立中期膝关节屈伸角度一般为
A. -5° B. 0°
C. 5°～15° D. 15°～20°
E. 20°

91. 脑卒中患者最常见的异常步态是
A. 单纯足下垂 B. 单纯足内翻
C. 单纯足外翻 D. 足下垂伴足外翻
E. 足下垂伴足内翻

92. 患者男，右侧腓总神经损伤，胫前肌肌力2级。其步行最可能的步态模式
A. 股四头肌步态 B. 疼痛步态
C. 双下肢不等长步态 D. 剪刀步态
E. 跨阈步态

93. 臀中肌无力的患者，行走时表现为
A. 剪刀步态 B. 慌张步态
C. 跨阈步态 D. Trendelenburg 步态
E. 画圈步态

（94～95题共用题干）

患者男，30岁，因车祸致左侧腓总神经断裂，踝背伸肌力为1级。

94. 该患者最可能的步态为
A. 仰胸凸肚 B. 膝过伸步态
C. 跨栏步态 D. 鸭步
E. 醉酒步态

95. 针对该患者步态的叙述，错误的是
A. 过分屈膝 B. 前脚掌先接触地面
C. 支撑相早期缩短 D. 支撑相中期缩短
E. 摆动相出现足下垂

（96～97题共用备选答案）
A. 帕金森步态 B. 减痛步态
C. 剪刀步态 D. 短腿步态
E. 共济失调步态

96. 行走时摆动相下肢向前内侧迈步，双膝内侧常互相摩擦碰撞，足尖着地，双下肢呈交叉状步行，此种步态是

97. 行走时不能走直线，而呈曲线或呈Z型前进两上肢外展以保持身体平衡，应步行摇晃不稳状如醉汉，此种步态是

（98～101题共用题干）

患者女，58岁，因左侧臀中肌肌力减弱，步行呈典型的臀中肌步态。

98. 在摆动相患侧踝关节所发生的异常变化是
A. 内翻 B. 外翻
C. 过度跖屈 D. 过度背屈
E. 旋转

99. 患侧在支撑相早期和中期骨盆发生的异常变化是
A. 健侧下移超过5° B. 患侧下移超过5°
C. 健侧下移超过10° D. 患侧下移超过10°
E. 向前倾斜超过5°

100. 在摆动相患侧膝关节所发生的异常变化是
A. 过屈 B. 过伸
C. 正常屈 D. 正常伸
E. 旋转

101. 患侧支撑相，为了增加骨盆稳定性，患者发生代偿性变化的是患髋
A. 向健侧凸 B. 向患侧凸
C. 向后脱位 D. 向前脱位
E. 发生僵直

102. 左耳痛、左侧额纹消失、左侧眼睑不能闭合，

左侧鼻唇沟变浅，露齿时口角偏向右侧，称作

A. 右侧中枢性面神经麻痹

B. 左侧中枢性面神经麻痹

C. 右侧周围性面神经麻痹

D. 左侧周围性面神经麻痹

E. 双侧周围性面神经麻痹

103. 脊髓损伤 ASIA（美国脊髓损伤联合会）损伤分级 D 级为

A. 完全损伤

B. 部分感觉残存，无运动

C. 部分运动，残存的肌群的一半以上肌力 < 3/5

D. 部分运动，残存的肌群的一半以上肌力 ≥ 3/5

E. 正常

104. 髋关节功能活动 Harris 评分 24.5 分，结果判定为

A. 尚可　　　　　B. 差

C. 优　　　　　　D. 很差

E. 良

105. 常用的心电运动试验不包括

A. 活动平板试验　B. 手摇车试验

C. 踏车试验　　　D. 等长收缩试验

E. 10m 步行试验

106. 在心电运动试验中，属于正常的表现为

A. 胸痛　　　　　B. 发绀

C. 呼吸困难　　　D. 收缩压下降

E. 心率增加

107. 心电运动试验在功能评定的用途不包括

A. 判定冠状动脉病变严重程度及预后

B. 评定心功能

C. 评定康复治疗效果

D. 评定体力活动能力和残疾程度

E. 评定肌力

108. 症状限制性运动试验的运动终点关联最小的因素是

A. 患者的症状　　B. 心电图异常

C. 心律异常　　　D. 血压异常

E. 年龄预计的最大心率

109. 心电运动试验中握力运动是

A. 踏车运动　　　B. 活动平板

C. 手摇车运动　　D. 等长收缩运动

E. 等速运动

110. 常规心电图不能直接反映

A. 心律　　　　　B. 心率

C. 心肌肥大　　　D. 运动能力

E. 心肌缺血

（111～112 题共用题干）

患者男，42 岁，因间断发生胸闷、心悸 1 个月到医院进行踏车试验。运动中持续以心电图监护，并于每级运动末记录心电图，同时测量血压。

111. 记录心电图和测量血压的时间在每级运动末的

A. 10 秒　　　　　B. 20 秒

C. 30 秒　　　　　D. 40 秒

E. 50 秒

112. 运动终点是

A. 乏力　　　　　B. 腿部肌肉疼痛

C. 咳嗽　　　　　D. 心电图异常

E. 口干

113. 患者男，70 岁，脑梗死后右侧偏瘫 3 个月，血压 135/85 mmHg，ECG 正常。为加强患侧肢体运动功能，进行室内主动踏车练习，运动时的最大靶心率为

A. 70～80 次 / 分　B. 80～90 次 / 分

C. 90～100 次 / 分　D. 100～110 次 / 分

E. 110～120 次 / 分

114. VO_2max 代表的功能是

A. 肺活量

B. 时间肺活量

C. 最大吸氧量

D. 峰值吸氧量

E. 无氧阈

115. 最大吸氧量与下列哪一项在临床角度是同义语

A. 峰值吸氧量　　B. 最大自主通气量

C. 最大耗氧量　　D. 用力肺活量

E. 肺闭合气量

116. 肺活量正确的定义是

A. 机体在运动时所能摄取的最大氧量

B. 尽力吸气后缓慢而完全呼出的最大容量

C. 尽力呼气后缓慢而完全吸出的最大容量

D. 尽力吸气后第一秒所能呼出的气体容量

E. 单位时间内的最大呼吸量

117. 第一秒最大用力呼气容量称为
    A. 肺活量   B. 时间肺活量
    C. 最大吸氧量   D. 峰值吸氧量
    E. 无氧阈

118. 稍微气短气急属于气短气急症状分级
    A. 1级   B. 2级
    C. 3级   D. 4级
    E. 5级

119. 患者女，67岁，反复咳嗽、咳痰、呼吸困难5年余。既往有慢性阻塞性肺疾病病史5年。查体：气短气急症状分级为3级。该患者主要表现为
    A. 无气短气急
    B. 稍感气短气急
    C. 轻度气短气急
    D. 明显气短气急
    E. 气短气急严重，不能耐受

120. 患者女，55岁，慢性阻塞性肺疾病。患者明显感到气短气急，此气短气急症状分级为
    A. 1级   B. 2级
    C. 3级   D. 4级
    E. 5级

121. 第一秒最大用力呼气容量（FEV1）/肺活量（VC）＜50%，COPD分组为
    A. Ⅰ级   B. Ⅱ级
    C. Ⅲ级   D. Ⅳ级
    E. Ⅴ级

第三章 运动疗法治疗

必做考题

1. 颈椎牵引主要适用于
   A. 颈型颈椎病　　　　B. 椎动脉型颈椎病
   C. 脊髓型颈椎病　　　D. 神经根型颈椎病
   E. 交感型颈椎病

2. 神经根型颈椎病坐位牵引时常用的头颈前屈角度为
   A. 0°～5°　　　　　　B. 5°～10°
   C. 0°～10°　　　　　 D. 15°～25°
   E. 25°～30°

3. C_5颈椎病变，若选择颈椎牵引疗法，牵引角度是
   A. 头前屈15°～25°　　B. 头前屈5°～10°
   C. 颈部中立位（0°）　 D. 头后伸0°～15°
   E. 头后伸20°～35°

4. 关于颈椎牵引，错误的是
   A. 仰卧牵引，颈后伸30°以内
   B. 可缓解肌肉痉挛
   C. 可持续牵引或间歇牵引
   D. 增大椎间隙及椎间孔
   E. 限制颈椎活动

5. 患者男，40岁，职员，颈部疼痛半天。晨起时突觉颈部板滞疼痛不适，右侧旋转活动和俯仰困难，查体：颈项部肌肉紧张，右斜方肌痉挛，有明显压痛。颈部各项试验无神经压迫症状，X线片检查见颈椎生理曲度变直。本患者可初步诊断为
   A. 寰枢关节紊乱　　　B. 椎动脉供血不足
   C. 椎动脉型颈椎病　　D. 落枕
   E. 颈型颈椎病

（6～7题共用题干）
患者女，50岁，颈肩背部疼痛5天。查体：局部肌紧张，压痛阳性，颈椎活动受限，神经根牵拉试验阴性，颈牵引试验阳性。X线检查：颈椎生理弧度消失，颈椎多个椎体出现骨质增生变形，C_5～C_6及C_6～C_7椎间隙变窄。

6. 最可能的诊断为
   A. 风湿病　　　　　　B. 颈椎病
   C. 肩周炎　　　　　　D. 肌筋膜炎
   E. 颈椎肿瘤

7. 治疗首选
   A. 颈椎牵引　　　　　B. 生物反馈
   C. 石蜡疗法　　　　　D. 冷疗
   E. 水疗

8. 患者男，40岁，诊断为腰椎间盘突出症，体重50 kg，拟进行腰椎骨盆牵引。其牵引重量最大可以达到
   A. 40 kg　　　　　　　B. 45 kg
   C. 50 kg　　　　　　　D. 55 kg
   E. 60 kg

9. 腰椎牵引的初始重量一般不低于体重的
   A. 20%　　　　　　　 B. 30%
   C. 40%　　　　　　　 D. 60%
   E. 100%

10. 患者男，35岁，体重70 kg，急性腰4～5椎间盘突出症2天。初次行腰椎牵引治疗过程中，错误的是
    A. 仰卧位骨盆牵引　　B. 屈髋屈膝90°位
    C. 牵引重量40 kg　　　D. 持续牵引20 min
    E. 结束即松开骨盆带

11. 进行腋下反向腰椎牵引时应注意避免
    A. 臂丛神经损伤　　　B. 腋神经损伤
    C. 坐骨神经损伤　　　D. 尺神经损伤
    E. 桡神经损伤

12. 牵张训练的适应证为
    A. 骨性关节活动障碍　B. 新近的骨折

C. 关节活动时剧痛 D. 肌腱挛缩

E. 严重的骨质疏松

13. 患者利用自身重量为牵张力量进行的是

    A. 手法被动牵张 B. 机械被动牵张

    C. 主动抑制 D. 自我牵张

    E. 被动抑制

14. 采用重锤、滑轮系统和夹板等进行持续牵张的方式是

    A. 手法被动牵张 B. 机械被动牵张

    C. 主动抑制 D. 自我牵张

    E. 主动牵张

15. 屈髋伸膝坐位，身体尽量前屈，注意不要屈膝、提跟，重复10～20次，每次维持5～10秒。这组动作主要是牵张

    A. 髂胫束 B. 股内收肌群

    C. 股四头肌 D. 腘绳肌

    E. 小腿三头肌

16. 骨折中期（3～8周）为了增加软组织弹性，最大限度恢复关节的活动范围，可对受限关节周围软组织进行

    A. 快速牵拉

    B. 强力牵拉

    C. 在无痛范围内缓慢牵拉

    D. 短时间的快速牵拉

    E. 长时间缓慢牵拉

17. 患者男，18岁，右侧肱骨髁上骨折行内固定术治疗，其间未做康复训练，2个月后，肘关节发生屈曲挛缩，关节活动度受限，为了改善关节活动可进行

    A. 肌肉牵伸训练 B. 抗阻训练

    C. 关节挤压训练 D. 上肢 CPM 训练

    E. 悬吊练习

18. 患者神经吻合术后10天，可以采用的康复治疗是

    A. 神经肌肉电刺激 B. 自我牵张

    C. 手法被动牵张 D. 机械牵张

    E. 机械训练

19. 关节活动度训练的适应证是

    A. 关节不稳 B. 关节挛缩

    C. 骨折未固定 D. 骨关节肿瘤

    E. 骨不连

20. 有关被动关节活动训练，错误的是

    A. 患者完全不用力

    B. 通过关节的肌肉不产生主动运动

    C. 运动不应超过可动关节活动范围

    D. 训练时患者可以忍受剧痛

    E. 注意牵张挛缩的肌腱、韧带

21. 患者肢体软瘫时，应进行的关节活动度训练为

    A. 被动运动 B. 主动运动

    C. 主动 – 辅助运动 D. 持续被动运动

    E. 牵伸训练

22. 患者处于肢体完全瘫痪阶段，通常进行的关节活动范围练习为

    A. 被动关节活动度范围训练

    B. 主动关节活动训练

    C. 主动—辅助关节活动训练

    D. 持续被动运动训练

    E. 牵伸训练

23. 不宜进行主动 – 辅助关节活动度训练的是

    A. 患者肌肉无主动收缩

    B. 患者肌肉可主动收缩

    C. 肌力低于3级

    D. 辅助条件下可活动身体的该部分

    E. 心肺功能欠佳

24. 患者屈髋肌力不足，若先在仰卧位屈髋，然后在治疗师的帮助下完成全髋关节范围的屈曲运动，这 运动属于

    A. 主动运动 B. 被动运动

    C. 抗阻运动 D. 辅助运动

    E. 等速运动

25. 关于主动关节活动训练的叙述，不正确的是

    A. 适用于肌力3级以上的患者

    B. 完全由患者主动收缩肌肉完成

    C. 可以增强肌群的肌力

    D. 可以用于改善肌肉、关节和神经协调功能

    E. 在训练完成后应监测患者总体情况

26. 主动辅助关节活动训练时，外力的施加不可能来源于

    A. 股四头肌训练器

    B. 治疗师辅助

C. 相应的康复训练设备

D. 引力作用

E. 水疗中浮力

27. 患者女，30岁，桡神经损伤1个月，检查肱三头肌的肌力为3级。训练时，要求患者伸展肘关节，并控制关节运动的方向，此为

A. 被动关节活动度训练

B. 主动-辅助关节活动训练

C. 主动关节活动训练

D. 主动抗阻关节活动训练

E. 抗阻关节活动训练

（28～29题共用备选答案）

A. 被动关节活动度训练

B. 主动-辅助关节活动度训练

C. 主动关节活动训练

D. 抗阻关节活动度训练

E. 持续性关节被动运动

28. 脑外伤昏迷患者进行关节活动度训练时，宜采用

29. 左侧踝关节骨折内固定术后2周的患者，进行左髋关节活动度训练时，宜采用

（30～31题共用备选答案）

A. 被动关节活动度训练

B. 主动-辅助关节活动训练

C. 主动关节活动训练

D. 抗阻-主动关节活动训练

E. 器械关节活动训练

30. 脑卒中患者上肢Brunnstrom分期为Ⅰ期时，采用

31. 右腓总神经损伤的患者，在踝背屈肌的肌力为3级时，采用

32. 持续被动运动（CPM）的特点不包括

A. 作用时间长　　B. 运动缓慢

C. 稳定、可控　　D. 安全、舒适

E. 快速增强肌力

33. 持续性关节被动活动首次运动弧度和速度分别为

A. 0°～20°，一个运动循环1～2 min

B. 20°～30°，一个运动循环1～2 min

C. 0°～20°，一个运动循环2～3 min

D. 0°～30°，一个运动循环2～3 min

E. 0°～40°，一个运动循环3～4 min

34. 患者女，65岁，膝关节置换术后1天。对该患者行CPM治疗。关于该患者治疗时应注意事项的说法，错误的是

A. 训练中应密切观察患者的反应

B. 在膝关节伸直位调节活动范围

C. 运动速度以1～2 min为一个运动循环

D. 持续运动1～2小时/次，1～2次/天

E. 递增速度约为10°～20°/天，直至90°

35. 关节松动技术的适应证是

A. 关节僵硬　　　B. 关节活动过度

C. 关节肿胀　　　D. 关节急性炎症

E. 骨关节结核

36. 关节松动技术的禁忌证是

A. 神经根型颈椎病

B. 近关节处未愈合骨折

C. 制动后肘关节活动障碍

D. 肩关节周围炎

E. 膝关节骨质增生

37. 为了扩大关节间隙，最直接的关节松动手法应选用

A. 摆动　　　　B. 滑动

C. 滚动　　　　D. 转动

E. 分离

38. 关节松动术中分离活动的作用不包括

A. 缓解疼痛

B. 减少关节面的承重

C. 缓解关节内结构的压力

D. 牵张关节囊和粘连

E. 确定关节活动范围末端阻力的性质

39. 关节松动技术中属于生理运动手法的是

A. 摆动　　　　B. 滚动

C. 滑动　　　　D. 分离

E. 旋转

40. 患者行关节松动术后治疗部位疼痛，能说明治疗量合适的情况是

A. 4～6小时后疼痛消失

B. 12小时后疼痛消失

C. 24小时后疼痛消失

D. 48小时后疼痛消失

E. 出现疼痛是增加肌力，不必理会

41. 患者男，47岁，右肩关节疼痛10天，非甾体抗炎药可缓解。患者为求进一步治疗就诊，为其实施肩关节松动术。关于关节松动术手法的说法不正确的是
    A. 肩关节分离应垂直于治疗平面
    B. 治疗时手法强度可以大一些
    C. 肩关节滑动平行于治疗平面
    D. 治疗时手法应超过痛点
    E. 每种手法可以重复3~4次

（42~43题共用题干）

患者男，45岁，右肩关节活动范围受限3个月。患者3个月前外伤致右肱骨外科颈骨折，内固定术后骨折愈合良好。查体：皮肤瘢痕增生明显，肩关节内收、外展、屈曲、伸展均明显受限。

42. 适合该患者的关节松动训练的级别（麦特兰德关节松动术分级）是
    A. I级   B. II级
    C. III级   D. IV级
    E. V级

43. 关节松动术的适应证不包括
    A. 关节疼痛
    B. 肌肉紧张
    C. 进行性关节活动受限
    D. 骨肉瘤
    E. 功能性关节制动

（44~45题共用备选答案）
    A. 缓解或消除疼痛   B. 改善关节粘连
    C. 增加肌力   D. 增加耐力
    E. 改善平衡和协调

44. 关节松动术I级主要用于

45. 关节松动术IV级主要用于

46. 肌力训练的原则是
    A. 超负荷，短时间   B. 中等负荷，短时间
    C. 低负荷，长时间   D. 低负荷，短时间
    E. 中等负荷，长时间

47. 左股骨干骨折石膏固定后，为防止股四头肌萎缩，应进行
    A. 等张收缩   B. 向心性收缩
    C. 离心性收缩   D. 等长收缩
    E. 等速收缩

48. 患者手握哑铃主动屈曲肘关节，对于肱二头肌肌力训练属于
    A. 等长肌力训练
    B. 离心性等张肌力训练
    C. 向心性等张肌力训练
    D. 等速肌力训练
    E. 肌耐力训练

49. 利用股四头肌训练器进行的是
    A. 等张训练   B. 等长训练
    C. 等速训练   D. 平衡训练
    E. 协调训练

50. 抗阻运动施加阻力的方法，错误的是
    A. 阻力从小到大
    B. 起始施加小阻力
    C. 终末施加小阻力
    D. 中间部分施加大阻力
    E. 阻力施加于运动关节近端

51. 屈膝下屈髋训练，徒手阻力施加于患者的
    A. 股骨近端前面   B. 股骨远端前面
    C. 小腿远端前面   D. 小腿中段前面
    E. 踝关节远端前面

52. 有关等长训练的叙述，错误的是
    A. 可在外固定的情况下采用
    B. 可在关节活动剧痛时采用
    C. 不引起肌肉肥大
    D. 增强的肌力与训练角度无关
    E. 可加重心血管负担

53. 徒手抗阻训练程序中，错误的是
    A. 阻力置于肢体的远端
    B. 阻力方向与主动运动方向相反
    C. 需要较好的稳定
    D. 应用合适的阻力
    E. 训练需要忍痛进行

54. 等长肌力训练的缺点为
    A. 动作较为简单，容易掌握
    B. 不需要或需要很少的器械
    C. 可加重心血管负担
    D. 潜在的损伤少，较为安全
    E. 所用的时间较少，费用低

55. 肌力训练的作用不包括
    A. 防止废用性肌萎缩
    B. 促进肌力恢复
    C. 维持肌肉舒缩功能
    D. 明显改善糖代谢水平
    E. 增强肌力

56. 抗阻的斜面磨砂板练习属于
    A. 抗阻等长训练   B. 抗阻等张训练
    C. 主动等长训练   D. 主动等张训练
    E. 被动牵拉训练

57. 当阻力等于或大于肌肉可产生的力量，关节不产生运动，该训练方式属于
    A. 徒手抗阻训练   B. 有氧训练
    C. 等长训练   D. 被动训练
    E. 等张训练

58. 患者男，42岁，1个月前患者因车祸致右胫骨骨折，行钢板内固定手术，术后一直卧床。现为改善患者下肢功能状态，行右下肢悬吊运动。该患者进行的悬吊运动属于
    A. 主动运动   B. 主动助力运动
    C. 被动运动   D. 主动抗阻运动
    E. 等长运动

59. 最适合神经肌肉电刺激训练的肌力为
    A. 0级   B. 1级
    C. 2级   D. 3级
    E. 4级

60. 患者女，39岁。右侧肢体活动不灵3周。查体：右上、下肢肌力3级。宜采取的肌力训练方法为
    A. 主动运动   B. 被动运动
    C. 主动-辅助运动   D. 抗重力运动
    E. 抗阻运动

61. 以增加肌力为目的机械抗阻训练重复次数小于
    A. 15～20次   B. 21～25次
    C. 26～30次   D. 31～35次
    E. 36～40次

62. 患者男，60岁，1周前不慎被重物撞击致左上臂疼痛、活动障碍。急诊X线片示：左肱骨中段横行骨折。行手法复位，石膏外固定治疗。现为防止患者左上肢因制动出现失用性肌萎缩，左上肢可进行的肌力训练为
    A. 等张运动   B. 等长运动
    C. 等速运动   D. 离心训练
    E. 向心训练

63. 通过肩关节囊内的肌腱是
    A. 喙肱肌   B. 肱二头肌长头
    C. 肱二头肌短头   D. 冈上肌
    E. 冈下肌

（64～65题共用题干和选项）
某患者能重复完成10次运动的最大重量为20 Kg。

64. 那么他所进行的渐进抗阻练习第1组的重量为
65. 那么他所进行的渐进抗阻练习第2组的重量为
66. 那么他所进行的渐进抗阻练习第3组的重量为
    A. 10 Kg   B. 12.5 Kg
    C. 15 Kg   D. 17.5 Kg
    E. 20 Kg

（67～69题共用题干）
患者男，42岁，搬重物后出现腰痛伴左下肢疼痛3天，咳嗽、打喷嚏时加重，卧床后缓解。查体：L_3～L_5棘突及其左侧压痛，左侧直腿抬高试验40°（+），左小腿外侧痛觉减退，双侧膝腱及跟腱反射正常对称，弯腰活动明显受限，X线片示L_4～L_5椎间隙略窄。

67. 考虑的诊断是
    A. 急性腰扭伤   B. 腰肌筋膜炎
    C. 腰椎间盘突出症 D. 腰肌劳损
    E. 肥大性脊柱炎

68. 为明确诊断，最适宜的辅助检查是
    A. CT
    B. 神经传导速度检查
    C. 肌电图检查
    D. 血流图检查
    E. 超声检查

69. 目前不宜选择
    A. 腰椎牵引
    B. 超短波治疗
    C. 直流电药物离子导入
    D. 腰背肌抗阻肌力训练
    E. 电脑中频治疗

(70～72题共用备选答案)
A. 神经肌肉电刺激疗法
B. 被动运动
C. 免负荷运动
D. 主动运动
E. 抗阻运动

70. 4级肌力，提高肌力适宜的训练方法为
71. 1级肌力，提高肌力适宜的训练方法为
72. 2级肌力，提高肌力适宜的训练方法为

(73～75题共用备选答案)
A. 神经肌肉电刺激
B. 音频电疗法
C. 主动运动
D. 直流电碘离子导入
E. 抗阻训练

73. 周围神经损伤后肌力0～1级时采用
74. 周围神经损伤后肌力2～3级时采用
75. 周围神经损伤后肌力4级时采用

(76～77题共用题干)
患者男，20岁，主因"颈脊髓出血，血肿消除术后1个月"入院。目前神志清楚，气管切开，呼吸机辅助呼吸，四肢无主动活动，保留导尿，骶尾部Ⅱ度压疮，诊断为颈脊髓损伤（C_1～C_4）、不全四肢瘫、神经源性膀胱、压疮（Ⅱ度）。

76. 不适于压疮部位的物理治疗是
A. 红外线照射　　B. 紫外线照射
C. 半导体激光　　D. 高频电疗
E. 干扰电疗法

77. 关于四肢肌力训练的描述，不正确的是
A. 0级肌力，给予电刺激，防止及延缓肌肉的萎缩
B. 1～2级肌力，肌电反馈训练及肌肉电刺激相结合
C. 3～4级肌力，由主动训练进展到抗阻训练
D. 大强度少重复的练习对增加肌肉耐力有利
E. 等长训练时屏气明显，易诱发自主神经反射

(78～79题共用备选答案)
A. 最大收缩训练　　B. 次大收缩训练
C. 等张训练　　　　D. 等长训练
E. 肌肉电刺激训练

78. 能募集Ⅰ型肌纤维增强肌肉耐力的训练方式是
79. 能募集Ⅱa，Ⅱb型肌纤维，增强肌力的训练方式是

80. 关于有氧训练的基本概念，错误的是
A. 中等强度
B. 大肌群参与
C. 动力性、周期性运动
D. 运动中吸氧
E. 以提高机体氧化代谢运动能力为目的

81. 在额定运动量的情况下，运动强度与时间的关系为
A. 成反比　　　B. 成正比
C. 不成比例　　D. 取决于运动方式
E. 取决于治疗目标

82. 下列哪项表现不属于有氧训练运动量过大
A. 运动当日失眠
B. 运动后大汗
C. 运动后持续疲劳
D. 运动后持续关节酸痛
E. 运动次日清晨安静心率明显变快或感觉不适

83. 有氧训练中运动强度适中的反应是
A. 感觉不适　　B. 无法控制呼吸
C. 运动后无力　D. 运动后恶心
E. 能顺利完成运动

84. 关于有氧训练注意事项的叙述，不正确的是
A. 注意心血管用药与运动反应之间的关系
B. 保证充分的准备和结束活动
C. 选择适当的运动方式，近年来快走逐渐减少，慢跑的应用逐步增多
D. 注意心血管反应
E. 40岁以上者特别需要进行心电运动试验等检查，以保证运动时不要超过心血管系统的承受能力

85. 有氧训练每周运动量阈值为
A. 100～200卡　　B. 200～300卡
C. 300～400卡　　D. 400～500卡
E. 700～2000卡

86. 患者女，60岁，反复咳嗽、咳痰1年余。双肺听诊呼吸音粗，可闻及少量湿啰音。对该患者行

有氧训练，其处方基本内容不包括
　A. 运动环境　　　B. 运动方式
　C. 运动强度　　　D. 运动时间
　E. 运动频率
87. 糖尿病运动锻炼最常用的方式是
　A. 抗阻训练　　　B. 有氧训练
　C. 肌力训练　　　D. 长跑训练
　E. 健美训练
88. 下列情况中暂时不能进行有氧训练的是
　A. 慢性心肺疾病　B. 急性肠胃炎
　C. 糖尿病　　　　D. 肥胖症
　E. 截瘫
89. 高血压病患者康复锻炼合适的运动方式是
　A. 足球　　　　　B. 举重
　C. 步行　　　　　D. 篮球
　E. 保龄球
90. 适合冠心病患者的运动方式是
　A. 渐进抗阻运动　B. 哑铃运动
　C. 步行　　　　　D. 健美操
　E. 篮球运动

（91～92题共用题干）
患者男，60岁，左膝疼痛、肿胀1年，X线摄片示左膝髁间隆起增生，诊断为左膝骨关节炎。

91. 该患者最适宜的全身有氧训练方式是
　A. 慢跑　　　　　B. 快走
　C. 骑车　　　　　D. 登山
　E. 游泳
92. 在运动后患者出现疲劳，持续性关节酸痛，夜间睡眠差，考虑最可能的原因是
　A. 关节炎加重　　B. 运动量过大
　C. 关节外伤　　　D. 心脏病复发
　E. 神经官能症

（93～94题共用备选答案）
　A. 步行　　　　　B. 骑车
　C. 手摇车　　　　D. 游泳
　E. 有氧舞蹈

93. 有利于骨关节疾病和脊柱病患者的锻炼，有助于增强心肺功能，但运动强度变异大的运动方式是
94. 容易控制运动强度和运动量，简便易学，运动损伤较少的运动方式是

（95～96题共用备选答案）
　A. 辅助关节活动训练　B. 关节松动术
　C. 抗阻肌力训练　　　D. 有氧训练
　E. 放松训练

95. 多数属于被动完成训练的是
96. 属于中等运动强度的全身性肌力训练为
97. 呼吸训练的适应证为
　A. 呼吸衰竭　　　B. 急性心衰
　C. 严重主动脉狭窄　D. 急性期胸膜炎
　E. 哮喘
98. 呼吸训练的基本方法不包括
　A. 腹式呼吸训练　B. 呼吸肌训练
　C. 缩唇样呼吸训练　D. 咳嗽训练
　E. 吸氧
99. 有关腹式呼吸训练，错误的是
　A. 患者处于放松体位
　B. 强调肋间肌呼吸为主的方法
　C. 经鼻缓慢深吸气
　D. 呼气时缩唇将气缓慢吹出
　E. 呼气与吸气的时间比例大致为1：1
100. 腹式呼吸训练，错误的是
　A. 体位要舒适、放松
　B. 宜在空气新鲜处进行
　C. 通常要求用力呼气训练
　D. 用鼻吸气，由浅至深
　E. 吸气与呼气时间比例大约1：1
101. 腹式呼吸的要领是
　A. 吸气时鼓腹，呼气时收腹
　B. 吸气时收腹，呼气时鼓腹
　C. 吸气时扩胸，呼气时收胸
　D. 缓慢呼吸
　E. 缩唇呼吸
102. 对COPD患者以膈肌呼吸为主的呼吸训练方法是
　A. 腹式呼吸　　　B. 抗阻呼吸
　C. 局部呼吸　　　D. 胸部叩击
　E. 咳嗽训练
103. 抗阻呼吸训练不适用于
　A. 慢性支气管炎　B. 肺气肿

C. 呼吸衰竭　　　D. 胸部术后

E. 胸膜炎

104. 缩唇呼吸训练的主要目的是

　　A. 提高肺泡通气量

　　B. 降低肺腔压力

　　C. 提高膈肌肌力

　　D. 减少机体耗氧量

　　E. 提高支气管内压，避免塌陷

105. 患者男，65岁，咳嗽、咳痰5年余。既往有慢性阻塞性肺疾病5年余。对其实施呼吸训练，关于其训练的说法不正确的是

　　A. 强调膈肌呼吸为主的呼吸方法

　　B. 可取卧位、坐位、前倾站位

　　C. 呼气吸气的时间比例大致为1∶2

　　D. 可进行发音训练

　　E. 可采用缩唇呼气训练

106. 腹式呼吸以下不正确的是

　　A. 全身放松

　　B. 呼吸深、慢、长

　　C. 吸气腹部隆起

　　D. 呼气腹部下陷

　　E. 强调呼气与吸气的时间比例为2∶1

107. 缩唇呼气训练时，吸气与呼气时间比例大致为

　　A. 4∶1　　　　B. 2∶1～3∶1

　　C. 1∶1　　　　D. 1∶2～1∶3

　　E. 1∶4

108. 患者男，76岁，脑梗死3月余，长期卧床导致痰液不能咳出，排痰训练的内容不包括

　　A. 体位引流　　　B. 胸部叩击

　　C. 胸部震颤　　　D. 胸部按摩

　　E. 直接咳嗽

109. 有关体位引流操作技术的描述不正确的是

　　A. 有数个部位引流时，总时间不超过30～45分钟

　　B. 分泌物少者，可每天上下午各引流一次

　　C. 体位引流宜在餐后进行，每次引流一个部位

　　D. 根据病变部位采用不同的引流体位，使痰液向主支气管引流

　　E. 痰量多的患者可以每天引流3～4次

（110～112题共用备选答案）

　　A. 腹式+缩唇呼吸

　　B. 胸式深呼吸

　　C. 局部扩张呼吸

　　D. 体位引流+叩击法

　　E. 刺激胸骨上窝，诱发反射性咳嗽

110. 对肺气肿应采用的康复治疗技术是

111. 肺不张应采用的康复治疗技术是

112. 昏迷患者气道内分泌物过多时，应采用的康复治疗技术是

113. 平衡训练中，给患者提供稳定支持面的训练设备为

　　A. 椅子　　　　B. 治疗球

　　C. 泡沫筒　　　D. 滑板

　　E. 平衡板

114. 提供最大难度平衡训练的设备是

　　A. 坐椅　　　　B. 滑板

　　C. 平行杠　　　D. 治疗台

　　E. 体重秤

115. 平衡训练原则是

　　A. 静态－动态，支撑面大－小，重心高－低，睁眼－闭眼

　　B. 动态－静态，支撑面大－小，重心高－低，闭眼－睁眼

　　C. 静态－动态，支撑面小－大，重心高－低，睁眼－闭眼

　　D. 静态－动态，支撑面大－小，重心低－高，睁眼－闭眼

　　E. 静态－动态，支撑面大－小，重心低－高，闭眼－睁眼

116. 躯干平衡训练的主要内容为

　　A. 髋对策训练　　B. 踝对策训练

　　C. 本体感觉训练　D. 跨步对策训练

　　E. 抓握对策训练

117. 平衡训练中提供不稳定支持面的设备为

　　A. 座椅　　　　B. 治疗台

　　C. 平衡杠　　　D. Bobath训练球

　　E. 体重秤

118. 患者女，55岁，因脑出血导致平衡功能障碍，

在进行平衡功能评估时不包括的体位是

A. 坐位　　　　　B. 跪位

C. 坐位到站立位　D. 站立位

E. 俯卧位

119. 患者女，40岁，偏瘫。患者在不受外力和无身体动作的前提下，保持独立站立姿势，用下肢支撑体重保持站立位，其平衡评定为

A. 一级坐位平衡　　B. 二级坐位平衡

C. 三级坐位平衡　　D. 二级站立平衡

E. 一级站立平衡

120. 站立位平衡训练时，难度最大的站立方式是

A. 扶杠站立　　　　B. 双足分立

C. 双足并立　　　　D. 双足一线前后站立

E. 单腿站立

121. 患者男，74岁，右侧偏瘫十天。神志清楚，血压 140/90 mmHg。现开始进行平衡功能训练，应选择

A. 静态平衡　　　　B. 自动动态平衡

C. 他动动态平衡　　D. 保护性伸展反应

E. 跨步及跳跃反应

（122～123题共用题干）

患者女，58岁，右侧肢体无力1个月。Brunnstrom 分期：右上肢 III 期，右下肢 IV 期；坐位平衡三级，立位平衡一级。

122. 下一步应主要进行的平衡训练是

A. 坐位动态平衡训练

B. 立位静态平衡训练

C. 立位动态平衡训练

D. 躯干平衡训练

E. 踝的平衡训练

123. 下述观点错误的是

A. 训练难度由易到难

B. 训练由简单到复杂

C. 训练过程中加强患者的安全教育

D. 平衡训练与头和躯干的控制无关

E. 动态平衡训练施加的外力不要过大

（124～126题共用备选答案）

A. 扶持下保持独立坐位姿势

B. 无身体动作的前提下保持独立坐位姿势

C. 独立完成身体重心转移的训练

D. 帮助下完成身体重心转移的训练

E. 可以抵抗外力保持身体平衡的训练

124. I 级平衡训练

125. II 级平衡训练

126. III 级平衡训练

127. 多块肌肉协调动作训练原则不包括

A. 准确　　　　　　B. 抑制不需要的活动

C. 先分后合　　　　D. 超常负荷

E. 大量重复

128. 主动转移训练的禁忌证是

A. 骨折未固定　　　B. 骨关节炎

C. 肌肉萎缩　　　　D. 心功能 II 级

E. 肌肉痉挛

129. 能够进行独立转移训练的是

A. 骨折未愈合

B. 关节不稳或脱位

C. 骨关节肿瘤

D. 主要的关键肌肌力 3 级

E. 重要脏器衰竭

130. 无法经常由治疗师、护士或其他照顾者进行转移的高位截瘫患者可借助什么进行转移

A. 滑板　　　　　　B. 轮椅

C. 悬吊架　　　　　D. 升降机

E. 起立床

131. 患者女，55岁，左侧肢体无力7天，生命体征平稳，颅脑 CT 示右侧基底节区梗死。患者于床上卧位，未坐起。开始转移训练时，不适宜进行的训练是

A. 床旁坐起与躺下

B. 仰卧位 - 侧卧位转移训练

C. 侧方移动转移训练

D. 卧位 - 坐位转移训练

E. 坐位 - 站立位转移训练

132. 进行需他人帮助转移时，帮助者错误的方式是

A. 站立姿势应稳定

B. 尽量采用缩短阻力臂的方式

C. 利用下肢肌力承担重量

D. 增加对自己腰背部的应力

E. 尽量争取患者配合

133. 患者男,65岁,脑卒中后右侧肢体偏瘫,运动功能 Brunnstrom 分级,右上肢Ⅱ级,右下肢Ⅳ级,能维持独立坐位平衡。下一步转移训练的重点是

　A. 床上转移训练　　B. 卧位到坐位转移
　C. 轮椅 – 床转移　　D. 坐位站立位转移
　E. 立位平衡

134. 帮助截瘫患者从床旁坐起来,正确的方法是

　A. 面对患者,扶抱患者臀部
　B. 面对患者,扶抱患者腰部
　C. 面对患者,扶抱患者双侧肩部,拉起患者呈坐位
　D. 侧对患者,扶抱患者臀部
　E. 侧对患者,扶抱患者腰部

135. 轮椅转移动作的强化训练,不利于提高的是

　A. 进食动作　　B. 入浴动作
　C. 如厕动作　　D. 翻身动作
　E. 家务动作

136. 乘坐轮椅者承受压力的主要部位不包括

　A. 肩胛区　　B. 尺骨鹰嘴区
　C. 坐骨结节　　D. 大腿
　E. 腘窝部

137. 关于他人帮助转移错误的是

　A. 帮助者站立姿势应稳定,尽量采用缩短阻力臂、分解动作等方式
　B. 帮助者一般应利用腰背部的力量帮助转移
　C. 在帮助转移前应就转移的目的和程序向患者作必要的解释
　D. 注意患者的体型、体重、瘫痪程度及其他情况
　E. 转移过程中,应注意患者突然的或不正常的动作

138. 偏瘫患者的体位转移训练中,应当遵循的发展顺序是

　A. 仰卧位 – 前臂支撑下的俯卧位 – 四点跪位 – 两点跪位 – 坐位 – 站立位
　B. 仰卧位 – 四点跪位 – 两点跪位 – 坐位 – 站立位 – 前臂支撑下的俯卧位
　C. 仰卧位 – 前臂支撑下的俯卧位 – 坐位 – 站立位 – 四点跪位 – 两点跪位
　D. 仰卧位 – 前臂支撑下的俯卧位 – 两点跪位 – 四点跪位 – 坐位 – 站立位
　E. 前臂支撑下的俯卧位 – 仰卧位 – 四点跪位 – 两点跪位 – 坐位 – 站立位

139. 普通轮椅的基本结构不包括

　A. 坐垫　　B. 车轮和刹车
　C. 扶手和手柄　　D. 电动装置
　E. 靠背和脚踏板

140. 训练患者操作轮椅时,不需要考虑的因素是

　A. 患者的年龄
　B. 认知功能
　C. 下肢肌力
　D. 坐位平衡能力
　E. 至少有一侧上肢功能正常

141. 患者女,42岁,T_{12}脊髓损伤,在完成从轮椅向地面转移的顺序中,第一步是

　A. 把轮椅摆好并刹住刹车
　B. 坐直
　C. 身体前倾
　D. 手在腿上移
　E. 双手撑轮椅扶手

142. 高位脊髓损伤致四肢瘫痪的患者适合选用

　A. 一般轮椅
　B. 低靠背轮椅
　C. 高靠背、防褥疮坐垫轮椅
　D. 单轮驱动轮椅
　E. 运动型轮椅

143. 轮椅放置脚踏板时,板面离地的距离至少为

　A. 2 cm　　B. 3 cm
　C. 4 cm　　D. 5 cm
　E. 6 cm

144. 颈6节段完全性脊髓损伤患者,自己操作普通轮椅的训练为

　A. 上台阶　　B. 上下楼梯
　C. 平地转换方向　　D. 轮椅舞蹈
　E. 翘起轮椅的前轮

145. 有关坐轮椅时的臀部减压方法的叙述,错误的是

　A. 双手支撑使臀部离开椅面

B. 双手抓住一侧扶手，将另一侧臀部抬起，两侧交替

C. 用手腕勾住膝关节，身体向前倾

D. 一侧肘勾住靠背把手，身体侧倾

E. 用腕勾住靠背把手，身体向前倾

146. 患者自己操作轮椅时，正确的操作是

A. 上坡时，头后仰，肩部后伸，将双手置于车轮前方或在维持腕关节背伸时将掌骨顶在手动圈下方进行制动

B. 下坡时，身体前倾，双手分别置于手动圈之后，腕关节背伸、肩关节屈曲并内收

C. 平地上向后推轮椅时候，臀部坐稳，身体保持平衡，头仰起

D. 平地上向前推动轮椅时，双臂在轮把之间绕过椅背，伸肘置双手于手动圈上

E. 转向左侧时，以左手将左侧车轮向后转动，同时右手在正常姿势下将右侧车轮转向前方

147. 患者男，35岁，胸椎骨折并脊髓损伤术后1月余。关于该患者进行转移训练时注意的事项，不正确的是

A. 卧位坐位转移时，可采用拉吊绳的方法辅助

B. 坐位至站立位时应先将足跟移动到膝关节重力线的前方

C. 坐位至站立位转移时可借助支具

D. 训练时注意不能产生显著的脊柱扭转剪力

E. 身体下面的接触面应保持平整

148. 在轮椅-床间转移时，轮椅从健侧靠近床，应与床形成的角度为

A. 5°～15° B. 15°～30°

C. 30°～45° D. 45°～60°

E. 60°～75°

149. 床-轮椅转移时，床与轮椅的夹角一般为

A. 15° B. 30°

C. 45° D. 60°

E. 75°

150. 在训练偏瘫患者床-轮椅转移动作时，常用的方法为

A. 被动地把患者从仰卧位直接坐起

B. 令患者主动地把轮椅移至床前

C. 无需使用轮椅的制动器

D. 轮椅与床呈45°角

E. 辅助者与患者保持一定的距离

（151～152题共用题干）

患者男，61岁。诊断为脑梗死恢复期，左侧偏瘫8月余。

151. 在床上训练患者下肢主动活动时，令患者双手互握，放置于头的上方，其理论依据是

A. Bobath 技术 B. Brunnstrom 技术

C. PNF 技术 D. Rood 技术

E. 运动再学习技术

152. 在最初训练患者轮椅转移时，下列错误的做法是

A. 床的高度与轮椅座接近

B. 轮椅面向患者摆放

C. 轮椅与床夹角呈45°

D. 固定轮椅

E. 健侧膝屈曲90°以上

（153～155题共用题干）

患者男，31岁，高处坠落伤致 T_8 椎体粉碎性骨折并脊髓压迫。术后2个月查体：双侧最低正常感觉平面均在 T_4、T_5 减退，T_6 及其以下消失，双下肢肌力0级。

153. 该患者的诊断为

A. T_4 完全脊髓损伤 B. T_4 不完全脊髓损伤

C. T_6 完全脊髓损伤 D. T_6 不完全脊髓损伤

E. T_8 完全脊髓损伤

154. 为该患者配置轮椅确定座位时，臀部至侧板的距离应是

A. 1.5 cm B. 2.5 cm

C. 3.5 cm D. 4.5 cm

E. 5.5 cm

155. 确定座位长度时，应是患者坐后，坐垫的前缘距小腿腓肠肌

A. 3.5 cm B. 4.5 cm

C. 5.5 cm D. 6.5 cm

E. 7.5 cm

（156～157题共用题干）

患者男，23岁，从高空坠落致颈部外伤，四肢活动障碍1个月。查体：双侧屈肘肌肌力4级，

伸腕、伸肘肌肌力2级，指屈肌肌力1级，小指外展肌力0级，头颈部活动尚自如。

156. 该患者应选择何种高度的轮椅
    A. 低靠背
    B. 中靠背，肩胛骨以下
    C. 高靠背，肩峰以下
    D. 高靠背，肩峰以上
    E. 高靠背加头托

157. 该患者的轮椅的驱动方式为
    A. 下巴控制电动轮椅
    B. 水平推把手轮圈
    C. 肘节及可卸式
    D. 延长杆式
    E. 标准手轮圈的轮椅

（158～159题共用题干）

上胸段脊髓损伤患者在进行轮椅训练时突然出现头晕、面色苍白、出汗。

158. 最可能的原因为
    A. 合并脑血管意外
    B. 血管反射尚未建立好
    C. 心功能不全
    D. 呼吸功能受限
    E. 低血糖

159. 采取的最佳措施
    A. 吸氧   B. 急诊检查
    C. 抬高下肢和轮椅 D. 补充糖
    E. 补充液体

160. 步行训练的原则中，错误的是
    A. 以步态分析为依据
    B. 以异常步态的关键环节为训练重点
    C. 同时注重关节、肌肉、平衡能力等训练
    D. 适当使用矫形器和步行辅助具
    E. 采用手术矫治

161. 达到独立行走功能的必要条件为双下肢承担
    A. 20%体重   B. 40%体重
    C. 50%体重   D. 75%体重
    E. 100%体重

162. 在平行杠内最早开始的步行训练是
    A. 身体重心的转移训练
    B. 摆至步训练
    C. 摆过步训练
    D. 四点步训练
    E. 三点步训练

163. 步行稳定，在不平的路面也可以进行，但速度较慢，适用于双下肢完全瘫痪而使下肢无法交替移动的患者的步行训练是
    A. 摆过步训练   B. 摆至步训练
    C. 四点步训练   D. 两点步训练
    E. 三点步训练

164. 截瘫患者行走中最快、最实用的步行方式为
    A. 摆至步   B. 摆过步
    C. 四点步   D. 三点步
    E. 两点步

165. 在平行杠内，令患者双手在前方抓握住平行杠后，支撑起身体，提起双足向前摆动至双手的前方后放下。这样的步行方式是
    A. 拖地步   B. 摆至步
    C. 摆过步   D. 两点步
    E. 三点步

166. 截瘫患者佩戴KAFO使用腋杖进行步行训练时，难度最大、最不稳定的步行方式是
    A. 交替拖地步行   B. 摆至步
    C. 四点步行   D. 三点步行
    E. 摆过步

167. 患者男，28岁，T$_{10}$完全脊髓损伤。患者使用拐杖和AFO在社区内步行时，移动速度最快的方式是
    A. 摆至步   B. 摆过步
    C. 四点步   D. 三点步
    E. 两点步

168. 患者男，30岁。右侧胫骨骨折内固定术后2周，准备持腋拐进行步行练习，首选的步态训练模式是
    A. 二点步   B. 三点步
    C. 四点步   D. 交替拖地步行
    E. 摆过步

（169～170题共用备选答案）

A. 摆至步   B. 四点步
C. 三点步   D. 摆过步
E. 交替拖地步行

169. 截瘫患者使用腋杖,同时伸出两只腋杖,两足同时拖地向前,到达腋杖附近,此种步态为

170. 伸出左腋杖,迈出右脚,伸出右腋杖,迈出左脚,此种步态为

（171～172题共用题干）

患者男,16岁,T_{12}水平完全性脊髓损伤内固定术后20天,一直卧床,生命体征稳定。

171. 开始进行站立训练时,较适合于
    A. 起立床训练
    B. 平行杠内站立训练
    C. 助行架站立训练
    D. 腋拐站立训练
    E. 肘拐站立训练

172. 患者日后佩戴普通的长腿支具,若想步行稳定、速度较慢则应进行
    A. 三点步   B. 四点步
    C. 摆至步   D. 摆过步
    E. 交替拖地步

（171～172题共用题干）

患者男,33岁,重物砸伤腰部致双下肢瘫痪,伴大小便失禁3个月,双下肢关键肌肌力0级,长坐位平衡Ⅲ级。

173. 患者使用拐杖和AFO开始步行训练时,最常采用的步行训练方法是
    A. 摆至步   B. 摆过步
    C. 四点步   D. 三点步
    E. 两点步

174. 患者采用此种步行训练时,主要利用的肌肉是
    A. 双上肢肌肉   B. 腰方肌
    C. 腰大肌   D. 背阔肌
    E. 骶棘肌

175. 下面哪项不属于持拐步态
    A. 四点式步态   B. 三点式步态
    C. 二点式步态   D. 摆至步与摆过步态
    E. 单点步态

176. 偏瘫患者使用手杖的常用步行方法是
    A. 交替拖地步行   B. 同时拖地步行
    C. 摆过步   D. 三点步行
    E. 摆至步

177. 最早应用于儿童脑性瘫痪的易化技术是
    A. Rood法   B. Bobath法
    C. Brunnstrom法   D. PNF法
    E. 运动再学习法

178. 患儿男,3岁。右侧肢体活动不灵2年余。对该患儿应用Bobath技术进行训练的主要内容不包括
    A. 头部控制   B. 躯干控制
    C. 翻身训练   D. 四爬位移动
    E. 螺旋式对角线运动

179. 脑瘫患儿治疗中,神经发育疗法的基本观念不包括
    A. 促进正常活动
    B. 利用翻正反应
    C. 利用平衡反应
    D. 抑制痉挛时的过高张力
    E. 肌力训练

180. 以下属于Bobath技术的是
    A. 利用联合反应   B. 利用姿势反射
    C. 关节加压   D. 对角线运动
    E. 控制关键点

181. 应用Bobath治疗技术对脑瘫患儿肌肉痉挛的处理原则是
    A. 以反射性抑制模式为主
    B. 以促进刺激为主体
    C. 限制患儿的自由
    D. 不断增加支持力量
    E. 不断增加支持范围

182. 脑卒中偏瘫患者,患手处于Brunnstrom Ⅱ期,主要的治疗是
    A. 将患者的前臂摆在旋后的位置
    B. 训练主动伸指
    C. 激发伸指肌的牵张反射
    D. 手运动的速度、灵巧性等训练
    E. 手和手背进行按摩或施压

183. 脑卒中患者恢复过程中,肌痉挛先出现于Brunnstrom分期的
    A. Ⅰ期   B. Ⅱ期
    C. Ⅲ期   D. Ⅳ期
    E. Ⅴ期

184. 属于上肢Brunnstrom 4级的动作是
    A. 手背触及腰骶部
    B. 肘伸直外展呈90°
    C. 手指鼻较好
    D. 可随意发起的随意运动
    E. 以上都不对

185. 患者男，60岁，脑卒中后右侧偏瘫13周，现右上肢肌张力低下，运动功能Brunnstrom分级Ⅰ级。为诱发右上肢运动产生，进行左上肢徒手抗阻内收练习，其治疗方法属于
    A. Bobath法   B. Brunnstrom法
    C. Rood法   D. MRP法
    E. PNF法

186. 当头处于中间位，仰卧位时可出现四肢伸展或伸肌张力增强，俯卧时出现四肢屈曲或屈肌张力增强，描述的是下列哪种反射
    A. 对称性颈反射   B. 非对称性颈反射
    C. 紧张性迷路反射   D. 紧张性腰反射
    E. 联合反应

（187～188题共用题干）

患者女，64岁，脑出血致左侧肢体无力1个月。Brunnstrom分期：左上肢Ⅲ期，左下肢Ⅳ期，左手Ⅱ期。左肱二头肌、前臂屈肌群张力高，改良的Ashworth评级为2级。

187. 对左上肢的训练，错误的是
    A. 抑制原始的运动模式，降低肌张力，诱发分离运动
    B. 应用反射抑制模式，降低肌张力，加强上肢伸直动作的训练
    C. 利用联合反应或姿势反射等的协助，诱发分离运动
    D. 利用紧张性迷路反射、不对称紧张性颈反射进行伸肘的训练
    E. 利用伸展协同模式，刺激患侧胸大肌以获得肱三头肌收缩

188. 对左下肢的站立与步行训练，错误的是
    A. 强调躯干的旋转运动和骨盆的侧移
    B. 修正改善异常运动模式，加强屈髋肌的收缩、髋外展的动作

    C. 强调膝关节的稳定性训练，进行股四头肌肌力的训练
    D. 激发踝跖屈的动作，增加步行时的稳定性
    E. 强调患侧下肢的负重训练

（189～190题共用题干）

患者男，65岁，脑出血致左侧肢体无力2个月，上肢Brunnstrom分期为1期。

189. 可用于诱发上肢运动的方法
    A. 联合运动   B. 连带运动
    C. 共同运动   D. 部分分离运动
    E. 分离运动

190. 患者床上仰卧位，如果肩关节过度外展，将会
    A. 导致肩关节脱位
    B. 诱发肩胛带肌群的运动
    C. 诱发三角肌的运动
    D. 抑制内收肌群的运动
    E. 影响肩关节和肱骨头的稳定性

（191～192题共用备选答案）
    A. 1期   B. 2期
    C. 3期   D. 4期
    E. 5期

191. 偏瘫患者上肢出现联合反应，为Brunnstrom的几期

192. 偏瘫患者下肢出现共同运动，为Brunnstrom的几期

193. 实施PNF技术时，当患者合并关节不稳定时，不能使用
    A. 节律性稳定
    B. 节律性起始
    C. 反复牵张
    D. 稳定性反转
    E. 动态反转

194. 有关PNF技术的叙述，错误的是
    A. 所有的动作均由相同方向的运动组成
    B. 螺旋性对角线活动必须通过中线
    C. 重视旋转动作的完成，加强对本体感觉的刺激
    D. 动作开始与结束时要加强肌腱的牵拉和关节的挤压
    E. 活动前诸肌群要处在原始初长度

195. PNF 技术中，感觉输入的种类不包括
    A. 阻力　　　　　　B. 牵张
    C. 手法接触　　　　D. 意念
    E. 视觉

196. PNF 技术中对最大阻力的描述，正确的是
    A. 患者所能抵抗的最大阻力
    B. 完成关节的某一活动范围
    C. 治疗师给予的最大阻力
    D. 患者感到疼痛的最大阻力
    E. 能缓解肌肉的痉挛

197. PNF 技术主要是利用
    A. 双侧对称模式　　B. 双侧不对称模式
    C. 双侧反转模式　　D. 单侧分离模式
    E. 对角线螺旋运动模式

198. 下面的描述中，哪项不是 PNF 技术中本体感觉训练的特点
    A. 言语刺激　　　　B. 视觉刺激
    C. 在关节表面加压　D. 控制关键点
    E. 牵张肌肉

199. 不属于 PNF 技术遵循的原则的是
    A. 从头到尾
    B. 从近端到远端
    C. 利用反射运动
    D. 先由屈曲性动作发展到伸展性动作
    E. 注重感觉刺激输入

200. PNF 操作技术中，"特点为强调整个动作的节律性，被动活动开始，再进行抗阻活动"属于
    A. 等张组合
    B. 节律性起始
    C. 拮抗肌动态反转
    D. 拮抗肌节律性稳定
    E. 拮抗肌稳定性反转

201. Rood 技术可应用于
    A. 腰腿痛　　　　　B. 胃溃疡
    C. 脑卒中　　　　　D. 急性疼痛
    E. 带状疱疹

202. 利用痛、温、触觉，视、听、嗅等多种感觉刺激，调整感觉通路上的兴奋性，以加强与中枢神经系统的联系，达到神经运动功能重组的技术是
    A. Bobath 技术　　　B. Rood 技术
    C. Brunnstrom 技术　D. PNF 技术
    E. 运动再学习技术

203. Rood 技术的治疗原理是
    A. 交互神经支配　　B. 连续性诱导
    C. 利用感觉刺激　　D. 反复练习
    E. 系统理论

204. 强调创造良好的学习环境和训练的转移是
    A. Bobath 技术　　　B. Rood 技术
    C. Brunnstrom 技术　D. PNF 技术
    E. 运动再学习技术

205. 运动再学习技术在脑卒中其内容不包括
    A. 上肢训练　　　　B. 行走训练
    C. 心理训练　　　　D. 站起和坐下训练
    E. 口面部训练

206. 强制性使用运动疗法，一般采用时间正确的是
    A. 每天强化训练 7 小时，每周 5 天，连续 2 周
    B. 每天强化训练 6 小时，每周 5 天，连续 3 周
    C. 每天强化训练 6 小时，每周 6 天，连续 2 周
    D. 每天强化训练 6 小时，每周 5 天，连续 2 周
    E. 每天强化训练 7 小时，每周 5 天，连续 3 周

207. 强制性运动疗法的评定指标不包括
    A. Barthel 指数
    B. Berg 评定量表
    C. 上肢运动功能试验（AMAT）
    D. 运动活动记录（MAL）
    E. 家庭治疗日记

208. 以下关于强制性运动疗法治疗方案的说法中错误的是
    A. 患者 90% 的清醒时间都应该限制健手
    B. 一般每天强化训练 6 小时，每周 5 天，连续 2 周
    C. 塑形训练时让患者用患肢连续地进行某项刚刚达到现有运动能力的动作
    D. 治疗期间记录日常患肢和强制装置的使用情况
    E. 鼓励患者进行实际的功能任务练习

209. 关于塑形训练的描述，不正确的是
    A. 让患者用患肢连续地进行某项刚刚超过现有运动能力的动作

B. 接近某一行为目标，需付出相当努力才能达标

C. 一旦患者完成后，继续增加任务难度

D. 可在功能训练的同时使其重获 ADL 能力

E. 鼓励患者进行实际的功能任务练习

210. 以下哪项不是减重步行训练的评定指标

　　A. 功能性步行分级（FAC）

　　B. Rivermead 运动评分

　　C. Fugl-Meyer 评分

　　D. Wolf 评定

　　E. 10 m 步行速度

211. 减重步行训练中减重系统所承担的重量一般为患者体重的

　　A. 25%～75%　　B. 35%～60%

　　C. 10%～45%　　D. 10%～65%

　　E. 50%～80%

212. 不宜安装假肢的情况是

　　A. 截肢术后 1 个月

　　B. 残端鳞茎状

　　C. 残肢过长

　　D. 主要肌力小于 3 级

　　E. 关节屈曲挛缩 50°

213. 不属于上肢假肢处方内容的是

　　A. 名称　　　　B. 型式

　　C. 接受腔　　　D. 支承部件

　　E. 遥控器

214. 患者男，23 岁，严重车祸后在肩峰下 24 cm 处行截肢术 1 个月，需要安装

　　A. 肩离断假肢　　B. 上臂假肢

　　C. 前臂假肢　　　D. 肘离断假肢

　　E. 腕离断假肢

215. 不属于下肢假肢处方内容的是

　　A. 名称和型式　　B. 接受腔

　　C. 支承部件　　　D. 膝关节和假足

　　E. 悬吊带

216. 一截肢患者需安装大腿假肢。首先需进行评定，评定的内容不包括

　　A. 对线　　　　B. 假肢重量

　　C. 悬吊能力　　D. 接受腔

　　E. 假肢长度

217. 患者男，大腿截肢术后。为其设计假肢时，大腿残端长度的测量为

　　A. 从坐骨结节沿大腿后面到残肢末端的距离

　　B. 从股骨大转子沿大腿侧面到残肢末端的距离

　　C. 从髂前上棘沿大腿前面到残肢末端的距离

　　D. 从腹股沟韧带中点沿大腿前面到残肢末端的距离

　　E. 从臀纹沿大腿后面到残肢末端的距离

218. 患者男，大腿截肢术后。为该患者测量大腿残端围度，则从测量起点到残端末端测量次的间隔应是

　　A. 2 cm　　　　B. 3 cm

　　C. 4 cm　　　　D. 5 cm

　　E. 6 cm

219. 关于假肢，描述错误的是

　　A. 下肢悬吊能力取决于残肢长度及接受腔的适应程度

　　B. 外展步态是指假肢迈步时，出现的向外侧画圆弧的动作

　　C. 上肢对线主要是肘关节旋转盘的装接位置及角度

　　D. 下肢假肢对线是指从股骨头到踝关节的直线

　　E. 上肢悬吊能力与采用 8 字形悬带有关

220. 小腿假肢从站立中期到脚尖离地期出现伸膝过度的原因是

　　A. 接受腔相对于假足过于偏前

　　B. 接受腔相对于假足过于偏后

　　C. 接受腔过度前倾

　　D. 假足的龙骨过于偏后

　　E. 假足的龙骨过于偏前

221. 患者男，45 岁，车祸后左膝下截肢髌腱负荷接受腔应是

　　A. 用于股二头肌的沟深于半腱肌者

　　B. 胫骨外侧髁的负荷大于内侧髁

　　C. 减少胫前肌的负荷

　　D. 胫骨远端有显著负荷

　　E. 静止时屈曲 5°～8°

222. 患者男，30 岁，右侧大腿股骨中上 1/3 截肢 1 年。现拟安装大腿假肢，佩戴临时假肢后发现

站立期时存在腰椎前凸,其可能的原因不包括

A. 假肢过长

B. 接受腔后侧壁形成不良

C. 接受腔前侧壁支撑不良

D. 坐骨承重不充分

E. 接受腔前后径过大

(223～224题共用备选答案)

A. 聚丙烯酸泡沫　　B. 聚丙烯酸树脂

C. 丙烯酸树脂　　　D. 丙烯酸泡沫

E. 聚乙烯泡沫

223. 小腿接受腔的材料多为

224. 大腿接受腔的材料多为

225. 缩写为 WO 的矫形器是

A. 颈矫形器　　　　B. 胸矫形器

C. 手矫形器　　　　D. 腕矫形器

E. 肩矫形器

226. 为患者装配矫形器的目的不包括

A. 改善步态　　　　B. 平衡能力

C. 改善关节活动度　D. 减轻患肢疼痛

E. 抑制瘢痕生长

227. 用矫形器对肢体固定以及对异常活动的限制,维持骨、关节、脊柱的稳定性,是利用其

A. 保护作用　　　　B. 稳定作用

C. 代偿作用　　　　D. 矫正作用

E. 免负荷作用

228. 矫形器用于保持关节的正常对称,防止肢体再次损伤,促进病变愈合时,其作用属于

A. 保护作用　　　　B. 稳定作用

C. 代偿作用　　　　D. 矫正作用

E. 免负荷作用

229. 桡神经损伤后使用

A. 手腕部抗痉挛矫形器

B. 腕伸展矫形器

C. 莫伯格(Moberg)矫形器

D. 腕固定矫形器

E. 对掌矫形器

(230～232题共用备选答案)

A. 手腕部抗痉挛矫形器

B. 手指固定性矫形器

C. 莫伯格(Moberg)矫形器

D. 腕固定矫形器

E. 对掌矫形器

230. 尺神经损伤后使用

231. 烧伤后为防止虎口挛缩使用

232. 手指肌腱损伤后

233. 颈托不具备的作用是

A. 减轻颈椎承重

B. 限制颈部活动

C. 保持颈椎良好的对线

D. 减轻疼痛

E. 使椎间盘还纳

234. 胸椎骨折的患者最宜选用的矫形器是

A. 胸腰椎矫形器　　B. 密尔沃基矫形器

C. 色努矫形器　　　D. 波士顿矫形器

E. 腰围

235. 决定特发性脊柱侧弯矫形器治疗成功的因素不包括

A. 适合的矫形器

B. 坚持配戴和保证配戴时间

C. 早期发现,早期配戴

D. 适当的运动疗法

E. 药物治疗

236. 患者男,26岁,车祸致腰1椎体粉碎性骨折。术后3个月查体,最低正常感觉平面双侧在胸11,双下肢关键肌肌力0级,鞍区感觉与运动均消失。该患者应制作并佩戴的下肢矫形器

A. 足托　　　　　　B. 踝足矫形器

C. 膝矫形器　　　　D. 膝踝足矫形器

E. 髋膝踝足矫形器

237. 患者女,45岁,右股骨头无菌性坏死。应选择的矫形器是

A. 足矫形器

B. 膝踝足矫形器

C. 髋关节矫形器

D. 膝关节矫形器

E. 坐骨承重膝踝足矫形器

238. 患者男,65岁,左侧肢体活动不灵1月余。查体:左下肢肌力布氏分级Ⅲ级,肌张力不高。

步行训练时，足下垂，膝过伸明显。为此该患者可选用的矫形器是

A. 足矫形器 B. 踝足矫形器
C. 膝矫形器 D. 膝踝足矫形器
E. 髋膝踝足矫形器

239. 患儿男，11岁，跛行20余天，足下垂，临床诊断为腓总神经损伤。现选择下肢矫形器，应选择

A. 踝足矫形器 B. 膝踝足矫形器
C. 髋膝踝足矫形器 D. 膝关节矫形器
E. 髋关节矫形器

240. 需要借助于助行器或拐杖行走的患者，重点训练的肌群不包括

A. 肘关节伸展肌群 B. 髋关节伸展肌群
C. 肩带肌群 D. 髋关节外旋肌群
E. 膝关节伸展肌群

（241～242题共用备选答案）

A. 手的休息位 B. 手的功能位
C. 手的保护位 D. 手的伸展位
E. 手的屈曲位

241. 腕部尺神经、正中神经损伤后，手应置于

242. 前臂屈指肌腱断裂吻合术后，制作动力型夹板时，除腕关节置于屈曲30°，手指置于

243. T形单足手杖不能用于

A. 偏瘫患者的健侧
B. 握力好，上肢支撑力强的患者
C. 上肢支撑力强，平衡能力较好的患者
D. 老年人
E. 上肢支撑力强，平衡能力差的患者

（244～245题共用题干）

患者男，40岁，T_{12}～L_1骨折并脊髓损伤术后3月余。查体：双下肢肌力3级，肌张力略低。

244. 该患者步行训练时有关腋杖的选择和使用，错误的是

A. 腋杖的长度应为身长减去41 cm

B. 站立时大转子的高度为把手的位置
C. 测定时患者应穿常穿鞋站立
D. 可选用平台杖
E. 可借助腋杖进行摆至步训练

245. 有关该患者选择轮椅的描述，错误的是

A. 双大腿与扶手之间应有2.5～4 cm的间隙
B. 轮椅坐位的长度应为患者坐位时腘窝到臀的长度减6.5 cm
C. 轮椅靠背高度应为座面至肩部的距离
D. 轮椅坐位高度应为患者坐在轮椅中双下肢放于脚踏板上时，足跟至腘窝的距离加4 cm
E. 轮椅座上应加用凝胶等软垫

246. 患者男，20岁，脊膜膨出术后3年。目前双下肢肌肉萎缩，关节挛缩。为其配置腋杖助行器，其中关于配置指标的说法不正确的是

A. 腋杖长度 = 身高 − 41 cm
B. 站立时大转子的高度即为把手位置
C. 测定时患者应穿常穿的鞋站立
D. 后仰卧位，小趾前外侧15 cm与足底平齐处即为腋杖适当长度
E. 后仰卧位，肘关节屈曲90度，腕关节背伸时掌面处即为把手位置

247. 在步行训练中，对助行器的选用一般无需考虑

A. 稳定性 B. 用途
C. 适合性 D. 质地
E. 便于抓握

（248～249题共用备选答案）

A. 两上肢肌力差，不能充分支撑体重的患者
B. 上肢肌力差，提起步行器困难的患者
C. T_{10}或T_{10}以下完全性截瘫患者
D. T_4以下完全性脊髓损伤患者
E. 上肢肌力正常，平衡能力差的患者

248. 前方有轮型步行器适用于

249. 截瘫行走器适用于

第四章 作业疗法

必做考题

1. 下列有关作业治疗处方说法错误的是
   A. 作业治疗处方应根据患者的性别、年龄、职业、诊断、身心功能评定结果、专长、兴趣及生活条件，明确作业治疗的目标
   B. 制订处方后指导患者按处方一直实施下去直至功能恢复
   C. 强度的安排与调整必须遵照循序渐进的原则
   D. 疗程中要定期评定，根据功能状态及时调整修订治疗处方
   E. 作业治疗处方包括作业治疗的项目、目的、方法、强度、持续时间、频率及注意事项等内容

2. 作业活动简单分析法不包括
   A. 活动目的   B. 活动经费
   C. 活动方式   D. 活动地点
   E. 活动时间

3. 砂磨作业的作用不包括
   A. 增强肩后伸功能
   B. 增强肩内收外展功能
   C. 增强手部精细动作能力
   D. 增强上肢肌力
   E. 增强手眼协调

4. 对认知功能要求最高的作业活动是
   A. 刺绣   B. 刨木
   C. 扭螺丝   D. 砂磨
   E. 钉钉子

5. 钩状抓握用于
   A. 握皮包提手   B. 握插钥匙
   C. 持笔写字   D. 持匙进食
   E. 捡拾篮球

6. 患者男，82岁。脑卒中后，精细运动功能减退，完成剪贴杂志图片的作业活动中不会使用剪刀和胶水，应采取的措施是
   A. 不让患者参加此项活动
   B. 治疗师手把手地帮患者剪贴
   C. 给患者提供一把自助具和一个胶水棍，以帮助完成活动
   D. 让患者自己慢慢剪贴，不强迫完成任务
   E. 给患者安装一个动力性夹板

7. 为改善老年女性患者手的精细协调活动能力，宜选择的作业活动为
   A. 磨砂板   B. 园艺活动
   C. 编织手套   D. 粉刷
   E. 打乒乓球

8. 训练手指精细活动的作业是
   A. 推小车   B. 拉锯
   C. 套圈   D. 捏饺子
   E. 打篮球

9. 加大肩、肘关节活动范围的作业训练不包括
   A. 磨砂板   B. 捏饺子
   C. 粉刷   D. 推铁箱
   E. 刨木

10. 改善关节活动范围的器具不包括
    A. 磨砂板   B. 滑板
    C. 摇椅   D. 落地型织布机
    E. 木工工具

11. 增加踝关节的灵活性最好选用
    A. 园艺   B. 脚踏缝纫
    C. 编织   D. 黏土作业
    E. 锯木

12. 不适宜分散注意力、增加乐趣与交往、增加肢体肌力和协调性、加大关节活动范围的作业活动是
    A. 套圈   B. 扑克

C. 集邮 D. 抛球

E. 下棋

13. 改善双手协调性的最佳活动是

A. 下棋 B. 锯木

C. 洗碗 D. 套圈游戏

E. 绘画

14. 小木钉板的主要功能是

A. 改善手的精细功能

B. 提高站立平衡功能

C. 提高心肺功能

D. 缓解抑郁

E. 宣泄

15. 提高注意力、记忆力和社交能力的治疗性作业活动是

A. 旋拧螺钉 B. 粘土塑形

C. 手摇缝纫 D. 电话通讯

E. 资料管理

16. 骨折患者的作业治疗原理主要根据

A. Bobath 原理 B. Brunnstrom 原理

C. 神经发育理论 D. 生物力学原理

E. Rood 技术

17. 木刻作业的主要功能不包括

A. 增强手眼协调

B. 增强手指的精细功能

C. 增大肩关节活动度

D. 增强手指的肌力

E. 增大腕关节活动度

18. 增强社会交往的作业训练是

A. 木工 B. 编织

C. 绘画 D. 泥塑

E. 歌咏比赛

19. 下列属于陶艺作业的是

A. 黏土塑形 B. 锯木

C. 刨木 D. 锤钉

E. 挖土

20. 关于作业治疗的叙述错误的是

A. 作业治疗中强调患者主动参与

B. 作业治疗方式要参照具体环境的条件，因地制宜

C. 作业治疗过程需定期评定

D. 注重认知和感知训练

E. 作业治疗一般是从重到轻，从繁到简

21. 患者男，40 岁。脑外伤术后右手笨拙，精细动作不能完成，最适合的治疗是

A. 粉刷 B. 锤钉

C. 锯木 D. 擦拭桌面

E. 捏黏土

22. 手工艺作业不包括

A. 木刻 B. 刺绣

C. 打字 D. 编织

E. 陶艺

23. 令患者反复触摸不同质地、不同大小和形状的物体，主要训练的是

A. 触觉 B. 温度觉

C. 两点辨别觉 D. 实体觉

E. 振动觉

24. 患者男，57 岁。左侧偏瘫 2 个月，Brunnstrom 分期 4 期。患者取坐位，前臂中立位放在桌上，橡皮泥放在腕的外侧，患者练习用手背压橡皮泥，这是训练

A. 肘的伸展功能 B. 前臂的旋前功能

C. 前臂的旋后功能 D. 腕的背伸功能

E. 肩的外旋功能

25. 患者男，36 岁。脑外伤术后 3 个月，左侧肢体偏瘫，Brunnstrom 分期上肢 4 期。患者站立位，治疗师帮助患者肩外展 90°，肘伸直，将手平置于墙上，患者控制好上肢，练习弯曲和伸直上肢，防止手从墙上滑落。这主要是

A. 加强肩的外展功能

B. 增强三角肌的力量

C. 改善对肘伸肌群的控制

D. 增强腕伸肌群的肌力

E. 增强肩屈曲肌群的肌力

26. 作业活动分析中，属于完成该活动的外部因素的是

A. 重力影响

B. 动作的重复性

C. 动作所需关节活动度

D. 动作的运动类型

E. 患者和工具之间的位置关系

27. 狭义或基本 ADL 范畴不包括
    A. 进餐　　　　　B. 洗漱
    C. 更衣　　　　　D. 购物
    E. 行走

28. 不用于狭义或基本的 ADL 评定的量表是
    A. Barthel 指数　　B. SF-36
    C. PULSES　　　　D. Katz 指数
    E. Kenny

29. 评定日常生活活动能力最常用的量表是
    A. Barthel 指数　　B. SF-36
    C. PULSES　　　　D. Katz 指数
    E. Kenny 指数

30. 下列属于 IADL 评定量表的是
    A. Barther 指数量表
    B. Katz 指数量表
    C. PULSES 量表
    D. 修订的 Kenny 自理量表
    E. 功能活动问卷（FAQ）

31. 属于工具性日常生活活动能力训练的是
    A. 穿衣动作训练
    B. 用电动剃须刀剃胡子
    C. 用长柄鞋拔提鞋
    D. 选购物品
    E. 用洗手刷洗手

32. 测定偏瘫患者日常生活功能的方法是
    A. 改良 Barthel 指数
    B. Berg 评定
    C. Oswestry 功能障碍指数
    D. Ashworth 评定
    E. ASIA 评定

33. 下列属于改良 Barthel 指数的内容是
    A. 控制大小便　　B. 交流
    C. 社会认知　　　D. 语言表达
    E. 记忆

34. Bathel 指数中不包括
    A. 进食　　　　　B. 修饰
    C. 使用厕所　　　D. 上下楼梯
    E. 上下汽车

35. Barthel 指数的评定项目不包括
    A. 进食　　　　　B. 洗漱
    C. 穿衣　　　　　D. 行走
    E. 交流

36. 改良 Bathel 指数内容有
    A. 控制大小便　　B. 交流
    C. 社会认知　　　D. 语言表达
    E. 记忆

37. 改良 Barthel 指数评分在 60 分以上者表示
    A. 完全需要帮助
    B. 自理能力很好
    C. 需帮助才能完成 BADL
    D. 基本上能完成 BADL
    E. 需很大帮助

38. 患者 Bathel 指数的评估得分为 75 分，则该患者的日常生活活动能力评估结果为
    A. 生活完全自理
    B. 生活基本自理
    C. 中度残疾，生活需要帮助
    D. 重度残疾，生活依赖明显
    E. 完全残疾，生活完全依赖

39. 改良 Barthel 指数评分中，若进餐情况为需要较大帮助才能完成，则该项得分为
    A. 0 分　　　　　B. 5 分
    C. 10 分　　　　 D. 15 分
    E. 20 分

40. 脊髓损伤患者经过一段时间康复训练后，穿戴下肢支具，可扶腋拐在平地行走 50 米，应用改良 Barthel 指数进行评分时，"行走"项目的得分为
    A. 20 分　　　　 B. 15 分
    C. 10 分　　　　 D. 5 分
    E. 0 分

41. 患者男，72 岁，右侧肢体活动不灵 1 年。患者 1 年前出现右侧肢体活动不利，诊断为脑梗死后遗症，行系统的康复治疗后，目前能借助手杖上下一层楼，但需在家人监护下才能完成，该患者用 Barthel 指数评估，上下楼梯项评分为
    A. 20 分　　　　 B. 15 分
    C. 10 分　　　　 D. 5 分
    E. 0 分

42. 一脑卒中的患者，入院时ADL评定，可控制大小便，较少帮助完成进食，余项目均不能完成，则其Barthel指数为
   A. 15分 B. 20分
   C. 25分 D. 30分
   E. 35分

43. 独立生活活动能力（FIM）的运动功能评定，不包括
   A. 自我照料 B. 关节活动范围
   C. 括约肌控制 D. 转移
   E. 行走

44. 根据独立生活活动能力（FIM）评分标准，若进行该活动需要有人监护或准备，但两人间没有身体接触，应该评为
   A. 2分 B. 3分
   C. 4分 D. 5分
   E. 6分

45. 独立生活活动能力（FIM）项目评分为7分指的是
   A. 完全独立 B. 有条件的独立
   C. 监护 D. 少量帮助
   E. 完全依赖

46. 患者FIM评定得分70提示
   A. 完全依赖 B. 极重度依赖
   C. 重度依赖 D. 中度依赖
   E. 轻度依赖

（47~48题共用备选答案）
   A. 粉刷 B. 锤钉
   C. 刺绣 D. 保龄球
   E. 踏功率自行车

47. 属于肩外展、内收的训练是

48. 属于手部精细动作的训练是

（49~50题共用题干）

患者女，30岁，刀割伤右腕致屈肌及指屈肌腱断裂，现右手功能障碍。

49. 进行作业治疗前评定重点是
   A. 感觉运动功能 B. 认知综合功能
   C. 日常生活能力 D. 社会心理功能
   E. 环境

50. 下列哪项属于感觉运动功能的评定
   A. 姿势控制 B. 安全保护
   C. 学习概括 D. 关联
   E. 归类

第五章　言语吞咽

必做考题

1. 关于失语症评定的注意事项，错误的是
   A. 向患者及其家属讲清楚评定的目的
   B. 尽量使患者放松，避免紧张
   C. 如果患者连续答错，可将分测验拆散分解，由易到难
   D. 利用录音设备，把患者讲话录下，帮助准确判断和分析
   E. 应一次检测完，以免多次检测有变化

2. Benson言语流畅性评价表中，≥（　）字/min为流畅
   A. 20　　　　　　B. 40
   C. 60　　　　　　D. 80
   E. 100

3. 了解患者能否重复检查者口头表达的单音节、单词、句子的能力，是观察患者的
   A. 命名能力　　　B. 写字能力
   C. 复述能力　　　D. 读解能力
   E. 听觉理解能力

4. 了解患者对书面单词或短句理解的程度，是观察患者的
   A. 命名能力　　　B. 写字能力
   C. 复述能力　　　D. 读解能力
   E. 听觉理解能力

5. 汉语标准失语症检查（SLTA）评分标准采用的是
   A. 3等级　　　　B. 5等级
   C. 6等级　　　　D. 7等级
   E. 8等级

6. 汉语失语成套测验的内容不包括
   A. 口语表达　　　B. 手势表达
   C. 听理解　　　　D. 书写
   E. 阅读

7. 针对患者感觉性失语，最佳的训练项目是
   A. 发音转换训练及句子转换训练
   B. 文字训练
   C. 呼名训练
   D. 手势训练
   E. 书写表达训练

8. 患者女，56岁，因脑出血后语言障碍48天入院。入院诊断为运动性失语。经过一段时间的言语治疗，口语表达能力仍然困难，此时言语训练应
   A. 继续加大训练强度
   B. 患者家属积极配合，用言语反复和患者交流
   C. 对患者的家属和患者进行训练，利用手势语和交流板进行有效的交流
   D. 暂时停止治疗，让患者休息
   E. 坚持原有的训练，要求患者一定用言语交流

9. 有关失语症训练，错误的是
   A. 早期开始
   B. 循序渐进
   C. 可以进行电脑训练
   D. 强化错误反应
   E. 可以进行集体训练

10. 失语症的训练中，言语功能的训练不包括
    A. 词汇理解　　　B. 表达训练
    C. 自助具操作训练　D. 书写训练
    E. 计算功能训练

11. 应把重点放在代偿性技术训练上的失语症是
    A. 单纯性失语　　B. 运动性失语
    C. 感觉性失语　　D. 传导性失语
    E. 完全性失语

12. 完全性失语症患者的治疗，最开始的项目应为
    A. 恢复口语表达　B. 提高听理解力

C. 改善阅读能力 D. 改善实用交流
E. 提高书写能力

13. 实用交流能力的训练不包括
    A. 句法能力训练 B. 交流策略训练
    C. 手势运用 D. 笔谈训练
    E. 交流辅助系统操作训练

14. 以复述障碍为显著特征的失语症为
    A. 运动性失语 B. 传导性失语
    C. 命名性失语 D. 皮质下失语
    E. 经皮质性失语

15. 患者男，72岁，右侧肢体活动不灵，言语不清1月余。查体可见患者言语含混不清，鼻音重。为此该患者可选择的训练方法不包括
    A. 松弛训练 B. 呼吸训练
    C. 口语理解训练 D. 发音训练
    E. 语音训练

16. 某患者脑卒中后言语不流利，听理解基本正常，能够复述，该患者的
    A. 感觉性失语 B. 传导性失语
    C. 经皮层运动性失语 D. 经皮层感觉性失语
    E. 完全性失语

17. 下列语言治疗方法中哪一项属于刺激促进法的方法
    A. 阻断去除法
    B. 运用手势表达
    C. PACE技术
    D. 代偿手段的利用
    E. 实用交流能力的训练

18. 关于失语症训练时机，下列说法正确的是
    A. 正规的语言训练开始时期可在急性期，患者病情尚不稳定时
    B. 对发病2~3年后的患者，没有做训练的必要
    C. 重度痴呆者仍适合进行语言训练
    D. 全身状态不佳者仍应进行语言训练
    E. 拒绝或无训练动机及要求者，不适合做语言训练

19. 下列练习方法中属于口语表达训练的是
    A. 语音辨识 B. 单词认知
    C. 复述练习 D. 执行口头指令
    E. 朗读

20. 运动性失语最主要的临床表现是
    A. 听理解障碍较轻或正常
    B. 听理解障碍，语量增多
    C. 流利性口语但大量错词
    D. 听理解严重缺陷，复述，阅读不能
    E. 命名不能

21. 患者自发不流利，听理解相对正常复述差，朗读困难，阅读理解较好，书写形态破坏，语法错误，其失语类型是
    A. 运动性失语 B. 感觉性失语
    C. 传导性失语 D. 命名性失语
    E. 完全性失语

22. 关于失语症的治疗方式"小组训练"的叙述，错误的是
    A. 又称集体训练
    B. 其优点是接近日常交流的真实情景，有助于治疗效果的泛化
    C. 小组训练适合失语程度为轻到中度的患者
    D. 是失语症的主要治疗方式
    E. 能帮助患者克服孤独感

（23～25题共用题干）

患者男，56岁，突发右侧肢体无力并不能言语1月余来就诊，发病以来患者无吞咽困难，CT检查示"左侧大面积脑梗死"。失语症检查听理解、表达、复述、读理解、朗读、书写完全不能。

23. 该患者最有可能的失语症诊断类型是
    A. 命名性失语 B. 运动性失语
    C. 完全性失语 D. 传导性失语
    E. 经皮质混合性失语

24. 该患者的语言训练重点应为
    A. 命名训练
    B. 非语言交流手段的训练
    C. 阅读理解训练
    D. 书写训练
    E. 听理解训练

25. 该患者语言功能的预后如何
    A. 非常好，语言功能完全恢复正常
    B. 差，可通过简短的语言进行沟通
    C. 非常差，一般需通过代偿性技术进行沟通

D. 好，语言功能基本上恢复正常

E. 一般，可用语言进行日常交流

26. 安全情况下，让患者喝140mL温开水和吃两块饼干，要求尽可能快地完成。另询问患者吞咽时有无困难，以及进食速度、饮食情况。患者喝水用了18秒，该患者为

   A. 正常　　　　　　B. 快速
   C. 缓慢　　　　　　D. 异常缓慢
   E. 无法判断

27. 喉的检查不包括

   A. 发声时间　　　　B. 音高
   C. 音量　　　　　　D. 清晰度
   E. 令尽可能快地说"喀、拉"10次

28. 与共鸣和口腔内压有关的器官是

   A. 牙　　　　　　　B. 舌
   C. 唇　　　　　　　D. 软腭
   E. 硬腭

29. 在构音障碍舌的评价中，要让患者张嘴

   A. 30 S　　　　　　B. 1 min
   C. 2 min　　　　　　D. 3 min
   E. 4 min

30. Frenchay构音障碍评估法每个项目评分分为

   A. 2级　　　　　　B. 3级
   C. 4级　　　　　　D. 5级
   E. 6级

31. 患者女，67岁，脑梗死后言语不利20天。查体：张口困难，舌运动困难，发音不清，听理解、阅读理解、书写正常。应进行的评定是

   A. 失语症评定
   B. 构音障碍评定
   C. 心理评定
   D. 认知评定
   E. 感知评定

32. 构音障碍评定中言语可理解度的检查内容不包括

   A. 统计患者正确读字字数
   B. 统计患者正确读句字数
   C. 记录患者正确执行口头指令的比例
   D. 记录会话中能听懂患者言语的比例
   E. 记录会话中能听懂患者言语的速度

33. 临床上最常用的构音障碍评定方法是

   A. WAB测验　　　　B. BDAE法
   C. ABC测验　　　　D. Frenchay法
   E. HRB测验

34. 交替发"贝、内"，用于评定

   A. 唇分功能　　　　B. 舌的功能
   C. 喉的功能　　　　D. 软腭的功能
   E. 言语可理解度

35. Frenchay构音障碍评估时，令患者说："妹、配"和"内、贝"目的在于

   A. 观察颌的位置
   B. 观察唇的状态
   C. 观察舌的状态
   D. 观察有无鼻音或鼻漏音
   E. 观察喉的状态

36. 持续发"啊"声的检查属于

   A. 喉功能检查
   B. 言语可懂度的检查
   C. 呼吸能力的检查
   D. 下颌功能的检查
   E. 口失用的检查

37. 患者女，62岁，脑出血1月余，左侧偏瘫，为进一步治疗入住康复科。查体：神清，言语不清，特征为说话缓慢费力，鼻音过重，舌交替运动差，左侧肢体有运动功能障碍，肌张力增高。该患者的构音障碍属于

   A. 弛缓型构音障碍
   B. 运动失调型构音障碍
   C. 运动过少型构音障碍
   D. 运动过多型构音障碍
   E. 痉挛型构音障碍

38. 某患者难以发出"喀"和"拉"的声音，最可能的原因是

   A. 唇的动度差　　　B. 舌的动度差
   C. 软腭动度差　　　D. 通气功能差
   E. 声带动度差

39. 构音障碍训练不包括

   A. 舌训练　　　　　B. 唇训练
   C. 屈颈训练　　　　D. 软腭训练
   E. 呼吸训练

40. 重度构音障碍进行言语代偿交流方法训练，可选择
    A. 句法练习　　　B. 交流手册
    C. 构音组合训练　D. 听理解训练
    E. 软腭训练

41. 反复龇牙的动作是训练
    A. 舌　　　　　　B. 唇
    C. 下颌　　　　　D. 软腭
    E. 呼吸

42. 下列练习中不属于舌部功能训练的是
    A. 舌伸缩
    B. 舌尖上抬 – 下拉
    C. 快速交替的发"卡 – 啦 – 卡 – 啦"
    D. 快速交替的发"a–U–i"
    E. 舌环绕

43. 患者男，50岁，右侧肢体活动不灵5月余。查体：言语不清，鼻音重，软腭运动欠佳。为此其训练的重点不包括
    A. 鼻吸气 – 口呼气
    B. 用力吹气
    C. 用力吸气
    D. 用冰块刺激软腭
    E. 用压舌板辅助软腭抬高

（44～46题共用备选答案）
    A. 观察舌的运动
    B. 观察喉的情况
    C. 观察有无鼻音或鼻漏音
    D. 观察软腭情况
    E. 观察唇的情况

44. 令患者尽可能长时间地发"啊"音，记录秒数及发音清晰度，目的是

45. 询问并观察患者吃饭或饮水时是否有水或食物进入鼻腔，目的是

46. 令患者尽可能快地说"喀、拉"10次，记录秒数，目的是

47. 关于脑卒中后吞咽障碍，错误的是
    A. 多为假性延髓麻痹
    B. 出现吞咽肌麻痹
    C. 易发生误吸或误咽
    D. 宜采用卧位进食
    E. 严重者应鼻饲管进食

48. 评定吞咽障碍时需做的工作不包括
    A. 病史采集
    B. 一般情况评估
    C. 饮水试验
    D. 超声检查
    E. X线造影录像

49. 吞咽障碍的评定内容不包括
    A. 命名能力　　　B. 咀嚼能力
    C. 腭咽闭合能力　D. 喉的运动
    E. 发声运动

50. 属于促进吞咽反射的方法是
    A. 用手上下摩擦甲状软骨至下颌下方的皮肤
    B. 用手指轻轻叩击甲状软骨
    C. 用手上下摩擦患侧面部的皮肤
    D. 用手指轻轻叩击下颌下方
    E. 用手指轻轻叩击下唇

51. 吞咽障碍患者采用仰卧位进食时，不正确的是
    A. 仰卧时颈前肌群紧张
    B. 食物流动太快易引起误咽
    C. 此时气管位在食管下方容易误咽
    D. 如患者不方便采用其他体位，则在进食时可把患者头部转向侧面
    E. 不利于咀嚼

52. 对有吞咽障碍的患者进行训练时，食物的选择是非常重要的。关于容易吞咽的食物的特征，错误的是
    A. 柔软，密度及性状均一
    B. 不能有粘性
    C. 易于咀嚼和变形
    D. 不易在黏膜上滞留
    E. 有一定的色、香、味

53. 有关吞咽摄食训练，错误的是
    A. 取侧卧位
    B. 颈部前屈放松
    C. 每口量不宜过多
    D. 冰冷刺激诱发吞咽反射
    E. 从糊状过渡到半流、正常饮食

54. 关于吞咽障碍患者进食体位，下列描述不正确的是
    A. 开始训练时，应选择既有代偿作用且又安全的体位
    B. 一般让患者取躯干30°仰卧位，头部前屈
    C. 辅助者位于患者健侧
    D. 仰卧颈部后屈
    E. 偏瘫侧肩部用枕头垫起

55. 长期卧床患者，进食时床头应抬高（　）以上
    A. 15度　　　　　B. 20度
    C. 30度　　　　　D. 40度
    E. 50度

56. 合并吞咽功能障碍的脑卒中患者，在神志清楚，病情稳定及出现咽反射后，拟进行进食训练，训练时采取的体位及食物的性状为
    A. 躯干后倾，轻度颈前屈，糊状食物
    B. 躯干前倾，轻度颈前屈，糊状食物
    C. 躯干后倾，轻度颈前屈，固体食物
    D. 躯干前倾，轻度颈前屈，液体食物
    E. 躯干后倾，轻度颈前屈，液体食物

57. 吞咽功能评定时，根据饮水过程的表现和所用时间，通常将饮水实验分为几种情况
    A. 3　　　　　B. 4
    C. 5　　　　　D. 6
    E. 7

58. 患者男，64岁，脑出血后4周，洼田饮水试验时分两次以上喝完，无呛咳，该实验检查结果为
    A. 洼田饮水试验五级
    B. 洼田饮水试验四级
    C. 洼田饮水试验三级
    D. 洼田饮水试验二级
    E. 洼田饮水试验一级

59. 患者男，50岁，右侧肢体活动不灵，吞咽困难1个月。进行洼田饮水试验，30mL水能一次咽下，但有呛咳，该患者吞咽功能障碍为
    A. 第一种　　　　B. 第二种
    C. 第三种　　　　D. 第四种
    E. 第五种

60. 洼田饮水试验时分两次以上喝完，有呛咳，该试验检查结果为
    A. 洼田饮水试验五级
    B. 洼田饮水试验四级
    C. 洼田饮水试验三级
    D. 洼田饮水试验二级
    E. 洼田饮水试验一级

61. 患者饮水试验Ⅴ级，清嗓减弱，最应该进行
    A. 舌肌运动　　　　B. 呼吸训练
    C. 正常摄食　　　　D. 门德尔森训练
    E. 增强吞咽反射冰刺激

62. 患者男，70岁，脑梗死后饮水呛咳，进食困难。检查舌及双唇运动困难，吞咽反射减弱。强化吞咽反射的方法是
    A. 手法按摩　　　　B. 声门上吞练习
    C. 冷刺激软腭　　　D. 舌的运动控制训练
    E. 下颌运动训练

63. 洼田饮水试验要求患者按习惯自己喝下温水多少毫升
    A. 15 mL　　　　　B. 20 mL
    C. 25 mL　　　　　D. 30 mL
    E. 35 mL

64. 一口量即摄食时，最适于吞咽的每次入口量，正常人的每次入口量约为
    A. 10 mL　　　　　B. 20 mL
    C. 30 mL　　　　　D. 40 mL
    E. 50 mL

65. 声门上吞咽又称为
    A. 点头吞咽　　　　B. 屏气吞咽
    C. 间歇吞咽　　　　D. 转头吞咽
    E. 抬头吞咽

66. 食物滞留于会厌谷时宜采用的吞咽辅助动作是
    A. 空吞咽　　　　　B. 交互吞咽
    C. 侧方吞咽　　　　D. 点头样吞咽
    E. 声门上吞咽

（67～69题共用备选答案）
    A. 空吞咽与交互吞咽　B. 侧方吞咽
    C. 点头样吞咽　　　　D. 咽部冷刺激
    E. 一口量训练

67. 当患者的梨状隐窝内有食物残留时，吞咽训练应

注重进行
68. 当患者咽部有食物残留时，吞咽训练应注重进行
69. 当患者的会厌上凹有食物残留时，吞咽训练应注重进行

(70～71题共用题干)

患者男，51岁，脑外伤4个月，肢体活动不灵伴饮水呛咳，反复发热，体重减轻，发音不清。听理解、阅读和书写较好。

70. 该患者首先应该做的检查是
   A. 舌、唇运动　　　B. 饮水试验和VF
   C. 呼吸功能检查　　D. 失用检查
   E. 腭咽闭合检查

71. 既可治疗吞咽障碍又有益于发音改善的训练是
   A. 失用训练　　　　B. 构音器官运动训练
   C. 认知训练　　　　D. 交互吞咽
   E. 增加一口量

(72～73题共用题)

患者男，87岁，脑梗死1月余，为进一步治疗入康复科。患者既往有高血压病史3年，冠心病1年，糖尿病2年，查体不能言语，交流障碍，失语症检查结果为感觉性失语，喝水呛咳，右侧肢体肌力4级，肌张力增高。

72. 该者最可能出的步态是
   A. 蹒跚步态　　　　B. 划圈步态
   C. 痉挛步态　　　　D. 交叉步态
   E. 醉酒步态

73. 针对患者感觉性失语，最佳的训练项目是
   A. 发音转换训练及句子转换训练
   B. 文字训练
   C. 呼名训练
   D. 手势训练
   E. 书写表达训练

74. 对患者进行饮水试验检查，可疑吞咽障碍的情况是
   A. 一饮而尽，无呛咳；在5秒之内喝完
   B. 两次以上喝完，无呛咳
   C. 一饮而尽，有呛咳
   D. 两次以上喝完，有呛咳
   E. 呛咳多次发生，不能将水喝完

第六章 物理因子治疗

必做考题

1. 有关电疗安全操作，正确的是
   A. 植有心脏起搏器者可以进行高频电疗
   B. 移动电话无需远离高频电疗仪
   C. 仪器有故障时可以坚持治疗
   D. 电疗时可以让患者随意翻身
   E. 操作者的皮肤和衣服应保持干燥

2. 为了减少治疗室内空间环境中电波辐射，其注意事项不包括
   A. 不使用漏电超过标准的治疗仪
   B. 治疗室内治疗仪摆放不得过于密集
   C. 尽量减少室内的金属物品
   D. 工作时必须戴防护眼镜，穿防护衣
   E. 治疗仪有输出时电极或辐射器不得空载

3. 触电伤现场急救的第一措施应为
   A. 切断电源
   B. 拉开受伤者
   C. 进行人工呼吸
   D. 应用必要的药物
   E. 进行体外按摩

4. 关于电疗安全措施的叙述，错误的是
   A. 治疗部位有金属异物不能进行治疗
   B. 患者不能自行调节仪器输出电压
   C. 患者接受治疗时不能随意移动体位
   D. 治疗室为木地板，电疗仪器要接地
   E. 治疗部位有较多汗液对可安全进行电疗

5. 直流电治疗中衬垫应比电极边缘每侧宽
   A. 0.5 cm   B. 1 cm
   C. 1.5 cm   D. 2 cm
   E. 2.5 cm

6. 直流电疗后将电极板刷洗干净的首要目的是
   A. 保持清洁卫生   B. 去除金属异味
   C. 去除电解产物   D. 去除寄生离子
   E. 防止铅中毒

7. 直流电治疗技术最常采用的方法是
   A. 电水浴法   B. 眼杯法
   C. 衬垫法   D. 导入法
   E. 单极法

8. 常由阳极导入的是
   A. 钙离子   B. 碘离子
   C. 氯离子   D. 溴离子
   E. 维生素 C

（9～11题共用备选答案）
   A. 0～10 mA   B. 10～15 mA
   C. 15～20 mA   D. 20～25 mA
   E. 25～40 mA

9. 电水浴法单个肢体治疗时采用的电流量为

10. 电水浴法两个肢体治疗时采用的电流量为

11. 电水浴法四个肢体治疗时采用的电流量为

12. 患者男，45岁，右膝关节疼痛2年余。查体：右膝关节压痛，抽屉试验阴性，侧方应力试验阴性，X线示右膝关节退行性变，在康复科行直流电离子导入治疗，患者出现的正常感觉是
    A. 局部皮肤轻至中度的刺痛
    B. 轻微的头晕
    C. 局部皮肤轻度的针刺感和蚁走感
    D. 局部皮肤轻度的烧灼感
    E. 皮肤虽有疼痛感，但在能够忍受的范围

13. 下列电兴奋疗法的基本特点，错误的是
    A. 感应电与直流电分别刺激
    B. 作用于神经肌肉
    C. 作用于穴位或痛点
    D. 电流强度以耐受为度

E. 强烈感应电与直流电刺激引起高度兴奋转为抑制

14. 有关失神经肌肉电刺激，错误的是
    A. 肌肉失神经程度不同，电刺激引起肌肉收缩所需的电流阈值也不同
    B. 应参考强度-时间曲线检查结果选择低频电流参数
    C. 强度-时间曲线最低点所对的时限为低频脉冲前沿应有的宽度
    D. 强度-时间曲线最低点所对的强度为低频脉冲合适的刺激强度
    E. 低频电刺激的位置始终固定不变

（15～16题共用题干）

患者男，25岁。因重物压伤手臂致臂丛神经不完全损伤，需进行神经肌肉电刺激治疗。

15. 最适宜的电刺激的波形选择为
    A. 干扰波　　　　B. 三角波
    C. 梯形波　　　　D. 低周波
    E. 法拉第波

16. 治疗一段时间后，重新确定治疗电流的参数需做的检查是
    A. 强度-时间曲线检查
    B. 直流-感应电检查
    C. 神经传导速度
    D. 肌电图
    E. 诱发电位

（17～18题共用题干）

患者男，25岁，右侧Bell's面瘫，出现症状14天。电诊断检查示：右面部的CMAP波幅是左侧的50%，右侧面肌肌电图显示运动单位募集明显减少，迅速激发。

17. 时值是指
    A. 基强度的2倍
    B. 用2倍于基强度的时间使神经肌肉组织兴奋所需要的最短时间
    C. 引起肌肉收缩的最小电流
    D. 基强度的1/2
    E. 即基强度

18. 经过一段时间治疗，复查显示时间—强度曲线向左下漂移，说明
    A. 神经功能有所恢复　　B. 神经功能无变化
    C. 神经功能变差　　　　D. 肌肉功能变好
    E. 无意义

19. 干扰电疗法其差频为
    A. 0～1000 Hz　　　　B. 0～100 Hz
    C. 50～200 Hz　　　　D. 0～50 Hz
    E. 100～200 Hz

20. 干扰电疗法操作中，不正确的是
    A. 两对电极交叉放置
    B. 治疗过程中如需移动电极，必须关掉输出至"0"位
    C. 金属电极可直接接触皮肤
    D. 电力线不可穿过心脏
    E. 同路电极不可相触

21. 中频电疗仪如果与高频电疗仪同放一室，两种仪器至少间隔
    A. 1.5米以上　　　　B. 2.0米以上
    C. 3.0米以上　　　　D. 4.0米以上
    E. 5.0米以上

（22～23题共用题干）

患者女，58岁，脑出血后2个月，左侧偏瘫，左上肢屈肌痉挛，左下肢伸肌痉挛，左侧偏身感觉减退。

22. 为了改善该患者的痉挛，所采用的正确治疗方法为
    A. 调制中频电疗法，部位左上肢屈肌，左下肢伸肌
    B. 调制中频电疗法，部位左上肢伸肌，左下肢屈肌
    C. 等幅中频电疗法，部位左上肢伸肌，左下肢伸肌
    D. 等幅中频电疗法，部位左上肢伸肌，左下肢屈肌
    E. 等幅中频电疗法，部位左上肢屈肌，左下肢屈肌

23. 治疗的电流量调节的依据不包括
    A. 治疗的要求
    B. 有无副作用，如有头晕头痛胸闷嗜睡等症状发生
    C. 感觉阈或运动阈
    D. 不考虑患者的感觉
    E. 电极下是否疼痛

24. 超短波治疗慢性疾病的常用剂量为
    A. 无热量　　　　B. 微热量
    C. 温热量　　　　D. 热量
    E. 极热量

25. 超短波可用于治疗
    A. 恶性肿瘤　　　　B. 活动性出血
    C. 急性炎症　　　　D. 起搏器植入术后
    E. 妊娠

26. 超短波治疗表浅小范围感染时，电极的放置可采用
    A. 对置法　　　　B. 并置法
    C. 单极法　　　　D. 斜置法
    E. 双极对置法

27. 心脏起搏器术后，伤口感染三天，下列不用什么
    A. 紫外线　　　　B. 磁疗
    C. 超短波　　　　D. 红外线
    E. 超声波

28. 高频电对人体的影响属于
    A. 电磁辐射　　　　B. 非电离辐射
    C. 离子流辐射　　　D. 核辐射
    E. 热能辐射

29. 应用大功率中等剂量超短波治疗较深部病变时，电极与皮肤之间的距离一般为
    A. 1 cm　　　　B. 2 cm
    C. 3～4 cm　　 D. 5～6 cm
    E. 8 cm 以上

30. 肩关节周围炎急性期首选的物理疗法是
    A. 微波　　　　　B. 电兴奋疗法
    C. 超短波疗法　　D. 水疗法
    E. 泥疗法

31. 患者男，21岁，腰部扭伤1周，经休息稍好转，但仍有深部压痛，诊断为腰肌扭伤。优选的高频电疗法是
    A. 线圈场法短波　　B. 电容场法超短波
    C. 共鸣火花　　　　D. 厘米波
    E. 毫米波

32. 患者体内有金属异物时禁用高频电疗的原因是
    A. 电流集中于金属物，电能转变为热能而致烧伤
    B. 电流集中于金属物，转变为磁能
    C. 金属物在电场中产生感应电流
    D. 金属物在电场中产生感应电磁场
    E. 金属物易于氧化、腐蚀

33. 关于脉冲超短波疗法的描述，错误的是
    A. 产生非热效应
    B. 适用于急性炎症
    C. 适用于急性扭伤
    D. 对作用深度无明显影响
    E. 对周围环境无明显影响

34. 超短波电容场法治疗的两个电极对置时，电极间距离应
    A. 小于一个电极的直径
    B. 等于一个电极的直径
    C. 大于一个电极的直径
    D. 等于两个电极的直径
    E. 大于两个电极的直径

35. 患者男，38岁，发热并咳嗽5天，经治疗后体温正常，但仍有咳嗽，伴咳痰，听诊两肺有小水泡音，诊断为支气管肺炎，应该选择哪种物理因子治疗较为合适
    A. 微波治疗　　　　B. 直流电抗生素导入
    C. 超短波治疗　　　D. 红外线治疗
    E. 紫外线治疗

36. 厘米波的治疗剂量按照患者的温热感程度来区分，下列哪项是错误的
    A. 无热量　　　　B. 微热量
    C. 温热量　　　　D. 热量
    E. 高热量

37. 有关高频电疗电容电极法的操作错误的是
    A. 对置的两个电极间距不应小于一个电极的直径
    B. 电极应与皮肤表面平行，并保持一定的间隙
    C. 两个电极与皮肤的间隙不等时，电力线集中于间隙大的部位
    D. 治疗表面凹凸不平的部位时应加大电极与皮肤的间隙
    E. 并置的两个电极间距离应大于两个电极与皮肤间隙之和

（38～39题共用题干）

患者男，22岁，2小时前足球比赛时出现右踝扭伤。查体：右踝肿胀，活动受限，不能负重，触痛明显，X线检查未发现骨折。

38. 目前应采取的最佳治疗措施是
    A. 制动   B. 超短波
    C. 冰敷   D. 按摩
    E. 中频电疗止痛
39. 48小时后应采取的治疗首选
    A. 超短波   B. 超声波
    C. 中频电疗   D. 按摩
    E. 低频电疗

(40~41题共用题干)

患者男，60岁，1周前不慎被重物撞击致左上臂疼痛、活动障碍。急诊X线片示：左肱骨中段横行骨折。行手法复位，石膏外固定治疗。

40. 为改善患者骨折处肢体血液循环，消肿，减轻疼痛，减少粘连，促进骨折愈合，最适宜进行的物理治疗是
    A. 超短波治疗   B. 红外线治疗
    C. 超声波治疗   D. 功能性电刺激
    E. 蜡疗
41. 患者发病5周后，复查X线片时骨折愈合良好，患者解除石膏外固定，查体：左上肢肌力5级，左肘关节屈伸活动在关节活动末端受限。为改善患者关节活动度，最适宜进行的康复治疗
    A. 主动关节活动 B. 主动助力关节活动
    C. 被动关节活动 D. 滑轮练习
    E. 关节牵伸

(42~44题共用备选答案)
    A. 无热量   B. 微热量
    C. 温热量   D. 热量
    E. 高热量

42. 高频电疗时有感觉到的温热感，治疗剂量是
43. 高频电疗时有明显的温热感，治疗剂量是
44. 高频电疗时有刚能耐受的强烈热感治疗剂量是
45. 高压静电治疗的最佳适应证为
    A. 急性炎症   B. 糖尿病
    C. 高血压   D. 头晕
    E. 自主神经功能紊乱
46. 肌电图检查中，导致噪声的最常见原因是
    A. 电极接触不良 B. 0 Hz干扰
    C. 经皮神经电刺激器 D. 日光灯
    E. 调频收音机
47. 表面电极肌电图的电极放置位置是
    A. 接近被测肌肉的肌腹并远离相邻肌肉的位置
    B. 肌肉的起点处
    C. 肌肉的止点
    D. 肌腹和肌腱连接的部位
    E. 神经肌肉接头处

(48~49题共用题干)

肌电图是指记录肌肉在安静状态、随意收缩及周围神经受刺激时各种电生理特性的技术。

48. 正常肌肉静息状态时表现为
    A. 纤颤   B. 电静息
    C. 正峰波   D. 束颤电位
    E. 肌纤维抽搐放电
49. 正常肌肉最大用力收缩时表现为
    A. 电静息   B. 孤立型
    C. 混合型   D. 干扰型
    E. 密集型
50. 与神经传导速度检查无关的是
    A. 潜伏期   B. 活跃期
    C. 波幅   D. 波宽
    E. 传导速度
51. 在神经传导检查时的正确做法是
    A. 阴阳极的放置以阴极距记录电极较远为原则
    B. 没有明确的要求，只要波形正常即可
    C. 阴阳极的放置以阴极距记录电极较近为原则
    D. 在作H和F反射时，以阳极位于阴极的近心端为准
    E. 在作H和F反射时，以阴极位于阳极的远心端为准
52. 正常成人脑干听觉诱发电位中，V/I波波幅比值正常范围是
    A. ≤0.1   B. ≥0.1
    C. 0.1~0.5   D. ≤1
    E. ≥1
53. 关于躯体感觉诱发电位的叙述，错误的是
    A. 重复两次检查的峰潜伏期差不得大于0.5 ms
    B. 记录必须平均叠加1000次以上
    C. 不包括从脊髓记录的SSEP

D. 从头顶记录到头皮的 SEP

E. 重复两次检查的波幅差不得大于 20%

(54~55题共用题干)

患者女，40岁，右侧头痛、面部发麻伴有右耳听力下降1年，头颅MRI提示：右小脑脑桥脚肿瘤。

54. 该患者最适宜用哪种电生理检查

  A. 脑干诱发电位　　B. 视觉诱发电位

  C. 体感诱发电位　　D. 运动诱发电位

  E. 神经肌电图检查

55. 该患者脑干诱发电位检查时最可能出现的结果是

  A. 右侧Ⅲ～Ⅴ峰间期延长

  B. 左侧Ⅲ～Ⅴ峰间期延长

  C. 右侧Ⅰ～Ⅲ峰间期延长

  D. 左侧Ⅰ～Ⅲ峰间期延长

  E. 右侧Ⅴ波消失

56. 关于直流-感应电检查中部分变性反应判断要点的叙述，错误的是

  A. 神经、肌肉对感应电和直流电刺激反应正常

  B. 神经对直流电刺激有反应

  C. 病理基础是支配肌肉的神经轴索部分受损

  D. 肌肉对感应电刺激与直流电刺激均有反应

  E. 神经对感应电刺激无反应或兴奋阈增高

57. 左侧面瘫2年的患者，直流感应电检查发现患肌和面神经对直流电刺激均无反应。提示面神经

  A. 无变性　　　　B. 变性反应

  C. 部分变性反应　　D. 完全变性反应

  E. 绝对变性反应

58. 多相电位增加的标准是超过正常值

  A. 10%　　　　B. 20%

  C. 30%　　　　D. 40%

  E. 50%

(59~60题共用备选答案)

  A. 绝对变性反应　　B. 完全变性反应

  C. 部分变性反应　　D. 变性反应

  E. 无明显变化

59. 在直流-感应电诊断中，神经对直流电刺激无反应，肌肉对直流电的反应存在，结果属于

60. 癔症患者的结果是

61. 红外线疗法不可直接照射

  A. 头部　　　　B. 眼睛

  C. 感觉减退区　　D. 瘢痕

  E. 下腹部

62. 有关红外线疗法的注意事项，不正确的是

  A. 感觉障碍患者慎用

  B. 照射头部时需防护眼睛

  C. 动脉阻塞性病变不宜

  D. 皮炎患者不宜

  E. 新鲜的植皮可缩短照射距离以增加剂量

63. 红外线疗法的正确方法是

  A. 照射部位必须暴露皮肤

  B. 照射部位可用单层棉布遮拦

  C. 照射创面时敷料必须干燥

  D. 光源与照射部位成一斜角

  E. 光源距离照射部位 10 cm

64. 蓝紫光疗法治疗新生儿高胆红素血症的光照时间是

  A. 1~2小时　　B. 3~5小时

  C. 6~10小时　　D. 12~20小时

  E. 24~48小时

65. 玫瑰糠疹最有效的物理治疗方法是

  A. 紫外线　　　　B. 微波

  C. 低频电刺激　　D. 蜡疗

  E. 磁疗

66. 在进行紫外线疗法时，为保证照射剂量，最重要的是

  A. 治疗室通风良好

  B. 室温保持 18℃～22℃

  C. 工作人员戴护目镜

  D. 伤口应清洁

  E. 光源与照射部位的距离准确

67. 弱红斑量的剂量为

  A. 照射剂量小于1 MED，照射后6~8 h出现可见的轻微红斑反应，24 h内消退，皮肤无脱屑

  B. 照射剂量相当于1~2 MED，照射后6~8 h出现可见的轻微红斑反应，24 h内消退，皮肤无脱屑

  C. 照射剂量相当于3~5 MED，照射后6~8 h出现可见的轻微红斑反应，24 h内消退，皮肤

无脱屑

D. 照射剂量相当于 3～5 MED，照射后 4～6 h 出现可见的轻微红斑反应，24 h 内消退，皮肤无脱屑

E. 照射剂量相当于 6～10 MED，照射后 2～4 h 出现可见的轻微红斑反应，24 h 内消退，皮肤无脱屑

68. 低压汞灯辐射的紫外线光谱是
   A. 以长波为主　　　B. 以中长波为主
   C. 以中波为主　　　D. 以中短波为主
   E. 以短波为主

69. 紫外线生物剂量（MED）是指
   A. 引起最小面积红斑的剂量
   B. 引起最弱红斑的时间
   C. 治疗所需的最小剂量
   D. 治疗所需的最小范围
   E. 最安全的剂量

70. 紫外线照射乳房的要求是
   A. 照射乳头区
   B. 照射乳晕区
   C. 照射乳房的 1/2
   D. 照射乳房的 1/4
   E. 照射除乳头外的整个乳房

71. 以下对紫外线最敏感的部位是
   A. 胸部　　　　　　B. 前臂
   C. 小腿　　　　　　D. 手背
   E. 足背

72. 紫外线照射后 2～4 小时出现强烈红斑反应，皮肤水肿、灼痛，4～5 日消退，皮肤大片脱皮。表明采用的紫外线剂量为
   A. 亚红斑量　　　　B. 弱红斑量
   C. 中红斑量　　　　D. 强红斑量
   E. 超红斑量

73. 紫外线照射后 4～6 小时出现明显红斑反应，皮肤稍水肿，轻度灼痛，2～3 天消退，皮肤有斑片状脱屑和色素沉着，此紫外线剂量是
   A. 亚红斑量　　　　B. 阈红斑量
   C. 弱红斑量　　　　D. 中红斑量
   E. 强红斑量

74. 有关紫外线照射过量的处理原则错误的是
   A. 立即脱离紫外线照射
   B. 超短波温热量治疗
   C. 红外线治疗
   D. 冷疗
   E. 保护创面

75. 胸廓区紫外线照射所适用的疾病位于
   A. 头部　　　　　　B. 面部
   C. 上肢　　　　　　D. 下肢
   E. 气管、支气管、肺

76. 全身紫外线照射二野法的体后中心是
   A. 背部　　　　　　B. 腰部
   C. 肩胛间区　　　　D. 大腿后上部
   E. 正中线与臀折线的交叉点

77. 紫外线生物剂量 6 孔法测定时，以每 1 孔递增 1 秒的速度照射，结果照射部位皮肤出现了 5 个方形红斑，则生物剂量为
   A. 1 秒　　　　　　B. 2 秒
   C. 3 秒　　　　　　D. 4 秒
   E. 5 秒

78. 紫外线中心重叠照射法是
   A. 病灶区重复照射
   B. 病灶区加大照射剂量
   C. 病灶区和周边区同时照射
   D. 病灶区小剂量，周边区大剂量
   E. 病灶中心区大剂量，周边健康区小剂量

79. 采用紫外线中心重叠照射法，外周照射范围达病灶外
   A. 1～2 cm　　　　B. 2～3 cm
   C. 3～5 cm　　　　D. 5～7 cm
   E. 5～10 cm

80. 紫外线中心重叠照射时病灶周围通常采用什么剂量
   A. 超红斑量　　　　B. 强红斑量
   C. 中红斑量　　　　D. 弱红斑量
   E. 亚红斑量

81. 紫外线灯用（　）的酒精棉球擦拭清洁
   A. 55%　　　　　　B. 65%
   C. 75%　　　　　　D. 85%
   E. 95%

（82～83题共用题干）

患者男，24岁。左小腿因外伤手术后伤口处间断流脓3年余，伤口愈合后无任何症状。破溃流脓时发热，局部肿胀，有时流出小碎骨片。X线示：左胫骨有死腔，且有包壳形成，其内可见较大的死骨片。

82. 最需要采取的手段是
    A. 超短波治疗
    B. 局部紫外线治疗
    C. 手术清除病灶取出死骨
    D. 直流电抗生素离子导入
    E. 局部理疗联合口服抗生素治疗

83. 需要配合的物理因子治疗是
    A. 高频电疗　　　　B. 中频电疗
    C. 紫外线治疗　　　D. 超声波治疗
    E. 激光治疗

（84～86题共用题干）

患者男，25岁，小腿内侧皮肤红肿，疼痛3天。查体：小腿内侧皮肤可见边界清晰的皮损区，鲜红，皮温高，略隆起的硬肿性红斑，手指压之褪色，给予紫外线治疗。

84. 合适的剂量是
    A. 180 nm以下　　　B. 180～280 nm
    C. 280～320 nm　　 D. 320～400 nm
    E. 400 nm以上

85. 测量该患者的生物剂量时，说法错误的是
    A. 测定生物剂量的孔板由不透光的金属或者塑料板制成
    B. 孔板固定于下腹部或者上臂内侧皮肤
    C. 观察结果期间照射部位不宜做任何热疗
    D. 生物剂量或者最小红斑量的单位为nm
    E. 急需治疗时用平均生物剂量确定首次治疗量

86. 关于首次照射后的维持剂量错误的是
    A. 中红斑量增加原剂量的50%
    B. 弱红斑量增加原剂量的25%
    C. 红斑反应轻微，炎症被控制每次增加2 MED
    D. 红斑反应不明显炎症减轻，每次增加2 MED
    E. 红斑不明显，炎症加重，每次增加4～6 MED

（87～88题共用备选答案）
    A. 碳棒红外线灯　　B. 白炽灯
    C. 荧光灯　　　　　D. 高压汞灯
    E. 低压汞灯

87. 关闭后不能立即开启的治疗灯
88. 关闭后不能立即开启的治疗仪器

（89～91题共用备选答案）
    A. 碳棒红外线灯　　B. 钨丝红外线灯
    C. 日光荧光灯　　　D. 高压汞灯
    E. 低压汞灯

89. 主要发出长波红外线的
90. 主要发出长波紫外线的是
91. 主要发出短波紫外线的是

92. 超声声头空载的危害是超声波
    A. 向空间发射干扰电磁波
    B. 在空间发生反射、折射
    C. 波形改变
    D. 声头内晶片过热破坏
    E. 损害被射物体

93. 有关超声波治疗的正确说法是
    A. 声头可空载
    B. 声头在任何时候都需与皮肤密切接触
    C. 手足部位可用水下法治疗
    D. 温度越高治疗效果越好
    E. 移动法治疗时，声头需快速移动

94. 用超声波水下法治疗时，操作错误的是
    A. 清洗治疗部位
    B. 选择能淹没患部的容器
    C. 患部和声头置入自来水中
    D. 声头距离皮肤2～4 cm
    E. 最后接通电源进行治疗

95. 超声波治疗时的注意事项中，不正确的是
    A. 切忌声头空载
    B. 治疗中皮肤与声头之间要有气泡
    C. 耦合剂要均匀涂抹
    D. 患者出现疼痛或烧灼感时停止治疗
    E. 工作人员应戴棉纱手套进行操作

96. 患者女，25岁，网球运动员，左踝关节扭伤3天，患处肿胀疼痛，拟用超声波疗法治疗，最适

合的操作方法是
A. 接触法 B. 固定法
C. 移动法 D. 旋转法
E. 水下法

97. 左膝关节部位软组织损伤，采用超声波治疗，最好的操作方法是
A. 移动法 B. 水下法
C. 固定法 D. 接触法
E. 水囊法

98. 关于超声疗法，下列说法错误的是
A. 临床治疗用的超声一般常用频率是800～1000 kHz
B. 移动法为最常用治疗方法
C. 1～2 W/cm² 为小剂量
D. 2～3 W/cm² 为大剂量
E. 不能用增大强度来抵偿缩短治疗时间

99. 超声波治疗机发射超声波的原理主要是
A. 自发辐射 B. 受激辐射
C. 压电效应 D. 逆压电效应
E. 电声转换

100. 超声治疗时，耦合剂应控制符合的条件不包括
A. 清洁透明 B. 对皮肤无感染
C. 能在皮肤表面停留 D. 可快速被皮肤吸收
E. 对皮肤无刺激

101. 不可以作为超声直接接触法耦合剂的是
A. 甘油 B. 凡士林
C. 水 D. 凝胶体
E. 乳胶

102. 超声波水下治疗时所用的水必须为
A. 自来水 B. 河水
C. 矿泉水 D. 沸水
E. 去气水

103. 超声波治疗时患者的适宜感觉是
A. 针刺感 B. 温热酸胀感
C. 刺痛感 D. 灼热感
E. 麻木感

104. 关于超声波治疗的描述，错误的是
A. 声头与治疗部位之间需涂敷接触剂
B. 适当用力压紧，使声头与皮肤紧密接触
C. 移动法时声头以1～2 cm/s 移动
D. 水下法治疗时，用普通的温热水
E. 当患者出现疼痛，立即减小输出强度

105. 眼部超声波疗法采用
A. 水囊法 B. 直接接触法
C. 固定法 D. 移动法
E. 药物渗入法

106. 超声波治疗拇指关节扭伤，适宜选择的方法为
A. 固定法 B. 移动法
C. 水下法 D. 水囊法
E. 透入法

107. 超声波接触治疗时，声头移动的速度为宜的是
A. 1.5～3 cm/s B. 2～4 cm/s
C. 1～2 cm/s D. 0.5～1.5 cm/s
E. 3～5 cm/s

108. 超声药物透入法中，影响药物透入因素哪一项不正确
A. 作用时间长，透入药量也多
B. 超声频率低时透入药量多且深
C. 超声频率高时透入药量多且深
D. 透入的药物不限于水溶性和电解质
E. 治疗强度范围内超声作用的强度越大，透入量越多

109. 影响超声波药物透入的因素哪项不正确
A. 药物透入量与超声波各参数有关，超声频率低，透入药量多且深
B. 与药物的理化性质无关
C. 与透入局部人体的皮肤、黏膜功能特点、状态有关
D. 与预先用过物理因子有关
E. 与人体的神经功能状态和反应性有关

（110～111题共用题干）

患者女，38岁，右眼视网膜炎。

110. 选用超声波治疗时宜采用
A. 移动法 B. 接触法
C. 间接接触法 D. 水囊法
E. 水下法

111. 宜采用的剂量是
A. 小剂量 B. 中剂量

C. 中大剂量　　　　D. 大剂量

E. 超大剂量

（112～113题共用题干）

患者女，39岁，右耳前疼痛1周，张口受限，咀嚼时痛重。查体：一般情况好，右颞下颌关节压痛，局部无明显肿胀，张口度1指。

112. 该患者的诊断是

A. 颞下颌关节紊乱综合征

B. 涎腺炎

C. 冠周炎

D. 外耳道炎

E. 腮腺炎

113. 给予该患者超声波治疗应采取的操作方法是

A. 直接接触固定法

B. 直接接触移动法

C. 水囊固定法

D. 水囊移动法

E. 水下固定法

114. 关于体外冲击波的说法中错误的是

A. 是一种压力瞬间急剧变化的高能量声波

B. 脉冲声波频谱范围广（16～20 MHz）

C. 脉冲声波峰值压力高（500 bar或0～100 MPa）

D. 脉冲声波周期短（10 ms）

E. 脉冲声波压力上升时间短（<10 ns）

115. 不属于磁疗治疗作用的是

A. 止痛　　　　B. 镇静

C. 脱敏　　　　D. 消炎

E. 消肿

116. 间接敷磁法的优点不包括

A. 可避免磁片对皮肤的刺激

B. 可用于不便直接敷磁的部位

C. 可避免贴磁片胶布的过敏

D. 磁片随敷磁衣物活动，治疗范围较大

E. 可以长时应用

117. 将数片磁片缝制于衣服或物品上，通过材料作用于人体。此方法称为

A. 直接敷磁法　　　　B. 间接敷磁法

C. 耳磁法　　　　D. 旋磁法

E. 电磁法

118. 磁片的消毒方法为

A. 煮沸　　　　B. 火烤

C. 75%乙醇浸泡　　D. 95%乙醇浸泡

E. 阳光照射

119. 可选用磁场治疗的是

A. 老年腰椎部　　　B. 金属异物处

C. 孕妇下腹部　　　D. 有出血倾向处

E. 植有心脏起搏器者

120. 静磁疗法不包括

A. 单磁片法　　　B. 多磁片法

C. 磁疗腰带　　　D. 耳磁法

E. 磁处理水疗法

121. 动磁场疗法不包括

A. 磁处理水疗法　　B. 旋磁疗法

C. 低频交变磁疗法　D. 脉冲磁疗法

E. 脉动磁疗法

122. 容易出现磁疗副作用的相关因素不包括

A. 强磁场　　　　B. 老年人

C. 头面部　　　　D. 颈部

E. 腰背部

123. 属于动磁场疗法的是

A. 单磁片法　　　B. 双磁片法

C. 磁片法　　　　D. 耳磁法

E. 旋磁法

124. 磁疗适用于

A. 孕妇下腹部

B. 重危患者（如急性心梗、急腹症、大出血等）

C. 瘢痕，硬结处

D. 心脏起搏器者

E. 金属异物处

125. 磁疗法的治疗剂量中，低磁场为

A. 小于50 mT　　　B. 50～80 mT

C. 80～100 mT　　D. 100～120 mT

E. 120～150 mT

（126～127题共用备选答案）

A. 恒定磁场　　　B. 交变磁场

C. 脉动磁场　　　D. 脉冲磁场

E. 静电磁场

126. 磁场的强度与方向不随时间而改变的是

127. 磁场的强度随时间而改变，突然发生，突然消失，重点出现前有间歇，频率与波幅可调的是

128. 关于石蜡疗法正确的是
    A. 蜡饼法适用于手足末端治疗
    B. 浸蜡法适用于肩关节治疗
    C. 刷蜡法适用于面部治疗
    D. 瘢痕部位蜡疗时应避免直接接触石蜡
    E. 蜡袋法具有润滑作用

129. 关于石蜡的准备和清洁，正确的是
    A. 用直接加热法熔蜡
    B. 用于伤口的石蜡可重复使用
    C. 定期补充、添加新蜡
    D. 常用离心法去除杂质
    E. 蜡质变黄时应弃去

130. 熔蜡不宜采用直接加热法的原因是
    A. 温度过高，烫伤患者
    B. 石蜡变质，燃烧
    C. 石蜡冷却时间太长
    D. 不能进行浸蜡法
    E. 会导致石蜡内杂质太多

131. 关于石蜡重复使用的结果，错误的是
    A. 热容性下降   B. 导热性下降
    C. 可塑性下降   D. 柔韧性下降
    E. 理化性质不变

132. 石蜡反复使用后会
    A. 柔韧性变高   B. 易氧化变质
    C. 导热性不变   D. 可塑性增强
    E. 热容量升高

133. 石蜡疗法的治疗作用不包括
    A. 降低痛阈
    B. 降低纤维组织的张力
    C. 促进非感染性炎症吸收
    D. 改善组织营养
    D. 促进血液循环

134. 常用的清除石蜡杂质的方法不包括
    A. 水洗沉淀法   B. 白陶土沉淀法
    C. 滑石粉沉淀法 D. 离心法
    E. 过滤法

135. 保持石蜡清洁无杂质的水洗沉淀法是使
    A. 水下沉   B. 石蜡下沉
    C. 杂质下沉   D. 水与杂质下沉
    E. 水与石蜡下沉

（136～138题共用备选答案）
    A. 刷蜡法   B. 蜡饼法
    C. 浸蜡法   D. 蜡袋法
    E. 蜡膜法

136. 先用毛排笔蘸适宜温度的蜡液涂一层保护膜后再反复多次涂擦（4～6次），然后将蜡饼紧贴该处再以毛巾、棉毡保温。此方法称为

137. 患者取舒适体位，治疗部位裸露，取出蜡饼放在塑料布上，外敷用毛巾包裹，盖上棉毡保温为

138. 患肢浸入蜡液，形成薄月复数次，然后浸入适当温度，此方法称为

139. 湿热袋敷疗法的注意事项，不正确的是
    A. 加热前应先检查布袋有无破口，以免加热后漏出硅胶引起烫伤
    B. 检查恒温装置，注意热袋的温度
    C. 治疗用的热袋应拧干不得滴水
    D. 治疗时患者应将身体压在热袋上
    E. 治疗5分钟后挪开热袋检查皮肤

140. 压砸伤引起皮下血肿，伤后1日内应采用
    A. 热敷   B. 超声波治疗
    C. 冷敷   D. 红外线治疗
    E. 磁疗

141. 软组织扭挫伤后应用冷疗的开始时机为
    A. 损伤后即刻
    B. 损伤后24小时以内
    C. 出血渗出停止，一般在24～48小时后
    D. 损伤后1周
    E. 损伤后1个月

142. 冷气雾喷射法用于头颈部可以
    A. 治疗高烧
    B. 治疗面部痉挛
    C. 治疗高血压症
    D. 造成头面部气管的损伤
    E. 治疗自主神经功能紊乱

143. 冰块按摩的治疗时间为每次
    A. 1~3 分钟   B. 3~5 分钟
    C. 5~7 分钟   D. 7~10 分钟
    E. 10~15 分钟

144. 水疗后的良性反应为
    A. 皮肤微红   B. 精神烦躁
    C. 心率加快   D. 头晕恶心
    E. 血压下降

145. 水疗的治疗作用包括温度作用和
    A. 机械作用、化学作用
    B. 压电作用、化学作用
    C. 压电作用、机械作用
    D. 空化作用、聚合作用
    E. 弥散作用、触变作用

146. 全身浸浴疗法，正确的是
    A. 患者平卧于水中
    B. 患者全身都浸入水中
    C. 患者半卧于水中，水平面达乳头水平
    D. 患者腹部以上在水外
    E. 患者四肢在水外

147. 关于水疗注意事项的叙述，错误的是
    A. 水池中的水应定时换水、循环过滤
    B. 浴器及水疗用品定期消毒
    C. 水疗前排空二便
    D. 水疗不宜餐后 3 小时内进行
    E. 防止年老及行动不便者摔倒或淹溺

148. 水疗时用于水质清洁的方法不包括
    A. 紫外线   B. 消毒剂
    C. 循环过滤   D. 定时换水
    E. 经常溢水

149. 水疗的机械作用包括
    A. 静水压作用、浮力作用、空化作用
    B. 浮力作用、弥散作用、水流冲击作用
    C. 静水压作用、水流冲击作用、弥散作用
    D. 静水压作用、浮力作用、水流冲击作用
    E. 弥散作用、空化作用、水流冲击作用

150. 水疗的禁忌证不包括
    A. 肾脏功能代偿不全
    B. 活动性肺结核
    C. 严重动脉硬化
    D. 雷诺病
    E. 传染病

151. 患者女，40 岁，右上肢皮疹 1 周，既往有银屑病病史 3 年余。该患者首选的水疗方法是
    A. 温水浴   B. 盐水浴
    C. 松脂浴   D. 苏打浴
    E. 冷水浴

152. 逆着水的浮力方向运动可进行
    A. 关节活动度训练   B. 力量训练
    C. 平衡训练   D. 协调训练
    E. 步行训练

153. 有关生物反馈的描述，正确的是
    A. 是一种行为治疗
    B. 无须人的意识参与
    C. 是条件反射建立的过程
    D. 直接放大生物信号用于训练
    E. 反馈类型取决于生物信息转换后的传递方式

154. 最常应用的放松性生物反馈方式为
    A. 心率生物反馈
    B. 血压生物反馈
    C. 肌电生物反馈
    D. 手指皮肤温度生物反馈
    E. 皮肤电阻生物反馈

155. 生物反馈疗法的适应证不包括
    A. 周围神经损伤患者   B. 吞咽障碍患者
    C. 认知障碍患者   D. 焦虑症患者
    E. 痉挛性斜颈患者

156. 关于肌电生物反馈治疗，错误的是
    A. 需要安静的治疗环境
    B. 早期需要借助肌电生物反馈仪
    C. 强化患者的认识与记忆
    D. 逐渐过渡到脱机训练
    E. 只能用于肌肉放松训练

第七章 其他

必做考题

1. 辨别录制好的环境声音，如汽车喇叭声、流水声、猫叫声等，用于
   A. 触觉失认的检查
   B. 听觉失认的检查
   C. 颜色失认的检查
   D. 体像失认的检查
   E. 结构性失用的检查

2. 对听觉失认患者的训练正确的是
   A. 集中注意力体会物品的质地、软硬和冷热等特征
   B. 对不同形状的积木进行分类
   C. 反复进行听声指物训练
   D. 在物体上贴标签
   E. 按功能将物品分类

3. 对于物品失认的训练，错误的是
   A. 对常用的物品通过实践反复进行辨认
   B. 提供非语言的感觉运动指导
   C. 鼓励患者在活动中多运用触觉和听觉
   D. 必要时在物品上贴上标签加以提示
   E. 佩戴适合的眼镜

4. 患者女，72岁，卒中后不能按指令触摸身体的某些部位，例如："请指你的鼻子"，患者指向嘴巴。该患者为
   A. 左右失认
   B. 空间关系辨认障碍
   C. 体象失认
   D. 深度和距离辨认障碍
   E. 面容失认

5. 重叠图形试验用于检查
   A. 图形-背景区分障碍
   B. 单侧忽略
   C. 深度和距离辨别障碍
   D. 左右失认
   E. 手指失认

6. 患者闭目触摸不同形状的、木制的模型块但辨认不出区别，提示
   A. 听觉失认
   B. 身体失认
   C. 物品失认
   D. 单侧忽略
   E. 触觉失认

7. 在感觉训练中，让患者辨别针尖两点变化的距离，其训练目的是增强
   A. 痛觉
   B. 触觉
   C. 温度觉
   D. 实体觉
   E. 两点辨别觉

8. 对感觉过敏的手进行感觉训练的方案是
   A. 脱敏治疗和感觉训练同步进行
   B. 先感觉训练，后脱敏训练
   C. 直接感觉训练
   D. 直接脱敏训练
   E. 先脱敏治疗，后感觉训练

9. 对偏瘫患者进行二等分试验，结果阳性，患者最可能存在的感知认知障碍是
   A. 触觉失认
   B. 视觉失认
   C. 身体失认
   D. 单侧忽略
   E. 听觉失认

10. 对左侧忽略的患者不恰当的训练是
    A. 进行双手跨越中线的作业活动
    B. 进行躯干的旋转活动
    C. 进行木钉板训练时应把木钉板放在患者左侧
    D. 进行作业活动时可把左眼遮盖
    E. 可进行交叉促进训练

11. 阅读时在患侧的极端放上颜色鲜艳的直尺，用手指沿行间移动，使视线随手指移向患侧的训练，适宜训练
    A. 注意力
    B. 单侧忽略

C. 手指失认　　　D. 运动失用

E. 视觉空间失认

12. 单眼遮盖和交叉促进训练法通常用于治疗

    A. 注意力缺陷的患者　B. 形状失认的患者

    C. 单侧忽略患者　　　D. 身体失认患者

    E. 意念性失用患者

13. 治疗师与患者交谈或训练时，尽量站在患侧或将色彩鲜艳的物品放在患侧，要求患者用健手越过中线取物的训练，适宜训练

    A. 注意力障碍　　　B. 单侧忽略

    C. 手指失认　　　　D. 运动失用

    E. 体像障碍

（14～15题共用题干）

患者男，34岁，3个月前因外伤导致大脑右半球的顶叶损伤，现左侧偏瘫。ADL检查中发现患者吃饭剩左侧的食物，走路时碰到左侧物体，读一页纸上右侧一半的字，左侧的易忽视。

14. 最可能的诊断是

    A. 视觉失认　　　B. 体觉失认

    C. 面容失认　　　D. 单侧忽略

    E. 色彩失认

15. 训练方法正确的是

    A. 忽略侧肢体的作业活动

    B. 偏身失认的训练方法

    C. 手指失认的训练方法

    D. 形态辨认障碍的训练方法

    E. 物品失认的训练方法

（16～17题共用备选答案）

    A. 删字母练习　　　B. 弹琴

    C. 更衣动作练习　　D. 代币法

    E. 计算练习

16. 改善注意力的训练是

17. 改善单侧忽略的训练是

18. 关于韦氏记忆量表评定项目，错误的是

    A. 视跟踪　　　B. 图片回忆

    C. 联想学习　　D. 背诵数目

    E. 逻辑记忆

19. 评定时间定向障碍时询问不包括

    A. 今天的日期（包括年月日）

    B. 今天是星期几

    C. 现在几点了

    D. 住院多长时间了

    E. 您多大年龄了

20. 认知评定的内容一般不包括

    A. 视跟踪和辨认测验

    B. 数和词的辨别

    C. 听跟踪

    D. 运动功能评定

    E. 记忆障碍评定

21. 下列训练中属于抽象思维能力训练的是

    A. 时间感训练

    B. 删除作业

    C. 对物品进行分类

    D. 猜测游戏

    E. 反复询问患者时间和自己所处的位置

22. 每天对患者进行空间、时间的回答刺激，主要是训练

    A. 定向能力　　　B. 注意力

    C. 觉醒能力　　　D. 抽象思维能力

    E. 学习能力

23. 属于注意力训练的是

    A. 背诵　　　　　B. 猜测

    C. 分解　联合　　D. 提示

    E. 视觉联想

24. 患者男性，56岁，因左侧脑出血入院，病情平稳后转入康复科。作业治疗师给予认知功能评测：治疗师："我会先说一组数字，说完后请跟我说，285164"。患者："258144"。治疗师："下面请您跟我说四个词，萝卜、钢琴、燕子、绿色"。患者："燕子、绿色（患者经过几次练习仅能说出这2个词）"。请问这位患者可能存在哪种认知障碍

    A. 口颜面失用　　B. 注意力障碍

    C. 推理能力障碍　D. 定向力障碍

    E. 理解障碍

25. 通过寻找患者的非理性思想和信念，并将这些非理性思想和信念在实际生活中加以检验，验证其错误，再代之以正确的观念，从而消除患者的不

良情绪与不良行为。这种方法属于
A. 暗示疗法　　　　B. 生物反馈疗法
C. 认知疗法　　　　D. 冲击疗法
E. 脱敏疗法

26. 地图作为记忆辅助物适用于
A. 有读写能力障碍的患者
B. 有空间、时间定向障碍的患者
C. 对信息不能进行详细分析的患者
D. 对数字记忆有障碍的患者
E. 对一般事件记忆不清的患者

27. 认知治疗应着眼于患者的
A. 错误认知　　　　B. 情绪变化
C. 行为变化　　　　D. 正确的认知
E. 主观体验

28. 认知疗法的着眼点是
A. 争取家庭对患者的支持
B. 纠正患者的异常行为
C. 改善患者的抑郁情
D. 纠正错误的思维方式
E. 缓解患者的焦虑情绪

（29～30题共用备选答案）
A. 视觉跟踪　　　　B. 复述故事
C. 拼图　　　　　　D. 画钟
E. 平分线段

29. 属于记忆力评估的是
30. 属于注意力评估的是

（31～33题共用备选答案）
A. 耐力、姿势的控制、精细运动
B. 应对能力、自我表达、自我控制
C. 记忆力、定向力、注意力
D. 人际关系、兴趣、处理情感能力
E. FIM评定方法

31. 运动功能评定
32. 认知综合能力评定
33. 日常生活能力评定

34. 某小朋友车祸后家人受伤，小朋友睡眠时被吓醒属于
A. 急性应激障碍　　B. 创伤后应激障碍
C. 适应障碍　　　　D. 抑郁性障碍

E. 焦虑障碍

35. 患者男，28岁，车祸致 T_{10} 完全脊髓损伤1周。对患者进行心理治疗时，不正确的做法是
A. 患者容易接受暗示
B. 帮助患者适应病房环境生活
C. 提高患者的适应能力和技巧
D. 重建新的替代行为
E. 采用惩罚方法

36. 残疾认同过程中的心理问题不包括
A. 依赖性增加
B. 猜疑心加重
C. 易激惹、情绪易波动
D. 对他人的攻击行为
E. 自卑感加重

37. 对于恐惧症的治疗最好选择
A. 系统脱敏法　　　B. 行为塑造法
C. 厌恶疗法　　　　D. 放松疗法
E. 家庭治疗

38. 心理治疗中行为疗法不包括
A. 系统脱敏治疗　　B. 满灌治疗
C. 催眠疗法　　　　D. 厌恶疗法
E. 阳性强化法

39. 在进行心理治疗过程中，治疗师通过了解患者的问题、人格特点、人际关系等，进而有针对性地进行心理治疗的方法属于
A. 倾听技术　　　　B. 接纳技术
C. 结构技术　　　　D. 引导技术
E. 暗示技术

40. 治疗师在对患者进行心理治疗时，利用其声望、职业权威、柔和而关切的声音等，使患者对治疗师的信息接受性提高、注意力集中于所辅导的话题。这种技术属于
A. 倾听技术　　　　B. 接纳技术
C. 引导技术　　　　D. 暗示技术
E. 终止技术

41. 一贯广泛地被动依赖他人的人格障碍是
A. 偏执型人格障碍　B. 强迫型人格障碍
C. 分裂型人格障碍　D. 反社会型人格障碍
E. 依赖型人格障碍

42. 最好的治疗关系应该是
    A. 尊重患者
    B. 立足于自然的人际关系之上
    C. 具有操纵性
    D. 倾听技术
    E. 理解患者

43. 非理性认识的特点不包括
    A. "全"或"无"的思维方式
    B. 以偏概全
    C. 情绪化推理
    D. 人格牵连
    E. 对事情过分乐观

44. 患者男，30岁，车祸致颈髓（$C_3 \sim C_4$）损伤，双下肢运动感觉障碍2周。现表现为平静面容，神情淡漠，对医护人员不予理睬，对父母的关心爱护漠视。根据 Franklin shontz 患病后即刻反应理论，该患者处于
    A. 心理绝望期   B. 心理休克期
    C. 心理冲突期   D. 心理退让期
    E. 重新适应期

45. 当患者的不适应行为出现时，给其施加一个痛苦的刺激，使患者产生不愉快的主观体验，经过反复多次实施，患者的不适应行为逐渐减少，最终消失。这种治疗方法是
    A. 满灌疗法   B. 阳性强化法
    C. 认知疗法   D. 系统脱敏疗法
    E. 厌恶疗法

46. 引导技术本身会影响治疗关系，故应注意自然、灵活地转换话题却又不失（　），避免让对方觉得生硬、傲慢、太具操纵性，否则易引起阻抗
    A. 尊重   B. 信任
    C. 主见   D. 关切
    E. 理解

47. 心理治疗与心理咨询的不同点之一是
    A. 采用的理论方法不同
    B. 对良好的人际关系的要求不同
    C. 对来访者进行诊断的体系不同
    D. 对来访者进行工作的时间长短不同
    E. 治疗的目的不同

48. 依据日常生活中的礼貌，以及各个治疗方法的特殊要求，要在合适的时刻终止一次访谈，一般以多长时间为宜
    A. 半小时   B. 40~50分钟
    C. 2小时   D. 半天
    E. 3小时

49. 阳性强化法的四步骤中不包括下列哪项
    A. 确定希望改变的是什么行为，并有专人随时记录这一行为发生的频度、程度
    B. 确定这一行为的直接后果是什么
    C. 设计一个新的结果取代原来的结果
    D. 认真地向患者介绍该疗法的原理和过程
    E. 强化实施

50. 对来诊的家庭进行诊断性评价，不包括以下哪个方面
    A. 家庭的社会文化背景
    B. 家庭经济状况
    C. 家庭成员交互作用模式
    D. 代际间的问题
    E. 家庭目前的应付方式

51. 以下治疗哪种不属于行为疗法和操作条件技术
    A. 系统脱敏治疗   B. 阐释技术
    C. 满灌治疗   D. 厌恶疗法
    E. 阳性强化法

52. 进行心理治疗时建立、维持治疗关系的技术不包括
    A. 开场技术   B. 结构技术
    C. 引导技术   D. 阐释技术
    E. 暗示技术

53. 下列何种心理治疗技术为导入特异性干预所必需
    A. 倾听技术   B. 结构技术
    C. 引导技术   D. 暗示技术
    E. 阐释技术

54. 患者男，61岁，左侧偏瘫1年，对疾病认识不清。临床诊断：脑梗死。通过谈话的方法帮助患者正确理解疾病的特点，树立康复信心，在心理治疗中应属于
    A. 认知治疗   B. 精神分析治疗
    C. 行为治疗   D. 森田疗法
    E. 催眠治疗

55. 通过奖赏患者的某种行为，达到治疗目的属于
    A. 认知治疗　　　　B. 脱敏治疗
    C. 阳性强化治疗　　D. 冲击疗法
    E. 社会技能训练

56. 脑卒中后遗症最常出现的心理问题是
    A. 过度反应　　　　B. 抑郁
    C. 恐怖反应　　　　D. 妄想
    E. 攻击行为

57. 糖尿病伴有的精神障碍最常见的是
    A. 精神运动性兴奋　B. 抑郁和焦虑
    C. 认知障碍　　　　D. 意识障碍
    E. 幻觉、妄想

58. 代币法心理治疗不适于
    A. 婴儿　　　　　　B. 发育迟缓儿童
    C. 慢性精神病患者　D. 注意障碍患者
    E. 脑卒中老人

59. 通过寻找患者的非理性思想和信念，并将这些非理性思想和信念在实际生活中加以检验，验证其错误，再代之以正确的观念，从而消除患者的不良情绪与不良行为。这种方法属于
    A. 暗示疗法　　　　B. 生物反馈疗法
    C. 认知疗法　　　　D. 冲击疗法
    E. 脱敏疗法

60. 关于家庭治疗的叙述，错误的是
    A. 把家庭作为一个整体进行心理治疗
    B. 治疗者通过与家庭中全体成员有规律地接触交谈，促使家庭发生变化
    C. 家庭治疗的标准程序分为询问解释诱导、深化、治疗和解除治疗
    D. 家庭治疗可用于缓解和治疗患者的焦虑和抑郁情绪
    E. 家庭治疗可以帮助患者改善家庭关系

61. 先让患者反复练习肌肉收缩与放松，后让患者置于舒适环境并放松，训练用力握拳、放松，同时配合呼吸，左右交替。该训练方法是
    A. 渐进放松技术　　B. 对比放松技术
    C. 生物反馈技术　　D. 暗示放松技术
    E. 医疗技术

62. 通过调整呼吸的频率，闭上眼睛，默念从10至1的放松技术是
    A. 渐进放松技术　　B. 对比放松技术
    C. 暗示放松技术　　D. 医疗气功
    E. 生物反馈

63. 我国特有的放松技术是
    A. 渐进放松技术　　B. 对比放松技术
    C. 暗示放松技术　　D. 医疗气功
    E. 生物反馈

64. 下列不属于残疾认同过程中的心理问题的是
    A. 依赖性增加　　　B. 睡眠障碍
    C. 害怕孤独　　　　D. 自卑感加重
    E. 猜疑心加重

（65～66题共用题干）

患者女，18岁，遭老师批评后突发言语不能1天。一般情况可，神经系统体格检查和颅脑MRI、颅脑CT及脑脊液等辅助检查均阴性，既往无特殊病史。

65. 该患者的可能诊断为
    A. 脑炎　　　　　　B. 脑出血
    C. 脑梗死　　　　　D. 癔病
    E. 脊髓灰质炎

66. 首选的治疗方法为
    A. 康复功能训练　　B. 步态训练
    C. 神经药物　　　　D. 暗示疗法
    E. 行为疗法

（67～68题共用备选答案）

    A. 系统脱敏疗法　　B. 厌恶疗法
    C. 满灌治疗　　　　D. 隐喻性阐释技术
    E. 催眠治疗

67. 当患者的不适行为即将出现或正在出现时，施加一个可带来一定痛苦的刺激，使患者产生厌恶的主观体验。经过反复实施，不适行为和厌恶体验就建立了条件联系。以后凡当患者欲实施或实施这一不适行为时，便会产生厌恶体验。这种治疗方法称为

68. 通过催眠改变意识状态，使具有高度暗示性的潜意识活跃起来，不仅可以诱导产生治疗时的各种新鲜体验，包括深度的放松，唤起被压抑的创伤性经历和被遗忘的记忆内容，以达到镇静、降

低焦虑水平、镇痛的目的。这种治疗方法称为

69. 关于中医传统医学的描述，不正确的是
    A. 传统医学以阴阳五行学说为指导思想
    B. 传统医学以脏腑经络的生理病理为基础
    C. 传统医学以整体观念、辨证论治为特点
    D. 整体观念是指人体本身的整体性与人与自然的整体性无关
    E. 辨证论治是中医认识疾病和治疗疾病的基本原则

70. 经脉是经络系统的主干，主要包括正经和（　）两大类
    A. 经别　　　　　　B. 奇经
    C. 经筋　　　　　　D. 络脉

71. 属于奇经八脉的是
    A. 手太阴肺经　　　B. 督脉
    C. 十二经筋　　　　D. 十二经别
    E. 十五络脉

72. 根据十二经脉流注规律，下列错误的是
    A. 心包经、三焦经、胆经
    B. 膀胱经、肾经、三焦经
    C. 胃经、脾经、心经
    D. 心经、小肠经、膀胱经
    E. 胆经、肝经、肺经

73. 推拿治疗半身不遂，上肢推拿的重点部位是
    A. 肩部　　　　　　B. 肘部及周围
    C. 手指部　　　　　D. 前臂中段
    E. 肱二头肌处

74. 以下哪一项不属于推拿的禁忌证
    A. 皮肤、软组织或关节有感染
    B. 开放性伤口
    C. 急性传染病、严重感染
    D. 急性腰扭伤、关节脱臼
    E. 妇女怀孕及月经期

75. 局部按摩的禁忌证是
    A. 局部开放伤口未愈合
    B. 下腰背疼痛
    C. 肢体痉挛
    D. 头痛
    E. 关节挛缩

76. 按摩的适应证是
    A. 局部皮肤创伤　　B. 肢体水肿
    C. 炎症　　　　　　D. 湿疹
    E. 局部骨折未愈

77. 推拿手法分类中不包括
    A. 推揉　　　　　　B. 拿按
    C. 摇动　　　　　　D. 振动
    E. 松动

78. 用拇指或手掌在一个穴位、一个部位或沿着一条经络施压并做前后、左右或上下直线推动的手法，称为什么方法
    A. 摇法　　　　　　B. 振法
    C. 推法　　　　　　D. 拿法
    E. 按法

79. 以下的推拿手法中属于推揉类的是
    A. 抖法　　　　　　B. 捏法
    C. 按法　　　　　　D. 滚法
    E. 抹法

80. 用拇指捏住往上提并放松手法的推拿手法
    A. 捏　　　　　　　B. 按
    C. 拿　　　　　　　D. 挤
    E. 推

81. 按摩可应用于
    A. 局部血肿早期　　B. 经期妇女腰骶部
    C. 促进静脉回流　　D. 孕妇的腰骶部
    E. 孕妇的下腹部

82. 按摩中作用较深、常适合于按摩肌群末端处的方法为
    A. 推摩法　　　　　B. 按摩法
    C. 揉捏法　　　　　D. 叩击法
    E. 颤摩法

83. 半握拳，以小鱼际肌和第4、第5掌指关节按压于治疗部位，利用前臂来回旋转带动腕关节作屈伸连续滚动按压的手法，称为
    A. 揉法　　　　　　B. 滚法
    C 捏法　　　　　　D. 拿法
    E. 按法

84. 中医传统治疗中的掌推法适用的部位是
    A. 头面部　　　　　B. 颌下淋巴结群

C. 胸腹、腰背部　　D. 肩部单一穴位

E. 手足小关节处

85. 下肢水肿患者的康复治疗不包括

　　A. 由近心端向远心端的按摩

　　B. 使用间歇压缩泵

　　C. 避免长期站立

　　D. 减少坐位时双下肢的下垂

　　E. 卧床休息时抬高下肢

86. 患者男，48岁，腰部疼痛2周余。患者2周前腰部负重后出现疼痛，活动受限，局部物理治疗效果欠佳，行推拿疗法。关于操作顺序说法正确的是

　　A. 一般从脊柱下端开始，逐渐向上端移动

　　B. 一般从脊柱上端开始，逐渐向下端移动

　　C. 一般从腰部疼痛周围开始，逐渐向疼痛部位移动

　　D. 一般从腰部疼痛部位开始，逐渐向外周移动

　　E. 直接于疼痛部位推拿即可

87. 关于和法的叙述不正确的是

　　A. 和法即和解之法

　　B. 和法用于半表半里之证

　　C. 和法含有调和之意

　　D. 和法手法频率稍快

　　E. 和法手法平稳

（88～89题共用备选答案）

　　A. 摩法　　　　　　B. 推法

　　C. 揉法　　　　　　D. 搓法

　　E. 摇法

88. 被动地旋转或环转关节的一种手法称

89. 用手指或手掌在皮肤上滑动或回旋的手法称

90. 针灸的治疗原则是

　　A. 标本缓急、补虚泻实、三因制宜

　　B. 标本缓急、内外兼治、补虚泻实

　　C. 补虚泻实、三因制宜、左右同治

　　D. 补虚泻实、标本缓急、上下兼治

　　E. 三因制宜、标本缓急、内外兼治

91. 孕妇胎位不正，需注意针灸的选择，针灸临床上采用

　　A. 三阴交　　　　　B. 合谷

　　C. 昆仑　　　　　　D. 至阴

　　E. 至阴穴

92. 肩周炎针灸治疗中常取的穴位包括

　　A. 肩三针、天宗、阿是穴

　　B. 肾俞、大肠俞

　　C. 颈夹脊、大椎

　　D. 环跳、委中

　　E. 阳白、翳风

93. 治疗失眠多梦选取神门、大陵属下列哪类取穴法

　　A. 远部取穴　　　　B. 随证取穴

　　C. 近部取穴　　　　D. 上下取穴

　　E. 左右取穴

94. 针刺与艾条共同使用的一种方法是

　　A. 针法　　　　　　B. 艾炷灸

　　C. 艾条灸　　　　　D. 温针灸

　　E. 灸法

95. 中医灸法中的温和灸属于

　　A. 温针灸　　　　　B. 隔姜灸

　　C. 隔盐灸　　　　　D. 艾条灸

　　E. 雀啄灸

96. 患者女，27岁，怀孕7周，左面神经炎10天，可选用的治疗是

　　A. 紫外线照射　　　B. 针灸

　　C. 超短波　　　　　D. 微波

　　E. 短波

97. 患者男，45岁，颈肩部疼痛半年余，针灸治疗时可取的穴位不包括

　　A. 天柱　　　　　　B. 委中

　　C. 大椎　　　　　　D. 曲池

　　E. 合谷

98. 根据骨度分寸法，眉心至后发际正中是

　　A. 12寸　　　　　　B. 15寸

　　C. 9寸　　　　　　 D. 18寸

　　E. 8寸

99. 每燃烧一个艾炷称为一（　　）

　　A. 块　　　　　　　B. 个

　　C. 只　　　　　　　D. 壮

　　E. 颗

100. 以下取穴是以前后配穴法为配穴原则的有

　　A. 治疗头痛选上星和太冲

　　B. 治疗腹泻选足三里和天枢

C. 治疗感冒选曲池和风池

D. 治疗眩晕选百会和涌泉

E. 治疗便秘选天枢和大肠俞

101. 关于足三里穴的说法，下列不正确的有

A. 为合穴　　　　B. 八脉交会穴

C. 为四总穴　　　D. 为强壮要穴

E. 为五输穴

102. 患者女，45岁。腰痛2周，给予针灸治疗，取委中、昆仑穴，其遵循的取穴原则是

A. 近部取穴　　　B. 远部取穴

C. 随症取穴　　　D. 上下配穴

E. 左右配穴

103. 面神经麻痹常采用的针灸穴位是

A. 臂臑　　　　　B. 地仓

C. 委中　　　　　D. 环跳

E. 外关

104. 三叉神经痛针刺按三叉神经分布区第二支，常取四白、颧髎、下关，以及哪个穴位

A. 阳白　　　　　B. 迎香

C. 颊车、完骨　　D. 风池

E. 太冲

105. 八段锦第5段的名称是

A. 左右开弓似射雕

B. 五劳七伤往后瞧

C. 摇头摆尾去心火

D. 攒拳怒目增气力

E. 无答案

106. 煎药的方法

A. 文火　　　　　B. 武火

C. 先文后武　　　D. 先武后文

E. 文武交替

107. 滋补药的服用时间是

A. 饭前服　　　　B. 睡前服

C. 饭后服　　　　D. 大多宜空腹服

E. 不定时服

108. 调身、调息和（　）是健身气功锻炼的三要素

A. 调心　　　　　B. 调呼

C. 调腿　　　　　D. 调腰

E. 调脚

109. 八段锦是一种可起到全面调养作用的健身功法，其历史源远流长。八段锦之名最早是出现在宋代洪迈所著的（　）中。

A.《太平广记》　　B.《夷坚志》

C.《梦溪笔谈》　　D.《医方类聚》

E.《灵剑子导引子午记》

110. 糖尿病患者不适合的食物

A. 南瓜　　　　　B. 猪油

C. 花生油　　　　D. 山药

E. 绿豆

111. 关于膀胱功能训练的注意事项，错误的是

A. 必须监测残余尿量

B. 避免膀胱过度充盈或手法加压过度

C. 饮水和排尿时间间隔无限制

D. 宜同时监测心率血压

E. 寻找该患者特异的排尿反射的"触发点"

112. 神志清楚能够配合治疗的脊髓损伤患者，其清洁导尿的适应证是残余尿至少超过

A. 20～30 mL　　B. 30～40 mL

C. 50～70 mL　　D. 80～100 mL

E. 110～130 mL

113. 膀胱功能障碍患者训练时，每次排尿量应控制在

A. 200 mL　　　B. 400 mL

C. 600 mL　　　D. 800 mL

E. 1000 mL

114. 气囊导尿管适用于

A. 清洁导尿　　　B. 留置导尿

C. 间断导尿　　　D. 尿动力学测定

E. 耻骨上造瘘

115. 以下哪项不是清洁导尿的禁忌证

A. 尿道严重损伤或感染

B. 尿道内压疮

C. 接受大量输液

D. 颈段脊髓损伤

E. 前列腺显著肥大

116. 属于膀胱训练禁忌证的是

A. 脊髓损伤　　　B. 脑卒中

C. 脑外伤　　　　D. 前列腺肥大

E. 严重膀胱感染

117. 膀胱训练禁忌证不包括
    A. 神志不清或无法配合治疗者
    B. 膀胱或尿路严重感染者
    C. 严重前列腺肥大者
    D. 前列腺炎
    E. 前列腺肿瘤患者

118. 膀胱障碍康复训练的内容不包括
    A. 膀胱区叩击
    B. 膀胱区挤压
    C. 保留导尿
    D. 定时定量饮水，定时排尿
    E. 清洁导尿

119. 以下哪类患者可以进行膀胱训练
    A. 胸段脊髓损伤并严重前列腺肥大
    B. 胸段脊髓损伤并膀胱肿瘤
    C. 颈段脊髓损伤并3度压疮
    D. 脊髓损伤并神志不清
    E. 胸段脊髓损伤并严重尿路感染

120. 下列关于手法排尿训练的说法，正确的是
    A. Crede手法加压时双手拇指置于髂嵴处，其余手指放在膀胱中部，逐渐施力向内下方压
    B. Valsalva法时患者取卧位，放松腹部，屏住呼吸10~12秒，用力将腹压传到膀胱
    C. Crede手法加压不会导致膀胱损伤和尿液反流到肾脏
    D. Crede手法加压时可在耻骨上直接加压
    E. Valsalva法时屈曲髋关节和膝关节，使大腿贴近腹部，可防止腹部膨出，增加腹部压力

121. 一位T_3脊髓损伤患者进行膀胱控制训练，其排尿的时间间隔一般控制在多长时间为宜
    A. 一天4次 B. 5~6小时
    C. 1~2小时 D. 7~8小时
    E. 一天6次

122. 一脊髓损伤患者在医院学会清洁导尿后即将出院，对其进行出院指导，以下哪项说法不正确
    A. 导尿管拔出后用清水清洗，可以采用煮沸消毒法消毒
    B. 如果患者能够部分排尿，使用频率可以为1~2次/日
    C. 每次导出的尿液一般以400 mL左右为宜
    D. 残余尿少于80~100 mL时可以停止清洁导尿
    E. 清洁导尿增加尿道感染概率，所以尽量提倡患者每天到医院进行无菌导尿

123. 关于排尿反射训练，以下说法错误的是
    A. 叩击膀胱区频率50~100次/分
    B. 叩击膀胱区100~500次
    C. 常见的排尿反射"触发点"是轻叩耻骨上区、牵拉阴毛、摩擦大腿内侧、挤压阴茎龟头等
    D. 叩击膀胱区时宜重而快，以尽量排空膀胱
    E. 可用听流水声、热饮、洗温水浴等作为辅助性措施

124. 膀胱控制训练的适应证是
    A. 神志不清
    B. 伴有严重尿路感染
    C. 不能自主配合治疗
    D. 伴有严重前列腺肿大
    E. 不完全性脊髓损伤

125. 下列关于膀胱控制训练的说法，错误的是
    A. 必须定时进行膀胱残余尿量的监测，避免发生尿潴留
    B. 应避免膀胱过度充盈或者手法加压过分
    C. 膀胱反射出现需要一定的时间积累，因此，训练时注意循序渐进
    D. 一般来说，膀胱排空活动与痉挛的发作关系不大
    E. 逼尿肌反射亢进时叩击膀胱区可能导致尿液反流到肾脏

126. 进行直肠训练时强调应采用的饮食种类为
    A. 高蛋白饮食 B. 低蛋白饮食
    C. 高脂肪饮食 D. 粗纤维饮食
    E. 低纤维饮食

127. 大便失禁的主要康复措施为
    A. 肛门牵张技术 B. 神经阻滞技术
    C. 盆底肌训练 D. 润滑剂
    E. 饮食控制

128. 患者女，70岁。因脑梗死导致肠道功能障碍，目前大便失禁，可选择的药物治疗方式为
    A. 肛门润滑剂 B. 肠道活动抑制剂

C. 缓泻剂　　　　D. 解痉剂

E. 止痛剂

129. 应用肛门牵张技术进行直肠控制训练的适应证是

A. 神志不清的脑外伤患者

B. 无法配合治疗的脑卒中患者

C. 肛门皮肤破损的脑卒中患者

D. 可以配合治疗的胸脊髓完全性损伤

E. 伴有直肠肿瘤的颈脊髓完全损伤患者

130. 患者女，23岁，外伤致T_{12}脊髓损伤，大便困难，一次大便耗时2小时，应当考虑使用的促进排便措施是

A. 喝润肠茶

B. 肠造瘘

C. 口服甘露醇

D. 服用番泻叶

E. 普通灌肠

131. 属于直肠训练禁忌证的是

A. 脊髓损伤　　　B. 脑卒中

C. 脑外伤　　　　D. 痔疮

E. 肛门肿瘤

（132～134题共用备选答案）

A. 肛门牵张技术　　B. 神经阻滞技术

C. 饮食控制　　　　D. 盆底肌训练

E. 腹部按摩

132. 食指或中指戴指套，涂润滑油，缓缓插入肛门，把直肠壁向肛门一侧缓慢持续地牵拉，这属于哪类技术

133. 采用肉毒毒素注射肛门周围肌肉或采用酚进行骶神经注射，以缓解局部肌肉痉挛，这属于哪类技术

134. 用粗纤维饮食，避免刺激性食物通过改变粪团性状以改善肠道排空阻力，保证合理的身体水平衡。这属于

参考答案

第一门 基础知识

第一章 康复医学概述

1.E 2.C 3.D 4.E 5.A 6.D 7.E 8.A 9.D
10.D 11.B 12.C 13.D 14.C 15.C 16.C 17.D
18.C 19.D 20.C 21.E 22.C 23.D 24.C 25.A
26.C 27.A 28.D 29.A 30.B 31.B 32.B 33.C
34.C 35.D 36.B 37.A 38.C 39.A 40.C 41.C
42.C 43.A 44.B 45.B 46.D 47.C 48.E 49.E
50.E 51.E 52.D 53.B 54.E 55.C 56.C 57.A
58.C 59.D 60.A 61.C 62.A 63.D 64.D 65.E
66.B 67.C 68.E 69.B 70.D

第二章 解剖学

1.E 2.A 3.D 4.C 5.D 6.B 7.B 8.D 9.A
10.B 11.B 12.E 13.D 14.E 15.B 16.C 17.D
18.E 19.E 20.A 21.A 22.E 23.C 24.E 25.C
26.C 27.B 28.D 29.D 30.A 31.A 32.A 33.E
34.E 35.E 36.C 37.C 38.C 39.C 40.C 41.B
42.D 43.A 44.B 45.C 46.C 47.D 48.C 49.A
50.A 51.C 52.E 53.A 54.A 55.E 56.E 57.C
58.E 59.D 60.D 61.E 62.A 63.D 64.C 65.C
66.D 67.D 68.C 69.D 70.D 71.B 72.D 73.D
74.E 75.D 76.E 77.D 78.C 79.A 80.B 81.D
82.C 83.B 84.E 85.C 86.B 87.A 88.D 89.B
90.B 91.A 92.C 93.D 94.D 95.D 96.B 97.C
98.B 99.D 100.B 101.E 102.A 103.D 104.C
105.A 106.C 107.B 108.B 109.E 110.D
111.D 112.C 113.C 114.E 115.B 116.B 117.D
118.A 119.C 120.A 121.C 122.C 123.D 124.A
125.E 126.A 127.B 128.C 129.C 130.A 131.E
132.C 133.C 134.B 135.D 136.B 137.A 138.B
139.A 140.C 141.A 142.B 143.B 144.B 145.C
146.E 147.A 148.A 149.B 150.E 151.A 152.C
153.C 154.D 155.A 156.B 157.C 158.D
159.B 160.A 161.D 162.D 163.C 164.D
165.E 166.D 167.C 168.C 169.B 170.C
171.D 172.B 173.D 174.B 175.D 176.B
177.B 178.D 179.E 180.C 181.D 182.B
183.A 184.C 185.C 186.C 187.E 188.B 189.D

第三章 运动学

1.C 2.B 3.E 4.B 5.C 6.A 7.E 8.B 9.C
10.D 11.C 12.D 13.B 14.E 15.B 16.E 17.E
18.E 19.E 20.A 21.E 22.D 23.A 24.C 25.B
26.A 27.D 28.E 29.E 30.A 31.B 32.A 33.B
34.E 35.E 36.C 37.D 38.E 39.B 40.A 41.E
42.A 43.B 44.C 45.B 46.C 47.D 48.D 49.A
50.E 51.E 52.B 53.B 54.E 55.C 56.A 57.E
58.A 59.D 60.C 61.D 62.B 63.C 64.B 65.B
66.E 67.D 68.E 69.C 70.B 71.C 72.A 73.E
74.B 75.A 76.C 77.E 78.C 79.C 80.D 81.E
82.B 83.D 84.C 85.D 86.C 87.E 88.A 89.A
90.B 91.D 92.C 93.C 94.B 95.A 96.C 97.C
98.C 99.A 100.D 101.D 102.B 103.C 104.D
105.E 106.E 107.D 108.D 109.A 110.C 111.E
112.B 113.D 114.C 115.B 116.B 117.E 118.C
119.C 120.C

第四章 生理学

1.A 2.D 3.E 4.C 5.C 6.B 7.B 8.D 9.C
10.C 11.B 12.E 13.B 14.D 15.A 16.B 17.B

18.C 19.A 20.B 21.D 22.D 23.B 24.A 25.B
26.B 27.E 28.C 29.B 30.D 31.E 32.D 33.C
34.B 35.A 36.A 37.C 38.D 39.E 40.E 41.E
42.A 43.B 44.B 45.B 46.B 47.E 48.A 49.C
50.A 51.E 52.B 53.A 54.E 55.B 56.D 57.A
58.D 59.A 60.D 61.A 62.C 63.A 64.E 65.D
66.A 67.B 68.B 69.E 70.A 71.B 72.A 73.D
74.C 75.B 76.A 77.D 78.D 79.A 80.C 81.A
82.D 83.B 84.E 85.B 86.D 87.A 88.A 89.C
90.D 91.D 92.D 93.B 94.A 95.D 96.D 97.B
98.A 99.C 100.D 101.D 102.E 103.C 104.E
105.A 106.E 107.B 108.A 109.B 110.C 111.E
112.D 113.B 114.D 115.B 116.B 117.B 118.A
119.E 120.D 121.C 122.E 123.A 124.B 125.E
126.C 127.B 128.C 129.B 130.E 131.A 132.A
133.B 134.C 135.E 136.D 137.B 138.D 139.E
140.C 141.B 142.A 143.A 144.C 145.A 146.E
147.E 148.A 149.B 150.C 151.A 152.D 153.B
154.C 155.A 156.E 157.A 158.A 159.E 160.D
161.B 162.A 163.D 164.E 165.A 166.B 167.E
168.D 169.A 170.B 171.B 172.D 173.D 174.E
175.C 176.E 177.E 178.C 179.E 180.C 181.A
182.E 183.E 184.D 185.B 186.D 187.E 188.B
189.E 190.A 191.C 192.B 193.B 194.E 195.C
196.A 197.A 198.D 199.D 200.B 201.C 202.D
203.A 204.D 205.B 206.C 207.E 208.D 209.E
210.A 211.B 212.E 213.D 214.B 215.E 216.A
217.C 218.A 219.A 220.E 221.C 222.C 223.D
224.B 225.B 226.C 227.D 228.A 229.C 230.C
231E 232.E 233.C 234.D 235.E 236.E 237.A
238.A 239.C 240.B 241.B 242.C 243.C 244.D
245.C 246.D 247.C 248.C 249.A 250.B 251.B
252.D 253.A 254.C 255A 256.D 257.D 258.D
259.B 260.A 261.B 262.D 263.C 264.D 265.A
266.E 267.E 268.A 269.C 270.E 271.E 272.A
273.E

第五章　物理学基础

1.D 2.A 3.B 4.D 5.E 6.A 7.D 8.C 9.B
10.B 11.C 12.C 13.C 14.E 15.C 16.E 17.C
18.A 19.B 20.E 21.A 22.B 23.B 24.D 25.E
26.D 27.B 28.A 29.D 30.A 31.C 32.B 33.D
34.B 35.E 36.E 37.B 38.D 39.C 40.C 41.A
42.C 43.A 44.A 45.A 46.C 47.A 48.C 49.C
50.C 51.E 52.B 53.C 54.C 55.B 56.B 57.C
58.D 59.A 60.A 61.C 62.D 63.D 64.A 65.C
66.A 67.E 68.B 69.D 70.E 71.D 72.E 73.B
74.C 75.A 76.B 77.C 78.E 79.B 80.B 81.A
82.C 83.D 84.A 85.A 86.C 87.D 88.B 89.D
90.C 91.E 92.B 93.D 94.E 95.C 96.A 97.A
98.D 99.B 100.B 101.A 102.B 103.D 104.E
105.B 106.C 107.A 108.A 109.B 110.D 111.D
112.B 113.D 114.D 115.C 116.B 117.D 118.C
119.A 120.E 121.B 122.C 123.E 124.B 125.A
126.E 127.E 128.C 129.C 130.E 131.C 132.C
133.D 134.B 135.C 136.A 137.A 138.A 139.B
140.B 141.C 142.C 143.E 144.B 145.A 146.C
147.D 148.B 149.A 150.B 151.D 152.B 153.A
154.C 155.B 156.C 157.D 158.D 159.E 160C
161.E 162.A 163.C 164.B 165.E 166.C 167.D
168.C 169.B 170.C 171.D 172.B 173.D 174.B
175.D 176.B 177.E 178.A

第六章　人体发育学

1.B 2.C 3.C 4.E 5.B 6.D 7.A 8.C 9.A
10.C 11.A 12.D 13.A 14.C 15.E 16.A 17.B
18.B 19.D 20.C 21.C 22.B 23.C 24.A 25.D
26.B 27.C 28.C 29.D 30.D 31.C 32.B 33.C
34.B 35.A 36.E 37.C 38.B 39.C 40.B 41.B
42.C 43.A 44.B 45.D 46.A

第七章　微生物和免疫基础

1.D 2.E 3.E 4.D 5.E 6.B 7.A 8.A 9.D
10.C 11.C 12.C 13.C 14.B 15.A 16.B 17.D
18.D 19.A 20.A 21.A 22.B 23.E 24.A 25.A
26.A 27.E 28.B 29.D 30.E 31.E 32.A

第八章　心理学基础

1.E 2.A 3.E 4.E 5.D 6.D 7.B 8.C 9.A

10.C 11.E 12.D 13.B 14.B 15.C 16.B 17.E
18.B 19.C 20.A 21.B 22.E 23.C 24.D 25.E
26.C 27.C 28.C 29.C 30.B 31.C 32.A 33.A
34.B 35.B 36.E 37.C 38.C 39.E 40.D 41.E

42.C 43.E 44.A 45.B 46.B 47.C 48.D 49.D
50.A 51.A 52.C 53.E 54.E 55.E 56.E 57.A
58.D 59.D 60.B 61.C 62.C 63.B 64.A 65.B
66.B 67.D 68.D

第二门　相关专业知识

第一章　影像学

1.A 2.E 3.E 4.A 5.A 6.E 7.A 8.E 9.E
10.A 11.B 12.D 13.A 14.A 15.C 16.B 17.E
18.E 19.B 20.B 21.C 22.A 23.C 24.C 25.D
26.A 27.C 28.C 29.B 30.E 31.A 32.D 33.E
34.B 35.D 36.E 37.B 38.D 39.C 40.A 41.B
42.D 43.A 44.E 45.A 46.B 47.E 48.C 49.A

第二章　临床检验

1.B 2.D 3.D 4.A 5.B 6.C 7.A 8.D 9.C
10.B 11.B 12.A 13.A 14.A 15.D 16.B 17.B
18.E 19.B 20.B 21.E 22.C 23.D 24.E 25.D
26.C 27.A 28.D 29.D 30.D 31.D 32.E 33.D
34.A 35.D 36.B 37.B 38.D 39.A 40.B 41.A
42.C 43.B 44.D 45.B 46.D 47.B 48.B 49.B
50.A 51.D 52.A 53.A 54.D 55.C 56.E 57.C
58.D 59.C 60.E 61.C 62.D 63.E 64.E 65.B
66.D 67.B 68.C 69.E 70.C 71.B 72.C 73.B
74.D 75.E 76.B 77.A 78.D 79.C

第三章　药理基础

1.B 2.E 3.B 4.C 5.D 6.E 7.D 8.A 9.D
10.B 11.E 12.D 13.D 14.C 15.D 16.A 17.B
18.C 19.E 20.D 21.B 22.B 23.D 24.E 25.C
26.C 27.A 28.C 29.B 30.E 31.D 32.C 33.B
34.C 35.B 36.C 37.A 38.A 39.D 40.A 41.D
42.B 43.E 44.A 45.D 46.A 47.E 48.C 49.A
50.A 51.C 52.D 53.C 54.D 55.B 56.E 57.E
58.A 59.E 60.A 61.D 62.D 63.C 64.E 65.C
66.C 67.B 68.E 69.B 70.E 71.A 72.C 73.D

74.B 75.B 76.B 77.B 78.B 79.E 80.E 81.B
82.A 83.E

第四章　内科疾病

1.B 2.D 3.D 4.E 5.E 6.E 7.D 8.D 9.C
10.A 11.E 12.D 13.A 14.E 15.D 16.B 17.B
18.E 19.D 20.D 21.C 22.A 23.C 24.A 25.C
26.C 27.B 28.E 29.D 30.D 31.A 32.C 33.D
34.E 35.A 36.C 37.A 38.C 39.E 40.D 41.E
42.B 43.C 44.B 45.A 46.D 47.C 48.B 49.E
50.B 51.C 52.C 53.C 54.E 55.B 56.B 57.D
58.E 59.D 60.A 61.D 62.D 63.A 64.B 65.D
66.D 67.E 68.D 69.B 70.A 71.B 72.D 73.C
74.B 75.A 76.B 77.C 78.B 79.C 80.B 81.D
82.D 83.C 84.E 85.D 86.E 87.B 88.E 89.D
90.B 91.C 92.B 93.E 94.A 95.D 96.E 97.E
98.A 99.E 100.C 101.A 102.B 103.A 104.D
105.E 106.A 107.C 108.A 109.C 110.B 111.A
112.E 113.B 114.C 115.D 116.B 117.B 118.B
119.B 120.A 121.A 122.B

第五章　外科疾病

1.C 2.D 3.E 4.D 5.C 6.D 7.B 8.D 9.D
10.B 11.E 12.D 13.A 14.B 15.E 16.B 17.A
18.C 19.A 20.D 21.C 22.C 23.B 24.C 25.C
26.A 27.C 28.B 29.E 30.C 31.C 32.B 33.E
34.D 35.A 36.D 37.A 38.D 39.E 40.D 41.C
42.E 43.E 44.C 45.D 46.E 47.D 48.B 49.A
50.E 51.E 52.C 53.C 54.C 55.B 56.A 57.D
58.B 59.C 60.B 61.A 62.D 63.E 64.D 65.A

66.A 67.A 68.C 69.B 70.D 71.E 72.D 73.B
74.B 75.D 76.C 77.A 78.C 79.E 80.A 81.A
82.B 83.B 84.C 85.D 86.D 87.E 88.C 89.B
90.A

第六章 神经疾病

1.B 2.A 3.D 4.D 5.A 6.D 7.D 8.B 9.D
10.C 11.D 12.A 13.A 14.B 15.C 16.D 17.B
18.B 19.D 20.C 21.A 22.C 23.C 24.D 25.B
26.D 27.C 28.C 29.E 30.B 31.A 32.C 33.A
34.D 35.B 36.A 37.E 38.E 39.D 40.A 41.E
42.E 43.A 44.C 45.E 46.D 47.D 48.B 49.B
50.D 51.B 52.C 53.A 54.D 55.D 56.E 57.C
58.A 59.D 60.E 61.C 62.D 63.A 64.D 65.C
66.A 67.E 68.E 69.E 70.B 71.E 72.A 73.C
74.B 75.B 76.E 77.E 78.B 79.E 80.A 81.A
82.D 83.D 84.B 85.B 86.E 87.A 88.A 89.D
90.E 91.A 92.D 93.D 94.A 95.C 96.C 97.A
98.B 99.D 100.E 101.D 102.A 103.B 104.B
105.A 106.E 107.A 108.C 109.C 110.E 111.C
112.E 113.C 114.D 115.E 116.D 117.D 118.A
119.C 120.E 121.A 122.B 123.C 124.E 125.B
126.E 127.C 128.C 129.D 130.C 131.B 132.C
133.C 134.E 135.A 136.A 137.E 138.B 139.D
140.E 141.D 142.C 143.E 144.B 145.A 146.E
147.B 148.A 149.A 150.B 151.C 152.C 153.E
154.C 155.A 156.A 157.D 158.E 159.A 160.B
161.E 162.D 163.C 164.D 165.B 166.A 167.B
168.B 169.C 170.D 171.D 172.D 173.E 174.D
175.C 176.B 177.B 178.B 179.C 180.C 181.E
182.C 183.B 184.E 185.C 186.D 187.E 188.B
189.D 190.A

第七章 骨科疾病

1.E 2.B 3.C 4.C 5.B 6.D 7.B 8.D 9.B
10.D 11.B 12.A 13.D 14.E 15.D 16.A 17.D
18.D 19.C 20.C 21.A 22.C 23.D 24.A
25.B 26.A 27.E 28.C 29.A 30.C 31.E 32.C
33.A 34.C 35.M 36.E 37.E 38.C 39.B 40.B

41.E 42.C 43.C 44.D 45.B 46.B 47.E 48.C
49.B 50.C 51.E 52.C 53.D 54.C 55.A 56.B
57.C 58.B 59.E 60A 61.C 62.A 63.C 64.C
65.C 66.C 67.C 68.E 69.C 70.D 71.D 72.E
73.A 74.B 75.E 76.B 77.D 78.B 79.A 80.C
81.E 82.E 83.A 84.A 85.B 86.E 87.C 88.C
89.A 90.B 91.D 92.B 93.B 94.C 95.D 96.D
97.B 98.A 99.A 100.E 101.A 102.D 103.E
104.B 105.D 106.E 107.D 108.B 109.E
110.E 111.B 112.D 113.C 114.D 115.D 116.D
117.C 118.A 119.E 120.D 121.A 122.E 123.D
124.A 125.B 126.C 127.A 128.E 129.D 130.E
131.B 132.A 133.D 134.A 135.B 136.C 137.D
138.E 139.E 140.E 141.C 142.C 143.B 144.E
145.A 146.E 147.C 148.C 149.B 150.D
151.C 152.A 153.D 154.C 155.C 156.C 157.E
158.C 159.B 160.A 161.D 162.E 163.A 164.C
165.B 166.C 167.D 168.E 169.B 170.A 171.A
172.B 173.D 174.A 175.C 176.C 177.E 178.C
179.D 180.D 181.D 182.C 183.E 184.B 185.D
186.B 187.C 188.D 189.B 190.B 191.B 192.E
193.D 194.B 195.C 196.B 197.A 198.B 199.D
200.E 201.E 202.A 203.E 204.E 205.D 206.B
207.B 208.C 209.A 210.D 211.D 212.A 213.D
214.D 215.A 216.E 217.B 218.D 219.A 220.D
221.E 222.A 223.B 224C 225.A 226.A 227.C
228.D 229.D 230.D 231.D 232.D 233.D 234.B
235.E 236.D 237.E 238.C 239.A 240.D 241.E
242.D 243.D 244.B 245.E 246.D 247.D 248.C
249.E 250.E 251.B 252.D 253.D 254.C 255.B
256.C 257.B 258.D 259.D 260.E 261.B 262.A
263.B 264.E 265.E 266.D 267A 268.E 269.B
270.C 271.D 272.E 273.E 274.A 275.D 276.D
277A 278.E 279.E 280.B 281.D 282.B 283.D
284.B 285.E 286.C 287.D 288.E 289.D 290.C
291.D 292.D 293.D 294.E 295.D 296.C 297.C
298.E 299.C 300.A 301.D 302.A 303.E 304.D
305.E 306.A 307.A 308.C 309.C 310.C 311.D
312.E 313.B 314.E 315.C 316.D 317.D 318.D

319.A 320.B 321.B 322.C 323.B 324.A 325.D
326.D 327.C 328.B 329.C 330.A 331.D 332.B
333.A 334.A 335.B

第八章　儿科疾病

1.D 2.E 3.C 4.C 5.B 6.A 7.D 8.D 9.D
10.D 11.A 12.D 13.E 14.E 15.E 16.A 17.B
18.C 19.C 20.B 21.C 22.E 23.A 24.C 25.A
26.D 27.A 28.B 29.D 30.D 31.D 32.D 33.D
34.A 35.E 36.D 37.B 38.A 39.D 40.E 41.D
42.C 43.B 44.D 45.D 46.E 47.A 48.A 49.A
50.C 51.B 52.A 53.B 54.D 55.B 56.E 57.C

58.C 59.C 60.C

第九章　其他疾病

1.C 2.D 3.B 4.E 5.B 6.A 7.E 8.A 9.E
10.C 11.D 12.E 13.E 14.B 15.C 16.E 17.A
18.A 19.A 20.D 21.B 22.A 23.D 24.C 25.B
26.D 27.A 28.E 29.B 30.A 31.D 32.C 33.A
34.D 35.E 36.B 37.A 38.C 39.D 40.C 41.C
42.A 43.B 44.E 45.C 46.A 47.B 48.C 49.E
50.E 51.D 52.D 53.C 54.D 55.B 56.B 57.C
58.D 59.C 60.A 61.E 62.E 63.B 64.D 65.C
66.C 67.C 68.B 69.D

第三门　专业知识

第一章　运动疗法评定

1.A 2.C 3.D 4.D 5.C 6.C 7.A 8.D 9.D
10.E 11.D 12.D 13.C 14.C 15.C 16.B 17.A
18.A 19.E 20.C 21.E 22.E 23.E 24.C 25.A
26.C 27.A 28.D 29.B 30.C 31.A 32.A 33.C
34.E 35.A 36.C 37.D 38.B 39.C 40.E 41.C
42.D 43.C 44.B 45.E 46.A 47.B 48.C 49.D
50.A 51.D 52.A 53.A 54.D 55.B 56.A 57.D
58.D 59.B 60.A 61.C 62.E 63.B 64.C 65.D
66.B 67.A 68.D 69.C 70.B 71.D 72.E 73.A
74.B 75.D 76.D 77.A 78.C 79.B 80.C 81.B
82.B 83.D 84.B 85.C 86.A 87.D 88.D 89.C
90.C 91.C 92.B 93.B 94.C 95.C 96.B 97.C
98.A 99.B 100.C 101.B 102.A 103.D 104.D

第二章　运动疗法治疗

1.A 2.B 3.A 4.E 5.E 6.C 7.C 8.B 9.D
10.B 11.E 12.C 13.D 14.E 15.E 16.A 17.E
18.C 19.B 20.A 21.A 22.D 23.A 24.D 25.E
26.A 27.B 28.E 29.E 30.E 31.B 32.C 33.D
34.A 35.D 36.A 37.C 38.E 39.A 40.D 41.A
42.E 43.D 44.D 45.C 46.D 47.C 48.B 49.A

50.D 51.C 52.B 53.E 54.D 55.E 56.C 57.D
58.C 59.E 60.B 61.D 62.C 63.A 64.A 65.A
66.C 67.E 68.B 69.C 70.D 71.B 72.D 73.D
74.E 75.D 76.E 77.D 78.B 79.E 80.D 81.E
82.B 83.A 84.C 85.D 86.E 87.B 88.E 89.B
90.E 91.A 92.D 93.C 94.C 95.B 96.B 97.E
98.D 99.B 100.C 101.D 102.A 103.E 104.D
105.D 106.E 107.C 108.D 109.E 110.A 111.B
112.A 113.A 114.A 115.E 116.C 117.B 118.D
119.E 120.A 121.B 122.A 123.A 124.B 125.B
126.C 127.B 128.E 129.B 130.C 131.D 132.E
133.E 134.D 135.C 136.A 137.B 138.C 139.C
140.B 141.B 142.E 143.B 144.D 145.E 146.D
147.C 148.D 149.E 150.B 151.C 152.E 153.B
154.C 155.E 156.D 157.C 158.E 159.B 160.E
161.C 162.D 163.A 164.B 165.C 166.D 167.D
168.E 169.B 170.C 171.C 172.B 173.C 174.B
175.B 176.B 177.D 178.B 179.A

第三章　作业疗法

1.A 2.B 3.E 4.D 5.B 6.E 7.D 8.D 9.D
10.B 11.A 12.E 13.C 14.C 15.D 16.C 17.B

18.C 19.A 20.E 21.D 22.D 23.D 24.B 25.D
26.D 27.C 28.E 29.B 30.D 31.E 32.A 33.A
34.B 35.E 36.C 37.E 38.E 39.C 40.B 41.D

第四章 言语吞咽

1.C 2.E 3.C 4.B 5.D 6.B 7.C 8.C 9.E 10.C
11.E 12.E 13.B 14.B 15.B 16.E 17.C 18.D
19.E 20.E 21.B 22.E 23.C 24.A 25.A 26.A
27.B 28.B 29.B 30.A 31.A 32.D 33.E 34.D
35.E 36.C 37.D 38.D 39.B 40.B

第五章 物理因子治疗

1.E 2.E 3.C 4.D 5.D 6.E 7.D 8.C 9.B
10.B 11.E 12.C 13.E 14.C 15.E 16.E 17.D
18.C 19.E 20.C 21.D 22.E 23.C 24.A 25.B
26.D 27.E 28.A 29.D 30.A 31.B 32.B 33.C
34.E 35.B 36.E 37.B 38.E 39.D 40.E 41.E
42.B 43.A 44.C 45.E 46.E 47.C 48.A 49.C
50.B 51.A 52.E 53.E 54.B 55.E 56.C 57.D
58.C 59.C 60.B 61.A 62.E 63.C 64.E 65.E
66.E 67.C 68.E 69.D 70.E 71.C 72.A 73.D
74.C 75.D 76.B 77.C 78.E 79.D 80.E 81.C
82.B 83.C 84.B 85.E 86.B 87.A 88.A 89.E
90.A 91.D 92.E 93.C 94.B 95.C 96.C 97.C
98.A 99.C 100.A 101.C 102.D 103.E 104.D
105.C 106.B 107.A 108.C 109.B 110.B 111.B
112.B 113.D 114.E 115.B 116.D 117.B 118.B
119.E 120.B 121.B 122.C 123.C 124.D 125.E
126.D

第六章 神经疾病康复

1.A 2.A 3.D 4.A 5.B 6.A 7.C 8.A 9.D
10.C 11.D 12.C 13.D 14.A 15.B 16.B 17.D
18.D 19.D 20.A 21.D 22.A 23.A 24.C 25.E
26.B 27.D 28.E 29.A 30.E 31.D 32.C 33.D
34.D 35.E 36.E 37.B 38.C 39.B 40.C 41.D
42.A 43.B 44.E 45.C 46.E 47.D 48.D 49.D

50.D 51.B 52.D 53.B 54.C 55.C 56.A 57.B
58.C 59.C 60.E 61.D 62.A 63.D 64.C 65.C
66.C 67.A 68.B 69.A 70.C 71.C 72.E 73.E
74.C 75.D 76.A 77.A 78.C 79.B 80.C 81.D

第七章 骨科疾病康复

1.D 2.C 3.E 4.E 5.B 6.A 7.D 8.C 9.E
10.A 11.E 12.E 13.C 14.D 15.A 16.C 17.E
18.E 19.D 20.C 21.C 22.D 23.C 24.C 25.E
26.A 27.E 28.E 29.A 30.D 31.C 32.C 33.B
34.C 35.C 36.B 37.E 38.C 39.D 40.B 41.E
42.C 43.B 44.A 45.E 46.C 47.B 48.D 49.D
50.C 51.C 52.B 53.B 54.E 55.E 56.D 57.C
58.C 59.B 60.C 61.D 62.C 63.C 64.C 65.D
66.A 67.B 68.D 69.A 70.B 71.A 72.B 73.B
74.D 75.D 76.E 77.D 78.B 79.D 80.D 81.E
82.D 83.D 84.D 85.B 86.C 87.A 88.A 89.E
90.A 91.C 92.A 93.B 94.A 95.D 96.D 97.A
98.C 99.C 100.C 101.C 102.D 103.D 104.C
105.C 106.B 107.B 108.B 109.D 110.C 111.C
112.B 113.A 114.E 115.D 116.C 117.D 118.E
119.C 120.A 121.A 122.E 123.E 124.E 125.E
126.E 127.E 128.A 129.A 130.D 131.C 132.D
133.E 134.D 135.E 136.A 137.B 138.C 139.B
140.A 141.C 142.E 143.E 144.B 145.A 146.D
147.B 148.D 149.B 150.D

第八章 其他疾病康复

1.E 2.E 3.E 4.B 5.A 6.A 7.B 8.C 9.D
10.D 11.B 12.A 13.A 14.B 15.C 16.E 17.A
18.D 19.A 20.A 21.A 22.C 23.E 24.E 25.D
26.D 27.B 28.B 29.A 30.B 31.E 32.E 33.A
34.E 35.D 36.A 37.B 38.C 39.D 40.B 41.A
42.C 43.A 44.D 45.C 46.A 47.B 48.A 49.D
50.C 51.A 52.A 53.E 54.C 55.A 56.D 57.C
58.C 59.C 60.D 61.B 62.C 63.D 64.E 65.C
66.C 67.E 68.B 69.D 70.E 71.E 72.D 73.C
74.E 75.B 76.B 77.D 78.D 79.E 80.B 81.A

151.A 152.B 153.C 154.B 155.D 156.C 157.B
158.B 159.C 160.E 161.D 162.D 163.B 164.B
165.C 166.E 167.B 168.B 169.A 170.B 171.A
172.C 173.A 174.D 175.E 176.D 177.B 178.E
179.E 180.E 181.A 182.C 183.B 184.A 185.B
186.C 187.C 188.D 189.A 190.E 191.B 192.B
193.C 194.A 195.D 196.A 197.E 198.D 199.E
200.B 201.C 202.B 203.C 204.E 205.C 206.D
207.B 208.C 209.E 210.D 211.C 212.D 213.E
214.B 215.E 216.B 217.A 218.D 219.B 220.B
221.E 222.A 223.E 224.C 225.D 226.E 227.B
228.A 229.B 230.C 231.E 232.B 233.E 234.A
235.E 236.E 237.E 238.D 239.A 240.D 241.B
242.D 243.E 244.D 245.C 246.E 247.D 248.B
249.C

第四章　作业疗法

1.B 2.B 3.C 4.A 5.D 6.C 7.C 8.D 9.B
10.C 11.B 12.C 13.C 14.A 15.D 16.D 17.C
18.E 19.A 20.E 21.E 22.C 23.D 24.C 25.C
26.E 27.D 28.B 29.A 30.E 31.D 32.A 33.A
34.E 35.E 36.A 37.D 38.B 39.A 40.B 41.D
42.C 43.B 44.D 45.A 46.D 47.A 48.C 49.A
50.A

第五章　言语吞咽

1.E 2.E 3.C 4.D 5.C 6.B 7.B 8.D 9.D
10.C 11.E 12.D 13.A 14.B 15.C 16.C 17.A
18.E 19.C 20.A 21.A 22.D 23.C 24.B 25.C
26.D 27.E 28.D 29.B 30.D 31.B 32.C 33.D
34.D 35.D 36.A 37.E 38.B 39.C 40.B 41.B
42.D 43.C 44.B 45.D 46.A 47.D 48.D 49.A
50.A 51.C 52.B 53.A 54.D 55.C 56.A 57.C
58.D 59.C 60.B 61.E 62.C 63.D 64.B 65.B
66.D 67.B 68.A 69.C 70.B 71.B 72.B 73.B
74.B

第六章　物理因子治疗

1.E 2.D 3.A 4.E 5.B 6.C 7.C 8.A 9.B
10.C 11.E 12.C 13.C 14.E 15.B 16.A 17.B
18.A 19.B 20.C 21.C 22.B 23.D 24.B 25.C
26.B 27.C 28.B 29.D 30.C 31.B 32.A 33.E
34.C 35.C 36.E 37.C 38.C 39.A 40.A 41.E
42.B 43.C 44.D 45.E 46.E 47.A 48.B 49.D
50.B 51.C 52.E 53.C 54.A 55.C 56.A 57.E
58.B 59.B 60.E 61.B 62.E 63.A 64.E 65.A
66.E 67.B 68.E 69.B 70.E 71.A 72.D 73.E
74.D 75.E 76.E 77.B 78.E 79.E 80.C 81.E
82.C 83.C 84.B 85.D 86.E 87.D 88.D 89.A
90.D 91.E 92.D 93.C 94.C 95.B 96.E 97.E
98.C 99.D 100.D 101.C 102.E 103.B 104.D
105.A 106.B 107.C 108.C 109.B 110.D 111.A
112.A 113.A 114.C 115.C 116.E 117.B 118.C
119.A 120.E 121.A 122.E 123.E 124.C 125.A
126.A 127.B 128.C 129.C 130.B 131.E 132.C
133.A 134.D 135.D 136.A 137.B 138.C 139.C
140.C 141.A 142.B 143.C 144.A 145.A 146.C
147.D 148.E 149.D 150.D 151.D 152.E 153.D
154.C 155.C 156.E

第七章　其他

1.B 2.C 3.E 4.C 5.A 6.E 7.E 8.A 9.D
10.D 11.B 12.C 13.B 14.D 15.A 16.D 17.A
18.A 19.E 20.D 21.C 22.A 23.B 24.B 25.C
26.B 27.A 28.D 29.B 30.A 31.C 32.C 33.E
34.A 35.E 36.D 37.A 38.C 39.C 40.D 41.E
42.B 43.E 44.B 45.E 46.C 47.D 48.C 49.E
50.B 51.B 52.C 53.D 54.D 55.C 56.B 57.B
58.A 59.C 60.C 61.B 62.A 63.D 64.B 65.D
66.D 67.B 68.E 69.D 70.B 71.B 72.B 73.B
74.D 75.A 76.C 77.E 78.C 79.D 80.C 81.C
82.C 83.B 84.C 85.E 86.C 87.D 88.E 89.A
90.A 91.E 92.A 93.B 94.D 95.D 96.B 97.B
98.B 99.D 100.E 101.B 102.B 103.B 104.D
105.C 106.D 107.A 108.A 109.B 110.B 111.C
112.D 113.B 114.B 115.D 116.D 117.D 118.C
119.C 120.E 121.C 122.E 123.E 124.E 125.D
126.D 127.C 128.B 129.D 130.C 131.E 132.A
133.B 134.C

82.A 83.A 84.B 85.C 86.D 87.B 88.B 89.A
90.A 91.D 92.B 93.E 94.E 95.B 96.A 97.B
98.E 99.A 100.B 101.E 102.D 103.D 104.E
105.B 106.A 107.D 108.E 109.E 110.B 111.A
112.B 113.A 114.E 115.A 116.B 117.A 118.B
119.D 120.B 121.A 122.C 123.B 124.D 125.E
126.A 127.C 128.B 129.A 130.C 131.A 132.D
133.A 134.A 135.A 136.E 137.D 138.B 139.A
140.C 141.A 142.B 143.A 144.C 145.D 146.B
147.D 148.E 149.C 150.A 151.D 152.B

第九章 其他

1.D 2.A 3.E 4.E 5.D 6.A 7.E 8.C 9.E
10.E 11.C 12.C 13.A 14.A 15.D 16.B 17.B
18.E 19.E 20.B 21.E 22.C 23.B 24.C 25.B
26.B 27.A 28.E 29.C 30.E 31.A 32.E 33.D
34.A 35.B 36.B 37.D 38.C 39.B 40.B 41.D
42.E 43.E 44.E 45.E 46.C 47.A 48.E 49.A
50.D 51.C 52.A 53.B 54.D 55.A 56.A 57.A
58.D 59.B 60.E 61.C 62.B 63.B 64.C 65.B
66.C 67.D 68.B 69.B 70.B 71.B 72.C 73.E

第四门 专业实践能力

第一章 体格检查

1.C 2.E 3.B 4.E 5.C 6.C 7.C 8.C 9.C
10.B 11.B 12.D 13.B 14.E 15.A 16.A 17.A
18.B 19.B 20.B 21.C 22.D 23.C 24.A 25.C
26.B 27.B 28.E 29.A 30.C 31.D 32.C 33.B
34.B 35.A 36.C 37.B 38.E 39.B 40.E 41.C
42.B 43.D 44.E 45.C 46.D 47.E 48.B 49.C
50.B 51.C 52.D 53.E 54.A 55.B 56.C 57.D

第二章 运动疗法评定

1.C 2.C 3.B 4.A 5.B 6.C 7.C 8.E 9.E
10.A 11.E 12.E 13.A 14.A 15.C 16.B 17.B
18.D 19.E 20.A 21.C 22.B 23.B 24.C 25.E
26.B 27.C 28.D 29.B 30.D 31.E 32.E 33.C
34.E 35.C 36.C 37.D 38.B 39.D 40.D 41.A
42.C 43.D 44.A 45.A 46.C 47.D 48.C 49.B
50.E 51.A 52.B 53.A 54.E 55.A 56.A 57.C
58.E 59.A 60.E 61.B 62.C 63.C 64.D 65.E
66.E 67.C 68.D 69.B 70.B 71.C 72.D 73.E
74.A 75.A 76.C 77.A 78.B 79.D 80.C 81.E
82.E 83.A 84.D 85.E 86.C 87.A 88.C 89.B
90.C 91.E 92.E 93.D 94.C 95.D 96.C
97.E 98.D 99.B 100.A 101.B 102.D 103.D
104.B 105.E 106.C 107.E 108.C 109.B 110.D
111.C 112.D 113.E 114.C 115.C 116.B 117.B
118.B 119.C 120.D 121.C

第三章 运动疗法治疗

1.D 2.D 3.A 4.A 5.D 6.B 7.A 8.C 9.D
10.E 11.A 12.D 13.D 14.D 15.D 16.C 17.A
18.A 19.B 20.D 21.A 22.A 23.A 24.D 25.C
26.A 27.C 28.A 29.D 30.A 31.C 32.B 33.B
34.B 35.B 36.B 37.E 38.E 39.E 40.A 41.D
42.D 43.D 44.A 45.B 46.A 47.D 48.C 49.A
50.E 51.B 52.D 53.E 54.C 55.D 56.B
57.C 58.B 59.B 60.A 61.A 62.C 63.B
64.A 65.C 66.E 67.C 68.A 69.D 70.E
71.A 72.C 73.A 74.C 75.E 76.E 77.D 78.B
79.A 80.D 81.A 82.B 83.B 84.C 85.E 86.A
87.B 88.B 89.C 90.C 91.C 92.B 93.D 94.A
95.B 96.D 97.E 98.E 99.B 100.C 101.A
102.A 103.C 104.E 105.C 106.E 107.D 108.D
109.C 110.A 111.C 112.D 113.A 114.B 115.D
116.C 117.D 118.C 119.E 120.E 121.A 122.C
123.D 124.B 125.C 126.E 127.D 128.A 129.D
130.D 131.E 132.D 133.C 134.C 135.A 136.B
137.B 138.A 139.D 140.C 141.A 142.C 143.D
144.C 145.E 146.E 147.B 148.C 149.C 150.D